Guyton & Hall
PERGUNTAS E
RESPOSTAS EM
Fisiologia

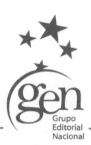

O GEN | Grupo Editorial Nacional – maior plataforma editorial brasileira no segmento científico, técnico e profissional – publica conteúdos nas áreas de ciências da saúde, exatas, humanas, jurídicas e sociais aplicadas, além de prover serviços direcionados à educação continuada e à preparação para concursos.

As editoras que integram o GEN, das mais respeitadas no mercado editorial, construíram catálogos inigualáveis, com obras decisivas para a formação acadêmica e o aperfeiçoamento de várias gerações de profissionais e estudantes, tendo se tornado sinônimo de qualidade e seriedade.

A missão do GEN e dos núcleos de conteúdo que o compõem é prover a melhor informação científica e distribuí-la de maneira flexível e conveniente, a preços justos, gerando benefícios e servindo a autores, docentes, livreiros, funcionários, colaboradores e acionistas.

Nosso comportamento ético incondicional e nossa responsabilidade social e ambiental são reforçados pela natureza educacional de nossa atividade e dão sustentabilidade ao crescimento contínuo e à rentabilidade do grupo.

Guyton & Hall
PERGUNTAS E RESPOSTAS EM
Fisiologia

John E. Hall, PhD
Arthur C. Guyton Professor and Chair,
Department of Physiology and Biophysics,
Director of the Mississippi Center
for Obesity Research,
University of Mississippi Medical Center,
Jackson, Mississippi

Revisão Científica
Carlos Alberto Mourão Júnior
Professor Titular de Biofísica e Fisiologia da
Universidade Federal de Juiz de Fora (UFJF).
Médico Endocrinologista e Clínico Geral.
Mestre em Ciências Biológicas pela UFJF.
Doutor em Ciências (Medicina) pela Escola Paulista de Medicina (Unifesp).
Autor dos livros *Biofísica Conceitual* e *Fisiologia Humana*.

Tradução
Patricia Lydie Voeux

4ª edição

- O autor deste livro e a editora empenharam seus melhores esforços para assegurar que as informações e os procedimentos apresentados no texto estejam em acordo com os padrões aceitos à época da publicação. Entretanto, tendo em conta a evolução das ciências, as atualizações legislativas, as mudanças regulamentares governamentais e o constante fluxo de novas informações sobre os temas que constam do livro, recomendamos enfaticamente que os leitores consultem sempre outras fontes fidedignas, de modo a se certificarem de que as informações contidas no texto estão corretas e de que não houve alterações nas recomendações ou na legislação regulamentadora.
- Data do fechamento do livro: 17/06/2022
- O autor e a editora se empenharam para citar adequadamente e dar o devido crédito a todos os detentores de direitos autorais de qualquer material utilizado neste livro, dispondo-se a possíveis acertos posteriores caso, inadvertida e involuntariamente, a identificação de algum deles tenha sido omitida.
- **Atendimento ao cliente: (11) 5080-0751 | faleconosco@grupogen.com.br**
- Traduzido de:
GUYTON AND HALL PHYSIOLOGY REVIEW, FOURTH EDITION
Copyright © 2021 by Elsevier, Inc. All rights reserved, including those for text and data mining, AI training, and similar technologies.
Publisher's note: Elsevier takes a neutral position with respect to territorial disputes or jurisdictional claims in its published content, including in maps and institutional affiliations.
Previous editions copyrighted 2016, 2011, 2006.
This edition of *Guyton and Hall Physiology Review, 4th edition,* by John E. Hall, is published by arrangement with Elsevier Inc.
ISBN: 978-0-323-63999-6
Esta edição de *Guyton and Hall Physiology Review, 4ª edição,* de John E. Hall, é publicada por acordo com a Elsevier Inc.
- Direitos exclusivos para a língua portuguesa
Copyright © 2022 by
GEN | Grupo Editorial Nacional S.A.
Publicado pelo selo Editora Guanabara Koogan Ltda.
Travessa do Ouvidor, 11
Rio de Janeiro – RJ – 20040-040
www.grupogen.com.br
- Reservados todos os direitos. É proibida a duplicação ou reprodução deste volume, no todo ou em parte, em quaisquer formas ou por quaisquer meios (eletrônico, mecânico, gravação, fotocópia, distribuição pela Internet ou outros), sem permissão, por escrito, do GEN | Grupo Editorial Nacional Participações S/A.
- Adaptação de capa: Bruno Gomes
- Editoração eletrônica: LE1 Studio Design

Nota

Este livro foi produzido pelo GEN | Grupo Editorial Nacional, sob sua exclusiva responsabilidade. Profissionais da área da Saúde devem fundamentar-se em sua própria experiência e em seu conhecimento para avaliar quaisquer informações, métodos, substâncias ou experimentos descritos nesta publicação antes de empregá-los. O rápido avanço nas Ciências da Saúde requer que diagnósticos e posologias de fármacos, em especial, sejam confirmados em outras fontes confiáveis. Para todos os efeitos legais, a Elsevier, os autores, os editores ou colaboradores relacionados a esta obra não podem ser responsabilizados por qualquer dano ou prejuízo causado a pessoas físicas ou jurídicas em decorrência de produtos, recomendações, instruções ou aplicações de métodos, procedimentos ou ideias contidos neste livro.

- Ficha catalográfica

H184g
4. ed

Hall, John E
 Guyton & Hall perguntas e respostas em fisiologia / Guyton & Hall ; tradução Patricia Lydie Voeux ; revisão científica: Carlos Alberto Mourão Júnior. - 4. ed. - [Reimpr.] - Rio de Janeiro : GEN | Grupo Editorial Nacional S.A. Publicado pelo selo Editora Guanabara Koogan Ltda., 2025.
 : il. ; 28 cm.

 Tradução de: Guyton and hall physiology review
 ISBN 978-85-9515-935-8

 1. Fisiologia humana - Problemas, questões, exercícios. 2. Fisiopatologia. I. Hall, John E. (John Edward), 1946- II. Voeux, Patricia Lydie. III. Mourão Júnior, Carlos Alberto. IV. Título.

22-77982   CDD: 612
                 CDU: 612

Gabriela Faray Ferreira Lopes - Bibliotecária - CRB-7/6643

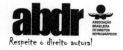

Colaboradores

Thomas H. Adair, PhD
Professor of Physiology and Biophysics
University of Mississippi Medical Center
Jackson, Mississippi
Partes 2, 9, 10, 11, 12 e 13

Alejandro R. Chade, MD
Professor of Physiology and Biophysics
University of Mississippi Medical Center
Jackson, Mississippi
Partes 3 e 4

Joey P. Granger, PhD
Dean, School of Graduate Studies in the Health Sciences
Professor of Physiology and Biophysics
University of Mississippi Medical Center
Jackson, Mississippi
Parte 4

John E. Hall, PhD
Professor and Chair of Physiology and Biophysics
University of Mississippi Medical Center
Jackson, Mississippi
Partes 1, 5 e 13

Robert L. Hester, PhD
Professor of Physiology and Biophysics
University of Mississippi Medical Center
Jackson, Mississippi
Partes 7, 8 e 15

Michael J. Ryan, PhD
Professor of Physiology and Biophysics
University of Mississippi Medical Center
Jackson, Mississippi
Parte 14

James G. Wilson, MD
Professor Emeritus of Physiology and Biophysics
University of Mississippi Medical Center
Jackson, Mississippi
Parte 6

Prefácio

Este livro é uma imprescindível ferramenta de auxílio aos estudantes para avaliarem seu domínio em fisiologia, de acordo com o conteúdo apresentado na 14ª edição da obra *Guyton & Hall Tratado de Fisiologia Médica*.

A autoavaliação é um importante componente da aprendizagem efetiva, sobretudo quando se estuda um assunto tão complexo como a fisiologia médica. *Guyton & Hall Perguntas e Respostas em Fisiologia* foi elaborado para fornecer uma revisão abrangente sobre fisiologia médica por meio de questões de múltipla escolha e explicações das respostas. Os estudantes de medicina que se preparam para o United States Medical Licensing Examination (USMLE), nos EUA, também consideram este livro de grande utilidade, visto que muitas das perguntas foram elaboradas seguindo o formato deste exame.

As mais de mil perguntas e respostas da revisão proposta nesta obra baseiam-se na 14ª edição do livro *Guyton & Hall Tratado de Fisiologia Médica*. Além disso, são utilizadas ilustrações para reforçar os conceitos básicos. Algumas das perguntas incorporam informações de vários capítulos, a fim de testar sua capacidade de aplicar e integrar os princípios necessários para dominar a fisiologia médica.

Um meio efetivo de utilizar este livro é dedicar, em média, 1 minuto para cada pergunta, aproximando-se do limite de tempo para cada pergunta do exame USMLE. Prossiga indicando sua resposta ao lado de cada pergunta. Após finalizar, verifique suas respostas e leia com atenção as explicações fornecidas.

Guyton & Hall Perguntas e Respostas em Fisiologia não deve ser utilizado como substituto para o conteúdo abrangente contido no *Guyton & Hall Tratado de Fisiologia Médica*. O principal objetivo deste livro é avaliar seu conhecimento em fisiologia adquirido por meio do estudo do *Guyton & Hall Tratado de Fisiologia Médica* e de outras fontes, bem como fortalecer sua capacidade de aplicar e integrar esse conhecimento.

Com esse intuito, procuramos tornar esta revisão tão precisa quanto possível, e esperamos que represente uma valiosa ferramenta para seu estudo de fisiologia. Sinta-se à vontade para nos enviar críticas, sugestões de melhorias e notificações de quaisquer erros.

Sou grato a cada um dos colaboradores por seu cuidadoso trabalho neste livro. Gostaria também de expressar meus agradecimentos a Kathleen Nahm, Manikandan Chandrasekaran, Jennifer Schreiner, Rebecca Gruliow, Elyse O'Grady e ao restante da equipe da Elsevier pela excelência editorial e de produção.

John E. Hall

Valores Normais para Medidas Comuns de Laboratório Selecionadas

Substância	Média (valor "normal")	Intervalo	Comentário/unidade de medida
Eletrólitos			
Sódio (Na⁺)	142 mmol/ℓ	135 a 145 mmol/ℓ	mmol/ℓ = milimol por litro
Potássio (K⁺)	4,2 mmol/ℓ	3,5 a 5,3 mmol/ℓ	
Cloro (Cl⁻)	106 mmol/ℓ	98 a 108 mmol/ℓ	
Hiato aniônico	12 mEq/ℓ	7 a 16 mEq/ℓ	mEq/ℓ = miliequivalente por litro Hiato aniônico = Na⁺ − Cl⁻ − HCO₃⁻
Bicarbonato (HCO₃⁻)	24 mmol/ℓ	22 a 29 mmol/ℓ	
Íon hidrogênio (H⁺)	40 nmol/ℓ	30 a 50 nmol/ℓ	nmol/ℓ = nanomol por litro
pH arterial	7,4	7,25 a 7,45	
pH venoso	7,37	7,32 a 7,42	
Íon cálcio (Ca⁺⁺)	5 mg/dℓ	4,65 a 5,28 mg/dℓ	mg/dℓ = miligrama por decilitro Valor médio normal também pode ser expresso como aproximadamente 1,2 mmol/ℓ ou 2,4 mEq/ℓ
Cálcio total	10 mg/dℓ	8,5 a 10,5 mg/dℓ	
Íon magnésio (Mg⁺⁺)	0,8 mEq/ℓ	0,6 a 1,1 mEq/ℓ	
Magnésio total	1,8 mEq/ℓ	1,3 a 2,4 mEq/ℓ	
Fosfato total	3,5 mg/dℓ	2,5 a 4,5 mg/dℓ	No plasma, HPO₄⁼ é ~1,05 mmol/ℓ e H₂PO₄⁻ é 0,26 mmol/ℓ
Químicos não eletrólitos do sangue			
Albumina	4,5 g/dℓ	3,5 a 5,5 g/dℓ	g/dℓ = grama por decilitro
Fosfatase alcalina		H: 38 a 126 U/ℓ M: 70 a 230 U/ℓ	U/ℓ = unidade por litro
Bilirrubina total		0,2 a 1 mg/dℓ	
Bilirrubina conjugada		0 a 0,2 mg/dℓ	
Ureia	14 mg/dℓ	10 a 26 mg/dℓ	
Creatinina	1 mg/dℓ	0,6 a 1,3 mg/dℓ	Varia de acordo com massa muscular, idade e sexo
Glicose	90 mg/dℓ	70 a 115 mg/dℓ	
Osmolaridade	282 mOsm/ℓ	275 a 300 mOsm/ℓ	mOsm/ℓ = miliosmole por litro A osmolaridade é expressa como mOsm/kg de água
Proteína, total	7 g/dℓ	6 a 8 g/dℓ	
Ácido úrico		H: 3 a 7,4 mg/dℓ M: 2,1 a 6,3 mg/dℓ	
Gases do sangue			
O₂ saturado, arterial	98%	95 a 99%	Porcentagem de moléculas de hemoglobina saturadas com oxigênio
PO₂ arterial	90 mmHg	80 a 100 mmHg	PO₂ = pressão parcial de oxigênio em milímetros de mercúrio
PO₂ venosa	40 mmHg	25 a 40 mmHg	
PCO₂ arterial	40 mmHg	35 a 45 mmHg	PCO₂ = pressão parcial de dióxido de carbono em milímetros de mercúrio
PCO₂ venosa	45 mmHg	41 a 51 mmHg	
Hematologia			
Hematócrito (Hct)	H: 42% M: 38%	H: 39 a 49% M: 35 a 45%	
Hemoglobina (Hgb)	H: 15 g/dℓ M: 14 g/dℓ	H: 13,5 a 17,5 g/dℓ M: 12 a 16 g/dℓ	
Eritrócitos	H: 5,5 × 10⁸ µℓ M: 4,7 × 10⁸ µℓ	4,3 a 5,7 × 10⁸ µℓ 4,3 a 5,7 × 10⁸ µℓ	Número de células por microlitro de sangue
Volume corpuscular médio (VCM)	90 fℓ	80 a 100 fℓ	fℓ = fentolitro
Tempo de protrombina (TP)		10 a 14	Tempo necessário para o plasma coagular durante um teste especial
Plaquetas		150 a 450 × 10³ µℓ	
Leucócitos, total		4,5 a 11 × 10³ µℓ	
Neutrófilos		57 a 67%	Porcentagem de leucócitos totais
Linfócitos		23 a 33%	Porcentagem de leucócitos totais
Monócitos		3 a 7%	Porcentagem de leucócitos totais
Eosinófilos		1 a 3%	Porcentagem de leucócitos totais
Basófilos		0 a 1%	Porcentagem de leucócitos totais
Lipídios			
Colesterol total		< 200 mg/dℓ	
Lipoproteína de baixa densidade (LDL)		< 130 mg/dℓ	
Lipoproteína de alta densidade (HDL)		H: > 29 mg/dℓ M: > 35 mg/dℓ	
Triglicerídeos		H: 40 a 160 mg/dℓ M: 35 a 135 mg/dℓ	

Esta tabela não é uma lista completa dos valores comuns de laboratório. A maioria desses valores compreende valores de referência aproximados usados por University of Mississipi Medical Center Clinical Laboratories; os intervalos normais podem variar entre diferentes laboratórios clínicos. A média de valores "normais" e as unidades de medida podem também ser ligeiramente diferentes das citadas no *Guyton & Hall Tratado de Fisiologia Médica*, 14ª edição. Por exemplo, eletrólitos são frequentemente relatados em miliequivalente por litro (mEq/ℓ), uma medida da carga elétrica de um eletrólito, ou em milimol por litro (mmol/ℓ).
H: homens; M: mulheres.

Sumário

Parte 1
Introdução à Fisiologia: Célula e Fisiologia Geral   1
Respostas   4

Parte 2
Fisiologia da Membrana, do Nervo e do Músculo   9
Respostas   18

Parte 3
O Coração   25
Respostas   34

Parte 4
Circulação   41
Respostas   58

Parte 5
Líquidos Corporais e Rins   73
Respostas   90

Parte 6
Células Sanguíneas, Imunidade e Coagulação Sanguínea   103
Respostas   109

Parte 7
Respiração   115
Respostas   128

Parte 8
Fisiologia da Aviação, do Voo Espacial e do Mergulho em Grandes Profundidades   137
Respostas   138

Parte 9
Sistema Nervoso: A. Princípios Gerais e Fisiologia Sensorial   139
Respostas   145

Parte 10
Sistema Nervoso: B. Os Órgãos Especiais dos Sentidos — 151
Respostas — 158

Parte 11
Sistema Nervoso: C. Neurofisiologia Motora e Integrativa — 165
Respostas — 177

Parte 12
Fisiologia Digestiva — 187
Respostas — 198

Parte 13
Metabolismo e Regulação da Temperatura — 209
Respostas — 215

Parte 14
Endocrinologia e Reprodução — 221
Respostas — 236

Parte 15
Fisiologia do Exercício — 247
Respostas — 249

ENCARTE

PARTE 1

Resposta da Pergunta 5

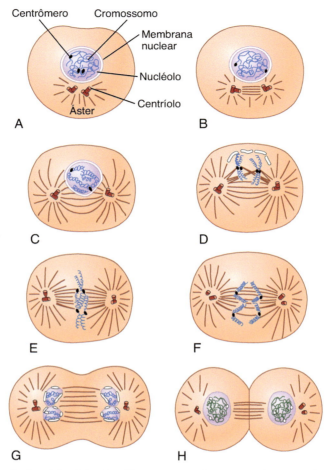

Estágios da reprodução celular. A, B e C, prófase. D, prometáfase. E, metáfase. F, anáfase. G e H, telófase.

Resposta da Pergunta 7

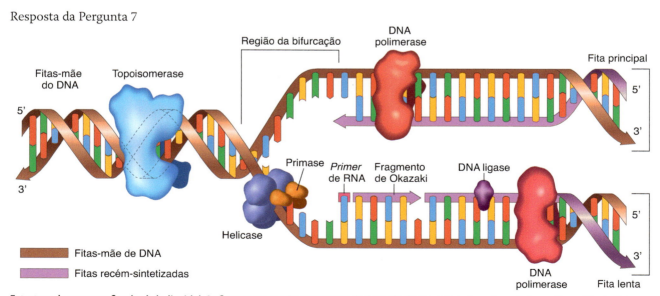

Estrutura do gene em fita dupla helicoidal. As fitas externas são compostas de ácido fosfórico e do açúcar desoxirribose. As moléculas internas que conectam as duas fitas da hélice são bases purínicas e pirimidínicas, que determinam o código do gene.

Resposta da Pergunta 20

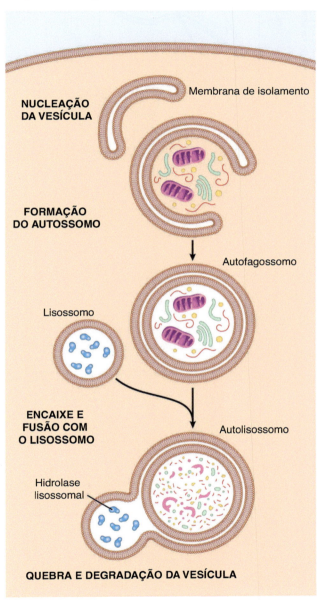

Diagrama esquemático das etapas da autofagia.

PARTE 2

Pergunta 8

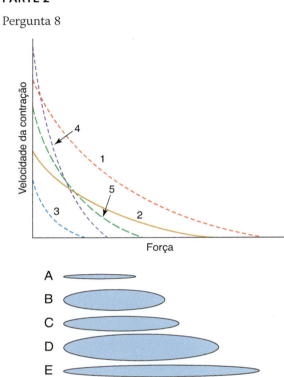

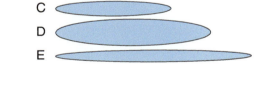

Perguntas 32 e 33

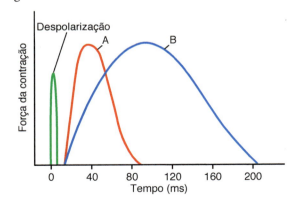

Pergunta 56

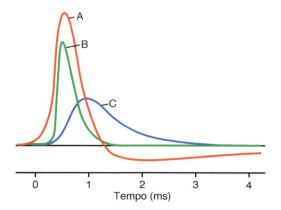

Pergunta 58

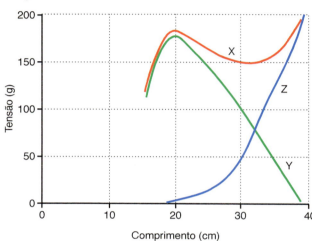

PARTE 4

Pergunta 73

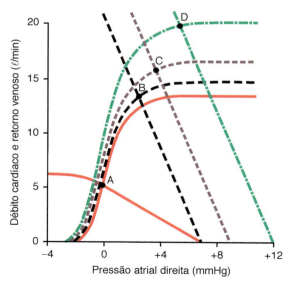

Modificada de Guyton AC, Jones CE, Coleman TB: *Circulatory Physiology: Cardiac Output and Its Regulation,* 2nd ed. Philadelphia: WB Saunders, 1973.

PARTE 5

Resposta da Pergunta 7

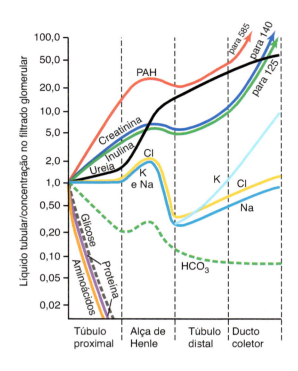

PARTE 7

Pergunta 30

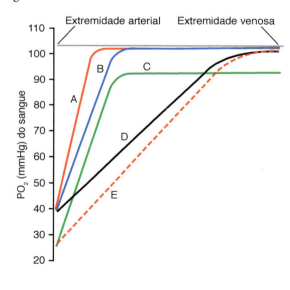

Pergunta 31

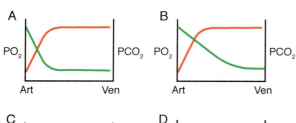

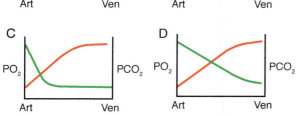

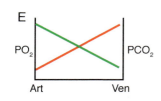

Perguntas 37 e 38

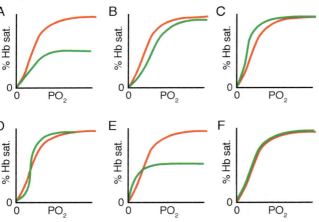

Pergunta 52

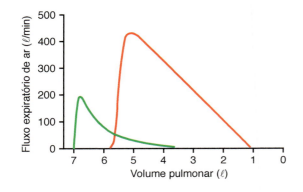

Pergunta 53

Pergunta 54

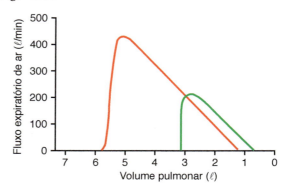

Pergunta 56

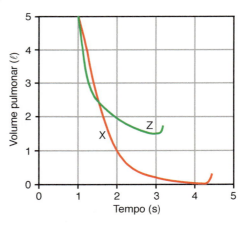

PARTE 9
Resposta da Pergunta 35

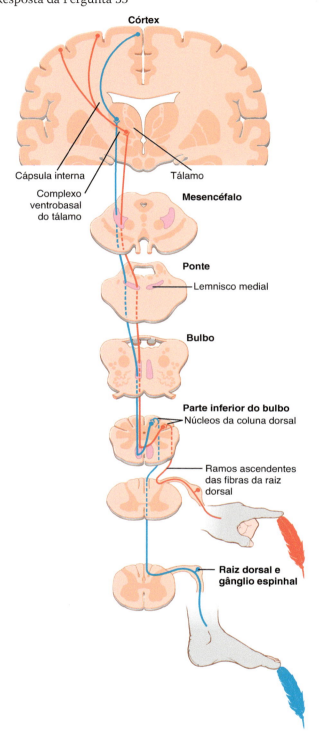

Via da coluna dorsal-lemnisco medial para a transmissão de tipos críticos de sinais táteis.

PARTE 10
Resposta da Pergunta 60

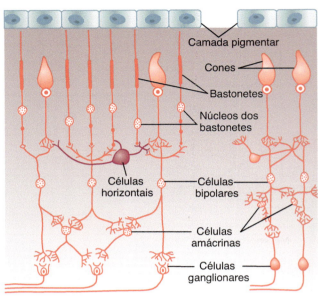

Resposta da Pergunta 71

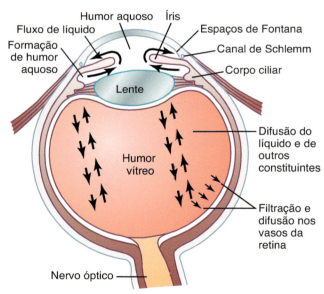

Resposta da Pergunta 73

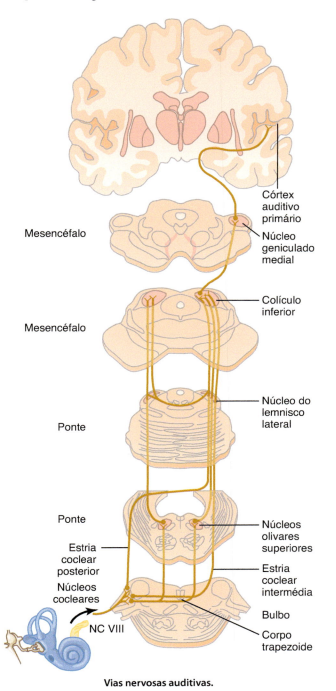

Vias nervosas auditivas.

PARTE 11
Resposta da Figura 6

Reflexo flexor, reflexo extensor cruzado e inibição recíproca.

PARTE 12
Pergunta 14

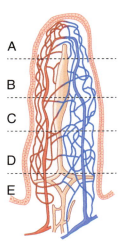

Resposta da Pergunta 41

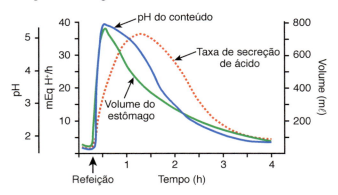

Parte 13: Metabolismo e Regulação da Temperatura

Perguntas 29 a 31

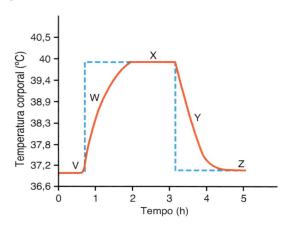

Resposta da Pergunta 13

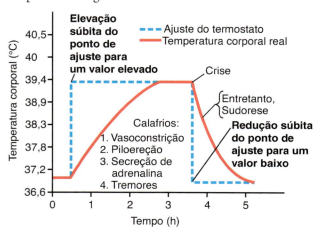

PARTE 14

Perguntas 7 a 9

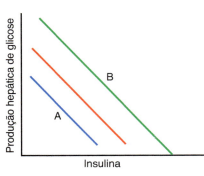

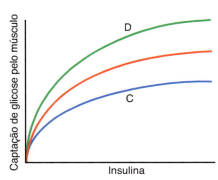

Pergunta 44

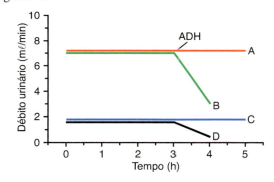

PARTE 1

INTRODUÇÃO À FISIOLOGIA: CÉLULA E FISIOLOGIA GERAL

1. Se o ganho de um sistema de controle por *feedback* (retroalimentação) é de –3,0, isso significa que o sistema é:
   A) Um sistema de *feedback* negativo capaz de corrigir 1/3 do distúrbio inicial do sistema
   B) Um sistema de *feedback* negativo capaz de corrigir 2/3 do distúrbio inicial do sistema
   C) Um sistema de *feedback* negativo capaz de corrigir 3/4 do distúrbio inicial do sistema
   D) Um sistema de *feedback* positivo capaz de corrigir 1/3 do distúrbio inicial do sistema

2. As células, com exceção das células adiposas (adipócitos) são, em sua maioria, compostas principalmente de:
   A) Proteínas
   B) Íons
   C) Água
   D) Microfilamentos/citoesqueleto celular
   E) Vesículas secretoras

3. As organelas que neutralizam substâncias e toxinas são:
   A) Núcleos
   B) Mitocôndrias
   C) Lisossomos
   D) Peroxissomos
   E) Retículo endoplasmático

4. Os lipídios mais abundantes da membrana celular são:
   A) Esfingolipídios
   B) Fosfolipídios
   C) Colesterol
   D) Triglicerídios
   E) Esteróis

5. O primeiro estágio da mitose é denominado:
   A) Anáfase
   B) Prófase
   C) Prometáfase
   D) Metáfase
   E) Telófase

6. A região de sequências repetitivas de nucleotídios localizada em cada extremidade de uma cromátide é denominada:
   A) Fragmento de Okazaki
   B) Bifurcação de replicação
   C) Telômero
   D) Centríolo
   E) Fita lenta

7. Qual das afirmativas a seguir quanto à replicação do DNA está incorreta?
   A) Ambas as fitas do DNA em cada cromossomo são replicadas
   B) Ambas as fitas da hélice do DNA são replicadas em pequenas porções e, em seguida, montadas, de modo semelhante à transcrição do RNA
   C) Antes que o DNA possa ser replicado, a molécula de fita dupla precisa ser descompactada em duas fitas simples
   D) O desenrolamento das hélices de DNA é obtido pelas enzimas DNA helicases
   E) Após a separação das fitas de DNA, um pequeno segmento do DNA, denominado *primer* de RNA, liga-se à extremidade 3' da fita principal

8. Qual das afirmativas a seguir quanto à diferenciação celular está correta?
   A) A diferenciação resulta da perda seletiva de diferentes genes das células
   B) A diferenciação resulta da repressão seletiva de diferentes promotores de genes
   C) A diferenciação resulta da ativação seletiva da telomerase em diferentes células
   D) A diferenciação resulta principalmente de mutações de genes

9. Qual das afirmativas a seguir quanto aos microRNAs (RNAmi) está correta?
   A) Os RNAmi são formados no citoplasma e reprimem a tradução ou promovem a degradação do RNA mensageiro (RNAm) antes que ele possa ser traduzido
   B) Os RNAmi são formados no núcleo e, em seguida, processados no citoplasma pela enzima *dicer*
   C) Os RNAmi são fragmentos curtos (21 a 23 nucleotídios) de RNA de fita dupla que regulam a expressão gênica
   D) Os RNAmi reprimem a transcrição gênica

1

10. Em comparação com o líquido intracelular, o líquido extracelular apresenta _____ concentração de íons sódio, _____ concentração de íons potássio, _____ concentração de íons cloreto e _____ concentração de íons fosfato.

    A) Menor, menor, menor, menor
    B) Menor, maior, menor, menor
    C) Menor, maior, maior, menor
    D) Maior, menor, maior, menor
    E) Maior, maior, menor, maior
    F) Maior, maior, maior, maior

11. Qual dos eventos a seguir não ocorre durante o processo da mitose?

    A) Condensação dos cromossomos
    B) Replicação do genoma
    C) Fragmentação do envelope nuclear
    D) Alinhamento das cromátides ao longo da placa equatorial
    E) Separação das cromátides em dois grupos de 46 cromossomos-filhos

12. O termo *glicocálice* (glicocálix) refere-se:

    A) Às cadeias de carboidratos de carga negativa que se projetam no citosol a partir de glicolipídios e glicoproteínas integrais
    B) À camada de carboidratos de carga negativa na superfície externa da célula
    C) À camada de ânions alinhados na superfície citosólica da membrana plasmática
    D) Às grandes reservas de glicogênio encontradas nos músculos de contração rápida
    E) Ao mecanismo de adesão intercelular

13. Qual das afirmativas a seguir está incorreta?

    A) O termo *homeostase* descreve a manutenção de condições quase constantes no corpo
    B) Na maioria das doenças, os mecanismos homeostáticos não estão mais funcionando no corpo
    C) Os mecanismos compensatórios do corpo frequentemente levam a desvios da variação normal em algumas das funções corporais
    D) Em geral, a doença é considerada um estado de ruptura da homeostase

Perguntas 14 a 16

    A) Nucléolo
    B) Núcleo
    C) Retículo endoplasmático liso (agranular)
    D) Retículo endoplasmático rugoso (granular)
    E) Complexo de Golgi
    F) Endossomos
    G) Peroxissomos
    H) Lisossomos
    I) Citosol
    J) Citoesqueleto
    K) Glicocálice
    L) Microtúbulos

Para cada um dos cenários descritos a seguir, identifique o local subcelular listado anteriormente mais provável para a ocorrência de proteína deficiente ou mutante.

14. A clivagem anormal de resíduos de manose durante o processo pós-traducional das glicoproteínas resulta no desenvolvimento de uma doença autoimune do tipo lúpus em camundongos. A clivagem anormal é devida a uma mutação na enzima α-manosidase II.

15. A observação de que a clivagem anormal de resíduos de manose das glicoproteínas provoca uma doença autoimune em camundongos sustenta o papel dessa estrutura na resposta imune normal.

16. Exames realizados em um menino de 5 anos de idade mostraram acúmulo de ésteres de colesterol e triglicerídios no fígado, no baço e no intestino e calcificação de ambas as glândulas adrenais. Exames adicionais indicaram que a causa é uma deficiência da atividade da lipase ácida A.

Perguntas 17 a 20

    A) Nucléolo
    B) Núcleo
    C) Retículo endoplasmático liso (agranular)
    D) Retículo endoplasmático rugoso (granular)
    E) Complexo de Golgi
    F) Endossomos
    G) Peroxissomos
    H) Lisossomos
    I) Citosol
    J) Citoesqueleto
    K) Glicocálice
    L) Microtúbulos

Correlacione a localização celular de cada uma das etapas envolvidas na síntese e no empacotamento de uma proteína secretada listadas a seguir com o termo correto listado anteriormente.

17. Condensação e empacotamento de proteína

18. Início da tradução

19. Transcrição gênica

20. As organelas gastas são transferidas para os lisossomos por qual das seguintes estruturas?

    A) Autofagossomos
    B) Retículo endoplasmático rugoso
    C) Retículo endoplasmático liso
    D) Complexo de Golgi
    E) Mitocôndrias

21. Qual das opções a seguir não desempenha um papel direto no processo de transcrição?

    A) Helicase
    B) RNA polimerase

C) Sequência de terminação da cadeia
D) Moléculas de RNA ativadas
E) Sequência promotora

22. Qual das afirmativas a seguir é verdadeira *tanto* para a pinocitose *quanto* para a fagocitose?
    A) Envolve o recrutamento de filamentos de actina
    B) Ocorre de maneira espontânea e não seletiva
    C) As vesículas endocitóticas fundem-se com os ribossomos, que liberam hidrolases nas vesículas
    D) Só é observada em macrófagos e neutrófilos
    E) Não exige a presença de ATP

23. Qual das afirmativas a seguir está incorreta?
    A) Os proto-oncogenes são genes normais que codificam proteínas que controlam o crescimento celular
    B) Os proto-oncogenes são genes normais que codificam proteínas que controlam a divisão celular
    C) A inativação de antioncogenes protege contra o desenvolvimento de câncer
    D) Com frequência, são necessários vários oncogenes diferentes ativados simultaneamente para causar câncer

24. Qual das afirmativas a seguir sobre os sistemas de controle por *feedback* (retroalimentação) está incorreta?
    A) A maioria dos sistemas de controle do corpo atua por *feedback* negativo
    B) O *feedback* positivo geralmente promove estabilidade em um sistema
    C) A geração de potenciais de ação no nervo envolve o *feedback* positivo
    D) O controle antecipatório é importante para a regulação da atividade muscular

25. Qual das seguintes organelas celulares é responsável pela produção de trifosfato de adenosina (ATP), a moeda de energia da célula?
    A) Retículo endoplasmático
    B) Mitocôndrias
    C) Lisossomos
    D) Complexo de Golgi
    E) Peroxissomos
    F) Ribossomos

26. Qual das afirmativas a seguir sobre o RNAm está correta?
    A) O RNAm carrega o código genético para o citoplasma
    B) O RNAm carrega aminoácidos ativados para os ribossomos
    C) O RNAm é composto por moléculas de RNA de fita simples de 21 a 23 nucleotídios, que podem regular a transcrição gênica
    D) O RNAm forma os ribossomos

27. A *redundância* ou *degeneração* do código genético ocorre durante qual etapa da síntese de proteínas?
    A) Replicação de DNA
    B) Transcrição
    C) Modificação pós-transcricional
    D) Tradução
    E) Glicosilação das proteínas

RESPOSTAS

1. C) O ganho de um sistema de controle por *feedback* (retroalimentação) é calculado como a quantidade de correção dividida pelo erro remanescente do sistema. Um ganho de *feedback* de −3,0 indica que 3/4 do erro inicial foram corrigidos pelo sistema. Por exemplo, se o erro inicial foi de 4 unidades, e 1 unidade de erro persiste após a correção, conclui-se que a quantidade de correção é de −3 (de 4 para 1), o erro remanescente é de 1, e o ganho de *feedback* é −3,0.

2. C) A maioria das células, com exceção das células adiposas (adipócitos), é composta principalmente por água, em uma concentração de 70 a 85%. Depois da água, as substâncias mais abundantes encontradas na maioria das células são as proteínas, que normalmente constituem cerca de 10 a 20% da massa celular.

3. D) Os peroxissomos contêm oxidases capazes de combinar o oxigênio com íons hidrogênio derivados de diferentes substâncias químicas intracelulares para formar peróxido de hidrogênio (H_2O_2), uma substância altamente oxidante utilizada em associação com a catalase, outra enzima oxidase presente em grandes quantidades nos peroxissomos. Essas enzimas oxidam e neutralizam muitas substâncias e toxinas que, de outro modo, poderiam ser tóxicas para a célula.

4. B) A bicamada lipídica básica da membrana celular é composta de proteínas e de três tipos principais de lipídios: fosfolipídios, esfingolipídios e colesterol. A composição aproximada é de 55% de proteínas, 25% de fosfolipídios, 13% de colesterol, 4% de outros lipídios e 3% de carboidratos.

5. B) O primeiro estágio da mitose, o processo pelo qual a célula se divide em duas novas células, é denominado prófase (ver figura a seguir).

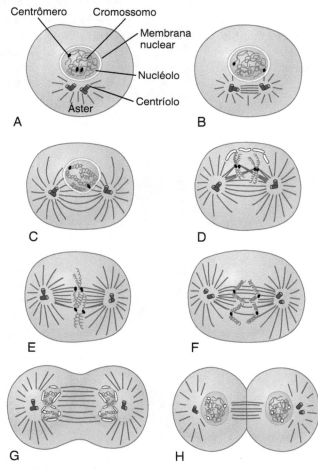

Estágios da reprodução celular. A, B e C, prófase. D, prometáfase. E, metáfase. F, anáfase. G e H, telófase. (Esta figura encontra-se reproduzida em cores no Encarte.)

6. C) Os telômeros são sequências repetitivas de nucleotídios localizadas em cada extremidade de uma cromátide, que funcionam como capas protetoras para impedir a deterioração do cromossomo durante a divisão celular. Na ausência de telômeros, os genomas progressivamente perderiam a informação e seriam truncados após cada divisão celular.

7. B) Ambas as fitas inteiras da hélice do DNA em cada cromossomo são replicadas de ponta a ponta, em vez de pequenas porções delas, como ocorre na transcrição do RNA (ver figura a seguir).

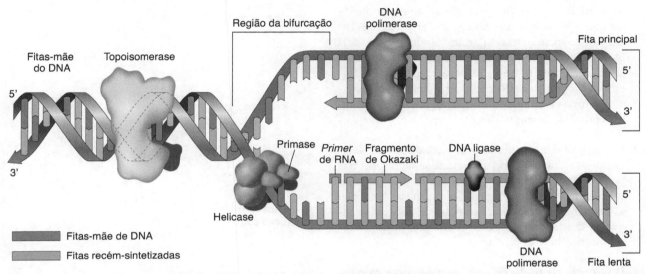

Estrutura do gene em fita dupla helicoidal. As fitas externas são compostas de ácido fosfórico e do açúcar desoxirribose. As moléculas internas que conectam as duas fitas da hélice são bases purínicas e pirimidínicas, que determinam o código do gene. (Esta figura encontra-se reproduzida em cores no Encarte.)

8. B) A diferenciação celular refere-se a mudanças nas propriedades físicas e funcionais das células à medida que se proliferam no embrião para formar as diferentes estruturas e órgãos do corpo e não resulta da perda de genes, mas sim da repressão seletiva de diferentes promotores de genes.

9. A) Os RNAmi são formados no citoplasma a partir de pré-RNAmi e processados pela enzima *dicer* que, em última análise, procede à montagem do complexo de silenciamento induzido por RNA, que, por sua vez, gera os RNAmi. Os RNAmi regulam a expressão gênica por meio de sua ligação à região complementar do RNA e pela repressão da tradução ou promoção da degradação do RNA mensageiro antes que ele possa ser traduzido pelo ribossomo.

10. D) O líquido extracelular apresenta concentrações relativamente altas de íons sódio e cloreto, porém concentrações menores de potássio e de fosfato em comparação com o líquido intracelular.

11. B) A replicação do DNA ocorre durante a fase S do ciclo celular e precede a mitose. A condensação dos cromossomos ocorre durante a prófase da mitose. A fragmentação do envelope nuclear ocorre durante a prometáfase da mitose. As cromátides alinham-se na placa equatorial durante a metáfase e separam-se em dois grupos completos de cromossomos-filhos durante a anáfase.

12. B) O *glicocálice* (glicocálix) da célula é a camada frouxa de carboidratos de carga negativa encontrada na superfície externa da membrana celular. Em geral, os carboidratos de membrana ocorrem em combinação com proteínas ou lipídios, na forma de glicoproteínas ou glicolipídios, e a porção glico dessas moléculas quase sempre se projeta para fora da célula.

13. B) O termo *homeostase* descreve a manutenção de condições quase constantes no ambiente interno do corpo, e as doenças são geralmente consideradas estados de ruptura da homeostase. Entretanto, mesmo nas doenças, os mecanismos compensatórios homeostáticos continuam atuando, na tentativa de manter as funções corporais em níveis que permitam a continuação da vida. Essas compensações podem resultar em desvios dos níveis normais de algumas funções corporais, como uma troca necessária para a manutenção das funções vitais do corpo.

14. E) As proteínas de membrana são glicosiladas durante a sua síntese no lúmen do retículo endoplasmático rugoso. Entretanto, a maior parte da modificação pós-traducional das cadeias de oligossacarídeos ocorre durante o transporte da proteína através das camadas da matriz do complexo de Golgi, onde enzimas como a α-manosidase II estão localizadas.

15. K) As cadeias de oligossacarídeos, que são adicionadas às glicoproteínas no lado luminal do retículo endoplasmático rugoso e que, subsequentemente, são modificadas durante o seu transporte através do complexo de Golgi, estão ligadas à superfície extracelular da célula. Essa camada de carboidratos de carga negativa é coletivamente denominada glicocálice (glicocálix). Ela participa das interações intercelulares, das interações da célula com o ligante e da resposta imune.

16. H) As lipases ácidas, juntamente a outras hidrolases ácidas, estão localizadas nos lisossomos. A fusão das vesículas endocitóticas e autolíticas com os lisossomos inicia o processo intracelular que permite às células digerir os restos celulares e as partículas ingeridas do meio extracelular, incluindo as bactérias. No ambiente ácido normal do lisossomo, as lipases ácidas utilizam hidrogênio para converter lipídios em ácidos graxos e glicerol. Outras lipases ácidas incluem uma variedade de nucleases, proteases e enzimas que hidrolisam polissacarídeos.

17. E) As proteínas secretadas são condensadas, selecionadas e empacotadas em vesículas secretoras nas porções terminais do complexo de Golgi, também conhecidas como rede trans-Golgi. É nesse local que as proteínas destinadas à secreção são separadas daquelas destinadas aos compartimentos intracelulares ou membranas celulares.

18. I) O início da tradução, seja de uma proteína citosólica, de uma proteína ligada à membrana ou de uma proteína secretada, ocorre no citosol e envolve um conjunto comum de ribossomos. Somente após o aparecimento da extremidade N-terminal do polipeptídio é que ele é identificado como proteína destinada à secreção. Nesse ponto, o ribossomo liga-se à superfície citosólica do retículo endoplasmático rugoso. A tradução prossegue, e o novo polipeptídio é liberado na matriz do retículo endoplasmático.

19. B) Todos os eventos da transcrição ocorrem no núcleo, independentemente do destino final do produto proteico. A molécula de RNA mensageiro resultante é transportada através dos poros nucleares na membrana nuclear e traduzida no citosol ou no lúmen do retículo endoplasmático rugoso.

20. A) A autofagia é um processo de manutenção por meio do qual as organelas obsoletas e os grandes agregados de proteínas são degradados e reciclados (ver figura à direita). As organelas celulares gastas são transferidas para os lisossomos por estruturas de dupla membrana, denominadas autofagossomos, que são formadas no citosol.

21. A) A helicase é uma das numerosas proteínas envolvidas no processo de replicação do DNA. Ela não exerce nenhum papel na transcrição. A RNA polimerase

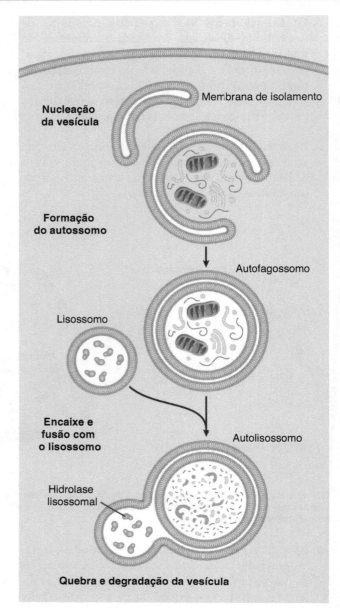

Diagrama esquemático das etapas da autofagia. (Esta figura encontra-se reproduzida em cores no Encarte.)

liga-se à sequência promotora e facilita a adição de moléculas de RNA ativadas para a molécula de RNA em crescimento até a polimerase alcançar a sequência de terminação da cadeia na molécula de molde de DNA.

22. A) Tanto a pinocitose quanto a fagocitose envolvem o movimento da membrana plasmática. A pinocitose envolve a invaginação da membrana celular, ao passo que a fagocitose envolve a evaginação. Ambos os eventos exigem o recrutamento da actina e de outros elementos do citoesqueleto. A fagocitose não é espontânea, mas sim seletiva, sendo desencadeada por interações específicas do receptor com o ligante.

23. C) A inativação de antioncogenes, também denominados genes supressores de tumor, pode induzir a ativação de oncogenes, que levam ao câncer. Todas as outras afirmativas estão corretas.

24. B) O *feedback* positivo em um sistema geralmente promove instabilidade, em vez de estabilidade, e, em alguns casos, até mesmo morte. Por esse motivo, o *feedback* positivo é, com frequência, designado como *círculo vicioso*. Todavia, em alguns casos, o *feedback* positivo pode ser útil. Um exemplo disso é o potencial de ação nervoso, em que a estimulação da membrana neural provoca um pequeno vazamento de sódio, que induz à abertura de mais canais de sódio, maior alteração do potencial e maior abertura de canais até que uma explosão de entrada de sódio no interior da fibra nervosa crie o potencial de ação. Outro exemplo é o controle antecipatório, utilizado para informar ao encéfalo se o movimento muscular está sendo executado corretamente. Assim, o encéfalo corrige os sinais que envia aos músculos na próxima vez em que o movimento for necessário. Com frequência, esse mecanismo é denominado controle adaptativo.

25. B) As mitocôndrias são frequentemente denominadas *usinas de energia* da célula e contêm enzimas oxidativas, que possibilitam a oxidação dos nutrientes, com consequente formação de dióxido de carbono e água e, ao mesmo tempo, liberação de energia. A energia liberada é utilizada para sintetizar ATP de alta energia.

26. A) As moléculas de RNAm são fitas simples e longas de RNA que estão suspensas no citoplasma e são compostas de várias centenas a vários milhares de nucleotídios de RNA em fitas não pareadas. O RNAm carrega o código genético para o citoplasma, a fim de controlar o tipo de proteína sintetizada. O *RNA transportador* transporta aminoácidos ativados para os ribossomos. O *RNA ribossômico*, juntamente a cerca de 75 proteínas diferentes, forma os ribossomos. Os RNAmi são moléculas de RNA de fita simples com 21 a 23 nucleotídios, que regulam a transcrição e a tradução gênica.

27. D) Durante a replicação e a transcrição, a nova molécula de ácido nucleico é um complemento exato da molécula-mãe de DNA, em decorrência do pareamento previsível e específico de uma base com uma base. Entretanto, durante o processo de tradução, cada aminoácido no novo polipeptídio é codificado por um códon – uma série de três nucleotídios consecutivos. Enquanto cada códon codifica um aminoácido específico, a maioria dos aminoácidos pode ser codificada por múltiplos códons. A redundância resulta do fato de que 60 códons codificam apenas 20 aminoácidos.

PARTE 2

FISIOLOGIA DA MEMBRANA, DO NERVO E DO MÚSCULO

1. O método experimental de *patch clamp* (fixação de voltagem) mostra um único canal de íons sódio que se abre e fecha repetidamente, produzindo uma mudança da corrente elétrica através do canal de um valor para outro. Nesse experimento, o tempo de abertura do canal de sódio é, em média, de 0,4 milissegundo. Qual das opções a seguir descreve melhor a corrente elétrica desse canal de sódio durante os estados de abertura e fechamento (em picoamperes)?

   A) Aberto: 3,2; fechado: 3,3
   B) Aberto: 0,4; fechado: 0,4
   C) Aberto: 0,4; fechado: 3,2
   D) Aberto: 3,1; fechado: 0,4
   E) Aberto: 0,4; fechado: 2,0
   F) Aberto: 0,4; fechado: 0,6

2. Qual das alternativas a seguir descreve melhor a osmolaridade de uma solução que contém 150 milimolares de NaCl, pressupondo uma temperatura de 37°C e uma constante de dissociação de 0,93 (em miliosmóis)?

   A) 150
   B) 279
   C) 300
   D) 322
   E) 393

3. Um homem de 64 anos de idades apresenta um nível de potássio sérico de 2,8 mEq/ℓ (faixa de referência: 3,5 a 5,0 mEq/ℓ). Qual dos seguintes conjuntos de alterações descreve melhor o potencial de repouso da membrana (V_m) e o potencial de equilíbrio do K^+ (E_K) em um neurônio típico nesse homem, em comparação com o normal? (*Suponha uma concentração intracelular normal de K^+*.)

   A) E_K, menos negativo; V_m, menos negativo
   B) E_K, menos negativo; V_m, sem alteração
   C) E_K, menos negativo; V_m, mais negativo
   D) E_K, mais negativo; V_m, menos negativo
   E) E_K, mais negativo; V_m, mais negativo
   F) E_K, mais negativo; V_m, sem alteração
   G) E_K, sem alteração; V_m, menos negativo
   H) E_K, sem alteração; V_m, mais negativo
   I) E_K, sem alteração; V_m, sem alteração

Perguntas 4 e 5

Na figura a seguir, dois compartimentos (Y e Z) são separados por uma bicamada lipídica artificial sem transportadores de proteína. São mostradas as concentrações relativas das substâncias do teste nos compartimentos Y e Z no tempo zero. Os diferentes volumes de água nos compartimentos Y e Z são mostrados como os diagramas A até E. Utilize essa informação para responder às duas perguntas a seguir.

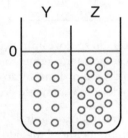

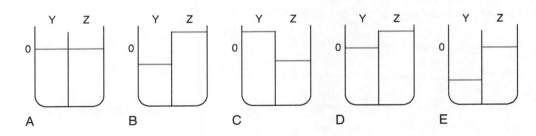

4. Qual dos diagramas representa melhor os volumes dos compartimentos Y e Z em equilíbrio quando a substância do teste é NaCl?
   A) A
   B) B
   C) C
   D) D
   E) E

5. Qual dos diagramas representa melhor os volumes dos compartimentos Y e Z em equilíbrio quando a substância do teste é ureia?
   A) A
   B) B
   C) C
   D) D
   E) E

6. A figura a seguir mostra uma célula-modelo com três transportadores diferentes (X, Y e Z) e um potencial de repouso da membrana de –90 milivolts. Considere as concentrações intracelulares e extracelulares de todos os três íons como típicas de uma célula normal. Quais das seguintes alterações nas concentrações intracelulares de íons sódio e cálcio têm mais probabilidade de serem causadas pela inibição do transportador Y com ouabaína?

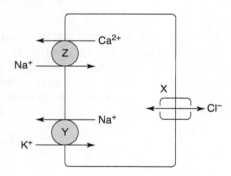

   A) Diminuição do sódio; diminuição do cálcio
   B) Diminuição do sódio; aumento do cálcio
   C) Aumento do sódio; diminuição do cálcio
   D) Aumento do sódio; aumento do cálcio

7. No diagrama mostrado a seguir, E_m representa o potencial de membrana inicial medido para uma célula hipotética *in vivo*. Em relação a esse potencial, são representados os potenciais de equilíbrio de três íons (X^-, Y^-, X^+). Escolha a via mais provavelmente seguida pelo potencial de membrana quando a condutância da membrana para o íon Y está aumentada.

8. A figura a seguir mostra a relação entre a velocidade da contração e a força de cinco músculos esqueléticos diferentes. Qual dos músculos (A a E) a seguir tem maior probabilidade de corresponder ao músculo número 1 na figura? (*Suponha que todos os músculos mostrados estejam com os seus comprimentos de repouso normais.*)

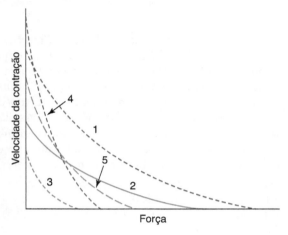

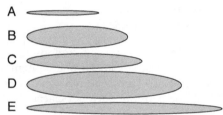

(Esta figura encontra-se reproduzida em cores no Encarte.)

9. O diagrama a seguir mostra a relação entre a tensão muscular e o comprimento do sarcômero para o músculo esquelético. Qual ponto na curva representa o desenvolvimento de tensão em um comprimento em repouso normal?

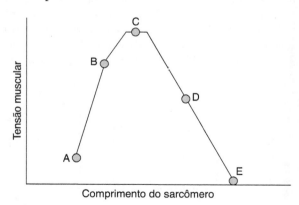

   A) A
   B) B
   C) C
   D) D
   E) E

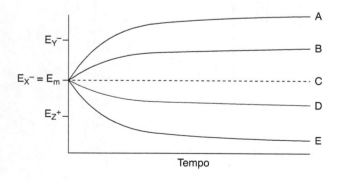

10. Os seguintes eventos ocorrem em um músculo esquelético durante a contração normal: (1) aumento da concentração de cálcio no sarcoplasma, (2) ativação do receptor de rianodina, (3) liberação de cálcio das cisternas terminais e (4) ativação do sensor de voltagem di-hidropiridina. Qual das opções a seguir descreve melhor a ordem temporal correta dos eventos para a contração normal de uma fibra muscular esquelética?

    A) 1, 2, 3, 4
    B) 1, 4, 2, 3
    C) 1, 3, 2, 4
    D) 3, 2, 1, 4
    E) 3, 1, 2, 4
    F) 4, 2, 1, 3
    G) 2, 1, 4, 3
    H) 2, 3, 4, 1
    I) 4, 2, 3, 1

11. Um homem de 64 anos de idade é submetido à anestesia geral para a retirada de um tumor do cólon. Poucos minutos após a administração de um anestésico halogenado, o paciente desenvolve rigidez muscular e temperatura retal de 42°C. A frequência cardíaca é de 105 bpm, ao passo que a frequência respiratória é de 29 irpm. Qual das opções a seguir tem maior probabilidade de estar diminuída nesse paciente, em comparação com condições em repouso normais?

    A) Metabolismo anaeróbico
    B) Ligação do cálcio à calsequestrina
    C) Produção de CO_2 pelos músculos
    D) Temperatura muscular
    E) Utilização de O_2 pelos músculos

12. Qual das opções a seguir descreve melhor o filtro de seletividade de um canal de íons potássio nas bactérias?

    A) Glutamato
    B) Oxigênios carbonílicos
    C) Radicais de oxigênio
    D) Glúten
    E) Glicina
    F) Dióxido de carbono

13. Durante o curso de um potencial de ação do nervo (ver figura a seguir), um estímulo elétrico de 10 mV é fornecido no momento indicado pela seta. Em resposta ao estímulo elétrico, um segundo potencial de ação:

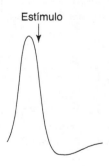

    A) será idêntico ao primeiro
    B) terá maior amplitude
    C) terá menor amplitude
    D) não ocorrerá
    E) terá menor velocidade
    F) terá maior velocidade

14. Qual das opções a seguir descreve melhor a miastenia gravis (MG) e a síndrome miastênica de Lambert-Eaton (SMLE)?

    A) MG, doença pós-sináptica; SMLE, doença pré-sináptica
    B) MG, doença pré-sináptica; SMLE, doença pré-sináptica
    C) MG, doença pós-sináptica; SMLE, doença pós-sináptica
    D) MG, doença pré-sináptica; SMLE, doença pós-sináptica

15. O acoplamento elétrico entre células adjacentes no músculo liso visceral pode ser atribuído a qual das seguintes estruturas?

    A) Corpos densos
    B) Junções comunicantes
    C) Fibras intermediárias
    D) Junções mecânicas
    E) Canais de potássio

16. Um homem de 45 anos de idade frequenta uma academia local para praticar musculação. Ele começa com 60 kg no supino como forma de aquecimento e, em seguida, aumenta gradualmente o peso. Qual dos seguintes conjuntos de alterações ocorre à medida que ele aumenta o peso?

	Ativação das unidades motoras	Frequência dos potenciais de ação dos nervos motores
A)	Diminuição	Diminuição
B)	Diminuição	Aumento
C)	Diminuição	Sem alteração
D)	Aumento	Diminuição
E)	Aumento	Aumento
F)	Aumento	Sem alteração

17. Quais das substâncias a seguir apresentam maior concentração extracelular em comparação com a concentração intracelular?

    A) Cálcio e cloreto
    B) Potássio e sódio
    C) Cálcio e potássio
    D) Potássio e proteínas
    E) Cloreto e proteínas

18. Qual das opções a seguir permite ao músculo liso manter uma contração sustentada com uso mínimo de energia, em comparação com um nível semelhante de contração sustentada do músculo esquelético?

A) Corpos densos
B) Junções comunicantes
C) Filamentos intermediários
D) Mecanismo de tranca
E) Natureza sincicial

Perguntas 19 a 21

A tabela a seguir mostra as concentrações de quatro íons através da membrana plasmática de uma célula hipotética. Consulte esta tabela para responder às próximas três perguntas.

Intracelular (mM)	Extracelular (mM)
140 K$^+$	5 K$^+$
12 Na$^+$	145 Na$^+$
5 Cl$^-$	125 Cl$^-$
0,0001 Ca^{2+}	5 Ca^{2+}

19. Qual das alternativas a seguir descreve melhor o potencial de equilíbrio do Cl$^-$ (em milivolts)?
    A) 0
    B) 170
    C) −170
    D) 85
    E) −85

20. Qual das alternativas a seguir descreve melhor o potencial de equilíbrio do K$^+$ (em milivolts)?
    A) 0
    B) 176
    C) −176
    D) 88
    E) −88

21. A força motriz efetiva é máxima para qual dos seguintes íons quando o potencial de membrana dessa célula é de −85 milivolts?
    A) Ca^{2+}
    B) Cl$^-$
    C) K$^+$
    D) Na$^+$

22. Qual das ações a seguir tem maior probabilidade de interromper uma contração individual do músculo esquelético?
    A) Fechamento do receptor nicotínico de acetilcolina
    B) Remoção da acetilcolina da junção neuromuscular
    C) Remoção do Ca^{2+} do terminal do neurônio motor
    D) Remoção do Ca^{2+} sarcoplasmático
    E) Retorno do receptor de di-hidropiridina à sua conformação de repouso

23. O potencial de repouso de uma fibra nervosa mielínica depende principalmente do gradiente de concentração de qual dos seguintes íons?
    A) Ca^{2+}
    B) Cl$^-$
    C) HCO$_3^-$
    D) K$^+$
    E) Na$^+$

24. Um neurotransmissor ativa o seu receptor em um canal iônico na membrana de um neurônio, causando sua abertura. Uma vez aberto, os íons se movem através do canal em função de seus respectivos gradientes eletroquímicos. Em seguida, ocorre uma alteração no potencial de membrana. Qual das seguintes opções descreve melhor o tipo de canal e o mecanismo de transporte iônico?

	Tipo de canal	Mecanismo de transporte
A)	Dependente de ligante	Transporte ativo primário
B)	Dependente de ligante	Difusão
C)	Dependente de ligante	Transporte ativo secundário
D)	Dependente de voltagem	Transporte ativo primário
E)	Dependente de voltagem	Difusão
F)	Dependente de voltagem	Transporte ativo secundário

25. Qual das estruturas a seguir tem o seu tamanho diminuído durante a contração de uma fibra muscular esquelética?
    A) Banda A do sarcômero
    B) Banda I do sarcômero
    C) Filamentos espessos
    D) Filamentos finos
    E) Discos Z do sarcômero

$E_{Q^-} = -75$ milivolts
$E_{R^+} = +75$ milivolts
$E_{S^+} = -85$ milivolts

26. Os potenciais de equilíbrio para três íons desconhecidos são mostrados no quadro que antecede esta pergunta. Observe que os íons S e R apresentam cargas positivas, ao passo que o íon Q tem carga negativa. Suponha que a membrana celular seja permeável a todos os três íons e que a célula tenha um potencial de repouso de membrana de −90 milivolts. Qual das opções a seguir descreve melhor o movimento efetivo dos vários íons através da membrana celular por difusão passiva?

	Q$^-$	R$^+$	S$^+$
A)	Para dentro da célula	Para dentro da célula	Para dentro da célula
B)	Para dentro da célula	Para dentro da célula	Para fora da célula
C)	Para dentro da célula	Para fora da célula	Para dentro da célula

	Q⁻	R⁺	S⁺
D)	Para dentro da célula	Para fora da célula	Para fora da célula
E)	Para fora da célula	Para dentro da célula	Para dentro da célula
F)	Para fora da célula	Para dentro da célula	Para fora da célula
G)	Para fora da célula	Para dentro da célula	Para fora da célula

27. O levantamento de peso pode resultar em um acentuado aumento da massa muscular esquelética. Esse aumento de massa muscular é principalmente atribuído a qual dos seguintes processos?
    A) Fusão dos sarcômeros entre miofibrilas adjacentes
    B) Hipertrofia de fibras musculares individuais
    C) Aumento do suprimento sanguíneo do músculo esquelético
    D) Aumento do número de neurônios motores
    E) Aumento do número de junções neuromusculares

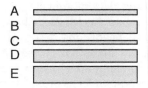

28. Na figura anterior, foram mostrados cinco axônios hipotéticos. Os axônios A e B são mielínicos, ao passo que os axônios C, D e E são amielínicos. Qual desses axônios tem probabilidade de apresentar a maior velocidade de condução de um potencial de ação?
    A) A
    B) B
    C) C
    D) D
    E) E

Perguntas 29 e 30

A figura a seguir mostra a mudança no potencial de membrana durante um potencial de ação em um axônio de lula gigante. Consulte a figura para responder às próximas duas perguntas.

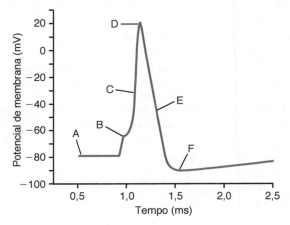

29. Qual das opções a seguir é principalmente responsável pela mudança no potencial de membrana entre os pontos B e D?
    A) Inibição da Na⁺/K⁺-ATPase
    B) Movimento de K⁺ para dentro da célula
    C) Movimento de K⁺ para fora da célula
    D) Movimento de Na⁺ para dentro da célula
    E) Movimento de Na⁺ para fora da célula

30. Qual das opções a seguir é principalmente responsável pela mudança no potencial de membrana entre os pontos D e E?
    A) Inibição da Na⁺/K⁺-ATPase
    B) Movimento de K⁺ para dentro da célula
    C) Movimento de K⁺ para fora da célula
    D) Movimento de Na⁺ para dentro da célula
    E) Movimento de Na⁺ para fora da célula

31. O axônio de um neurônio é estimulado experimentalmente com um pulso de 25 milivolts, que inicia um potencial de ação com uma velocidade de 50 m por segundo. Em seguida, o axônio é estimulado com um pulso de 100 milivolts. Qual é a velocidade do potencial de ação após o pulso de estimulação de 100 milivolts (em metros por segundo)?
    A) 25
    B) 50
    C) 100
    D) 150
    E) 200

Perguntas 32 e 33

A figura a seguir ilustra as características da contração isométrica individual de dois músculos esqueléticos, A e B, em resposta a um estímulo de despolarização. Consulte a figura para responder às próximas duas perguntas.

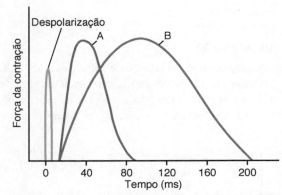

(Esta figura encontra-se reproduzida em cores no Encarte.)

32. Qual das opções a seguir descreve melhor o músculo B em comparação com o músculo A?
    A) Adaptado para contrações rápidas
    B) Composto por fibras musculares maiores
    C) Menor número de mitocôndrias
    D) Inervado por fibras nervosas menores
    E) Suprimento sanguíneo menos extenso

Parte 2 Fisiologia da Membrana, do Nervo e do Músculo

33. O retardo entre o término da despolarização transitória da membrana muscular e o início da contração muscular observado em ambos os músculos, A e B, reflete o tempo necessário para a ocorrência de qual dos seguintes eventos?

    A) Liberação de ADP da cabeça da miosina
    B) Síntese de ATP
    C) Acúmulo de Ca^{2+} no sarcoplasma
    D) Polimerização da actina G em actina F
    E) Término de um ciclo de ponte cruzada da cabeça da miosina

Perguntas 34 e 35

Uma mulher de 32 anos de idade consulta um médico devido à ocorrência de visão dupla, queda da pálpebra, dificuldade de mastigação e deglutição e fraqueza generalizada dos membros. Todos esses sintomas agravam-se com o exercício e ocorrem com mais frequência no fim do dia. O médico suspeita de miastenia gravis e solicita um teste de edrofônio (Tensilon®). O resultado do teste é positivo. Utilize essas informações para responder às próximas duas perguntas.

34. O aumento da força muscular observado durante o teste de Tensilon® deve-se ao aumento de qual das seguintes opções?

    A) Quantidade de acetilcolina (ACh) liberada dos nervos motores
    B) Níveis de ACh nas placas motoras
    C) Número de receptores de ACh nas placas motoras
    D) Síntese de noradrenalina

35. Qual dos fármacos a seguir tem maior probabilidade de aliviar os sintomas dessa paciente?

    A) Atropina
    B) Soro contra toxina botulínica
    C) Curare
    D) Halotano
    E) Neostigmina

Perguntas 36 a 38

A figura a seguir ilustra a relação de comprimento-tensão isométrica em um músculo esquelético intacto representativo. Correlacione as descrições das próximas três perguntas com um dos pontos indicados na figura.

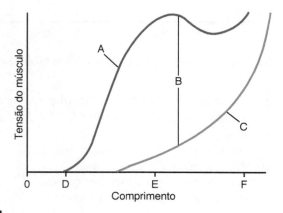

36. A denominada tensão *ativa* ou dependente de contração

37. Comprimento do músculo em que a tensão ativa é máxima

38. Contribuição dos elementos musculares não contráteis para a tensão total

39. A contração do músculo liso é interrompida por qual dos seguintes processos?

    A) Desfosforilação da miosinoquinase
    B) Desfosforilação da cadeia leve de miosina
    C) Efluxo de íons Ca^{2+} através da membrana plasmática
    D) Inibição da miosinofosfatase
    E) Captação de íons Ca^{2+} no retículo sarcoplasmático

Perguntas 40 e 41

Um homem de 73 anos de idade procurou um neurologista devido à fraqueza das pernas, que melhora durante o dia ou com a realização de exercícios. Os registros elétricos extracelulares de uma única fibra muscular esquelética revelam potenciais de placa motora em miniatura normais. Entretanto, a estimulação elétrica de baixa frequência do neurônio motor deflagra uma despolarização anormalmente pequena das fibras musculares. A amplitude da despolarização aumenta após o exercício. Utilize essas informações para responder às próximas três perguntas.

40. Com base nesses achados, qual das situações a seguir constitui a causa mais provável da fraqueza nas pernas desse paciente?

    A) Deficiência de acetilcolinesterase
    B) Bloqueio dos receptores de acetilcolina pós-sináptica
    C) Comprometimento do influxo de Ca^{2+} dependente de voltagem pré-sináptico
    D) Inibição da recaptação de Ca^{2+} no retículo sarcoplasmático
    E) Redução da síntese de acetilcolina

41. Um diagnóstico preliminar é confirmado pela presença de qual das seguintes alternativas?

    A) Anticorpos contra o receptor de acetilcolina
    B) Anticorpos contra o canal de Ca^{2+} dependente de voltagem
    C) Mutação no gene que codifica o receptor de rianodina
    D) Escassez de vesículas no terminal pré-sináptico
    E) Acetilcolina residual na junção neuromuscular

42. O mecanismo molecular subjacente a esses sintomas assemelha-se mais a qual das seguintes substâncias?

    A) Acetilcolina
    B) Toxina botulínica
    C) Curare
    D) Neostigmina
    E) Tetrodotoxina

Perguntas 43 a 45

Correlacione cada uma das descrições das próximas três perguntas com um dos pontos do potencial de ação do nervo mostrados na figura a seguir.

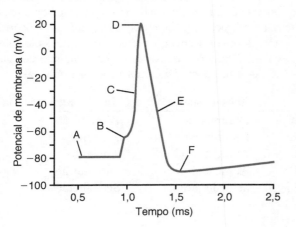

43. Ponto em que o potencial de membrana (V_m) está mais próximo do potencial de equilíbrio do Na^+

44. Ponto em que a força motriz para o Na^+ é máxima

45. Ponto em que a relação entre permeabilidade ao K^+ e permeabilidade ao Na^+ (P_K/P_{Na}) é máxima

46. Um experimento fisiológico é conduzido, em que um neurônio motor que normalmente inerva um músculo predominantemente rápido tipo II é anastomosado a um músculo predominantemente lento tipo I. Qual das opções a seguir tem maior probabilidade de diminuir o músculo tipo I após a cirurgia de transinervação?
    A) Diâmetro da fibra
    B) Atividade glicolítica
    C) Velocidade de contração máxima
    D) Conteúdo mitocondrial
    E) Atividade de miosina ATPase

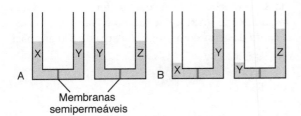

Membranas semipermeáveis

47. No experimento ilustrado na parte **A** da figura anterior, volumes iguais de soluções X, Y e Z são colocados nos compartimentos de dois recipientes em formato de U. Os dois compartimentos de cada recipiente são separados por membranas semipermeáveis (*i. e.*, membranas que são impermeáveis a íons e a grandes moléculas polares). A parte **B** ilustra a distribuição do líquido através das membranas em equilíbrio. Supondo a ocorrência de dissociação completa, identifique cada uma das soluções mostradas.

	Solução X	Solução Y	Solução Z
A)	1 M $CaCl_2$	1 M NaCl	1 M glicose
B)	1 M glicose	1 M NaCl	1 M $ClCl_2$
C)	1 M NaCl	2 M glicose	3 M $CaCl_2$
D)	2 M NaCl	1 M NaCl	Água pura
E)	Água pura	1 M $CaCl_2$	2 M glicose

Perguntas 48 e 49

Utilize a figura a seguir para as próximas duas perguntas.

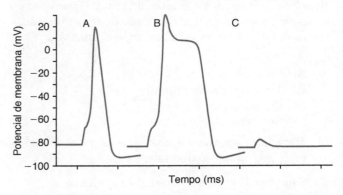

48. O traçado A na figura representa um registro de potencial de ação típico em condições controladas de um neurônio normal em resposta a um estímulo de despolarização. Qual das seguintes perturbações poderia explicar a conversão da resposta mostrada no traçado A no potencial de ação mostrado no traçado B?
    A) Bloqueio dos canais de Na^+ dependentes de voltagem
    B) Bloqueio dos canais de K^+ dependentes de voltagem
    C) Bloqueio dos canais de *vazamento* de Na-K
    D) Substituição dos canais de K^+ dependentes de voltagem por canais de Ca^{2+} *lentos*
    E) Substituição dos canais de Na^+ dependentes de voltagem por canais de Ca^{2+} *lentos*

49. Qual das seguintes perturbações poderia explicar a incapacidade do mesmo estímulo de deflagrar um potencial de ação no traçado C?
    A) Bloqueio dos canais de Na^+ dependentes de voltagem
    B) Bloqueio dos canais de K^+ dependentes de voltagem
    C) Bloqueio dos canais de *vazamento* de Na-K
    D) Substituição dos canais de K^+ dependentes de voltagem por canais de Ca^{2+} lentos
    E) Substituição dos canais de Na^+ dependentes de voltagem por canais de Ca^{2+} lentos

50. Uma jogadora de futebol de 16 anos de idade sofreu uma fratura na tíbia esquerda. Após a imobilização da sua perna por 8 semanas, ela surpreendeu-se ao constatar que a circunferência do músculo gastrocnêmio esquerdo estava significativamente menor do que antes da fratura. Qual é a explicação mais provável?

A) Diminuição do número de fibras musculares individuais no músculo gastrocnêmio esquerdo
B) Diminuição do fluxo sanguíneo para o músculo, causada pela constrição da imobilização
C) Redução temporária da síntese proteica de actina e miosina
D) Aumento da atividade glicolítica no músculo afetado
E) Denervação progressiva

Perguntas 51 a 55

Relacione cada um dos processos descritos nas próximas cinco perguntas com o tipo correto de transporte listado. As respostas podem ser utilizadas mais de uma vez.

A) Difusão
B) Exocitose
C) Transporte ativo primário
D) Cotransporte
E) Contratransporte

51. Transporte sensível à ouabaína de íons Na^+ do citosol para o líquido extracelular

52. Captação de glicose no músculo esquelético

53. Transporte de Ca^{2+} dependente de Na^+ do citosol para o líquido extracelular

54. Transporte de glicose do lúmen intestinal para o interior de uma célula epitelial intestinal

55. Movimento de íons Na^+ para o interior de um neurônio durante a fase de ascensão de um potencial de ação

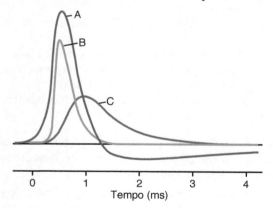

(Esta figura encontra-se reproduzida em cores no Encarte.)

56. Os traçados A, B e C da figura anterior resumem as alterações no potencial de membrana (V_m) e nas permeabilidades de membrana (P) subjacentes que ocorrem em um neurônio ao longo de um potencial de ação. Selecione a combinação que identifica cada um dos traçados.

	Traçado A	Traçado B	Traçado C
A)	P_K	V_m	P_{Na}
B)	$P_K:P_{Na}$	V_m	P_K
C)	P_{Na}	V_m	P_K
D)	V_m	P_K	P_{Na}
E)	V_m	P_{Na}	P_K

57. Uma mulher de 45 anos de idade é admitida na emergência de um hospital universitário após um acidente automobilístico, em que graves lacerações do punho esquerdo seccionaram um tendão muscular importante. As extremidades seccionadas do tendão foram sobrepostas por uma distância de 6 mm para facilitar a sutura e a religação. Qual das opções a seguir pode ocorrer após 3 semanas, em comparação com o músculo antes da lesão? Suponha que a série de crescimento dos sarcômeros não possa ser completada em 3 semanas.

	Tensão passiva	Tensão ativa máxima
A)	Diminuição	Diminuição
B)	Diminuição	Aumento
C)	Aumento	Aumento
D)	Aumento	Diminuição
E)	Sem alteração	Sem alteração

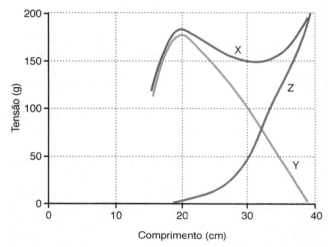

(Esta figura encontra-se reproduzida em cores no Encarte.)

58. O diagrama de comprimento-tensão anterior foi obtido de um músculo esquelético com números iguais de fibras vermelhas e brancas. Foram utilizados estímulos tetânicos supramáximos para iniciar uma contração isométrica em cada comprimento do músculo estudado. O comprimento em repouso foi de 20 cm. Qual é a quantidade máxima de tensão ativa que o músculo é capaz de gerar com uma pré-carga de 100 gramas?

A) 145 a 155 g
B) 25 a 35 g
C) 55 a 65 g
D) 95 a 105 g
E) Esse valor não pode ser determinado

59. Sabe-se que a sensibilidade do aparelho contrátil do músculo liso ao cálcio aumenta no estado estável em condições normais. Esse aumento na sensibilidade ao cálcio pode ser atribuído à diminuição dos níveis de qual das seguintes substâncias?

A) Actina
B) Trifosfato de adenosina (ATP)
C) Complexo cálcio-calmodulina
D) Calmodulina
E) Fosfatase da cadeia leve de miosina (MLCP)

60. Qual das opções a seguir descreve melhor uma diferença fisiológica entre a contração do músculo liso em comparação com a contração dos músculos cardíaco e esquelético?

   A) Independentemente de Ca^{2+}
   B) Não necessita de um potencial de ação
   C) Necessita de mais energia
   D) Duração mais curta

61. A figura à direita mostra a relação força-velocidade para contrações do músculo esquelético. As distinções nas três curvas resultam de diferenças em qual das seguintes opções?

   A) Frequência da contração muscular
   B) Hipertrofia
   C) Massa muscular
   D) Atividade da miosina ATPase
   E) Recrutamento de unidades motoras

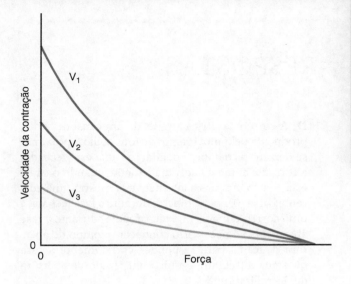

RESPOSTAS

1. D) A corrente elétrica através de um canal de sódio, produzida pelo movimento de íons sódio, aproxima-se de zero picoampere quando o canal está fechado; a corrente aumenta acentuadamente quando o canal está aberto. Apenas a alternativa D mostra uma corrente baixa (0,4 picoampere) durante a fase fechada e uma corrente maior (3,1 picoampere) durante a fase aberta. Não é necessário conhecer o tempo de abertura do canal para responder corretamente a essa questão; entretanto, é típico um tempo de abertura de 0,4 milissegundo.

2. B) Uma solução de um soluto de 150 milimolares tem osmolaridade de 150 miliosmóis quando a molécula de soluto não se dissocia. Entretanto, o NaCl dissocia-se em duas moléculas. No corpo humano com temperatura típica de 37°C, cerca de 93% das moléculas de NaCl estão dissociadas em qualquer momento (*i. e.*, a constante de dissociação é de 0,93). Por conseguinte, 150 milimolares de NaCl × 2 = 300 miliosmóis (sem dissociação) e 300 miliosmóis × 0,93 = 279 miliosmóis (com uma constante de dissociação de 0,93).

3. E) O potencial de equilíbrio de um íon pode ser calculado utilizando a equação de Nernst da seguinte maneira: E_{ion} (em milivolts) = ± 61 × log (concentração intracelular/concentração extracelular). A concentração intracelular de potássio é relativamente alta, em comparação com a concentração extracelular na maioria das células do corpo; isso faz o potássio ter um potencial de equilíbrio negativo, que, em média, é de cerca de −90 milivolts em um neurônio típico. Uma diminuição na concentração extracelular de potássio (sem nenhuma alteração na concentração intracelular) tornaria o potencial de equilíbrio do potássio ainda mais negativo, de acordo com a equação de Nernst. Por conseguinte, o potencial de repouso da membrana também se tornaria mais negativo, visto que isso é determinado pelo potencial de equilíbrio do potássio nas células normais do corpo.

4. B) O sódio e o cloreto são íons não permeantes, ou seja, não podem se mover livremente através de uma bicamada lipídica. Essa é uma característica típica de todos os íons com carga elétrica, incluindo íons potássio, cálcio, bicarbonato e hidrogênio, entre outros íons. Como o lado Z na figura apresenta maior concentração inicial de moléculas de NaCl em comparação com o lado Y, a água se moverá respeitando o seu gradiente de concentração por osmose do lado Y para o lado Z, o que causará a diminuição do volume do lado Y e o aumento do volume do lado Z. O volume total dos lados Y e Z não mudará, o que exclui as alternativas D e E.

5. A) A ureia é uma molécula permeante (que pode se mover através de uma bicamada lipídica em ambas as direções). Por conseguinte, a concentração de ureia torna-se igual nos compartimentos Y e Z em uma fração de segundo. As moléculas de água podem se mover mais rapidamente através da membrana em comparação com a ureia; portanto, o volume no compartimento Z aumentará de modo transitório. Entretanto, mais uma vez, a concentração de ureia se tornará igual em ambos os lados da membrana em uma fração de segundo, de modo que o volume de água será o mesmo nos compartimentos Y e Z em equilíbrio.

6. D) Em condições basais, as concentrações intracelulares de sódio, cálcio e cloreto são menores do que as concentrações extracelulares, ao passo que o potássio apresenta maior concentração intracelular em comparação com a sua concentração extracelular. O transportador Y na figura move tanto os íons potássio quanto os íons sódio contra os seus gradientes de concentração, o que constitui um transporte ativo primário, impulsionado pelo ATP na bomba. Portanto, quando o transportador Y é inibido pela ouabaína, a concentração intracelular de sódio aumenta (e a concentração intracelular de potássio diminui). O aumento da concentração intracelular de sódio diminui o gradiente de concentração de sódio através da membrana celular. Nesse momento, como a energia necessária para mover os íons cálcio para fora da célula é fornecida pelo gradiente de concentração de sódio (por meio de transporte ativo secundário), a diminuição do gradiente de sódio transmembrana leva ao aumento da concentração de cálcio intracelular. Assim, a inibição do transportador Y leva ao aumento das concentrações intracelulares de íons sódio e cálcio. Os glicosídios cardíacos aumentam a concentração intracelular de cálcio nas células musculares cardíacas por meio desse mecanismo.

7. B) O potencial de repouso da membrana de uma célula típica no corpo é mais próximo do potencial de equilíbrio do íon com maior condutância (*i. e.*, permeabilidade). Na maioria das células do corpo, a condutância para o potássio é relativamente alta, de modo que o potencial de membrana se aproxima do potencial de equilíbrio do potássio. No diagrama mostrado, o potencial de membrana (E_m) inicial é representado pelo nível da linha C. Quando a condutância da membrana para o íon Y aumenta, o potencial de membrana aproxima-se do potencial de equilíbrio do íon Y, o que elimina as alternativas C, D e E. A resposta A também pode ser eliminada, visto que o potencial de membrana não pode se tornar maior do que o potencial de equilíbrio do íon.

8. **D)** A velocidade máxima de encurtamento de um músculo depende do tipo predominante de fibras musculares no músculo, bem como do comprimento total do músculo. Em geral, os músculos glicolíticos tipo II apresentam maior velocidade máxima de encurtamento em comparação com os músculos oxidativos tipo I. Entretanto, o estudante deve supor que todos os músculos apresentados têm proporções semelhantes às de fibras tipo I e tipo II, visto que isso não foi especificado no problema. Como o músculo 1 no diagrama apresenta a segunda maior velocidade máxima de encurtamento, ele corresponde ao segundo músculo mais comprido (músculo D) apresentado nas alternativas. Além disso, o músculo D tem o maior diâmetro; portanto, corresponde ao músculo 1, que exerce a maior força na velocidade de condução zero. O diâmetro do músculo não afeta a velocidade máxima de encurtamento, visto que isso é extrapolado para uma força igual a 0.

9. **C)** O comprimento de um sarcômero em repouso típico de 2 micrômetros no músculo esquelético fornece uma sobreposição ótima dos filamentos de actina e miosina, de modo que o desenvolvimento de tensão muscular é máximo no comprimento em repouso.

10. **I)** A contração normal de uma fibra muscular esquelética se inicia com a despolarização da membrana da fibra muscular, que ativa os sensores de voltagem de di-hidropiridina (evento 4) dos túbulos transversais. A ativação do sensor de voltagem de di-hidropiridina leva à ativação do receptor de rianodina (evento 2), com liberação subsequente de cálcio das cisternas terminais (evento 3); essa liberação de cálcio aumenta a concentração de cálcio no sarcoplasma (evento 1). Segue-se a contração da fibra muscular.

11. **B)** A hipertermia maligna é um distúrbio farmacogenético do músculo esquelético em que os receptores de rianodina respondem a determinados anestésicos halogenados (bem como ao relaxante muscular succinilcolina) por meio da abertura de seus canais de cálcio associados à fibra muscular, causando, assim, o aumento da concentração de cálcio mioplasmático. Esse aumento provoca a contração contínua dos músculos esqueléticos em todo o corpo. Os resultados consistem em aumento da temperatura corporal, aumento do metabolismo anaeróbico, aumento da produção de CO_2 e aumento da utilização de O_2 por todos os músculos esqueléticos. A calsequestrina é uma proteína que se liga ao cálcio dentro do retículo sarcoplasmático da fibra muscular. Devido ao extravasamento contínuo de cálcio do retículo sarcoplasmático, a ligação do cálcio à calsequestrina está diminuída durante o episódio de hipertermia maligna.

12. **B)** Constatou-se que os canais de potássio nas bactérias têm uma estrutura tetramérica, que consiste em quatro subunidades proteicas idênticas que envolvem um poro central. Na parte superior do poro do canal, encontram-se as *alças do poro*, que formam um *filtro de seletividade* estreito, revestido por *oxigênios carbonílicos*. Quando os íons potássio hidratados entram no filtro de seletividade, eles interagem com os oxigênios carbonílicos e perdem a maior parte de suas moléculas de água ligadas, o que permite que os íons potássio desidratados passem através do canal. No entanto, os oxigênios carbonílicos estão muito afastados para permitir uma estreita interação com os íons sódio menores, que são, portanto, excluídos efetivamente pelo filtro de seletividade, de modo que eles não atravessam o poro.

13. **D)** Um novo potencial de ação não pode ocorrer em uma fibra excitável quando a membrana ainda está despolarizada do potencial de ação precedente. A razão dessa restrição é que, pouco após o potencial de ação ser iniciado, os canais de sódio (ou os canais de cálcio, ou ambos) tornam-se inativados, e nenhum sinal excitatório aplicado a esses canais nesse momento conseguirá abrir as comportas de inativação. A única condição que permitirá a sua reabertura é o retorno do potencial de membrana para o nível original do potencial de repouso da membrana ou próximo a ele. Em seguida, dentro de outra pequena fração de segundo, as comportas de inativação dos canais abrem-se, e um novo potencial pode ser iniciado.

14. **A)** Tanto a miastenia gravis (MG) quanto a síndrome miastênica de Lambert-Eaton (SMLE) podem causar fraqueza muscular. Na MG, os anticorpos atacam os receptores de acetilcolina na membrana da fibra muscular pós-sináptica. O dano aos canais de acetilcolina resulta em pequenos potenciais da placa motora, que não alcançam o valor limiar necessário para a geração de um potencial de ação na fibra muscular. Já na SMLE, os anticorpos atacam os canais de cálcio dependentes de voltagem na membrana pré-sináptica; na ausência de uma função adequada desses canais, quantidades insuficientes de acetilcolina são liberadas na junção neuromuscular, resultando, mais uma vez, em pequenos potenciais da placa motora.

15. **B)** No músculo liso visceral, as membranas celulares são unidas por *junções comunicantes*, através das quais os íons podem fluir livremente de uma célula muscular para outra, de modo que os potenciais de

ação ou o simples fluxo de íons sem potenciais de ação possam seguir o seu percurso de uma fibra para outra e, ao mesmo tempo, causar a contração simultânea das fibras musculares. Esse tipo de músculo liso também é conhecido como *músculo liso sincicial*, devido às suas interconexões sinciciais entre as fibras. Além disso, é denominado *músculo liso visceral*, visto que é encontrado nas paredes da maioria das vísceras do corpo, incluindo o trato gastrointestinal, os ductos biliares, os ureteres, o útero e muitos vasos sanguíneos.

16. **E)** A somação das contrações musculares ocorre quando uma pessoa tenta levantar pesos pesados. A somação ocorre de duas maneiras: (1) ao aumentar o número de unidades motoras que se contraem simultaneamente, denominado *somação espacial*; e (2) ao aumentar a frequência da contração das fibras musculares individuais, denominada *somação temporal*. Assim, quando uma pessoa tenta levantar muito peso, ocorre a ativação de um número aumentado de unidades motoras, e a frequência dos potenciais de ação dos nervos motores para as unidades motoras do músculo também está aumentada.

17. **A)** O líquido extracelular contém uma grande quantidade de sódio, cálcio e cloreto, porém apenas uma pequena quantidade de potássio. O oposto é verdadeiro para o líquido intracelular. Entretanto, as concentrações de fosfato e proteína no líquido intracelular são consideravelmente mais altas do que as do líquido extracelular. Essas diferenças são extremamente importantes para a vida da célula, conforme discutido no Capítulo 4.

18. **D)** Uma vez que o músculo liso desenvolveu uma contração total, a quantidade de excitação contínua geralmente pode ser reduzida para muito menos do que o nível inicial, mesmo que o músculo mantenha a sua força total de contração. Esse mecanismo é denominado mecanismo de tranca ou mecanismo de trava.

19. **E)** O potencial de equilíbrio do cloreto (E_{Cl^-}) pode ser calculado utilizando a equação de Nernst da seguinte maneira: E_{Cl^-} (em milivolts) = +61 × log (C_i/C_o), em que C_i é a concentração intracelular e C_o é a concentração extracelular. Portanto, E_{Cl^-} = +61 × log (5/125) = −85 milivolts.

20. **E)** O potencial de equilíbrio do potássio (E_{K^+}) pode ser calculado utilizando a equação de Nernst da seguinte maneira: E_{K^+} (em milivolts) = − 61 × log (C_i/C_o). Neste problema, E_{K^+} = −61 × log (140/5) = −88 milivolts.

21. **A)** A força motriz efetiva para qualquer íon é a diferença em milivolts entre o potencial de membrana (V_m) e o potencial de equilíbrio do íon ($E_{íon}$). Nessa célula, E_{K^+} = −88 milivolts, E_{Cl^-} = −85 milivolts, E_{Na^+} = +66 milivolts e $E_{Ca^{2+}}$ = +145 milivolts. Portanto, o Ca^{2+} é o íon com o potencial de equilíbrio mais distante de V_m. Ou seja, o Ca^{2+} tem maior tendência a atravessar a membrana e a entrar na célula através de um canal aberto nessa célula hipotética.

22. **D)** A contração do músculo esquelético é rigorosamente regulada pela concentração de Ca^{2+} no sarcoplasma. Enquanto a concentração sarcoplasmática de Ca^{2+} for alta o suficiente, nenhum dos eventos restantes – remoção da acetilcolina da junção neuromuscular, remoção de Ca^{2+} do terminal pré-sináptico, fechamento do canal receptor de acetilcolina e retorno do receptor de di-hidropiridina à sua conformação de repouso – terá qualquer efeito sobre o estado de contração do músculo.

23. **D)** O potencial de repouso de qualquer célula depende dos gradientes de concentração dos íons permeantes e suas permeabilidades relativas (equação de Goldman). Na fibra nervosa mielínica, assim como na maioria das células, a membrana em repouso é predominantemente permeável ao K^+. O potencial de membrana negativo observado na maioria das células (incluindo as células nervosas) deve-se principalmente à concentração intracelular relativamente alta e à elevada permeabilidade do K^+.

24. **B)** Todo neurotransmissor (NT) é considerado um tipo de ligante; portanto, quando esse NT se liga a seu receptor em um canal iônico, desencadeando a sua abertura, esse canal é considerado como dependente de ligante. Os canais dependentes de voltagem abrem-se e fecham-se em resposta a mudanças no potencial elétrico através da membrana celular. O mecanismo de transporte através de todos os canais iônicos é a difusão. O transporte ativo secundário e o transporte ativo primário exigem proteínas transportadoras especiais, em vez de canais na membrana.

25. **B)** Os comprimentos físicos dos filamentos de actina e de miosina não se modificam durante a contração. Portanto, a banda A, que é composta por filamentos de miosina, não se modifica. A distância entre os discos Z diminui, porém não há alteração dos próprios discos Z. Apenas a banda I diminui de comprimento quando o músculo se contrai.

26. **E)** O potencial de equilíbrio de um íon (também denominado potencial de Nernst) é o potencial de membrana em que não há movimento efetivo desse íon através da membrana celular. Os vários íons (Q, R e S) movem-se através da membrana celular na direção necessária para alcançar os seus potenciais de equilíbrio individuais, tendo-se em vista o potencial de repouso da membrana de −90 milivolts. Os íons Q com carga negativa devem se mover para fora da célula, de modo a alcançar um potencial de equilí-

brio de –75 milivolts (*i. e.*, os íons com carga negativa precisam ser removidos da célula para que ocorra uma mudança do potencial de membrana de um valor de repouso de –90 milivolts para um valor de –75 milivolts). Como o íon R de carga positiva apresenta um potencial de equilíbrio de +75 milivolts, esse íon precisa entrar na célula para que o potencial de membrana passe de –90 milivolts para +75 milivolts. O íon S é um íon de carga positiva, com um potencial de equilíbrio de –85 mV; esse íon precisa se mover para dentro da célula, de modo que o potencial de membrana seja modificado de –90 milivolts para –85 milivolts.

27. **B)** A contração máxima prolongada ou repetida resulta em aumento concomitante da síntese de proteínas contráteis e aumento da massa muscular. Esse aumento da massa ou hipertrofia é observado no nível das fibras musculares individuais.

28. **B)** A velocidade de um potencial de ação aumenta proporcionalmente ao diâmetro do axônio para axônios tanto mielínicos quanto amielínicos. A mielinização aumenta a velocidade de um potencial de ação em várias ordens de grandeza, em comparação com o efeito de aumento no diâmetro do axônio, o que significa que um grande axônio mielínico apresenta a maior velocidade de condução. Por conseguinte, embora o axônio amielínico E tenha o maior diâmetro, o axônio mielínico B pode conduzir um potencial de ação em uma velocidade muito maior.

29. **D)** No ponto B desse potencial de ação, o V_m alcançou o potencial limiar e deflagrou a abertura dos canais de Na^+ dependentes de voltagem. O consequente influxo de Na^+ é responsável pela rápida fase de despolarização autoperpetuadora do potencial de ação.

30. **C)** A fase de despolarização rápida termina no ponto D pela inativação dos canais de Na^+ dependentes de voltagem e pela abertura dos canais de K^+ dependentes de voltagem. A abertura destes últimos resulta no efluxo de K^+ do citosol para o líquido extracelular e na repolarização da membrana celular.

31. **B)** A velocidade de um potencial de ação é uma função das características físicas do axônio (p. ex., mielinização, diâmetro do axônio). Determinado axônio sempre conduzirá qualquer potencial de ação com a mesma velocidade em condições normais. Desse modo, a estimulação do axônio com um pulso de 25 milivolts ou de 100 milivolts produzirá um potencial de ação com a mesma velocidade, razão pela qual os potenciais de ação são considerados como *tudo ou nada*. Entretanto, o nível de estimulação precisa ser suficiente para alcançar um nível de potencial limiar crítico antes que possa ser iniciado um potencial de ação em um axônio.

32. **D)** O músculo B é característico de um músculo de contração lenta (tipo 1), composto predominantemente por fibras musculares de contração lenta. Essas fibras têm tamanho menor e são inervadas por fibras nervosas menores. Normalmente, elas apresentam suprimento sanguíneo mais extenso, maior número de mitocôndrias e grandes quantidades de mioglobina, que sustentam níveis elevados de fosforilação oxidativa.

33. **C)** A contração muscular é desencadeada pelo aumento da concentração sarcoplasmática de Ca^{2+}. O retardo entre o término do pulso de despolarização e o início da contração muscular, também denominado atraso, reflete o tempo necessário para a tradução do pulso despolarizante em aumento da concentração sarcoplasmática de Ca^{2+}. Esse processo envolve mudança conformacional no receptor controlado por voltagem (ou receptor de di-hidropiridina), localizado na membrana do túbulo T, juntamente à mudança conformacional subsequente do receptor rianodina no retículo sarcoplasmático e à liberação de Ca^{2+} do retículo sarcoplasmático.

34. **B)** A miastenia gravis é uma doença autoimune na qual os anticorpos provocam dano aos receptores nicotínicos de acetilcolina pós-sinápticos. Esse dano impede o disparo de um potencial de ação na membrana pós-sináptica. O Tensilon® (edrofônio) é um inibidor prontamente reversível da acetilcolinesterase que eleva os níveis de acetilcolina na junção neuromuscular, aumentando, assim a força da contração muscular.

35. **E)** A neostigmina é um inibidor da acetilcolinesterase (ACh). A administração desse fármaco aumenta a quantidade de ACh presente na sinapse e a sua capacidade de despolarizar o suficiente a membrana pós-sináptica e deflagrar um potencial de ação. O soro contra a toxina botulínica é efetivo apenas contra essa toxina. O curare bloqueia o receptor nicotínico de ACh e causa fraqueza muscular. A atropina é um antagonista do receptor muscarínico de ACh, ao passo que o halotano é um gás anestésico. Nem a atropina nem o halotano têm qualquer efeito sobre a junção neuromuscular.

36. **B)** Nesta figura, a tensão *ativa* ou dependente de contração corresponde à diferença entre a tensão total (traçado A) e a tensão passiva gerada pelos elementos não contráteis (traçado C). A relação comprimento-tensão no músculo intacto assemelha-se à relação bifásica observada em sarcômeros individuais e reflete as mesmas interações físicas dos filamentos de actina e de miosina.

37. **E)** A tensão *ativa* é máxima nos comprimentos fisiológicos normais do músculo. Nesse ponto, há uma sobreposição ótima entre os filamentos de actina e

de miosina para sustentar a formação máxima de pontes cruzadas e o desenvolvimento de tensão.

38. **C)** O traçado C representa a contribuição dos elementos não contráteis para a tensão passiva, incluindo fáscia, tendões e ligamentos. A tensão passiva é responsável por uma proporção cada vez maior da tensão total registrada no músculo intacto, à medida que ele se alonga além de seu comprimento normal.

39. **B)** A contração do músculo liso é regulada pelo Ca^{2+} e pela fosforilação da cadeia leve de miosina. Quando a concentração citosólica de Ca^{2+} diminui após o início da contração, a miosinoquinase torna-se inativa. Entretanto, a formação de pontes cruzadas continua, mesmo na ausência de Ca^{2+}, até que as cadeias leves de miosina sejam desfosforiladas por meio da ação da fosfatase da cadeia leve de miosina.

40. **C)** Os potenciais da placa motora em miniatura normais indicam síntese suficiente e empacotamento da ACh e presença e função normais dos canais receptores de ACh. A explicação mais provável para os sintomas desse paciente consiste em uma deficiência pré-sináptica – nesse caso, um comprometimento dos canais de Ca^{2+} dependentes de voltagem, responsáveis pelo aumento do Ca^{2+} citosólico, que desencadeia a liberação de ACh na sinapse. O aumento na despolarização pós-sináptica observado depois do exercício indica o acúmulo de Ca^{2+} no terminal pré-sináptico após múltiplos potenciais de ação terem alcançado o terminal nervoso.

41. **B)** A inibição dos canais de Ca^{2+} dependentes de voltagem pré-sinápticos é mais consistente com a presença de anticorpos dirigidos contra esse canal. Os anticorpos contra o receptor de ACh, uma mutação no receptor de rianodina e a presença de ACh residual na junção são todos indicadores de defeitos pós-sinápticos. Embora seja um defeito pré-sináptico, é improvável que haja a presença de um déficit de vesículas de ACh nesse cenário, tendo-se em vista os potenciais de placa motora em miniatura normais registrados na membrana pós-sináptica.

42. **B)** A toxina botulínica inibe a contração muscular em nível pré-sináptico ao diminuir a quantidade de ACh liberada na junção neuromuscular. Em contrapartida, o curare tem ação pós-sináptica, bloqueando os receptores nicotínicos de ACh e impedindo a excitação da membrana da célula muscular. A tetrodotoxina bloqueia os canais de Na^+ dependentes de voltagem, afetando tanto o início quanto a propagação dos potenciais de ação no neurônio motor. Tanto a ACh quanto a neostigmina estimulam a contração muscular.

43. **D)** Durante um potencial de ação em uma célula nervosa, o V_m aproxima-se de E_{Na} durante a rápida fase de despolarização, quando a permeabilidade da membrana ao Na^+ (P_{Na}) aumenta em relação à sua permeabilidade ao K^+ (P_K). Em uma célula *típica*, o E_{Na} é próximo de 60 milivolts. O V_m é mais próximo do E_{Na} no ponto D desta figura. Nesse ponto, a relação entre P_{Na} e P_K é máxima.

44. **F)** A força motriz para o Na^+ é maior no ponto em que V_m está mais afastado de E_{Na}. Se E_{Na} for muito positivo (cerca de 60 milivolts), V_m está mais distante de E_{Na} no ponto F ou quando a célula está mais hiperpolarizada.

45. **F)** De modo geral, o V_m está mais próximo do potencial de equilíbrio do íon mais permeante. Nas células nervosas, $P_K \gg P_{Na}$ em repouso. Em consequência, o V_m está relativamente mais próximo de E_K. Durante a fase pós-potencial ou de hiperpolarização do potencial de ação, a relação entre P_K e P_{Na} é até mesmo maior do que em repouso, devido à abertura residual dos canais de K^+ dependentes de voltagem e à inativação dos canais de Na^+ dependentes de voltagem. $P_K:P_{Na}$ é máxima no ponto F, em que V_m torna-se mais próximo de E_K.

46. **D)** As fibras musculares têm plasticidade significativa, o que indica que suas características podem mudar, dependendo da frequência com a qual são estimuladas. Quando um nervo que inerva um músculo predominantemente rápido tipo II é anastomosado a um músculo predominantemente lento tipo I, o músculo tipo I é convertido em músculo tipo II. Em comparação com as fibras musculares tipo I, as fibras tipo II apresentam maior diâmetro, maior atividade glicolítica, maior velocidade máxima de contração, menor conteúdo mitocondrial e maior atividade de miosina ATPase. Por conseguinte, apenas o conteúdo mitocondrial diminui quando uma fibra tipo I é convertida em fibra tipo II.

47. **B)** A redistribuição do volume de líquido mostrada na parte **B** reflete a difusão efetiva da água ou osmose, devido a diferenças na osmolaridade das soluções em ambos os lados da membrana semipermeável. A osmose ocorre de soluções com alta concentração de água para soluções de baixa concentração de água ou de uma baixa osmolaridade para uma alta osmolaridade. Na parte **B**, ocorreu osmose de X para Y e de Y para Z. Por conseguinte, a osmolaridade da solução Z é maior que a da solução Y, ao passo que a osmolaridade da solução Y é maior que a da solução X.

48. **E)** Os denominados canais de Ca^{2+} lentos apresentam uma taxa de inativação mais lenta, aumentando, assim, o tempo de sua abertura. Por sua vez, esse fenômeno retarda a fase de repolarização do potencial de ação, criando um *platô* antes da inativação dos canais.

49. **A)** Na ausência de hiperpolarização, a incapacidade de um estímulo excitatório de iniciar um potencial

de ação tem maior probabilidade de resultar do bloqueio dos canais dependentes de voltagem, que são responsáveis pela geração da despolarização tudo ou nada. Nas células nervosas, esses canais são os canais de Na+ dependentes de voltagem.

50. C) O músculo esquelético sofre remodelação contínua em resposta ao seu nível de utilização. Quando um músculo fica inativo por um longo período de tempo, a taxa de síntese das proteínas contráteis nas fibras musculares individuais diminui, levando a uma redução global da massa muscular. Essa redução reversível da massa muscular é denominada *atrofia*.

51. C) A ouabaína inibe a Na+/K+-ATPase. Essa enzima dependente de ATP transporta três íons Na+ para fora da célula para cada dois íons K+ transportados para o interior da célula. Trata-se de um exemplo clássico de transporte ativo primário.

52. A) A glicose é transportada para dentro das células musculares esqueléticas por difusão facilitada dependente de insulina.

53. E) A atividade da Na+/K+-ATPase mantém a concentração de K+ relativamente alta no interior da célula e a concentração de Na+ relativamente alta no líquido extracelular. Esse grande gradiente de concentração para o Na+ através da membrana plasmática, juntamente à carga negativa efetiva no interior da célula, impulsiona continuamente os íons Na+ do líquido extracelular para o citosol. Essa energia é utilizada para o transporte de outras moléculas, como o Ca^{2+}, contra seus gradientes de concentração. Devido à necessidade de ATP para manter o gradiente de Na+ que impulsiona esse contratransporte, esse tipo de transporte é denominado *transporte ativo secundário*.

54. D) De modo muito semelhante ao contratransporte de Na+/Ca^{2+}, a forte tendência do Na+ de atravessar a membrana plasmática para alcançar o citosol pode ser aproveitada por proteínas transportadoras e utilizada para o cotransporte de moléculas contra os seus gradientes de concentração para dentro do citosol. Um exemplo desse tipo de cotransporte secundário é o transporte da glicose no interior das células epiteliais intestinais.

55. A) Durante a rápida fase de despolarização de um potencial de ação nervoso, os canais de Na+ dependentes de voltagem se abrem e permitem o influxo de íons Na+ para dentro do citosol. O transporte através dos canais da membrana é um exemplo de difusão.

56. E) O traçado A exibe a forma característica de um potencial de ação, incluindo a rápida despolarização seguida de rápida repolarização, que, temporariamente, ultrapassa o potencial de repouso. O traçado B ilustra melhor a mudança de P_{Na} que ocorre durante um potencial de ação. O rápido aumento de P_{Na} ocorre de forma estreitamente paralela à fase de rápida despolarização do potencial de ação. O traçado C ilustra melhor o início lento do aumento de P_K, que reflete a abertura dos canais de K+ dependentes de voltagem.

57. D) O estiramento do músculo para facilitar a religação dos tendões leva ao aumento da tensão passiva ou pré-carga. Isso causa o aumento do comprimento do músculo além de seu comprimento ideal, o que, por sua vez, leva à diminuição da tensão ativa máxima que pode ser gerada pelo músculo. A razão pela qual a tensão ativa máxima diminui é que a interdigitação dos filamentos de actina e de miosina diminui quando o músculo está estirado; a interdigitação de um músculo é normalmente ótima no seu comprimento de repouso.

58. C) A figura mostra a relação entre a pré-carga ou tensão passiva (curva Z), a tensão total (curva X) e a tensão ativa (curva Y). A tensão ativa não pode ser medida diretamente: trata-se da diferença entre a tensão total e a tensão passiva. Para responder a essa pergunta, o estudante precisa encontrar primeiro onde 100 g cruzam a curva de pré-carga (curva de tensão passiva) e, em seguida, passar para a curva de tensão ativa. É possível observar que uma pré-carga de 100 g está associada a uma tensão total de pouco mais de 150 g e a uma tensão ativa de pouco mais de 50 g. Observe que a tensão ativa é igual à tensão total menos a tensão passiva, conforme discutido. Desenhar essas três curvas de modo que sejam matematicamente corretas não é uma tarefa fácil. Por conseguinte, o estudante deve reconhecer que a tensão ativa pode não ser igual à tensão total menos a tensão passiva em todos os pontos da figura mostrada aqui, bem como nas figuras da United States Medical Licensing Examination.

59. E) O músculo liso é singular na sua capacidade de gerar vários graus de tensão em uma concentração constante de cálcio intracelular. Essa mudança na sensibilidade do músculo liso ao cálcio pode ser atribuída a diferenças na atividade da MLCP. A contração do músculo liso ocorre quando a cadeia leve de miosina é fosforilada pelas ações da quinase da cadeia leve de miosina (MLCK). A MLCP é uma fosfatase, que pode desfosforilar a cadeia leve de miosina, tornando-a inativa e atenuando, assim, a contração muscular. Alternativa A: tanto a actina quanto a miosina são componentes importantes do aparelho contrátil do músculo liso, de forma muito semelhante à do músculo esquelético e do músculo cardíaco; todavia, esses componentes não desempenham um papel na sensibilidade ao cálcio. Alternativa B: o ATP é necessário para a contração do músculo liso.

Deve-se esperar que os níveis reduzidos de ATP diminuam a capacidade de contração do músculo liso, mesmo na presença de níveis elevados de cálcio. Alternativa C: o complexo cálcio-calmodulina liga-se à MLCK, o que leva à fosforilação da cadeia leve de miosina. Uma diminuição do complexo cálcio-calmodulina deve atenuar a contração do músculo liso. Alternativa D: mais uma vez, a ligação de íons cálcio à calmodulina constitui uma etapa inicial na ativação do aparelho contrátil do músculo liso.

60. B) O músculo liso pode ser estimulado a se contrair sem a geração de um potencial de ação, ao passo que tanto o músculo cardíaco quanto o músculo esquelético necessitam de um potencial de ação. O músculo liso pode se contrair em resposta a qualquer estímulo capaz de aumentar a concentração citosólica de Ca^{2+}, o que inclui substâncias que abrem os canais de Ca^{2+}, despolarização sublimiar e uma variedade de fatores teciduais e hormônios circulantes que estimulam a liberação das reservas intracelulares de Ca^{2+}. A contração do músculo liso utiliza menos energia e dura mais tempo em comparação com a do músculo esquelético e do músculo cardíaco. A contração do músculo liso é fortemente dependente de Ca^{2+}.

61. D) A figura mostra que a velocidade máxima de encurtamento ($V_{máx}$) ocorre quando não há pós-carga no músculo (força = 0). O aumento da pós-carga diminui a velocidade de encurtamento até que um ponto seja alcançado, em que o encurtamento não ocorre (contração isométrica), e a velocidade de contração é, portanto, 0 (quando a curva cruza o eixo x). A velocidade máxima de encurtamento é determinada pela atividade de ATPase do músculo, aumentando para valores altos quando a atividade da ATPase está elevada. Alternativa A: o aumento da frequência da contração muscular aumentará a carga que um músculo pode levantar dentro dos seus limites, porém não afetará a velocidade de contração. Alternativas B, C e E: a hipertrofia muscular, o aumento da massa muscular e o recrutando de unidades motoras adicionais aumentarão a carga máxima que um músculo pode levantar, porém não afetarão a velocidade máxima de contração.

PARTE 3

O CORAÇÃO

Perguntas 1 a 4

Um paciente apresenta frequência cardíaca em repouso de 82 batimentos por minuto (bpm), pressão arterial (PA) normal e temperatura corporal normal. Utilize o diagrama (alça) de pressão-volume do ventrículo esquerdo (VE) a seguir para responder às Perguntas 1 a 4.

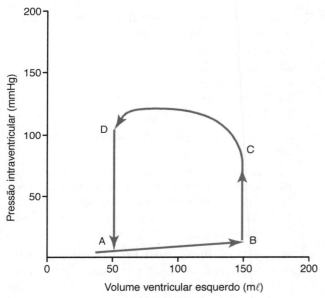

1. Qual é o volume sistólico em mililitros?
   A) 150
   B) 100
   C) 85
   D) 50
   E) 70

2. Qual é o débito cardíaco desse paciente?
   A) 7.000 mℓ/min
   B) 50.000 mℓ/min
   C) 8.200 mℓ/min
   D) 8.500 mℓ/min
   E) 5.000 mℓ/min

3. Qual é a extensão da diástole na alça de pressão-volume ventricular?
   A) No ponto B
   B) Entre o ponto D e o ponto A
   C) Entre o ponto A e o ponto C
   D) Entre o ponto D e o ponto B
   E) Entre o ponto A e o ponto B

4. Qual das afirmativas a seguir sobre a contração isovolumétrica está correta?
   A) Estende-se entre B a C na curva de volume-pressão ventricular
   B) Estende-se entre D e A na curva de volume-pressão ventricular
   C) Representa a pós-carga na curva de pressão-volume ventricular
   D) Representa uma diminuição da pressão com volume preservado
   E) Depende da ejeção ventricular

5. Qual das afirmativas a seguir sobre o potencial de ação do músculo cardíaco está correta?
   A) O cálcio dos túbulos T é menos importante do que para o músculo esquelético
   B) A fase 0 depende predominantemente dos canais lentos de potássio
   C) O fim do potencial de ação (fase 2) provoca a abertura dos canais lentos de potássio
   D) O potencial de ação causa contração das miofibrilas
   E) Os mucopolissacarídeos dentro dos túbulos T fornecem íons cloreto para desencadear a fase 0

6. Um homem de 47 anos de idade apresenta fração de ejeção de 32% e volume diastólico final de 160 mℓ. Qual é o valor (aproximadamente) do volume sistólico final?
   A) 48 mℓ
   B) 83 mℓ
   C) 109 mℓ
   D) 51 mℓ
   E) 170 mℓ

7. Em um adulto em repouso, qual é o valor da fração de ejeção ventricular normal?
   A) 20%
   B) 30%
   C) 40%
   D) 60%
   E) 80%

25

8. Em qual fase do potencial de ação do músculo ventricular a permeabilidade ao potássio é maior?
   A) 0
   B) 1
   C) 2
   D) 3
   E) 4

9. O eletrocardiograma (ECG) de um homem de 48 anos de idade mostra que ele apresenta um intervalo R-R de 1,8 segundo em repouso. Qual das afirmativas a seguir explica melhor a condição desse homem?
   A) Ele apresenta febre
   B) Ele pode apresentar bloqueio atrioventricular (BAV)
   C) Ele tem uma diminuição da estimulação parassimpática do nó sinusal
   D) Ele é um atleta treinado em repouso
   E) Ele apresenta aumento da estimulação simpática do nó sinusal

10. Qual das afirmativas a seguir tem maior probabilidade de causar contração espástica do coração?
    A) Aumento da temperatura corporal
    B) Aumento da atividade simpática
    C) Diminuição dos íons potássio no líquido extracelular
    D) Excesso de íons potássio no líquido extracelular
    E) Excesso de íons cálcio no líquido extracelular

11. O que ocorre no fim do relaxamento isovolumétrico ventricular?
    A) Fechamento das valvas atrioventriculares (AV)
    B) Abertura da valva aórtica
    C) Fechamento da valva aórtica
    D) Abertura da valva mitral
    E) Fechamento da valva pulmonar

12. Qual dos seguintes eventos está associado à primeira bulha cardíaca (B_1)?
    A) Fechamento da valva aórtica
    B) Influxo de sangue para dentro dos ventrículos durante a diástole
    C) Início da diástole
    D) Abertura das valvas AV
    E) Fechamento das valvas AV

13. Qual das seguintes condições resultará em coração dilatado e hipotônico?
    A) Excesso de íons cálcio no sangue
    B) Excesso de íons potássio no sangue
    C) Excesso de íons sódio no sangue
    D) Aumento da estimulação simpática
    E) Aumento da concentração de noradrenalina no sangue

14. Um atleta bem-condicionado de 25 anos de idade pesa 80 kg. Durante a estimulação simpática máxima, qual é o nível de platô de sua curva de função do débito cardíaco?
    A) 3 ℓ/min
    B) 5 ℓ/min
    C) 10 ℓ/min
    D) 13 ℓ/min
    E) 25 ℓ/min

15. Qual fase do ciclo cardíaco ocorre imediatamente após o início da onda QRS?
    A) Relaxamento isovolumétrico
    B) Ejeção ventricular
    C) Sístole atrial
    D) Diástase
    E) Contração isovolumétrica

16. Qual das seguintes estruturas apresentará a taxa mais lenta de condução do potencial de ação cardíaco?
    A) Músculo atrial
    B) Feixe internodal anterior
    C) Fibras do feixe AV
    D) Fibras de Purkinje
    E) Músculo ventricular

17. Qual é o atraso total normal do impulso cardíaco no conjunto nó AV + feixe de His?
    A) 0,22 segundo
    B) 0,18 segundo
    C) 0,16 segundo
    D) 0,13 segundo
    E) 0,09 segundo

18. A estimulação simpática do coração apresenta qual dos seguintes efeitos?
    A) Libera acetilcolina nas terminações simpáticas
    B) Diminui a taxa de descarga do nó sinusal
    C) Diminui a excitabilidade do coração
    D) Libera noradrenalina nas terminações simpáticas
    E) Diminui a contratilidade cardíaca

19. Se o nó sinusal dispara no tempo 0,00 segundo, quando o potencial de ação alcançará normalmente a superfície do epicárdio na base do ventrículo esquerdo?
    A) 0,22 segundo
    B) 0,18 segundo
    C) 0,16 segundo
    D) 0,12 segundo
    E) 0,09 segundo

20. Qual das seguintes condições no nó AV causará diminuição da frequência cardíaca?
    A) Aumento da permeabilidade ao sódio
    B) Diminuição dos níveis de acetilcolina
    C) Aumento dos níveis de noradrenalina
    D) Aumento da permeabilidade ao potássio
    E) Aumento da permeabilidade ao cálcio

21. Qual das afirmativas a seguir explica melhor como a estimulação simpática afeta o coração?
    A) A permeabilidade do nó sinusal ao sódio diminui
    B) A permeabilidade do nó AV ao sódio diminui
    C) A permeabilidade do nó sinusal ao potássio aumenta

D) Existe um aumento da taxa de deslocamento para cima do potencial de membrana de repouso do nó sinusal
E) A permeabilidade do músculo cardíaco ao cálcio diminui

22. Qual é o potencial de membrana (nível limiar) em que ocorre descarga do nó sinusal?
    A) −40 mV
    B) −55 mV
    C) −65 mV
    D) −85 mV
    E) −105 mV

23. Qual das seguintes condições no nó sinusal provocará uma diminuição da frequência cardíaca?
    A) Aumento do nível de noradrenalina
    B) Aumento da permeabilidade ao sódio
    C) Aumento da permeabilidade ao cálcio
    D) Aumento da permeabilidade ao potássio
    E) Diminuição do nível de acetilcolina

24. Em qual fase do potencial de ação do músculo ventricular a permeabilidade ao sódio é mais alta?
    A) 0
    B) 1
    C) 2
    D) 3
    E) 4

25. Se o nó sinusal dispara no tempo 0,00 segundo, quando o potencial de ação normalmente alcançará o feixe AV (feixe de His)?
    A) 0,22 segundo
    B) 0,18 segundo
    C) 0,16 segundo
    D) 0,12 segundo
    E) 0,09 segundo

26. Se as fibras de Purkinje situadas distalmente à junção AV se tornarem o marca-passo do coração, qual será a frequência cardíaca esperada?
    A) 30 bpm
    B) 50 bpm
    C) 60 bpm
    D) 70 bpm
    E) 80 bpm

27. Qual das afirmativas a seguir sobre o nó sinusal está correta?
    A) Retarda a condução cardíaca se a atividade simpática aumentar
    B) Atua como marca-passo, visto que a membrana vaza constantemente Na⁺ oriundo do líquido extracelular
    C) O vazamento constante de K⁺ provoca a elevação gradual do potencial de repouso no nó sinusal
    D) O *feedback* (retroalimentação) das fibras de Purkinje define a descarga do nó sinusal
    E) O potencial de membrana em repouso do nó sinusal é de +55 a +60 mV

28. Qual das afirmativas a seguir sobre o sistema de condução está correta?
    A) O maior retardo do impulso cardíaco ocorre no feixe AV
    B) A ausência de junções comunicantes é responsável pela condução rápida das fibras de Purkinje
    C) O nó AV inibe o nó sinusal durante o exercício (supressão por saturação)
    D) Se o nó sinusal falhar, as porções inferiores do sistema de condução podem atuar como marca-passo

29. Um paciente realizou um ECG no serviço de emergência local. O médico assistente declara que o paciente apresenta um ritmo nodal (AV). Qual é a frequência cardíaca provável?
    A) 30 bpm
    B) 50 bpm
    C) 65 bpm
    D) 75 bpm
    E) 85 bpm

30. Qual das afirmativas a seguir sobre o ECG está correta?
    A) O vetor médio da despolarização move-se de negativo para positivo, de frente para trás, da esquerda para a direita
    B) A onda P representa a despolarização e repolarização atriais
    C) O intervalo QT aproxima-se do tempo de contração ventricular
    D) O intervalo PR inclui a repolarização ventricular
    E) A onda T sempre se opõe à polaridade QRS

31. Ao registrar a derivação aVL em um ECG, qual é o eletrodo positivo?
    A) Braço esquerdo
    B) Perna esquerda
    C) Perna direita
    D) Braço esquerdo + perna esquerda
    E) Braço direito + perna esquerda

32. Ao registrar a derivação II em um ECG, o eletrodo negativo é o braço direito, ao passo que o eletrodo positivo é o(a):
    A) Braço esquerdo
    B) Perna esquerda
    C) Perna direita
    D) Braço esquerdo + perna esquerda
    E) Braço direito + perna esquerda

33. A estimulação simpática do coração normalmente causa qual das seguintes condições?
    A) Liberação de acetilcolina nas terminações simpáticas
    B) Diminuição da frequência cardíaca

C) Diminuição da taxa de condução do impulso cardíaco
D) Diminuição da força de contração dos átrios
E) Aumento da força de contração dos ventrículos

Perguntas 34 e 35

Uma mulher de 70 anos de idade realizou um ECG em seu exame anual de rotina. Utilize o registro da derivação II a seguir para responder às Perguntas 34 e 35.

C) Perna esquerda
D) Perna esquerda, perna direita
E) Tórax

39. Um homem de 65 anos de idade realizou um ECG no serviço de emergência local após um acidente de bicicleta. O seu peso é de 80 kg, e a pressão arterial é de 160/90 mmHg. A voltagem QRS é de 0,5 mV na derivação I e de 1,5 mV na derivação III. Qual é a voltagem QRS na derivação II?

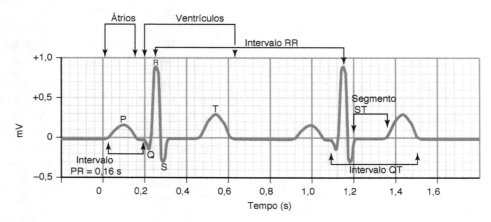

34. Qual é a frequência cardíaca em bpm dessa mulher?
    A) 70
    B) 78
    C) 84
    D) 94
    E) 104

35. De acordo com a lei de Einthoven, se a voltagem do QRS na derivação III for de 0,4 mV, qual é a voltagem do QRS na derivação I?
    A) 0,05 mV
    B) 0,50 mV
    C) 1,05 mV
    D) 1,25 mV
    E) 2,05 mV

36. Qual é o intervalo QT normal?
    A) 0,03 segundo
    B) 0,13 segundo
    C) 0,16 segundo
    D) 0,20 segundo
    E) 0,35 segundo

37. Ao registrar a derivação II em um ECG, o eletrodo negativo é o(a):
    A) Braço direito
    B) Perna esquerda
    C) Perna direita
    D) Braço esquerdo + perna esquerda
    E) Braço direito + perna esquerda

38. Ao registrar aVF em um ECG, em qual das seguintes áreas está(estão) o(s) eletrodo(s) negativo(s)?
    A) Braço esquerdo, perna esquerda
    B) Braço direito, braço esquerdo

A) 0,5 mV
B) 1,0 mV
C) 1,5 mV
D) 2,0 mV
E) 2,5 mV

40. Qual das afirmativas a seguir sobre as derivações do ECG está correta?
    A) A origem anterior ou posterior da corrente de lesão é definida pelas derivações precordiais (torácicas)
    B) A origem anterior ou posterior da corrente de lesão é definida pelas derivações bipolares
    C) O deslocamento do ponto J em uma derivação aVF sugere isquemia lateral
    D) A elevação de ST em aVR sugere isquemia no ápice do ventrículo esquerdo
    E) A onda T é sempre positiva em todas as derivações

Perguntas 41 a 43

Uma mulher de 60 anos de idade realizou um ECG no serviço de emergência local após sofrer um acidente automobilístico. O seu peso é de 70 kg, e a pressão arterial é de 140/80 mmHg. Utilize essas informações e a figura a seguir para responder às Perguntas 41 a 43.

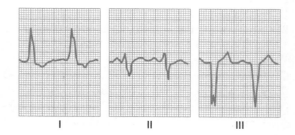

I   II   III

41. Qual é o eixo elétrico médio calculado a partir das derivações padrão I, II e III mostradas no ECG dessa mulher?
    A) −90 graus
    B) −50 graus
    C) −12 graus
    D) +100 graus
    E) +170 graus

42. Qual é a frequência cardíaca em bpm utilizando-se a derivação I para o cálculo?
    A) 70
    B) 88
    C) 100
    D) 112
    E) 148

43. Qual é o provável diagnóstico dessa mulher?
    A) Estenose tricúspide
    B) Bloqueio do ramo esquerdo
    C) Estenose da valva pulmonar
    D) Insuficiência da valva pulmonar
    E) Insuficiência aórtica

44. Qual das seguintes condições está mais frequentemente associada a desvio do eixo elétrico para a esquerda?
    A) Estenose pulmonar
    B) Bloqueio do ramo direito
    C) Estenose aórtica
    D) Tetralogia de Fallot
    E) BAV de terceiro grau

45. Uma onda de despolarização ventricular, quando viaja 60 graus no plano frontal, causará uma grande deflexão positiva em qual seguintes derivações?
    A) aVR
    B) aVL
    C) DI
    D) DII
    E) aVF

Uma mulher de 50 anos de idade foi internada no serviço de emergência local após sofrer acidente de moto. Foi obtido o ECG a seguir.

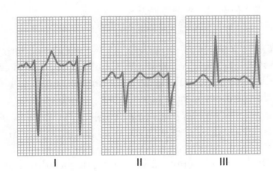

I   II   III

46. Qual é a frequência cardíaca em bpm dessa mulher? Utilize a derivação I para o cálculo.
    A) 56
    B) 66
    C) 76
    D) 103
    E) 152

47. Qual condição ou qual indivíduo pode apresentar aumento da voltagem das derivações do ECG?
    A) Paciente de 76 anos de idade com infartos agudos do miocárdio antigos
    B) Paciente de 37 anos de idade com infartos agudos do miocárdio antigos
    C) Atleta treinado
    D) Derrame pericárdico (aumento da condutância)
    E) Derrame pleural

48. Um paciente realizou um ECG no hospital local, porém os registros foram perdidos. O técnico de ECG lembrou de que o desvio do QRS era grande e positivo na derivação II e 0 na aVL. Qual é o eixo elétrico médio desse paciente no plano frontal?
    A) 90 graus
    B) 60 graus
    C) 0 grau
    D) −60 graus
    E) −90 graus

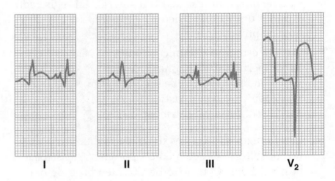

I   II   III   V₂

49. Uma mulher de 70 anos de idade chegou ao serviço de emergência do hospital devido à ocorrência de dor torácica. Com base no ECG mostrado anteriormente, qual é o diagnóstico provável?
    A) Infarto anterior agudo no ventrículo esquerdo do coração
    B) Infarto anterior agudo no ventrículo direito do coração
    C) Infarto posterior agudo no ventrículo esquerdo do coração
    D) Infarto posterior agudo no ventrículo direito do coração
    E) Hipertrofia ventricular direita

50. Um homem de 55 anos de idade foi submetido a um ECG em um exame físico anual, e o seu desvio efetivo (onda R menos Q ou S) na derivação I padrão dos membros foi de −1,2 mV. A derivação II padrão dos membros apresenta um desvio efetivo de +1,2 mV. Qual é o eixo elétrico do QRS?

A) −30 graus
B) +30 graus
C) +60 graus
D) +120 graus
E) −120 graus

51. Durante o intervalo TP em um ECG de um paciente com dano ao músculo cardíaco, qual das afirmativas a seguir é verdadeira?

A) Todo o ventrículo está despolarizado
B) Todo o ventrículo está despolarizado, exceto o músculo cardíaco lesado
C) Cerca da metade do ventrículo está despolarizada
D) Todo o ventrículo está repolarizado
E) Todo o ventrículo está repolarizado, exceto o músculo cardíaco lesado

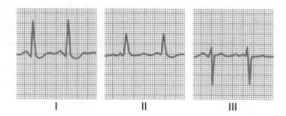

I   II   III

52. Um homem de 50 anos de idade é funcionário novato de uma empresa. O ECG anterior foi registrado durante um exame físico de rotina. Qual é o diagnóstico provável?

A) Hipertensão sistêmica crônica
B) Hipertensão pulmonar crônica
C) Bloqueio cardíaco de segundo grau
D) Taquicardia paroxística
E) Estenose da valva tricúspide

53. Um homem de 30 anos de idade realizou um ECG no consultório de seu médico, porém os registros foram perdidos. O técnico de ECG lembrou de que o desvio QRS era grande e positivo na derivação aVF e 0 na derivação I. Qual é o eixo elétrico médio desse paciente no plano frontal?

A) 90 graus
B) 60 graus
C) 0 grau
D) −60 graus
E) −90 graus

54. Uma mulher de 60 anos de idade se cansa com facilidade. O ECG revelou um complexo QRS que é positivo na derivação aVF e negativo na derivação padrão I dos membros. Qual é a causa provável dessa condição?

A) Hipertensão arterial sistêmica
B) Hipertensão pulmonar
C) Estenose aórtica
D) Insuficiência aórtica

55. Um paciente de 65 anos de idade com sopro cardíaco apresenta eixo QRS médio de 120 graus, e o complexo QRS dura 0,18 segundo. Qual é o diagnóstico provável?

A) Estenose aórtica
B) Insuficiência aórtica
C) Insuficiência mitral
D) Bloqueio do ramo direito (BRD)
E) Bloqueio do ramo esquerdo (BRE)

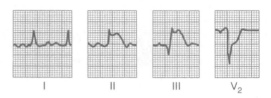

I   II   III   V₂

56. Uma mulher de 60 anos de idade chegou ao serviço de emergência do hospital com queixa de dor torácica. Com base no traçado do ECG mostrado anteriormente, qual é o diagnóstico mais provável?

A) Infarto agudo anterior na base do coração
B) Infarto agudo anterior no ápice do coração
C) Infarto agudo posterior na base do coração
D) Infarto agudo posterior no ápice do coração
E) Hipertrofia ventricular direita

57. Um homem de 50 anos de idade tem apresentado síncopes ao longo de 2 semanas. Durante esses episódios, o ECG revelou frequência ventricular de 25 bpm e 100 ondas P/min. Depois de cerca de 30 segundos de desmaio, o ritmo sinusal normal retorna. Qual é o diagnóstico provável desse paciente?

A) *Flutter* atrial
B) BAV de primeiro grau
C) BAV de segundo grau
D) BAV de terceiro grau
E) Síndrome de Stokes-Adams

58. Um homem de 80 anos de idade realizou um ECG no consultório médico, e o diagnóstico foi de fibrilação atrial. Qual das seguintes condições tem maior probabilidade de ser encontrada em um indivíduo com fibrilação atrial?

A) Fibrilação ventricular, que normalmente acompanha a fibrilação atrial
B) Ondas P de alta amplitude no ECG
C) Taxa irregular e rápida de contração ventricular
D) Onda "a" atrial normal
E) Volume atrial menor do que o normal

59. Os movimentos circulares no ventrículo podem levar à fibrilação ventricular. Qual das seguintes condições no músculo ventricular aumentará a tendência aos movimentos circulares?

A) Diminuição do período refratário
B) Baixa concentração de potássio extracelular
C) Aumento do período refratário
D) Encurtamento da via de condução (diminuição do volume ventricular)
E) Aumento dos impulsos parassimpáticos para o coração

60. Um homem de 50 anos de idade apresenta pressão arterial de 140/85 mmHg e pesa 90,7 kg. Ele relata que não está se sentindo bem. O ECG não tem ondas P, ele apresenta frequência cardíaca de 46 bpm e os complexos QRS ocorrem regularmente. Qual é a provável condição desse paciente?
    A) BAV de primeiro grau
    B) BAV de segundo grau
    C) BAV de terceiro grau
    D) Bloqueio cardíaco sinoatrial
    E) Bradicardia sinusal

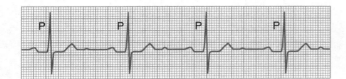

61. O traçado do ECG a seguir foi obtido em um homem de 60 anos de idade com peso de 99,8 kg. A derivação II padrão é mostrada anteriormente. Qual é o diagnóstico?
    A) Ritmo nodal AV
    B) BAV de primeiro grau
    C) BAV de segundo grau
    D) BAV de terceiro grau
    E) *Flutter* atrial

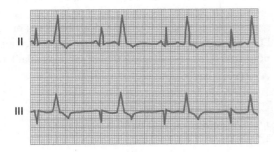

62. Uma mulher de 35 anos de idade apresenta sensações incomuns no tórax após fumar. O traçado de seu ECG é mostrado anteriormente. Qual é o diagnóstico provável?
    A) Contração prematura que se origina no átrio
    B) Contração prematura que se origina alto no nó AV
    C) Contração prematura que se origina baixo no nó AV
    D) Contração prematura que se origina no ápice do ventrículo
    E) Contração prematura que se origina na base do ventrículo

Perguntas 63 e 64

Um homem de 55 anos de idade apresentou o traçado do ECG a seguir, registrado no consultório de seu médico em um exame físico de rotina. Utilize esse traçado para responder às Perguntas 63 e 64.

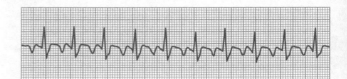

63. Qual é o diagnóstico desse paciente?
    A) ECG normal
    B) *Flutter* atrial
    C) Marca-passo juncional AV alto
    D) Marca-passo juncional AV médio
    E) Marca-passo juncional AV baixo

64. Qual é a frequência cardíaca ventricular dele em bpm?
    A) 37,5
    B) 60
    C) 75
    D) 100
    E) 150

65. Qual das afirmativas a seguir sobre a fibrilação ventricular (FV) está correta?
    A) Os movimentos circulares (um mecanismo potencial de FV) dos átrios são conduzidos para os ventrículos e dali retornam
    B) Um impulso potencial para os movimentos circulares (mecanismo potencial da FV) é um período refratário mais longo
    C) Um impulso potencial para os movimentos circulares (mecanismo potencial da FV) é a redução da velocidade de condução
    D) A FV habitualmente se reverte de modo espontâneo
    E) Se a frequência cardíaca não for superior a 120 bpm, a FV não precisa ser tratada

66. Qual das alternativas a seguir geralmente resultará em uma onda P invertida que ocorre depois do complexo QRS?
    A) Contração prematura que se origina no átrio
    B) Contração prematura que se origina alto na junção AV
    C) Contração prematura que se origina no terço médio da junção AV
    D) Contração prematura que se origina baixo na junção AV
    E) Fibrilação atrial

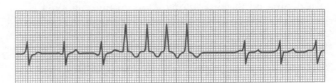

67. Uma mulher de 65 anos de idade que sofreu infarto agudo do miocárdio há 10 dias retornou ao consultório do médico da família e relatou que sentia a sua

frequência de pulso rápida. Com base no traçado do ECG anterior, qual é o diagnóstico provável dessa paciente?

A) Síndrome de Stokes-Adams
B) Fibrilação atrial
C) Taquicardia nodal AV
D) Taquicardia atrial paroxística
E) Taquicardia ventricular paroxística

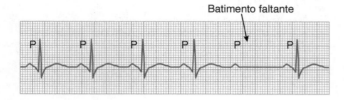

Batimento faltante

68. Um homem de 65 anos de idade teve o traçado do ECG anterior registrado durante o seu exame físico anual. Qual é o diagnóstico provável?

A) Taquicardia atrial paroxística
B) BAV de primeiro grau
C) BAV de segundo grau
D) BAV de terceiro grau
E) *Flutter* atrial

69. Uma mulher de 60 anos de idade foi diagnosticada com fibrilação atrial. Qual das afirmativas a seguir descreve melhor essa condição?

A) A frequência de contração ventricular é de 140 bpm
B) As ondas P do ECG são pronunciadas
C) Ocorrem contrações ventriculares a intervalos regulares
D) As ondas QRS são mais pronunciadas do que o normal
E) Os átrios são menores do que o normal

70. O que ocorre após o choque elétrico do coração com uma corrente alternada de 60 ciclos?

A) Pressão arterial normal
B) Diminuição do período refratário ventricular
C) Aumento da velocidade de condução elétrica
D) Encurtamento da via de condução em torno do coração
E) Débito cardíaco normal

71. Um homem de 55 anos de foi diagnosticado com síndrome de Stokes-Adams. Dois minutos após a síndrome começar a causar bloqueio ativo do impulso cardíaco, qual das seguintes opções constitui o marca-passo do coração?

A) Nó sinusal
B) Nó AV
C) Fibras de Purkinje
D) Septo interatrial
E) Átrio esquerdo

72. A onda T representa a repolarização ventricular. Qual das afirmativas a seguir sobre a onda T e a repolarização está correta?

A) O septo e o endocárdio são os últimos a se despolarizar e os primeiros a se repolarizar, resultando em uma onda T invertida em V6
B) As áreas repolarizadas terão, inicialmente, carga negativa; por conseguinte, ocorre um vetor final positivo, e aparece uma onda T plana (pontos em direção ao ápice)
C) Nos indivíduos saudáveis, a última área a se repolarizar situa-se próxima ao ápice, resultando em ondas T negativas em todas as derivações torácicas
D) A isquemia pode alterar a repolarização e induzir anormalidades T (p. ex., ondas T planas, mais altas, invertidas)
E) Os níveis de potássio normalmente estão entre 3,5 e 5,0 mEq/ℓ. Valores mais elevados podem resultar em ondas T e intervalo PR mais curto

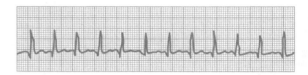

73. Um homem sofreu infarto agudo do miocárdio aos 55 anos de idade. Ele agora tem 63 anos. Utilize o traçado da derivação I padrão dos membros em seu ECG mostrado anteriormente para responder a esta pergunta. Qual é o diagnóstico atual desse paciente?

A) Taquicardia sinusal
B) BAV de primeiro grau
C) BAV de segundo grau
D) Depressão do segmento ST
E) BAV de terceiro grau

74. Qual das afirmativas a seguir descreve melhor um paciente com contração atrial prematura?

A) O pulso aferido da artéria radial imediatamente após a contração prematura será fraco
B) O volume sistólico imediatamente após a contração prematura será aumentado
C) A onda P nunca é vista
D) A probabilidade de ocorrência dessas contrações prematuras é reduzida em indivíduos com grande consumo de cafeína
E) Essa condição alonga o intervalo QRS

75. Se a origem do estímulo que provoca a taquicardia atrial paroxística estiver próxima ao nó AV, qual das afirmativas a seguir sobre a onda P na derivação I padrão dos membros é mais acurada?

A) A onda P irá se originar no nó sinusal
B) A onda P estará na posição vertical
C) A onda P será invertida
D) A onda P estará ausente

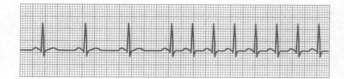

76. Um homem de 45 anos de idade apresentou o ECG acima em seu exame anual. Qual é o diagnóstico provável?
    A) Taquicardia atrial paroxística
    B) BAV de primeiro grau
    C) BAV de segundo grau
    D) Taquicardia ventricular paroxística
    E) *Flutter* atrial

77. Qual das seguintes características descreve as contrações ventriculares prematuras (CVP)?[1]
    A) O complexo QRS é de duração mais curta
    B) P está sempre presente
    C) T mostra polaridade oposta ao QRS
    D) Aparecem apenas em indivíduos saudáveis
    E) O impulso da CVP sempre viaja para trás nos átrios e para a frente nos ventrículos

78. Qual das seguintes alternativas é uma característica do bloqueio sinoatrial?
    A) Cessação da onda P normal
    B) Intervalo PR prolongado, porém fixo
    C) Aumento do intervalo PR e, em seguida, batimento faltante
    D) Intervalo PR longo e fixo e, em seguida, batimento faltante
    E) Pausa compensatória completa

79. Um homem de 67 anos de idade com histórico de hipertensão apresenta um ECG que mostra ausência de ondas P, frequência cardíaca irregular (86 a 112 bpm), eixo elétrico de +20 e QRS de 0,12 segundo. Quais são a interpretação mais provável do ECG e o diagnóstico?
    A) BAV de primeiro grau e bloqueio do ramo direito
    B) Taquicardia atrial paroxística e isquemia ventricular esquerda
    C) *Flutter* atrial e hipertrofia ventricular esquerda
    D) Fibrilação atrial e bloqueio do ramo esquerdo
    E) Fibrilação atrial e hipertrofia ventricular esquerda

---

[1] N.R.C.: A contração ventricular prematura (CVP) também é conhecida como extrassístole ventricular (ESV).

RESPOSTAS

1. B) O volume sistólico (VS) do coração é obtido ao se subtrair o volume sistólico final (VSF, ponto D) do volume diastólico final (VDF, ponto B) em determinado ventrículo VS = VDF − VSF.

2. C) O débito cardíaco pode ser calculado multiplicando-se o VS pela frequência cardíaca. Se o volume sistólico for de 100 mℓ e a frequência cardíaca for de 82 bpm, logo, 100 × 82 = 8.200 mℓ/min.

3. D) A diástole inclui o período de relaxamento isovolumétrico (D a A) e o enchimento ventricular (A, abertura da valva AV; B, fechamento da valva AV). Portanto, a diástole estende-se entre o ponto D e o ponto B.

4. A) A fase de contração isovolumétrica se inicia imediatamente após o fechamento da valva AV e termina quando começa a fase de ejeção. Nessa fase, há o aumento da pressão intraventricular, sem mudança no volume (tanto as valvas AV quanto a valva aórtica estão fechadas). Portanto, esse período se estende do ponto B ao ponto C.

5. D) A consequência direta do potencial de ação sobre o músculo cardíaco é a contração das miofibrilas, conhecida como acoplamento excitação-contração.

6. D) A fração de ejeção (FE) é calculada da seguinte maneira: volume sistólico (VS)/volume diastólico final (VDF) multiplicado por 100, expressa em porcentagem. Se a FE desse paciente é 0,32, isso significa 32%. Se o volume diastólico final é de 160, conclui-se que 0,32 desse valor representará o VS, e a subtração do VS do VDF fornecerá o volume sistólico final, que é exatamente de 108,8 mℓ (aproximadamente 109 mℓ).

7. D) A fração de ejeção típica é de 60%, e os valores mais baixos indicam coração enfraquecido.

8. D) Durante a fase 3 do potencial de ação do músculo ventricular, a permeabilidade do músculo ventricular ao potássio aumenta acentuadamente, causando um potencial de membrana mais negativo.

9. B) O intervalo RR de 1,8 indica que o coração bate a cada 1,8 segundo. Como 1 minuto tem 60 segundos, em um minuto esse coração bate (60/1,8 = 33) vezes, ou seja, aproximadamente 33 bpm. Essa frequência cardíaca indica bradicardia e sugere uma condução anormal (bloqueada) do impulso.

10. E) O coração sofre contração espástica após um grande aumento da concentração de íons cálcio ao redor das miofibrilas cardíacas, o que ocorre se a concentração de íons cálcio do cálcio extracelular aumentar excessivamente. Uma concentração excessiva de potássio no líquido extracelular faz o coração se tornar dilatado e hipocontrátil, devido à diminuição do potencial de membrana de repouso das fibras musculares cardíacas.

11. D) No fim do relaxamento isovolumétrico, ocorre a abertura das valvas mitral e tricúspide, seguida do período de enchimento diastólico.

12. E) A primeira bulha cardíaca ocorre, por definição, imediatamente após a pressão ventricular ultrapassar a pressão arterial, causando o fechamento mecânico das valvas AV. A segunda bulha cardíaca ocorre quando as valvas aórtica e pulmonar se fecham.

13. B) O excesso de íons potássio no sangue e no líquido extracelular causa dilatação e hipotonia do coração e torna o ritmo cardíaco lento. Esse efeito é importante, devido à redução do potencial de membrana de repouso nas fibras musculares cardíacas. À medida que o potencial de membrana diminui, a intensidade do potencial de ação também diminui, tornando a contração do coração progressivamente mais fraca. O excesso de íons cálcio no sangue e a estimulação simpática, bem como o aumento da concentração de noradrenalina no sangue, provocam a contração vigorosa do coração.

14. E) O nível de platô normal da curva de função do débito cardíaco é de 13 ℓ/min. Esse nível diminui em qualquer tipo de insuficiência cardíaca e aumenta acentuadamente durante a estimulação simpática.

15. E) Imediatamente após a onda QRS, os ventrículos começam a se contrair, e a primeira fase que ocorre é a contração isovolumétrica. A contração isovolumétrica ocorre antes da fase de ejeção e aumenta a pressão ventricular o suficiente para causar a abertura mecânica das valvas aórtica e pulmonar.

16. C) Os músculos atriais e ventriculares apresentam uma velocidade relativamente rápida de condução do potencial de ação cardíaco, e o feixe internodal anterior também apresenta uma condução bastante rápida do impulso. Entretanto, as miofibrilas do feixe AV têm uma velocidade lenta de condução, visto que o seu tamanho é consideravelmente menor do que o dos músculos atriais e ventriculares normais. Além disso, a sua condução lenta é causada, em parte, pelo número diminuído de junções comunicantes entre as células musculares sucessivas na via de condução, o que provoca uma grande resistência à condução dos íons excitatórios de uma célula para a outra.

17. **D)** O impulso do nó sinusal desloca-se rapidamente através dos feixes internodais e alcança o nó AV em 0,03 segundo, o feixe AV em 0,12 segundo e o septo ventricular em 0,16 segundo. O atraso total é, portanto, de 0,13 segundo.

18. **D)** O aumento da estimulação simpática do coração eleva a frequência cardíaca, a contratilidade atrial e a contratilidade ventricular, bem como a liberação de noradrenalina nas terminações nervosas simpáticas ventriculares. Esse aumento não libera acetilcolina. Ele provoca aumento da permeabilidade do nó AV ao sódio, o que eleva a taxa de deslocamento ascendente do potencial de membrana até o nível limiar de autoexcitação, aumentando, assim, a frequência cardíaca.

19. **A)** Após a descarga do nó sinusal, o potencial de ação viaja através dos átrios, pelo sistema do feixe AV e, por fim, para o septo ventricular e através do ventrículo. O último local alcançado pelo impulso é a superfície do epicárdio na base do ventrículo esquerdo, o que exige um tempo de trânsito de 0,22 segundo.

20. **D)** O aumento da permeabilidade ao potássio provoca a hiperpolarização do nó AV, o que diminuirá a frequência cardíaca. O aumento da permeabilidade ao sódio na verdade despolariza parcialmente o nó AV, ao passo que o aumento dos níveis de noradrenalina aumenta a frequência cardíaca.

21. **D)** Durante a estimulação simpática, ocorre o aumento da permeabilidade do nó sinusal e do nó AV. Além disso, a permeabilidade do músculo cardíaco ao cálcio aumenta, resultando em aumento da força contrátil. Em seguida, ocorre o deslocamento ascendente do potencial de membrana de repouso do nó sinusal. Não ocorre aumento da permeabilidade do nó sinusal ao potássio durante a estimulação simpática.

22. **A)** O potencial de membrana em repouso normal do nó sinusal é de −55 mV. À medida que o sódio escoa na membrana, ocorre o deslocamento ascendente do potencial de membrana até alcançar −40 mV. Esse é o nível limiar que inicia o potencial de ação no nó sinusal.

23. **D)** Os aumentos da permeabilidade do nó sinusal ao sódio e ao cálcio resultam em aumento da frequência cardíaca. O aumento da permeabilidade ao potássio provoca a hiperpolarização do nó sinusal, o que desencadeia a diminuição da frequência cardíaca.

24. **A)** A permeabilidade ao sódio é maior durante a fase 0. A permeabilidade ao cálcio é maior durante a fase 2, e o potássio é mais permeável na fase 3.

25. **D)** O potencial de ação alcança o feixe AV em 0,12 segundo. Ele chega ao nó AV em 0,03 segundo e tem um atraso de 0,09 segundo no nó AV, o que resulta em um tempo de chegada ao feixe de His de 0,12 segundo.

26. **A)** Se as fibras de Purkinje se tornarem o marca-passo do coração, a frequência cardíaca variará entre 15 e 40 bpm. Em contrapartida, a frequência de disparo das fibras do nó AV é de 40 a 60 vezes por minuto, ao passo que o nó sinusal dispara 70 a 80 vezes/min. Se o nó sinusal for bloqueado por alguma razão, o nó AV assume a função de marca-passo, e se o nó AV for bloqueado, as fibras de Purkinje tornam-se o marca-passo do coração.

27. **B)** O escoamento inerente e constante de Na$^+$ (e o movimento de Ca^{2+}) é responsável pela descarga automática (autoexcitação) do nó sinusal, visto que faz o potencial de repouso aumentar gradualmente até o ponto (cerca de −40 mV) de deflagrar o potencial de ação.

28. **D)** Se não ocorrer descarga do nó sinusal, a próxima área mais rápida de descarga torna-se o marca-passo do batimento cardíaco, porém em uma taxa de descarga mais lenta, devido ao potencial de repouso gradualmente mais negativo. O novo marca-passo pode ser o nó AV ou a parte penetrante do feixe AV; no entanto, se essas regiões falharem, as fibras de Purkinje assumem a liderança como marca-passo do coração.

29. **B)** O ritmo normal do nó AV é de 40 a 60 bpm. As fibras de Purkinje apresentam ritmo de 15 a 40 bpm.

30. **C)** O complexo QRS representa a despolarização ventricular, ao passo que a onda T representa a repolarização ventricular. O intervalo QT é o tempo que o ventrículo leva para a despolarização-repolarização e representa a contração ventricular, conforme observado no diagrama de Wiggers.

31. **A)** Por convenção, o braço esquerdo é o eletrodo positivo para a derivação aVL de um ECG.

32. **B)** Por convenção, a perna esquerda é o eletrodo positivo para a derivação II de um ECG.

33. **E)** A estimulação simpática do coração normalmente provoca aumento da frequência cardíaca, da velocidade de condução do impulso cardíaco e da força de contração nos átrios e nos ventrículos. Todavia, ela não provoca a liberação de acetilcolina nas terminações simpáticas, visto que elas contêm noradrenalina. A estimulação parassimpática causa a liberação de acetilcolina. O disparo do sistema nervoso simpático aumenta a permeabilidade das fibras musculares cardíacas, do nó sinusal e do nó AV ao sódio e ao cálcio.

34. **A)** A frequência cardíaca pode ser calculada da seguinte maneira: 60 divididos pelo intervalo RR normal, que é de 0,86 segundo. Isso resulta em uma frequência cardíaca de 70 bpm.

35. **B)** A lei de Einthoven estabelece que a voltagem na derivação I mais a voltagem na derivação III são iguais à voltagem na derivação II. Nesse caso, a voltagem da derivação II é de 0,9 mV, ao passo que a voltagem na derivação III é de 0,4 mV. A voltagem na derivação I é, portanto, 0,5 (0,9 − 0,4 mV = 0,5 mV).

36. **E)** A contração dos ventrículos dura quase do início da onda Q e continua até o fim da onda T. Esse intervalo é denominado intervalo QT e dura geralmente cerca de 0,35 segundo.

37. **A)** Por convenção, o braço direito é o eletrodo negativo para a derivação II do ECG.

38. **B)** As derivações unipolares aumentadas são obtidas pela conexão de dois terminais para o negativo e um para o positivo. No caso de aVF, o terminal positivo está conectado à perna esquerda, e os terminais negativos, aos braços direito e esquerdo.

39. **D)** De acordo com a lei de Einthoven, a voltagem na derivação I mais a voltagem na derivação III são iguais à voltagem na derivação II, que, neste caso, é de 2,0 mV.

40. **A)** As derivações torácicas (derivações precordiais, V1 a V6) são muito sensíveis a mudanças do potencial elétrico abaixo do eletrodo e mostram a atividade elétrica do coração da base até o ápice. A elevação ou depressão ST (ou ponto J) nas derivações precordiais permite identificar a origem anterior ou posterior da corrente de lesão. A elevação ST (ou ponto J) nas derivações bipolares e/ou unipolares aumentadas ajuda a refinar a área de isquemia (p. ex., lateral, inferior).

41. **B)** O eixo elétrico médio pode ser determinado pela plotagem da voltagem resultante do QRS para as derivações I, II e III. O resultado tem o valor de −50 graus.

42. **B)** A frequência cardíaca pode ser calculada por 60 divididos pelo intervalo RR, que é de 0,68 segundo. Esse cálculo resulta em uma frequência cardíaca de 88 bpm.

43. **B)** Na figura, a largura do complexo QRS é maior do que 0,12 segundo, o que indica bloqueio de ramo. O bloqueio do ramo direito não é uma resposta listada. Por conseguinte, a resposta correta é bloqueio do ramo esquerdo.

44. **C)** A estenose aórtica induz hipertrofia ventricular esquerda. Como consequência, os pacientes frequentemente apresentam desvio significativo do eixo esquerdo no ECG. Um BAV de terceiro grau mais provavelmente não levará a qualquer desvio do eixo. As outras opções estão associadas ao desvio do eixo para direita.

45. **D)** A derivação II tem um vetor positivo no ângulo de 60 graus. O terminal negativo da derivação II está em −120 graus.

46. **D)** A frequência cardíaca é calculada por 60/intervalo RR e é de 103 bpm.

47. **C)** Um ECG de alta voltagem (soma das voltagens das derivações I e III maior do que 4 mV) é frequentemente observado em atletas treinados, em decorrência de hipertrofia cardíaca induzida pelo exercício. Os infartos e a efusão pericárdica ou pleural podem resultar em voltagem mais baixa.

48. **B)** O paciente apresenta eixo elétrico médio de 60 graus, devido à grande deflexão na derivação II e ao zero na derivação aVL. O eixo de aVL é de −30 graus, que é perpendicular à derivação II, o que indica que o eixo precisa ter 60 graus.

49. **A)** Essa paciente apresenta infarto anterior agudo no ventrículo esquerdo do coração. Esse diagnóstico pode ser determinado por meio de plotagem das correntes de lesão das diferentes derivações (ver figura a seguir). As derivações dos membros são utilizadas para determinar se o infarto é proveniente do lado esquerdo ou do lado direito do ventrículo ou da base ou da parte inferior do ventrículo. As derivações torácicas são utilizadas para determinar se se trata de um infarto anterior ou posterior. Ao analisar as correntes de lesão, percebe-se que um potencial negativo, causado pela corrente de lesão, ocorre na derivação I, ao passo que um potencial positivo, causado pela corrente de lesão, ocorre na derivação III. Isso é determinado pela subtração do ponto J do segmento TP. A extremidade negativa do vetor resultante origina-se na área isquêmica, que, portanto, é o lado esquerdo do coração. Na derivação V2, a derivação torácica, o eletrodo está em um campo de potencial muito negativo, observado em pacientes com lesão anterior.

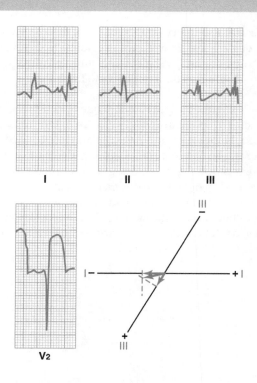

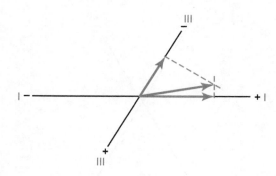

50. D) A onda QRS plotada na derivação I foi de −1,2 mV, ao passo que a derivação II foi de +1,2 mV, de modo que o valor absoluto das deflexões foi o mesmo. Por conseguinte, o eixo elétrico médio precisa estar exatamente a meio caminho entre essas duas derivações, ou seja, entre o eixo da derivação II de 60 graus e o eixo negativo da derivação I de 180 graus, o que fornece um valor de 120 graus.

51. E) Durante o intervalo TP em um paciente com ventrículo danificado, a única área despolarizada é o músculo danificado. Desse modo, o restante do ventrículo está repolarizado. No ponto J, todo o ventrículo está despolarizado em um paciente com dano ao músculo cardíaco ou com músculo cardíaco normal. A área do coração que está danificada não apresentará repolarização, porém permanecerá despolarizada o tempo todo.

52. A) Observe que, na figura a seguir, o complexo QRS tem deflexão positiva na derivação I e deflexão negativa na derivação III, o que indica que existe um desvio do eixo para a esquerda, que ocorre durante a hipertensão sistêmica crônica. A hipertensão pulmonar aumenta a massa ventricular no lado direito do coração, produzindo um desvio do eixo para a direita.

53. A) Como a deflexão nesse ECG é de 0 na derivação I, o eixo precisa estar a 90 graus afastado dessa derivação. Por conseguinte, o eixo elétrico médio deve ser de +90 graus ou −90 graus. Como a derivação aVF apresenta deflexão positiva, o eixo elétrico médio deve estar a +90 graus.

54. B) O ECG dessa paciente apresenta deflexão positiva em aVF e deflexão negativa na derivação I padrão dos membros. Desse modo, o eixo elétrico médio está entre 90 e 180 graus, o que é um desvio para a direita no eixo elétrico médio do ECG. A hipertensão arterial sistêmica, a estenose aórtica e a insuficiência aórtica provocam hipertrofia do ventrículo esquerdo e, portanto, deslocamento para a esquerda no eixo elétrico médio. A hipertensão pulmonar causa um deslocamento para a direita no eixo, sendo caracterizada por esse ECG.

55. D) Um eixo QRS de 120 graus indica desvio para a direita. Como o complexo QRS dura 0,18 segundo, isso indica um bloqueio de condução. Assim, o diagnóstico que preenche essas características é de bloqueio do ramo direito (BRD).

56. D) Na figura a seguir, a corrente de lesão é traçada na parte inferior do gráfico. Essa não é uma plotagem das voltagens QRS, mas sim das voltagens de correntes de lesão, que são plotadas para as derivações II e III, ambas negativas; o vetor resultante é quase vertical. A extremidade negativa do vetor aponta para o local de origem da corrente de lesão, que está no ápice do ventrículo. A elevação do segmento TP acima do ponto J indica lesão posterior. Por conseguinte, o ECG é compatível com infarto agudo posterior no ápice do ventrículo.

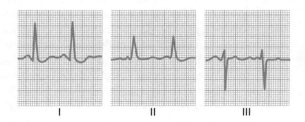

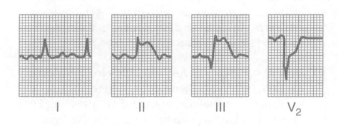

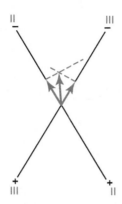

57. E) Esse paciente apresenta diferença de 100 na frequência atrial e de 25 na frequência ventricular. A frequência de 25 nos ventrículos indica um ritmo que se inicia nas fibras de Purkinje. O BAV está ocorrendo, porém, ele vem e vai, sendo somente preenchido pela síndrome de Stokes-Adams.

58. C) Um indivíduo com fibrilação atrial apresenta frequência cardíaca rápida e irregular. As ondas P estão ausentes ou estão muito fracas. Os átrios exibem movimentos circulares e, com frequência, ocorre aumento do volume atrial, causando fibrilação atrial.

59. A) Os movimentos circulares ocorrem no músculo ventricular, particularmente em indivíduos com coração dilatado ou com redução da velocidade de condução. A concentração elevada de potássio extracelular e a estimulação simpática, mas não a parassimpática, aumentam a tendência aos movimentos circulares. Um período refratário mais longo tende a impedir os movimentos circulares do coração, visto que, quando os impulsos viajam em torno do coração e em contato com a área do músculo ventricular que apresenta um período refratário mais longo, o potencial de ação é interrompido nesse ponto.

60. D) Quando um paciente não tem ondas P e apresenta frequência cardíaca baixa, é provável que o impulso que deixa o nó sinusal esteja totalmente bloqueado antes de entrar no músculo atrial, o que é denominado bloqueio sinoatrial. Os ventrículos adquirem um novo ritmo, que geralmente é iniciado no nó AV nesse ponto, resultando em uma frequência cardíaca de 40 a 60/min. Em contrapartida, durante a bradicardia sinusal, as ondas P ainda estão associadas a cada complexo QRS. Nos bloqueios cardíacos de primeiro, segundo e terceiro graus, as ondas P estão presentes em cada um desses casos, embora algumas não estejam associadas ao complexo QRS.

61. B) Por definição, o BAV de primeiro grau ocorre quando o intervalo PR excede o valor de 0,20 segundo, porém sem qualquer onda QRS faltante. Esse ECG mostra um bloqueio de primeiro grau. Na figura da pergunta, o intervalo PR é de cerca de 0,30 segundo, o que é consideravelmente prolongado. Entretanto, não há ondas QRS faltantes. Durante o BAV de segundo grau, as ondas QRS estão faltantes.

62. E) Na figura a seguir, observe que as contrações ventriculares prematuras (CVP) apresentam uma onda QRS larga e alta no ECG. O eixo elétrico médio da contração prematura pode ser determinado por meio da plotagem desses grandes complexos QRS nas derivações padrão dos membros. A CVP origina-se na extremidade negativa do eixo elétrico médio resultante, que está na base do ventrículo. Observe que o QRS da CVP é mais largo e muito mais alto do que as ondas QRS normais nesse ECG.

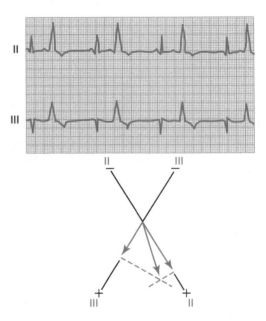

63. B) Esse paciente apresenta *flutter* atrial, que se caracteriza por várias ondas P para cada complexo QRS. Esse ECG apresenta duas ondas P para cada QRS. Observe a frequência cardíaca rápida, característica do *flutter* atrial.

64. E) A frequência ventricular média é de 150 bpm nesse ECG, que é típico de *flutter* atrial. Mais uma vez, observe que a frequência cardíaca é irregular, devido à incapacidade dos impulsos de passar rapidamente através do nó AV, em virtude de seu período refratário.

65. C) A redução da velocidade de condução constitui um importante impulso para reentrada/movimentos circulares e geração de fibrilação ventricular. Os movimentos circulares são múltiplos e originam-se no ventrículo, e não nos átrios, viajando para os ventrículos. Os movimentos circulares são facilitados por um período refratário mais curto. A fibrilação ventricular é uma emergência médica que sempre exige intervenção e que não sofre reversão espontânea.

66. **D)** Ocorre uma onda P invertida em pacientes com contração prematura que se origina na junção AV. Se a onda P ocorrer depois do complexo QRS, a contração juncional começa baixa na junção AV. As contrações juncionais que se originam alto na junção AV apresentarão uma onda P que ocorre antes do QRS; de modo semelhante, a contração que se origina no meio da junção ocorre durante o QRS.

67. **E)** O termo *paroxístico* significa que a frequência cardíaca se torna abruptamente rápida (*i. e.*, em paroxismos); o paroxismo começa subitamente e pode ter uma duração de alguns segundos, alguns minutos, algumas horas ou muito mais tempo. Em seguida, o paroxismo geralmente termina de maneira tão súbita quanto começou, e o marca-passo desloca-se de volta ao nó sinusal. O mecanismo pelo qual se acredita que esse fenômeno ocorre é via *feedback* de movimentos circulares reentrantes, que estabelece uma área de autorreexcitação repetida local. O ECG mostrado é de taquicardia ventricular paroxística. A origem nos ventrículos pode ser determinada devido às alterações no complexo QRS, que apresentam altas voltagens e aparecem muito diferentes em comparação com os complexos QRS normais precedentes. Isso é muito característico de uma região ventricular irritável.

68. **C)** Observe, nesse ECG, que uma onda P precede cada um dos primeiros quatro complexos QRS. Depois disso, vemos uma onda P, porém com uma onda QRS faltante, o que caracteriza o BAV de segundo grau.

69. **A)** Uma pessoa com fibrilação atrial apresenta frequência cardíaca rápida e irregular. As ondas P estão ausentes ou estão muito fracas. Os átrios exibem movimentos circulares e, com frequência, estão muito aumentados, causando fibrilação atrial.

70. **B)** Com frequência, a fibrilação ventricular ocorre em um coração exposto a uma corrente alternada de 60 ciclos. O aumento da velocidade de condução através do músculo cardíaco ou uma via de condução encurtada em torno do coração diminui a probabilidade de vias de reentrada. O encurtamento do período refratário ventricular aumenta a possibilidade de fibrilação. Por conseguinte, quando o estímulo elétrico viaja em torno do coração e alcança o músculo ventricular que foi mais uma vez estimulado inicialmente, o risco de fibrilação ventricular aumenta, visto que o músculo estará fora do período refratário.

71. **C)** Durante um ataque da síndrome de Stokes-Adams, o BAV total começa subitamente, e a sua duração pode ser de alguns segundos ou até mesmo várias semanas. O novo marca-passo do coração está distal ao ponto de bloqueio, geralmente em alguma parte das fibras de Purkinje ou do feixe AV.

72. **D)** Um dos primeiros sinais de isquemia cardíaca no ECG é o desenvolvimento de anormalidades de repolarização, refletidas por alterações na onda T. Essas alterações podem ocorrer sem mudanças no ponto J, segmentos ST. O septo e o endocárdio se despolarizam primeiro e se repolarizarão por último. As áreas repolarizadas apresentarão carga + e descreverão um vetor + para o ápice. A primeira área irá se repolarizar em direção ao ápice. Uma concentração elevada de potássio pode resultar em ondas T apiculadas com prolongamento do espaço PR.

73. **A)** A relação entre as ondas P e os complexos QRS parecem ser normais, e não há batimentos ausentes. Por conseguinte, esse paciente apresenta ritmo sinusal, e não há nenhum bloqueio cardíaco. Ele tampouco apresenta depressão do segmento ST. Como as ondas P, QRS e T estão normais, essa condição consiste em taquicardia sinusal.

74. **A)** O batimento cardíaco imediatamente após uma contração atrial prematura é enfraquecido, visto que o período diastólico é muito curto nessa condição. Por conseguinte, o tempo de enchimento ventricular é muito curto, de modo que o volume sistólico diminui. Em geral, a onda P é visível nessa arritmia, a não ser que coincida com o complexo QRS. A probabilidade dessas contrações prematuras aumenta em indivíduos com irritação tóxica do coração e áreas isquêmicas locais.

75. **C)** Durante a taquicardia atrial paroxística, o impulso é iniciado por um foco ectópico em algum lugar nos átrios. Se o ponto de iniciação estiver próximo ao nó AV, o vetor responsável pela onda P desloca-se para trás, em direção ao nó sinusal, e, em seguida, para a frente, em direção aos ventrículos, ao mesmo tempo. Portanto, a onda P estará invertida.

76. **A)** Esse ECG apresenta características de taquicardia atrial paroxística, o que significa que a taquicardia pode vir e ir em momentos aleatórios. A forma básica do complexo QRS e a sua magnitude praticamente são inalteradas em relação aos complexos QRS normais, o que elimina a possibilidade de taquicardia ventricular paroxística. Esse ECG não é característico de *flutter* atrial, visto que há apenas uma onda P para cada complexo QRS.

77. **C)** Nas CVP, o complexo QRS é prolongado, visto que o impulso é conduzido através do músculo, que tem condução lenta, e a voltagem do QRS é alta, visto que um lado despolariza antes do outro. Como consequência, a onda T é invertida, visto que a condução lenta faz a área cardíaca que primeiro se despolariza também ser a primeira e se repolarizar (corrompendo a ordem natural da onda despolarizante ao longo do miocárdio). As ondas P estão ausentes, as CVPs podem se desenvolver em indivíduos

com coração saudável, mas também em condições patológicas, e o impulso não viaja para trás em direção aos átrios e, em seguida, para a frente.

78. A) Em raros casos, ocorre bloqueio dos impulsos do nó sinusal. Isso causa a cessação das ondas P, e um novo marca-passo assume a geração e a condução do impulso. Em geral, a próxima região do coração com a frequência de descarga mais rápida é o nó AV. As alternativas B a C constituem características dos BAV. Uma pausa compensatória completa é uma característica das CVPs.

79. E) A ausência de onda P e uma frequência cardíaca totalmente irregular sugerem fibrilação atrial, e não *flutter* (padrão em dente de serra, frequência cardíaca não totalmente irregular), taquicardia atrial (presença de ondas P, que podem apresentar forma alterada, frequência cardíaca irregular) ou BAV de primeiro grau (presença de ondas P e prolongamento do espaço PR). O desvio do eixo para a esquerda e o QRS dentro de limites normais (limite superior) sugerem hipertrofia ventricular esquerda, no contexto de um histórico de hipertensão arterial. Não há bloqueio do ramo esquerdo ou direito, visto que a duração do QRS é normal.

PARTE 4

CIRCULAÇÃO

1. A seguir, estão listadas as pressões hidrostática e coloidosmótica (oncótica) de um leito microvascular.

   Pressão coloidosmótica plasmática = 25 mmHg
   Pressão hidrostática capilar = 25 mmHg
   Pressão hidrostática venosa = 5 mmHg
   Pressão arterial = 80 mmHg
   Pressão hidrostática do líquido intersticial = −5 mmHg
   Pressão coloidosmótica intersticial = 10 mmHg
   Taxa de filtração capilar = 150 ml/min

   Qual é o coeficiente de filtração (em ml/min/mmHg) para essa membrana capilar?

   A) 5
   B) 10
   C) 15
   D) 20
   E) 25

2. Uma mulher saudável, com 60 anos de idade e histórico de hipertensão de 10 anos, passa da posição deitada para a posição em pé. Qual dos seguintes conjuntos de alterações cardiovasculares tem maior probabilidade de ocorrer em resposta a essa mudança de posição do corpo?

	Atividade nervosa simpática	Contratilidade cardíaca	Frequência cardíaca
A)	↑	↑	↑
B)	↑	↑	↓
C)	↑	↓	↓
D)	↑	↓	↑
E)	↓	↓	↓
F)	↓	↓	↑
G)	↓	↑	↑
H)	↓	↑	↓

3. Em um estudo experimental, a administração de um fármaco diminuiu o diâmetro das arteríolas no leito muscular de um animal. Qual dos seguintes conjuntos de mudanças fisiológicas pode ocorrer em resposta à diminuição do diâmetro das arteríolas?

	Condutância vascular	Filtração capilar	Fluxo sanguíneo
A)	↑	↑	↑
B)	↑	↓	↑
C)	↑	↓	↓
D)	↑	↑	↓
E)	↓	↓	↓
F)	↓	↑	↓
G)	↓	↑	↑
H)	↓	↓	↑

4. Uma mulher de 60 anos de idade tem apresentado tontura nos últimos 6 meses quando se levanta da cama pela manhã e quando fica em pé. A pressão arterial média dela é de 130/90 mmHg enquanto está deitada e de 95/60 mmHg na posição sentada. Qual conjunto de mudanças fisiológicas se espera que ocorra em resposta à mudança da posição de decúbito dorsal para a posição ereta?

	Atividade nervosa parassimpática	Atividade da renina plasmática	Atividade nervosa simpática
A)	↑	↑	↑
B)	↑	↓	↑
C)	↑	↓	↓
D)	↑	↑	↓
E)	↓	↓	↓
F)	↓	↑	↓
G)	↓	↑	↑
H)	↓	↓	↑

5. Uma mulher de 35 anos de idade procura o médico da família para realizar o exame de rotina. Ela apresenta pressão arterial de 160/75 mmHg e frequência cardíaca de 74 batimentos por minuto (bpm). Outros exames realizados por um cardiologista revelam que a paciente apresenta insuficiência aórtica moderada. Qual dos seguintes conjuntos de alterações se espera nessa paciente?

	Pressão de pulso	Pressão sistólica	Volume sistólico
A)	↑	↑	↑
B)	↑	↓	↑
C)	↑	↓	↓
D)	↑	↑	↓
E)	↓	↓	↓
F)	↓	↑	↓
G)	↓	↑	↑
H)	↓	↓	↑

6. Uma estudante de medicina saudável, de 27 anos de idade, participa de uma corrida de 5 quilômetros. Qual conjunto de alterações fisiológicas tem maior probabilidade de ocorrer nos músculos esqueléticos dessa mulher durante a corrida?

	Resistência arteriolar	pH tecidual	Concentração tecidual de CO_2
A)	↑	↑	↑
B)	↑	↑	↓
C)	↑	↓	↓
D)	↑	↓	↑
E)	↓	↓	↓
F)	↓	↓	↑
G)	↓	↑	↑
H)	↓	↑	↓

7. Estímulos cognitivos, como a leitura, a resolução de problemas e a fala, resultam em aumentos significativos do fluxo sanguíneo cerebral. Qual dos seguintes conjuntos de mudanças nas concentrações dos tecidos cerebrais tem maior probabilidade de explicar o aumento do fluxo sanguíneo cerebral?

	CO_2	pH	Adenosina
A)	↑	↑	↑
B)	↑	↓	↑
C)	↑	↓	↓
D)	↑	↑	↓
E)	↓	↓	↓
F)	↓	↑	↓
G)	↓	↑	↑
H)	↓	↓	↑

8. Se a histamina for infundida na artéria braquial, qual dos seguintes conjuntos de alterações microvasculares se espera que ocorra no braço que recebeu a infusão?

	Permeabilidade capilar à água	Pressão hidrostática capilar	Pressão hidrostática intersticial
A)	↑	↑	↑
B)	↑	↑	↓
C)	↑	↓	↓
D)	↑	↓	↑
E)	↓	↓	↓
F)	↓	↓	↑
G)	↓	↑	↑
H)	↓	↑	↓

9. O aumento da tensão de cisalhamento em um vaso sanguíneo resulta em qual das mudanças a seguir?
    A) Redução da produção de endotelina
    B) Diminuição da produção de monofosfato de guanosina cíclico (GMPc)
    C) Aumento da liberação de óxido nítrico
    D) Aumento da produção de renina
    E) Diminuição da produção de prostaciclina

10. Um homem de 65 anos de idade com história de hipertensão essencial de 10 anos está sendo tratado com um inibidor da enzima conversora de angiotensina (ECA). Qual dos seguintes conjuntos de alterações se espera que ocorra em resposta à terapia com inibidor da ECA?

	Concentração plasmática de renina	Resistência vascular periférica total	Pressão arterial
A)	↑	↑	↑
B)	↑	↑	↓
C)	↑	↓	↓
D)	↑	↓	↑
E)	↓	↓	↓
F)	↓	↓	↑
G)	↓	↑	↑
H)	↓	↑	↓

11. O diâmetro de uma arteríola pré-capilar está diminuído em um leito vascular muscular. Nesse caso, espera-se aumento em qual dos parâmetros a seguir?
    A) Taxa de filtração capilar
    B) Condutância vascular
    C) Fluxo sanguíneo capilar
    D) Pressão hidrostática capilar
    E) Resistência arteriolar

12. Um homem de 55 anos de idade com histórico de saúde normal visita o médico para a realização de um *checkup*. O exame físico revela pressão arterial de 170/98 mmHg. Outros exames indicam que ele apresenta hipertensão renovascular em decorrência de estenose na artéria renal esquerda. Qual dos seguintes conjuntos de achados espera-se encontrar nesse homem com hipertensão renovascular?

	Resistência vascular periférica total	Atividade de renina plasmática	Concentração plasmática de aldosterona
A)	↑	↑	↑
B)	↑	↓	↑
C)	↑	↓	↓
D)	↑	↑	↓
E)	↓	↓	↓
F)	↓	↑	↓
G)	↓	↑	↑
H)	↓	↓	↑

13. Em condições controladas, o fluxo através de um vaso sanguíneo é de 100 mℓ/min, com gradiente de pressão de 50 mmHg. Qual seria o fluxo aproximado através do vaso após um aumento de 100% do diâmetro, pressupondo-se que o gradiente de pressão seja mantido em 50 mmHg?
    A) 200 mℓ/min
    B) 400 mℓ/min
    C) 800 mℓ/min
    D) 1.600 mℓ/min
    E) 700 mℓ/min

14. Uma Mulher de 24 anos de idade dá à luz uma menina de 2,95 kg. A recém-nascida é diagnosticada com persistência do canal arterial. Qual dos seguintes conjuntos de alterações se espera encontrar nessa lactente?

	Pressão de pulso	Volume sistólico	Pressão sistólica
A)	↑	↑	↑
B)	↑	↓	↑
C)	↑	↓	↓
D)	↑	↑	↓
E)	↓	↓	↓
F)	↓	↑	↓
G)	↓	↑	↑
H)	↓	↓	↑

15. Um homem de 72 anos de idade foi submetido a uma cirurgia para retirada de um tumor abdominal. Os exames histopatológicos revelaram um grande número de vasos sanguíneos na massa tumoral. A redução de qual dos seguintes fatores representa o estímulo mais provável para o crescimento dos vasos sanguíneos em um tumor sólido?
    A) Hormônio do crescimento
    B) Concentração plasmática de glicose
    C) Angiostatina
    D) Fator de crescimento do endotélio vascular
    E) Concentração de oxigênio nos tecidos

16. Qual dos seguintes conjuntos de alterações pode causar o maior aumento no movimento efetivo de sódio através da membrana capilar muscular?

	Permeabilidade da membrana ao sódio	Área de superfície da membrana	Diferença de concentração através da membrana
A)	↑	↑	↑
B)	↑	↑	↓
C)	↑	↓	↓
D)	↑	↓	↑
E)	↓	↓	↓
F)	↓	↓	↑
G)	↓	↑	↑
H)	↓	↑	↓

17. Durante a sua participação em um laboratório de fisiologia cardiovascular, um estudante de medicina isola a artéria carótida de um animal próximo à sua bifurcação e comprime parcialmente a artéria com um laço ao redor do vaso. Qual conjunto de alterações espera-se ocorrer em resposta à constrição da artéria carótida?

	Frequência cardíaca	Atividade nervosa parassimpática	Resistência periférica total
A)	↑	↑	↑
B)	↑	↑	↓
C)	↑	↓	↓
D)	↑	↓	↑
E)	↓	↓	↓
F)	↓	↓	↑
G)	↓	↑	↑
H)	↓	↑	↓

18. Uma mulher de 35 anos de idade visita o médico da família para um exame. Ela apresenta pressão arterial média de 105 mmHg e frequência cardíaca de 74 bpm. Outros exames solicitados por um cardiologista revelam que a paciente apresenta estenose moderada da valva aórtica. Qual dos seguintes conjuntos de alterações espera-se encontrar nessa paciente?

	Pressão de pulso	Volume sistólico	Pressão sistólica
A)	↑	↑	↑
B)	↑	↓	↑
C)	↑	↓	↓
D)	↑	↑	↓
E)	↓	↓	↓
F)	↓	↑	↓
G)	↓	↑	↑
H)	↓	↓	↑

19. Um homem de 60 anos de idade procura o médico da família para um exame anual. Ele apresenta pressão arterial média de 130 mmHg e frequência cardíaca de 78 bpm. O nível plasmático de colesterol encontra-se acima do percentil 75; portanto, o diagnóstico é de aterosclerose. Qual dos seguintes conjuntos de alterações espera-se encontrar nesse paciente?

	Pressão de pulso	Complacência arterial	Pressão sistólica
A)	↑	↑	↑
B)	↑	↓	↑
C)	↑	↓	↓
D)	↑	↑	↓
E)	↓	↓	↓
F)	↓	↑	↓
G)	↓	↑	↑
H)	↓	↓	↑

20. Durante a sua participação em um laboratório de fisiologia cardiovascular, um estudante de medicina isola a artéria carótida de um animal e comprime parcialmente a artéria com um laço ao redor do vaso. Qual conjunto de alterações espera-se ocorrer em resposta à constrição da artéria carótida?

	Atividade nervosa simpática	Fluxo sanguíneo renal	Resistência periférica total
A)	↑	↑	↑
B)	↑	↓	↑
C)	↑	↓	↓
D)	↑	↑	↓
E)	↓	↓	↓
F)	↓	↑	↓
G)	↓	↑	↑
H)	↓	↓	↑

21. Qual das alternativas a seguir tende a aumentar a taxa de filtração capilar?
    A) Diminuição da pressão hidrostática capilar
    B) Diminuição da pressão coloidosmótica do plasma
    C) Diminuição da pressão coloidosmótica intersticial
    D) Diminuição da permeabilidade capilar à água
    E) Aumento da resistência arteriolar

22. Um homem de 72 anos de idade foi submetido a uma cirurgia para retirada de um tumor abdominal. Os exames histopatológicos revelaram um grande número de vasos sanguíneos na massa tumoral. O aumento de qual dos seguintes fatores representa o estímulo mais provável para o crescimento dos vasos sanguíneos em um tumor sólido?
    A) Hormônio do crescimento
    B) Concentração plasmática de glicose
    C) Angiostatina
    D) Concentração tecidual de oxigênio
    E) Fator de crescimento do endotélio vascular (VEGF)

23. O diâmetro de uma arteríola pré-capilar está diminuído em um leito vascular muscular. Qual das seguintes alterações espera-se encontrar na microcirculação?
    A) Diminuição da taxa de filtração capilar
    B) Aumento do volume intersticial
    C) Aumento do fluxo de linfa
    D) Aumento da pressão hidrostática capilar
    E) Diminuição da resistência arteriolar

24. Um homem de 50 anos de idade apresenta história de hipertensão com duração de 3 anos. O paciente queixa-se de fadiga e cãibras musculares ocasionais. Não há nenhuma história familiar de hipertensão. O paciente não teve nenhum outro problema médico significativo no passado. O exame revela pressão arterial de 168/104 mmHg. Outros exames laboratoriais indicam que o paciente apresenta hiperaldosteronismo primário. Qual dos seguintes conjuntos de alterações espera-se encontrar nesse paciente com hipertensão por hiperaldosteronismo primário?

	Volume do líquido extracelular	Atividade de renina plasmática	Concentração plasmática de potássio
A)	↑	↑	↑
B)	↑	↓	↑
C)	↑	↓	↓
D)	↑	↑	↓
E)	↓	↓	↓
F)	↓	↑	↓
G)	↓	↑	↑
H)	↓	↓	↑

25. A diminuição de qual das alternativas a seguir tende a aumentar o fluxo linfático?
    A) Condutividade hidráulica da membrana capilar
    B) Pressão coloidosmótica do plasma

C) Pressão hidrostática capilar
D) Condutância vascular
E) As alternativas B e D estão corretas

26. Em condições controladas, o fluxo por um vaso sanguíneo é de 100 mℓ/min em um gradiente de pressão de 50 mmHg. Qual seria o fluxo aproximado através desse vaso após aumentar quatro vezes o seu diâmetro normal, pressupondo-se que o gradiente de pressão tenha sido mantido em 50 mmHg?
   A) 300 mℓ/min
   B) 1.600 mℓ/min
   C) 1.000 mℓ/min
   D) 16.000 mℓ/min
   E) 25.600 mℓ/min

27. Uma mulher de 50 anos de idade apresenta fluxo plasmático renal de 600 mℓ/min e hematócrito de 50. A pressão arterial é de 125 mmHg, e a pressão venosa renal, de 5 mmHg. Qual é a resistência vascular renal total (em mmHg/mℓ/min) nessa mulher?
   A) 0,05
   B) 0,10
   C) 0,50
   D) 1,00
   E) 1,50

28. O aumento em qual das alternativas a seguir deve reduzir o fluxo sanguíneo em um vaso?
   A) Gradiente de pressão através do vaso
   B) Raio do vaso
   C) Pressão coloidosmótica do plasma
   D) Viscosidade do sangue
   E) Concentração plasmática de sódio

29. Partindo-se do pressuposto de que os vasos A a D apresentam o mesmo comprimento, qual deles tem o maior fluxo?

	Gradiente de pressão	Raio	Viscosidade
A)	100	1	10
B)	50	2	5
C)	25	4	2
D)	10	6	1

30. Um homem de 22 anos de idade chega ao serviço de emergência de um hospital após sofrer lesão de uma artéria importante em um acidente de motocicleta. Calcula-se que ele tenha perdido aproximadamente 700 mℓ de sangue. A pressão arterial é de 90/55 mmHg. Qual dos seguintes conjuntos de alterações espera-se encontrar em resposta à hemorragia apresentada por esse paciente?

	Frequência cardíaca	Atividade nervosa parassimpática	Atividade de renina plasmática
A)	↑	↑	↑
B)	↑	↓	↑
C)	↑	↓	↓
D)	↑	↑	↓
E)	↓	↓	↓
F)	↓	↑	↓
G)	↓	↑	↑
H)	↓	↓	↑

31. Uma mulher de 28 anos de idade, saudável, passa da posição supina (deitada) para a posição ortostática (em pé). Essa mudança de posição resulta em diminuição transitória da pressão arterial, que é detectada por barorreceptores arteriais localizados no arco da aorta e nos seios carotídeos. Qual dos seguintes conjuntos de alterações cardiovasculares tem maior probabilidade de ocorrer em resposta à ativação dos barorreceptores?

	Pressão média de enchimento sistêmico	Força da contração cardíaca	Atividade nervosa simpática
A)	↑	↑	↑
B)	↑	↓	↑
C)	↑	↓	↓
D)	↑	↑	↓
E)	↓	↓	↓
F)	↓	↑	↓
G)	↓	↑	↑
H)	↓	↓	↑

32. Um inibidor da ECA é administrado a um homem de 65 anos de idade com histórico de 20 anos de hipertensão. O medicamento reduz a pressão arterial do paciente e aumenta os níveis plasmáticos de renina. Qual dos seguintes mecanismos explica melhor a redução da pressão arterial?
   A) Inibição da angiotensina I
   B) Diminuição da conversão do angiotensinogênio em angiotensina I
   C) Diminuição dos níveis plasmáticos de bradicinina
   D) Diminuição dos níveis plasmáticos de prostaciclina
   E) Diminuição da formação de angiotensina II

33. Um homem de 25 anos de idade chega ao serviço de emergência de um hospital após sofrer lesão de uma

artéria importante em acidente ocorrido em uma fazenda. Calcula-se que ele tenha perdido aproximadamente 800 mℓ de sangue. A pressão arterial média é de 65 mmHg, e a frequência cardíaca está elevada devido à ativação do reflexo quimiorreceptor. Qual dos seguintes conjuntos de alterações nas concentrações plasmáticas deve causar a maior ativação do reflexo quimiorreceptor?

	Oxigênio	Dióxido de carbono	Hidrogênio
A)	↑	↑	↑
B)	↑	↓	↑
C)	↑	↓	↓
D)	↑	↑	↓
E)	↓	↓	↓
F)	↓	↑	↓
G)	↓	↑	↑
H)	↓	↓	↑

34. Em condições fisiológicas normais, o fluxo sanguíneo para os músculos esqueléticos é determinado principalmente por qual das seguintes alternativas?
    A) Nervos simpáticos
    B) Angiotensina II
    C) Vasopressina
    D) Fatores metabólicos locais
    E) Pressão osmótica capilar

35. Uma estudante de medicina saudável, de 22 anos de idade, deve efetuar um teste de esforço em uma academia de ginástica local. Qual das alternativas a seguir tem maior probabilidade de apresentar aumento nos músculos esqueléticos dessa jovem durante o exercício?
    A) Condutância vascular
    B) Fluxo sanguíneo
    C) Concentração de dióxido de carbono
    D) Diâmetro arteriolar
    E) Todas as alternativas anteriores

36. Qual dos seguintes segmentos do sistema circulatório apresenta a menor velocidade de fluxo sanguíneo?
    A) Aorta
    B) Artérias
    C) Capilares
    D) Veias

37. A seguir, estão listadas as pressões hidrostáticas e oncóticas de um leito microvascular.
    Pressão coloidosmótica do plasma = 25 mmHg
    Pressão hidrostática capilar = 25 mmHg
    Pressão hidrostática venosa = 5 mmHg
    Pressão arterial = 80 mmHg
    Pressão hidrostática intersticial = −5 mmHg
    Pressão coloidosmótica intersticial = 5 mmHg
    Coeficiente de filtração = 15 mℓ/min/mmHg

Qual é a taxa de filtração (mℓ/min) da membrana capilar?
    A) 100
    B) 150
    C) 200
    D) 250
    E) 300

38. Qual dos seguintes vasos apresenta a maior resistência vascular?

	Fluxo sanguíneo (mℓ/min)	Gradiente de pressão (mmHg)
A)	1.000	100
B)	1.200	60
C)	1.400	20
D)	1.600	80
E)	1.800	40

39. Em qual dos seguintes fatores a ocorrência de um aumento de duas vezes resultaria no maior aumento de transporte de oxigênio através da membrana capilar?
    A) Pressão hidrostática capilar
    B) Fendas intercelulares na membrana capilar
    C) Gradiente de concentração do oxigênio
    D) Pressão coloidosmótica do plasma
    E) Permeabilidade da membrana capilar

40. Um cateter com balão é inserido através da veia cava superior até o coração e inflado para aumentar a pressão atrial em 5 mmHg. Qual dos seguintes fatores espera-se ocorrer em resposta à pressão atrial elevada?
    A) Diminuição do peptídio atrial natriurético
    B) Aumento da angiotensina II
    C) Aumento da aldosterona
    D) Diminuição da atividade nervosa simpática renal

41. Qual dos seguintes vasos apresenta a maior área de seção transversa total no sistema circulatório?
    A) Aorta
    B) Pequenas artérias
    C) Capilares
    D) Vênulas
    E) Veia cava

42. O aumento da pressão atrial produz qual dos seguintes resultados?
    A) Aumento do peptídio atrial natriurético no plasma
    B) Aumento da concentração plasmática de angiotensina II
    C) Diminuição da concentração plasmática de aldosterona
    D) Diminuição da excreção de sódio
    E) As alternativas A e C estão corretas

43. A autorregulação do fluxo sanguíneo nos tecidos em resposta ao aumento da pressão arterial ocorre em virtude de:

A) Diminuição da resistência vascular
B) Redução inicial da tensão na membrana vascular
C) Fornecimento excessivo de nutrientes, como oxigênio, aos tecidos
D) Diminuição do metabolismo tecidual

44. Qual dos seguintes componentes do sistema regulatório contém a maior porcentagem de volume sanguíneo total?

A) Artérias
B) Capilares
C) Veias
D) Circulação pulmonar
E) Coração

45. Qual dos seguintes conjuntos de alterações espera-se que ocorra 2 semanas após uma redução de 50% da pressão arterial renal?

	Renina plasmática	Concentração plasmática de aldosterona	Taxa de filtração glomerular
A)	↑	↑	↑
B)	↑	↑	↓
C)	↑	↓	↓
D)	↑	↓	↑
E)	↓	↓	↓
F)	↓	↓	↑
G)	↓	↑	↑
H)	↓	↑	↓

46. O aumento em qual dos seguintes fatores tende a reduzir a taxa de filtração capilar?

A) Pressão hidrostática capilar
B) Pressão coloidosmótica do plasma
C) Pressão coloidosmótica intersticial
D) Pressão hidrostática venosa
E) Diâmetro arteriolar

47. Uma diminuição em qual das seguintes alternativas deve ocorrer em um indivíduo 2 semanas após o aumento do consumo de sódio?

A) Angiotensina II
B) Excreção de sódio
C) Aldosterona
D) Peptídio atrial natriurético
E) As alternativas A e C estão corretas

48. Qual das alternativas a seguir tende a aumentar o fluxo de linfa?

A) Aumento da pressão hidrostática capilar
B) Aumento da pressão coloidosmótica do plasma
C) Aumento do volume intersticial
D) Diminuição do diâmetro arteriolar
E) As alternativas A e C estão corretas

49. O aumento da produção de qual dos seguintes fatores tem maior probabilidade de resultar em hipertensão crônica?

A) Aldosterona
B) Prostaciclina
C) Angiotensina II
D) Óxido nítrico
E) As alternativas A e C estão corretas

50. Qual dos seguintes capilares apresenta a maior permeabilidade capilar à albumina do plasma?

A) Glomerulares
B) Hepáticos
C) Musculares
D) Intestinais
E) Cerebrais

51. Qual dos seguintes eventos se espera que ocorra durante uma reação de Cushing causada por isquemia cerebral?

A) Aumento da atividade parassimpática
B) Redução da pressão arterial
C) Redução da frequência cardíaca
D) Aumento da atividade simpática

52. Qual dos seguintes eventos tende a aumentar o movimento efetivo de glicose através da membrana capilar?

A) Aumento da concentração plasmática de sódio
B) Aumento da diferença de concentração da glicose através da membrana
C) Redução da permeabilidade da membrana à glicose
D) Diminuição da área de superfície da membrana, sem aumento do número de poros
E) Diminuição da concentração plasmática de potássio

53. Um homem de 65 anos de idade apresenta insuficiência cardíaca congestiva. O débito cardíaco é de 4 ℓ/min, a pressão arterial, de 115/85 mmHg, e a frequência cardíaca, de 90 bpm. Outros exames solicitados por um cardiologista revelaram que o paciente apresenta pressão atrial direita de 10 mmHg. Qual dos seguintes fatores deve estar aumentado nesse paciente?

A) Pressão coloidosmótica do plasma
B) Pressão coloidosmótica intersticial
C) Pressão arterial
D) Débito cardíaco
E) Pressão hidrostática da veia cava

54. Qual dos seguintes conjuntos de alterações espera-se que ocorra em resposta ao aumento direto da pressão arterial renal nos rins, na ausência de um sistema de *feedback* (retroalimentação) tubuloglomerular intacto?

Parte 4 Circulação

	Filtração glomerular	Excreção de sódio	Taxa de excreção de água
A)	↑	↑	↑
B)	↑	↑	↓
C)	↑	↓	↓
D)	↑	↓	↑
E)	↓	↓	↓
F)	↓	↓	↑
G)	↓	↑	↑
H)	↓	↑	↓

55. Qual parte da circulação apresenta maior complacência?
    A) Capilares
    B) Artérias de grande calibre
    C) Veias
    D) Aorta
    E) Pequenas artérias

56. O aumento de qual dos seguintes fatores tende a elevar a pressão de pulso?
    A) Pressão sistólica
    B) Pressão hidrostática capilar
    C) Complacência arterial
    D) Volume sistólico
    E) As alternativas A e D estão corretas

57. Qual dos seguintes conjuntos de alterações fisiológicas espera-se que ocorra em um indivíduo que passa da posição deitada para a posição em pé?

	Pressão hidrostática venosa nas pernas	Frequência cardíaca	Fluxo sanguíneo renal
A)	↑	↑	↑
B)	↑	↑	↓
C)	↑	↓	↓
D)	↓	↓	↓
E)	↓	↓	↑
F)	↓	↑	↑

58. Qual das seguintes alterações fisiológicas compensatórias deve ocorrer em uma pessoa que passa da posição deitada para a posição em pé?
    A) Aumento da atividade nervosa parassimpática
    B) Aumento da atividade nervosa simpática
    C) Diminuição da frequência cardíaca
    D) Diminuição da contratilidade cardíaca

59. O fluxo sanguíneo para determinado tecido permanece relativamente constante, apesar da redução da pressão arterial (autorregulação). Qual das seguintes mudanças espera-se que ocorra em resposta ao aumento da pressão arterial?
    A) Aumento da condutância
    B) Aumento da concentração de oxigênio nos tecidos
    C) Diminuição da resistência vascular
    D) Aumento do diâmetro arteriolar

60. Qual das alternativas a seguir apresenta a menor taxa de movimento efetivo através da membrana capilar?
    A) Sódio
    B) Albumina
    C) Glicose
    D) Oxigênio

61. Um aumento em qual dos seguintes fatores tende a aumentar a taxa de filtração capilar?
    A) Condutividade hidráulica da membrana capilar
    B) Resistência arteriolar
    C) Pressão coloidosmótica do plasma
    D) Pressão hidrostática intersticial
    E) Concentração plasmática de sódio

62. A tendência ao fluxo turbulento é maior em qual dos seguintes vasos?
    A) Arteríolas
    B) Capilares
    C) Pequenas arteríolas
    D) Aorta

63. Um homem de 60 anos de idade apresenta pressão arterial média de 130 mmHg, frequência cardíaca de 78 bpm, pressão atrial direita de 0 mmHg e débito cardíaco de 3,5 ℓ/min. Ele também apresenta pressão de pulso de 35 mmHg e hematócrito de 40. Qual é a resistência vascular periférica total aproximada desse homem?
    A) 17 mmHg/ℓ/min
    B) 1,3 mmHg/ℓ/min
    C) 13 mmHg/ℓ/min
    D) 27 mmHg/ℓ/min
    E) 37 mmHg/ℓ/min

64. Qual das seguintes pressões é normalmente negativa no leito capilar muscular dos membros inferiores?
    A) Pressão coloidosmótica do plasma
    B) Pressão hidrostática capilar
    C) Pressão hidrostática intersticial
    D) Pressão coloidosmótica intersticial
    E) Pressão hidrostática venosa

65. Qual dos seguintes eventos tende a aumentar a pressão de pulso de uma pessoa?
    A) Diminuição do volume sistólico
    B) Aumento da complacência arterial
    C) Hemorragia
    D) Persistência do canal arterial
    E) Diminuição do retorno venoso

66. O movimento de solutos, como o sódio, através das membranas capilares ocorre principalmente por meio de qual dos seguintes processos?
    A) Filtração
    B) Transporte ativo

C) Transporte vesicular
D) Difusão

67. Qual das seguintes situações deve aumentar a pressão hidrostática venosa nas pernas?
   A) Diminuição da pressão atrial direita
   B) Gravidez
   C) Diminuição dos movimentos dos músculos da perna
   D) Compressão abdominal da veia cava por um tumor sólido no abdome
   E) As alternativas B e D estão corretas

68. Um doador de óxido nítrico é infundido na artéria braquial de um jovem de 22 anos de idade. Qual dos seguintes conjuntos de alterações microvasculares espera-se que ocorra no braço que recebeu a infusão?

	Pressão hidrostática capilar	Pressão hidrostática intersticial	Fluxo linfático
A)	↑	↑	↑
B)	↑	↑	↓
C)	↑	↓	↓
D)	↑	↓	↑
E)	↓	↓	↓
F)	↓	↓	↑
G)	↓	↑	↑
H)	↓	↑	↓

69. O que ocorre frequentemente na insuficiência cardíaca descompensada?
   A) Aumento da perda renal de sódio e de água
   B) Diminuição da pressão média de enchimento sistêmico
   C) Aumento da secreção de noradrenalina pelos nervos simpáticos cardíacos
   D) Ortopneia
   E) Perda de peso

70. Qual das seguintes condições ocorre frequentemente no choque hemorrágico progressivo?
   A) Falha do centro vasomotor
   B) Aumento do débito urinário
   C) Alcalose tecidual
   D) Diminuição da permeabilidade capilar
   E) Aumento da pressão média de enchimento sistêmico

71. Uma mulher de 50 anos de idade recebeu uma superdosagem de furosemida, e a sua pressão arterial caiu para 70/40. A frequência cardíaca é de 120, e a frequência respiratória, de 30/min. Que terapia você recomenda?
   A) Infusão de sangue total
   B) Infusão de plasma
   C) Infusão de solução eletrolítica balanceada
   D) Infusão de fármaco simpaticomimético
   E) Administração de glicocorticoide

72. Uma mulher de 30 anos de idade chega ao serviço de emergência local com vômitos intensos. Ela apresenta pele pálida, taquicardia, pressão arterial de 70/45 e dificuldade para caminhar. Que terapia você recomenda para evitar a ocorrência de choque?
   A) Infusão de concentrado de hemácias
   B) Administração de anti-histamínico
   C) Infusão de solução balanceada de eletrólitos
   D) Infusão de fármaco simpaticomimético
   E) Administração de glicocorticoide

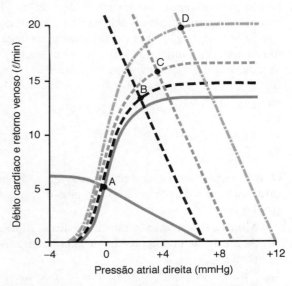

Modificada de Guyton AC, Jones CE, Coleman TB: *Circulatory Physiology: Cardiac Output and Its Regulation*, 2nd ed. Philadelphia: WB Saunders, 1973. (Esta figura encontra-se reproduzida em cores no Encarte.)

73. Na figura anterior, com relação às curvas de débito cardíaco e retorno venoso definidas pelas linhas sólidas (com equilíbrio em A), qual das alternativas a seguir é verdadeira?
   A) A pressão média de enchimento sistêmico é de 12 mmHg
   B) A pressão atrial direita é de 2 mmHg
   C) A resistência ao retorno venoso é de 1,4 mmHg/ℓ/min
   D) O fluxo arterial pulmonar é de aproximadamente 7 ℓ/min
   E) A resistência ao retorno venoso é de 0,71 mmHg/ℓ/min

74. Um homem de 30 anos de idade está descansando e, por alguma razão desconhecida, o seu tônus simpático aumenta até valores máximos. Qual dos seguintes conjuntos de alterações se espera em resposta a esse aumento da atividade simpática?

	Resistência ao retorno venoso	Pressão média de enchimento sistêmico	Retorno venoso
A)	↑	↑	↑
B)	↑	↓	↑
C)	↑	↓	↓
D)	↑	↑	↓
E)	↓	↓	↓
F)	↓	↑	↓
G)	↓	↑	↑
H)	↓	↓	↑

75. Se um paciente apresenta consumo de oxigênio de 240 mℓ/ℓ, concentração de oxigênio na veia pulmonar de 180 mℓ/ℓ de sangue e concentração de oxigênio na artéria pulmonar de 160 mℓ/ℓ de unidades de sangue, qual é o débito cardíaco em ℓ/min?

    A) 8
    B) 10
    C) 12
    D) 16
    E) 20

76. O que normalmente desloca a curva do débito cardíaco para a direita ao longo do eixo da pressão atrial direita?

    A) Mudança da pressão intrapleural para –1 mmHg
    B) Aumento da pressão média de enchimento sistêmico
    C) Retirada do paciente do ventilador mecânico, o que permite uma respiração normal
    D) Diminuição da pressão intrapleural para –7 mmHg
    E) Respiração contra uma pressão negativa

77. O que normalmente provoca o deslocamento da curva do débito cardíaco para a esquerda ao longo do eixo da pressão atrial direita?

    A) Abertura cirúrgica do tórax
    B) Tamponamento cardíaco grave
    C) Respiração contra uma pressão negativa
    D) Tocar trompete
    E) Respiração com pressão positiva

78. Qual das seguintes condições elevará o platô da curva de débito cardíaco?

    A) Abertura cirúrgica da caixa torácica
    B) Conexão do paciente à ventilação mecânica
    C) Tamponamento cardíaco
    D) Aumento da estimulação parassimpática do coração
    E) Aumento da estimulação simpática do coração

79. O que normalmente está associado ao aumento do débito cardíaco?

    A) Aumento da estimulação parassimpática
    B) Fístula atrioventricular (AV)
    C) Diminuição do volume sanguíneo
    D) Policitemia
    E) Insuficiência aórtica grave

80. Em qual das seguintes condições ocorre diminuição da pressão média de enchimento sistêmico?

    A) Administração de noradrenalina
    B) Aumento do volume sanguíneo
    C) Aumento da estimulação simpática
    D) Aumento da complacência venosa
    E) Contração do músculo esquelético

81. Um homem de 35 anos de idade é submetido a vários exames cardíacos durante o exercício. São realizadas as seguintes medidas:

Pressão atrial direita	+2 mmHg
Pressão atrial esquerda	+7 mmHg
Pressão diastólica final do ventrículo esquerdo	+10 mmHg
Pressão média de enchimento sistêmico	+12 mmHg
Débito cardíaco	10 ℓ/min

Qual é a resistência ao retorno venoso (mmHg/ℓ/min) nesse indivíduo?

    A) 0,1
    B) 0,5
    C) 1,0
    D) 1,4
    E) 2,0

82. Em qual das seguintes condições se espera uma diminuição da resistência ao retorno venoso?

    A) Anemia
    B) Aumento da resistência venosa
    C) Aumento da resistência arteriolar
    D) Atividade simpática aumentada
    E) Obstrução venosa

83. Qual das seguintes condições diminuirá o débito cardíaco?

    A) Aumento do volume sistólico
    B) Aumento da frequência cardíaca
    C) Aumento da pressão média de enchimento sistêmico
    D) Aumento da resistência ao retorno venoso
    E) Aumento do retorno venoso

84. Em qual das seguintes condições você normalmente espera encontrar redução do débito cardíaco?

    A) Hipertireoidismo
    B) Beribéri
    C) Fístula atrioventricular (AV)
    D) Aumento da massa muscular esquelética
    E) Hipotireoidismo

85. Qual dos seguintes conjuntos de alterações tende a aumentar o fluxo sanguíneo coronariano?

	Resistência arteriolar coronariana	Concentração de adenosina cardíaca	Condutância vascular coronariana	Carga de trabalho cardíaca
A)	↑	↑	↑	↓
B)	↑	↓	↑	↓
C)	↑	↓	↓	↓
D)	↑	↑	↓	↓
E)	↓	↓	↓	↑
F)	↓	↑	↓	↑
G)	↓	↑	↑	↑
H)	↓	↓	↑	↑

86. Qual das seguintes condições geralmente aumenta o nível de platô da curva de débito cardíaco?
    A) Miocardite
    B) Tamponamento cardíaco grave
    C) Diminuição da estimulação parassimpática do coração
    D) Infarto agudo do miocárdio
    E) Estenose mitral

87. Se um indivíduo realizou exercício físico durante 1 hora, que órgão terá a menor redução de fluxo sanguíneo?
    A) Cérebro
    B) Intestinos
    C) Rins
    D) Músculo esquelético que não esteja envolvido no exercício
    E) Pâncreas

88. Um homem de 35 anos de idade foi diagnosticado com deficiência de vitamina B_1. O seu consumo de oxigênio é de 400 mℓ/min. Além disso, a concentração de oxigênio na veia pulmonar é de 200 mℓ/ℓ de sangue, ao passo que a concentração de oxigênio na artéria pulmonar é de 150 mℓ/ℓ de sangue. Qual é o débito cardíaco (ℓ/min) desse homem?
    A) 4,0
    B) 5,0
    C) 6,0
    D) 7,0
    E) 8,0

89. Qual agente vasoativo é geralmente o controlador do fluxo sanguíneo coronariano mais importante?
    A) Adenosina
    B) Bradicinina
    C) Prostaglandinas
    D) Dióxido de carbono
    E) Íons potássio

90. Qual das seguintes condições reduzirá o platô da curva de débito cardíaco?
    A) Abertura cirúrgica da caixa torácica
    B) Conexão do paciente a um ventilador mecânico
    C) Tamponamento cardíaco
    D) Aumento da estimulação parassimpática do coração
    E) Aumento da estimulação simpática do coração

91. A causa mais provável de dor cardíaca na doença coronariana isquêmica é o aumento da concentração extracelular de:
    A) Adenosina
    B) Potássio
    C) Óxido nítrico
    D) ATP
    E) Ácido láctico

92. Qual das seguintes condições normalmente provoca vasodilatação arteriolar durante o exercício físico?
    A) Diminuição da concentração plasmática de íons potássio
    B) Liberação aumentada de histamina
    C) Concentração plasmática diminuída de óxido nítrico
    D) Concentração plasmática aumentada de adenosina
    E) Diminuição da osmolaridade plasmática

93. No início do exercício, ocorrem fortes descargas do sistema nervoso simpático. O que você espera que ocorra?
    A) Aumento dos impulsos simpáticos para o coração
    B) Diminuição do fluxo sanguíneo coronariano
    C) Diminuição do fluxo sanguíneo cerebral
    D) Relaxamento reverso por estresse
    E) Vasodilatação venosa

94. A súbita oclusão em artérias coronárias maiores provoca:
    A) Dilatação de pequenas anastomoses no tecido cardíaco
    B) Aumento do fluxo sanguíneo colateral
    C) Produção aumentada de adenosina
    D) Todas as alternativas anteriores
    E) Apenas as alternativas A e C estão corretas

95. Um homem de 70 anos de idade com peso de 100 kg e pressão arterial de 160/90 mmHg foi diagnosticado com angina causada por isquemia do miocárdio.

Qual dos seguintes tratamentos seria benéfico para esse paciente?

A) Aumento do cálcio dietético
B) Exercício isométrico
C) Estimulador do receptor β-1
D) Infusão de angiotensina II
E) Nitroglicerina

96. Qual dos seguintes eventos ocorre normalmente durante o exercício físico?

A) Dilatação arteriolar dos músculos envolvidos no exercício
B) Diminuição da atividade simpática
C) Venoconstrição
D) Diminuição da liberação de noradrenalina pelas glândulas adrenais
E) As alternativas A e C estão corretas

97. Qual(is) das alternativas a seguir é(são) responsável(is) pelo aumento do volume sistólico em resposta ao aumento do retorno venoso?

A) O estiramento do átrio direito inicia um reflexo nervoso, denominado reflexo de Bainbridge
B) O estiramento do nó sinusal na parede do átrio direito tem efeito direto sobre a ritmicidade do nó para aumentar a frequência cardíaca
C) Lei de Frank-Starling do coração
D) Todas as alternativas anteriores
E) As alternativas A e C estão corretas

98. Um homem de 60 anos de idade sofreu infarto agudo do miocárdio induzido por isquemia e morreu devido à fibrilação ventricular. Nesse paciente, qual dos seguintes fatores provavelmente aumentou a tendência do coração a sofrer fibrilação após o infarto?

A) Baixa concentração de potássio no líquido extracelular cardíaco
B) Diminuição do diâmetro ventricular
C) Aumento da estimulação simpática do coração
D) Baixa concentração de adenosina
E) Diminuição da estimulação simpática do coração

99. Um homem de 60 anos foi diagnosticado com angina causada por isquemia do miocárdio. Qual dos seguintes tratamentos deve ser benéfico para esse paciente?

A) Inibição da enzima conversora de angiotensina
B) Exercício isométrico
C) Terapia de quelação, como ácido etilenodiaminotetracético (EDTA)
D) Estimulação dos receptores beta
E) Aumento do cálcio dietético

100. Qual das alternativas a seguir é uma das principais causas de morte após infarto agudo do miocárdio?

A) Aumento do débito cardíaco
B) Redução do volume intersticial pulmonar
C) Fibrilação cardíaca
D) Aumento da contratilidade cardíaca

101. Qual das afirmativas a seguir sobre os resultados da estimulação simpática é mais acurada?

A) Aumento do fluxo epicárdico
B) Diminuição da resistência venosa
C) Diminuição da resistência arteriolar
D) Diminuição da resistência cardíaca
E) Constrição dos reservatórios venosos

102. Qual das alternativas a seguir está normalmente associada aos estágios crônicos da insuficiência cardíaca compensada? Suponha que o paciente esteja em repouso.

A) Dispneia
B) Diminuição da pressão atrial direita
C) Diminuição da frequência cardíaca
D) Sudorese
E) Aumento da pressão média de enchimento sistêmico

103. O que normalmente ocorre em um indivíduo com insuficiência cardíaca unilateral esquerda?

A) Diminuição da pressão arterial pulmonar
B) Diminuição da pressão atrial esquerda
C) Diminuição da pressão atrial direita
D) Edema dos pés
E) Aumento da pressão média de enchimento pulmonar

104. O que normalmente provoca retenção renal de sódio durante a insuficiência cardíaca compensada?

A) Formação aumentada de angiotensina II
B) Liberação aumentada do fator atrial natriurético
C) Vasodilatação simpática das arteríolas aferentes
D) Aumento da taxa de filtração glomerular
E) Formação aumentada de hormônio antidiurético (ADH)

105. Qual das seguintes intervenções normalmente seria benéfica para um paciente com edema pulmonar agudo?

A) Infusão de fármaco vasoconstritor
B) Infusão de solução balanceada de eletrólitos
C) Administração de furosemida
D) Administração de broncoconstritor
E) Infusão de sangue total

106. Um homem de 60 anos de idade sofreu infarto agudo do miocárdio há 2 dias, e a sua pressão arterial continuou diminuindo. Neste momento, ele está em choque cardiogênico. Qual das seguintes terapias seria mais benéfica?

A) Colocação de torniquetes nos quatro membros
B) Administração de inibidor simpático
C) Administração de furosemida
D) Administração de expansor do volume sanguíneo
E) Aumento da ingestão dietética de sódio

107. Se um jovem de 21 anos de idade apresenta reserva cardíaca de 300% e débito cardíaco máximo de 16 ℓ/min, qual é o seu débito cardíaco em repouso?
    A) 3 ℓ/min
    B) 4 ℓ/min
    C) 5,33 ℓ/min
    D) 6 ℓ/min
    E) 8 ℓ/min

108. Qual das alternativas a seguir ocorre durante a insuficiência cardíaca e provoca aumento da excreção renal de sódio?
    A) Aumento da liberação de aldosterona
    B) Aumento da liberação do fator atrial natriurético
    C) Diminuição da taxa de filtração glomerular
    D) Aumento da liberação de angiotensina II
    E) Diminuição da pressão arterial média

109. Qual das seguintes intervenções seria a terapia apropriada para um paciente com choque cardiogênico?
    A) Colocação de torniquete nos quatro membros
    B) Retirada de uma quantidade moderada de sangue do paciente
    C) Administração de furosemida
    D) Infusão de fármaco vasoconstritor

110. Qual das seguintes condições normalmente acompanha a insuficiência cardíaca unilateral direita aguda?
    A) Aumento da pressão atrial direita
    B) Aumento da pressão atrial esquerda
    C) Aumento do débito urinário
    D) Aumento do débito cardíaco
    E) Aumento da pressão arterial

111. Qual das seguintes condições está normalmente associada aos estágios crônicos da insuficiência cardíaca compensada? Suponha que o paciente esteja em repouso.
    A) Diminuição da pressão média de enchimento sistêmico
    B) Aumento da pressão atrial direita
    C) Aumento da frequência cardíaca
    D) Sudorese
    E) Dispneia

112. Pacientes com edema pulmonar frequentemente apresentam dispneia, devido ao acúmulo de líquido nos pulmões. Qual das seguintes terapias normalmente seria mais benéfica para um paciente com edema pulmonar agudo?
    A) Infusão de furosemida
    B) Infusão de dobutamina
    C) Infusão de solução salina
    D) Infusão de noradrenalina
    E) Infusão de sangue total

113. Qual das seguintes situações está associada à insuficiência cardíaca compensada?
    A) Aumento do débito cardíaco
    B) Aumento do volume sanguíneo
    C) Diminuição da pressão média de enchimento sistêmico
    D) Pressão atrial direita normal

114. Qual das seguintes condições normalmente está associada ao aumento da pressão média de enchimento sistêmico?
    A) Diminuição do volume sanguíneo
    B) Insuficiência cardíaca congestiva
    C) Inibição simpática
    D) Dilatação venosa

115. Qual das seguintes condições normalmente ocorre nos estágios iniciais da insuficiência cardíaca compensada?
    A) Aumento da pressão atrial direita
    B) Frequência cardíaca normal
    C) Diminuição da liberação de angiotensina II
    D) Diminuição da liberação de aldosterona
    E) Aumento do débito urinário de sódio e de água

116. Qual das seguintes condições ocorre com frequência durante a insuficiência cardíaca descompensada?
    A) Hipertensão
    B) Aumento da pressão média de enchimento pulmonar
    C) Diminuição da pressão capilar pulmonar
    D) Aumento do débito cardíaco
    E) Aumento da noradrenalina nas terminações dos nervos simpáticos cardíacos

117. Qual das seguintes condições ocorre com frequência na insuficiência cardíaca descompensada?
    A) Aumento da perda renal de sódio e de água
    B) Diminuição da pressão média de enchimento sistêmico
    C) Aumento da noradrenalina nos receptores simpáticos cardíacos
    D) Ortopneia
    E) Perda de peso

118. Um homem de 80 anos de idade em um hospital local foi diagnosticado com sopro cardíaco. A radiografia de tórax revela aumento do coração, porém sem edema pulmonar. O eixo QRS médio do ECG foi de 170 graus. A pressão pulmonar em cunha estava normal. Qual é o diagnóstico?
    A) Estenose mitral
    B) Estenose aórtica
    C) Estenose da valva pulmonar
    D) Estenose da valva tricúspide
    E) Insuficiência mitral

119. A quarta bulha cardíaca está associada a qual dos seguintes mecanismos?
    A) Influxo de sangue nos ventrículos pela contração atrial
    B) Fechamento das valvas AV
    C) Fechamento da valva pulmonar
    D) Abertura das valvas AV
    E) Influxo de sangue nos ventrículos nas fases inicial a média da diástole

120. Uma mulher de 40 anos de idade foi diagnosticada com sopro cardíaco. Um sopro diastólico aspirativo, em decrescendo, de timbre relativamente alto é ouvido maximamente sobre o ventrículo esquerdo. A radiografia de tórax mostra um coração de tamanho aumentado. A pressão arterial na aorta é de 140/40 mmHg. Qual é o diagnóstico?
    A) Estenose aórtica
    B) Insuficiência aórtica
    C) Estenose pulmonar
    D) Estenose mitral
    E) Insuficiência da valva tricúspide

121. Em qual dos seguintes distúrbios normalmente ocorre hipertrofia ventricular esquerda?
    A) Insuficiência pulmonar
    B) Insuficiência tricúspide
    C) Estenose mitral
    D) Estenose tricúspide
    E) Estenose aórtica

122. Qual sopro cardíaco é ouvido durante a sístole?
    A) Insuficiência da valva aórtica
    B) Insuficiência da valva pulmonar
    C) Estenose da valva tricúspide
    D) Estenose da valva mitral
    E) Persistência do canal arterial

123. Um aumento da pressão atrial esquerda tem maior probabilidade de ocorrer em qual sopro cardíaco?
    A) Estenose da valva tricúspide
    B) Insuficiência da valva pulmonar
    C) Estenose da valva aórtica
    D) Insuficiência da valva tricúspide
    E) Estenose da valva pulmonar

124. Uma mulher de 50 anos de idade em um hospital local foi diagnosticada com sopro cardíaco. A ausculta de um sopro sistólico de timbre relativamente baixo é máxima no segundo espaço intercostal direito, junto ao esterno. A radiografia de tórax mostra um coração de tamanho aumentado. O eixo QRS médio do ECG é de −45 graus. Qual é o diagnóstico?
    A) Estenose mitral
    B) Estenose aórtica
    C) Estenose pulmonar
    D) Estenose tricúspide
    E) Insuficiência tricúspide

125. Uma mulher de 40 anos de idade foi diagnosticada com sopro diastólico de timbre relativamente alto, com ausculta máxima no segundo espaço intercostal, à esquerda do esterno. O eixo QRS médio do ECG é de 150 graus, e a radiografia de tórax mostra um coração de tamanho aumentado. A quantidade de oxigênio no sangue arterial é normal. Qual é o diagnóstico provável?
    A) Estenose aórtica
    B) Insuficiência aórtica
    C) Insuficiência pulmonar
    D) Estenose mitral
    E) Estenose tricúspide

126. Em qual das seguintes condições normalmente ocorre hipertrofia ventricular direita?
    A) Tetralogia de Fallot
    B) Estenose aórtica leve
    C) Insuficiência aórtica leve
    D) Estenose mitral
    E) Estenose tricúspide

127. Qual sopro cardíaco é auscultado apenas durante a diástole?
    A) Persistência do canal arterial
    B) Estenose aórtica
    C) Insuficiência tricúspide
    D) Comunicação interventricular
    E) Estenose mitral

128. Em qual das seguintes condições uma pessoa tem maior probabilidade de apresentar baixo teor de oxigênio arterial?
    A) Tetralogia de Fallot
    B) Estenose pulmonar
    C) Insuficiência tricúspide
    D) Persistência do canal arterial
    E) Estenose tricúspide

129. Qual das alternativas a seguir está associada à primeira bulha cardíaca (B_1)?
    A) Influxo de sangue nos ventrículos como resultado da contração atrial
    B) Fechamento das valvas AV
    C) Fechamento da valva pulmonar
    D) Abertura das valvas AV
    E) Influxo de sangue nos ventrículos nas fases inicial a média da diástole

130. Uma menina de 2 anos de idade realizou um ecocardiograma. Os resultados indicaram espessamento do ventrículo direito. Outros dados indicaram que essa paciente apresentou grave redução da concentração de oxigênio arterial e pressões sistólicas iguais nos dois ventrículos. Qual é a condição dessa paciente?
    A) Comunicação interventricular
    B) Tetralogia de Fallot
    C) Estenose pulmonar

D) Insuficiência pulmonar
E) Persistência do canal arterial

131. Qual sopro cardíaco é auscultado apenas durante a sístole?
   A) Persistência do canal arterial
   B) Insuficiência mitral
   C) Estenose tricúspide
   D) Comunicação interventricular
   E) Estenose aórtica

132. Qual dos seguintes mecanismos está associado à terceira bulha cardíaca (B_3)?
   A) Influxo de sangue nos ventrículos como resultado da contração atrial
   B) Fechamento das valvas AV
   C) Fechamento da valva pulmonar
   D) Abertura das valvas AV
   E) Influxo de sangue nos ventrículos nas fases inicial a média da diástole

133. Qual das seguintes condições ocorre com frequência no indivíduo com choque hemorrágico progressivo?
   A) Aumento da permeabilidade capilar
   B) Relaxamento das veias por estresse
   C) Alcalose tecidual
   D) Aumento do débito urinário
   E) Aumento da pressão média de enchimento sistêmico

134. Em qual das seguintes condições a administração de um fármaco simpaticomimético constitui a terapia de escolha para a prevenção do choque?
   A) Lesão da medula espinhal
   B) Choque causado por vômito excessivo
   C) Choque hemorrágico
   D) Choque causado por excesso de diuréticos

135. A pressão arterial de um homem de 60 anos de idade caiu para 55/35 mmHg durante a indução da anestesia. O ECG ainda mostra ritmo sinusal normal. Qual terapia inicial você recomenda?
   A) Infusão de concentrado de hemácias
   B) Infusão de plasma
   C) Infusão de solução balanceada de eletrólitos
   D) Infusão de fármaco simpaticomimético
   E) Administração de glicocorticoide

136. Um homem de 65 anos de idade chega ao serviço de emergência local alguns minutos após receber a vacina contra gripe. Ele está pálido, com taquicardia, pressão arterial de 80/50 e dificuldade para andar. Qual das seguintes terapias você recomenda para prevenir o choque?
   A) Infusão de sangue
   B) Administração de anti-histamínico
   C) Infusão de solução balanceada de eletrólitos, como solução salina
   D) Infusão de fármaco simpaticomimético
   E) Administração de ativador do plasminogênio tecidual

137. Qual das seguintes condições ocorre frequentemente no choque hemorrágico compensado? Suponha que a pressão sistólica seja de 48 mmHg.
   A) Diminuição da frequência cardíaca
   B) Relaxamento das veias por estresse
   C) Diminuição da liberação de ADH
   D) Diminuição da absorção de líquido intersticial através dos capilares
   E) Resposta isquêmica do sistema nervoso central (SNC)

138. Se um paciente submetido à raquianestesia apresenta redução acentuada da pressão arterial e entra em choque, qual é a terapia de escolha?
   A) Infusão de plasma
   B) Infusão de sangue
   C) Infusão de solução salina
   D) Infusão de glicocorticoide
   E) Infusão de fármaco simpaticomimético

139. Um homem de 25 anos de idade chega ao serviço de emergência após sofrer um acidente de motocicleta. As roupas dele estão com muito sangue, e a pressão arterial está diminuída para 70/40 mmHg. A frequência cardíaca é de 120 bpm, ao passo que a frequência respiratória é de 30/min. Qual seria a terapia recomendada pelo médico?
   A) Infusão de sangue total
   B) Infusão de plasma
   C) Infusão de solução balanceada de eletrólitos
   D) Infusão de fármaco simpaticomimético
   E) Administração de glicocorticoide

140. Em qual dos seguintes tipos de choque é frequente a ocorrência de aumento do débito cardíaco?
   A) Choque hemorrágico
   B) Choque anafilático
   C) Choque séptico
   D) Choque neurogênico

141. Um jovem de 20 anos de idade com hemorragia em decorrência de ferimento por arma de fogo chega ao serviço de emergência local. O paciente apresenta pele pálida, taquicardia, pressão arterial de 60/40 mmHg e dificuldade para andar. Infelizmente, o banco de sangue não dispõe de sangue total. Qual das seguintes terapias o médico deve recomendar para evitar o choque?
   A) Administração de glicocorticoide
   B) Administração de anti-histamínico
   C) Infusão de solução balanceada de eletrólitos
   D) Infusão de fármaco simpaticomimético
   E) Infusão de plasma

142. Uma menina de 10 anos de idade no hospital apresenta obstrução intestinal, e houve uma queda da pressão arterial para 70/40 mmHg. A frequência cardíaca é de 120 bpm, ao passo que a frequência respiratória é de 30/min. Qual das seguintes terapias o médico deve recomendar?
    A) Infusão de sangue
    B) Infusão de plasma
    C) Infusão de solução balanceada de eletrólitos
    D) Infusão de fármaco simpaticomimético
    E) Administração de glicocorticoide

143. O que ocorre frequentemente durante a evolução do choque circulatório?
    A) Áreas focais de necrose hepática
    B) Redução da tendência à coagulação do sangue
    C) Aumento do metabolismo da glicose
    D) Redução da liberação de hidrolases pelos lisossomos
    E) Diminuição da permeabilidade capilar

144. A liberação de qual das seguintes substâncias provoca vasodilatação e aumento da permeabilidade capilar durante o choque anafilático?
    A) Histamina
    B) Bradicinina
    C) Óxido nítrico
    D) Fator atrial natriurético
    E) Adenosina

145. Uma mulher de 36 anos de idade apresenta débito cardíaco (DC) em repouso de 4,8 ℓ/min, que aumenta para 19,2 ℓ/min após a realização de exercício máximo. Qual é (aproximadamente) a reserva cardíaca dessa paciente?
    A) 400%
    B) 300%
    C) 500%
    D) Não é possível calcular a reserva cardíaca sem os valores da pressão arterial média
    E) Não é possível calcular a reserva cardíaca sem os valores da resistência vascular periférica total

146. Um paciente com 58 anos de idade com história de aterosclerose e hipertensão teve um infarto agudo do miocárdio. Quais são os eventos agudos que ocorrem *imediatamente* (0 a 30 segundos) após o dano ao miocárdio?
    A) Aumento do débito cardíaco
    B) Acúmulo de sangue na aorta
    C) Ativação simpática
    D) Ativação parassimpática
    E) Inibição da angiotensina II

147. Qual das afirmativas a seguir sobre a insuficiência cardíaca está incorreta?
    A) A retenção moderada de líquido é benéfica
    B) A reserva cardíaca está diminuída apenas quando a fração de ejeção é inferior a 30%
    C) Pode ocorrer desenvolvimento de insuficiência cardíaca com débito cardíaco alto ou baixo
    D) A recuperação cardíaca é possível, porém a reserva cardíaca estará sempre diminuída
    E) Um baixo débito cardíaco tende a diminuir o débito urinário

148. A retenção moderada de líquido na insuficiência cardíaca de baixo débito é benéfica porque:
    A) Preserva a contração isovolumétrica
    B) Aumenta a pós-carga
    C) Melhora a pré-carga
    D) Reduz a pressão aórtica
    E) Diminui o edema periférico

149. Na insuficiência cardíaca *descompensada*, a incapacidade do débito cardíaco de aumentar o suficiente resultará em:
    A) Retenção progressiva de líquido, aumento da pressão média de enchimento e aumento da pressão do átrio direito
    B) Ativação parassimpática progressiva, diminuição da aldosterona e aumento da frequência cardíaca
    C) Retenção moderada de líquido, aumento da pressão média de enchimento e diminuição do retorno venoso
    D) Vasoconstrição, broncospasmo e diminuição da pressão do átrio direito
    E) Retenção de líquido estável, aumento da pressão média de enchimento e aumento da pressão do átrio direito

150. Um homem de 67 anos de idade apresenta fração de ejeção de 0,32, ausência de cianose, história de cardiomiopatia dilatada e insuficiência cardíaca e sopro sistólico. Qual é o diagnóstico mais provável?
    A) Estenose mitral
    B) Tetralogia de Fallot
    C) Insuficiência mitral
    D) Persistência do canal arterial
    E) Estenose tricúspide

151. O sopro na estenose mitral é causado por:
    A) Aumento das pressões pulmonares
    B) Estreitamento do trato de saída do ventrículo esquerdo
    C) Fluxo retrógrado dos átrios para os vasos pulmonares
    D) Estreitamento da abertura da valva mitral
    E) As alternativas A e D estão corretas

152. Qual das alternativas a seguir sobre a interpretação de alças de pressão-volume do ventrículo esquerdo na doença valvar está correta?
    A) A estenose aórtica apresenta uma alça pressão-volume mais alta, com redução da pré-carga

B) A fase isométrica sistólica está perdida na insuficiência aórtica, porém preservada na insuficiência mitral
C) A estenose e a insuficiência aórticas apresentam aumento significativo da pós-carga
D) A estenose e a insuficiência mitrais apresentam aumento significativo da pós-carga
E) Ocorre perda da fase isométrica diastólica na estenose tricúspide

153. Um paciente de 6 meses de idade apresenta uma radiografia de tórax mostrando aumento do coração e exame de sangue arterial com PO_2 baixa. Qual das seguintes situações explica mais adequadamente a condição desse paciente?
A) Persistência do canal arterial
B) Derivação (*shunt*) da direita para a esquerda
C) Derivação (*shunt*) da esquerda para a direita
D) Estenose congênita da valva tricúspide
E) Comunicação interatrial (CIA)

154. Qual das alternativas a seguir sobre o choque hemorrágico está correta?
A) A deterioração do miocárdio provavelmente é o fator mais importante na progressão do choque
B) A deterioração do fígado provavelmente é o fator mais importante na progressão do choque
C) A autorregulação do cérebro reverte a deterioração celular no choque irreversível
D) A autorregulação do coração reverte a deterioração celular no choque irreversível
E) A autorregulação dos rins reverte a deterioração celular no choque irreversível

155. Um homem de 48 anos de idade sofre infarto agudo do miocárdio maciço, que provoca deterioração de mais de 70% do ventrículo esquerdo (VE) (o ECG revela elevação de ST de V1 a V6, na derivação I e na aVL). A pressão arterial é de 82/57 mmHg, a frequência cardíaca é de 135 bpm, o pulso está fraco e o paciente apresenta sinais generalizados de hipoperfusão (letargia, palidez, sudorese, pele fria). O diagnóstico de infarto agudo do miocárdio foi feito na casa do paciente há 7 horas. O paciente foi internado há 55 minutos e está recebendo líquidos por via intravenosa, oxigênio e simpaticomiméticos. Ele apresentou uma breve melhora da pressão arterial e da dinâmica cardíaca, porém, em seguida, continuou piorando, sem nenhuma resposta adicional ao tratamento. Qual das alternativas a seguir mais provavelmente está correta?

A) A demora entre o diagnóstico e a internação complicou o choque hemorrágico do paciente, com diminuição progressiva da permeabilidade capilar
B) É possível que os líquidos possam ter sido insuficientes, e a administração de quantidades aumentadas de sangue mais líquidos pode reverter a deterioração celular
C) O paciente provavelmente se encontra no estágio irreversível de choque
D) O fornecimento diminuído de oxigênio aos tecidos levou à alcalose tecidual generalizada e à deterioração celular
E) Como a causa do choque é de origem cardíaca, não há toxinas liberadas nem acumuladas, e pode não ocorrer desenvolvimento de deterioração celular

156. O paciente da pergunta anterior, após 2 horas de intervenção terapêutica, desenvolveu fibrilação ventricular. Qual das seguintes condições representa a alteração mais significativa na dinâmica cardiovascular ventricular esquerda desse paciente?
A) Aumento significativo da pré-carga
B) Diminuição da pós-carga, com preservação da pré-carga
C) Parada circulatória
D) Aumento do volume sistólico final
E) Desvio da relação pressão-volume para a esquerda

157. Qual das alternativas a seguir sobre o tratamento do choque está correta?
A) A solução de dextrana (se não houver disponibilidade de plasma) é útil como substituta do plasma no choque cardiogênico, visto que ela aumenta a pressão intersticial
B) Os agentes anti-histamínicos no choque anafilático ajudam a prevenir o desenvolvimento da coagulação intravascular disseminada
C) A solução de dextrana (se não houver disponibilidade de sangue total ou de plasma) é útil como substituta do plasma, visto que ela aumenta a pressão hidrostática intravascular
D) A solução de dextrana (se não houver disponibilidade de sangue total ou de plasma) é útil como substituta do plasma, visto que ela aumenta a pressão coloidosmótica intravascular
E) Os glicocorticoides estimulam a liberação de enzimas dos lisossomos, que são cruciais para a proteção dos tecidos e a prevenção da deterioração celular

RESPOSTAS

1. B) O coeficiente de filtração capilar é calculado como a taxa de movimento efetivo de líquido através da membrana capilar dividida pela pressão de filtração efetiva. Coeficiente de filtração efetiva = pressão hidrostática capilar – pressão coloidosmótica do plasma + pressão coloidosmótica intersticial – pressão hidrostática intersticial. A taxa de movimento efetivo de líquido através da membrana capilar é de 150 mℓ/min.

Coeficiente de filtração capilar (K_f) = taxa de filtração/pressão de filtração efetiva
K_f = 150 mℓ/min/[Pc – Πc + Πi – P_1]
K_f = 150 mℓ/min/[25 – 25 + 10 – (–5)]
K_f = 150/15 = 10 mℓ/min/mmHg

2. A) A mudança da posição deitada para a posição em pé provoca uma queda aguda da pressão arterial, que é percebida por barorreceptores arteriais localizados na bifurcação da carótida e no arco da aorta. A ativação dos barorreceptores arteriais leva ao aumento do fluxo simpático para o coração e a vasculatura periférica e à diminuição do fluxo parassimpático para o coração. O aumento da atividade simpática para os vasos periféricos resulta em aumento da resistência periférica total. Já o aumento da atividade simpática para o coração resulta em aumento da frequência cardíaca e da força de contração. A redução do fluxo parassimpático para o coração também contribui para o aumento da frequência cardíaca.

3. E) A administração de um fármaco que diminua o diâmetro das arteríolas no leito muscular aumenta a resistência vascular. O aumento da resistência vascular diminui a condutância vascular e o fluxo sanguíneo. A redução do diâmetro arteriolar também leva à diminuição da pressão hidrostática capilar e da taxa de filtração capilar.

4. G) A mudança da posição deitada para a posição em pé produz uma queda aguda da pressão arterial, que é percebida pelos barorreceptores arteriais localizados nos seios carotídeos e no arco da aorta. A ativação dos barorreceptores resulta em diminuição da atividade parassimpática (tônus vagal) e em aumento da atividade simpática, o que leva ao aumento da atividade da renina plasmática (liberação de renina).

5. A) A diferença entre a pressão sistólica e a pressão diastólica é a pressão de pulso. Os dois principais fatores que afetam a pressão de pulso são o volume sistólico ejetado e a complacência da árvore arterial. Em pacientes com insuficiência aórtica moderada (devido ao fechamento incompleto da valva aórtica), o sangue que é bombeado para a aorta retorna imediatamente ao ventrículo esquerdo. O fluxo retrógrado de sangue para o ventrículo esquerdo aumenta o volume e a pressão sistólicos. O rápido refluxo de sangue também resulta em diminuição da pressão diastólica. Por conseguinte, os pacientes com insuficiência aórtica moderada apresentam pressão sistólica elevada, baixa pressão diastólica e alta pressão de pulso.

6. F) O aumento do metabolismo local durante o exercício físico aumenta a produção de dióxido de carbono e diminui a concentração de oxigênio e o pH nos tecidos. A redução da concentração de oxigênio e pH dos tecidos e o aumento da produção de dióxido de carbono elevam o diâmetro arteriolar (diminuição da resistência arteriolar) e aumentam a condutância vascular e o fluxo sanguíneo para os músculos esqueléticos.

7. B) Os estímulos cognitivos aumentam o fluxo sanguíneo cerebral por meio da redução da resistência vascular cerebral. O diâmetro dos vasos sanguíneos cerebrais é aumentado por diversos fatores metabólicos em resposta a estímulos cognitivos. Os fatores metabólicos que aumentam o fluxo sanguíneo cerebral incluem aumento de dióxido de carbono, íons hidrogênio (redução do pH) e adenosina.

8. A) A histamina é uma substância vasodilatadora que normalmente é liberada pelos mastócitos e basófilos. A infusão de histamina na artéria braquial diminui a resistência arteriolar e aumenta a permeabilidade da membrana capilar à água. A diminuição da resistência arteriolar também aumentaria a pressão hidrostática capilar. O aumento da pressão hidrostática capilar e da permeabilidade à água leva ao aumento da taxa de filtração capilar, do volume intersticial e da pressão hidrostática intersticial.

9. C) O aumento da tensão de cisalhamento nos vasos sanguíneos é um dos principais estímulos para a liberação de óxido nítrico pelas células endoteliais. O óxido nítrico aumenta o fluxo sanguíneo por meio do aumento do monofosfato de adenosina cíclico.

10. C) A angiotensina I é formada pela ação de uma enzima (renina) sobre um substrato, denominado angiotensinogênio. A angiotensina I é convertida em angiotensina II por uma enzima conversora (ECA). A angiotensina II também exerce um efeito de *feedback* negativo sobre as células justaglomerulares, inibindo a secreção de renina. Ela é um potente vasoconstritor e estimula a aldosterona (hormônio que aumenta a retenção de sódio), elevando a pressão arterial. A administração de um inibidor da ECA aumenta a concentração plasmática de renina, diminui a formação de angiotensina II e reduz a resistência periférica total e a pressão arterial.

11. **E)** A redução do diâmetro de uma arteríola pré-capilar aumenta a resistência arteriolar. O aumento da resistência arteriolar leva à redução da condutância vascular, do fluxo sanguíneo capilar, da pressão hidrostática e da taxa de filtração.

12. **A)** A estenose de um rim resulta na liberação de renina e na formação de angiotensina II pelo rim afetado. A angiotensina II estimula a produção de aldosterona e aumenta a resistência periférica total por meio da constrição da maioria dos vasos sanguíneos do corpo.

13. **D)** O fluxo sanguíneo em um vaso é diretamente proporcional à quarta potência do raio do vaso. O aumento do diâmetro do vaso (ou de seu raio) em 100% (2 × o controle) aumentaria o fluxo sanguíneo 2 à quarta potência × fluxo sanguíneo normal (100 mℓ/min). Assim, o fluxo sanguíneo aumentaria para 100 mℓ/min × 16 ou aproximadamente 1.600 mℓ/min.

14. **A)** Na persistência do canal arterial, uma grande quantidade do sangue bombeado para a aorta pelo ventrículo esquerdo flui imediatamente em direção à artéria pulmonar e, em seguida, ao pulmão e ao átrio esquerdo. O desvio (*shunt*) de sangue da aorta resulta em baixa pressão diastólica, ao passo que o aumento do fluxo de sangue para dentro do átrio e do ventrículo esquerdos aumenta o volume sistólico e a pressão sistólica. O aumento combinado da pressão sistólica e a redução da pressão diastólica resultam em aumento da pressão de pulso.

15. **E)** Acredita-se que a redução da pressão de oxigênio nos tecidos seja um importante estímulo para o fator de crescimento endotelial vascular e o consequente crescimento de vasos sanguíneos em tumores sólidos.

16. **A)** O movimento efetivo de sódio através da membrana capilar é diretamente proporcional à permeabilidade da membrana ao sódio, à área de superfície da membrana e ao gradiente de concentração através da membrana capilar. Por conseguinte, o aumento da permeabilidade ao sódio, da área de superfície e do gradiente de concentração do sódio aumenta o movimento efetivo de sódio através da membrana capilar.

17. **D)** A constrição da artéria carótida diminui a pressão arterial no nível do seio carotídeo. A diminuição da pressão do seio carotídeo leva à redução dos impulsos nervosos para o centro vasomotor, que, por sua vez, leva ao aumento da atividade nervosa simpática e à redução da atividade nervosa parassimpática. O aumento da atividade nervosa simpática resulta em vasoconstrição periférica e em aumento da resistência periférica total e da frequência cardíaca. A diminuição da atividade nervosa parassimpática para o coração também contribui para o aumento da frequência cardíaca.

18. **E)** A pressão de pulso é a diferença entre a pressão sistólica e a pressão diastólica. Os dois principais fatores que afetam a pressão de pulso são o débito do volume sistólico cardíaco e a complacência da árvore arterial. O aumento do volume sistólico aumenta a pressão sistólica e a pressão de pulso, ao passo que o aumento da complacência da árvore arterial diminui a pressão de pulso. A estenose moderada da valva aórtica resulta em diminuição do volume sistólico, que leva à redução da pressão sistólica e da pressão de pulso.

19. **B)** Deve-se esperar que um indivíduo com aterosclerose apresente diminuição da complacência arterial. Essa redução levaria ao aumento da pressão sistólica e da pressão de pulso.

20. **B)** A constrição da artéria carótida reduz a pressão arterial na bifurcação da carótida, onde estão localizados os barorreceptores. A diminuição da pressão arterial ativa os barorreceptores, o que, por sua vez, leva ao aumento da atividade simpática e à diminuição da atividade parassimpática (ou tônus vagal). O aumento da atividade simpática resulta em constrição dos vasos sanguíneos periféricos, incluindo os dos rins. O aumento da atividade simpática leva ao aumento da resistência periférica total e à diminuição do fluxo sanguíneo renal. A combinação de aumento da atividade simpática e redução do tônus vagal também leva ao aumento da frequência cardíaca.

21. **B)** A taxa de filtração é o produto do coeficiente de filtração (K_f) pela pressão efetiva através da membrana capilar. A pressão efetiva para o movimento de líquido através da membrana capilar é promovida pelo aumento da pressão hidrostática capilar e da pressão coloidosmótica intersticial positiva, ao passo que a pressão coloidosmótica negativa do plasma e a pressão hidrostática intersticial positiva se opõem à filtração. Por conseguinte, o aumento da pressão hidrostática capilar, a *diminuição da pressão coloidosmótica do plasma* e o aumento da pressão coloidosmótica intersticial promovem a filtração. O aumento da resistência arteriolar diminui a filtração por meio da redução da pressão hidrostática capilar. O coeficiente de filtração é o produto da área de superfície capilar pela permeabilidade do capilar à água. A redução da permeabilidade dos capilares à água diminui o coeficiente de filtração e a taxa de filtração.

22. **E)** Os tumores sólidos são tecidos metabolicamente ativos que necessitam de quantidades aumentadas de oxigênio e de outros nutrientes. Quando o

metabolismo de um tecido está aumentado por um período prolongado, a vascularização desse tecido também aumenta. O VEGF é um dos fatores importantes que aumentam o crescimento de novos vasos sanguíneos. Presumivelmente, a deficiência de oxigênio ou de outros nutrientes em determinado tecido leva à formação de VEGF.

23. **A)** A diminuição do diâmetro de uma arteríola pré-capilar aumenta a resistência arteriolar, ao passo que diminui a condutância vascular e o fluxo sanguíneo capilar, a pressão hidrostática, a taxa de filtração, o volume intersticial e a pressão hidrostática intersticial.

24. **C)** O excesso de secreção de aldosterona resulta em aumento da reabsorção tubular de sódio e secreção de potássio. A reabsorção aumentada de sódio e de água leva ao aumento do volume de líquido extracelular, que, por sua vez, suprime a liberação de renina pelos rins. O aumento da secreção de potássio leva à redução da concentração plasmática de potássio ou hipopotassemia.

25. **B)** Os dois principais fatores que aumentam o fluxo de linfa são o aumento da taxa de filtração capilar e o aumento da atividade da bomba linfática. A *diminuição da pressão coloidosmótica do plasma* aumenta a taxa de filtração capilar, o volume intersticial, a pressão hidrostática e o *fluxo de linfa*. Em contrapartida, o aumento da condutividade hidráulica da membrana capilar e da pressão hidrostática capilar eleva a taxa de filtração capilar, o volume e a pressão intersticiais e o fluxo de linfa. O aumento da resistência arteriolar *diminui* a condutância vascular, a pressão hidrostática capilar, a taxa de filtração capilar, o volume e a pressão intersticiais e o *fluxo de linfa*.

26. **E)** De acordo com a lei de Poiseuille, o fluxo sanguíneo através de um vaso aumenta de modo proporcional à quarta potência de seu raio. O aumento de quatro vezes no diâmetro (ou no raio) de um vaso aumenta 4 elevado à quarta potência (4^4), ou seja, 256 vezes o valor normal. Assim, após o aumento do raio do vaso de quatro vezes o normal, o fluxo aumentará de 100 para 25.600 mℓ/min.

27. **B)** A resistência vascular é igual à pressão arterial dividida pelo fluxo sanguíneo. Nesse exemplo, a pressão arterial é de 125 mmHg, a pressão venosa é de 5 mmHg e o fluxo sanguíneo é de 1.200 mℓ/min (fluxo plasmático/hematócrito). Por conseguinte, a resistência vascular é igual a 120 divididos por (600/0,50 ou 1.200) ou 0,10 mmHg/mℓ/min.

28. **D)** A taxa de fluxo sanguíneo é diretamente proporcional à quarta potência do raio do vaso e ao gradiente de pressão através do vaso. Por outro lado, a taxa de fluxo sanguíneo é inversamente proporcional à viscosidade do sangue. Assim, o aumento da viscosidade do sangue reduzirá o fluxo sanguíneo em um vaso.

29. **D)** O fluxo sanguíneo em determinado vaso é diretamente proporcional ao gradiente de pressão através do vaso e à quarta potência do raio do vaso. Em contrapartida, o fluxo sanguíneo é inversamente proporcional à viscosidade do sangue. Como o fluxo sanguíneo é proporcional à quarta potência do raio do vaso, o vaso que tiver o maior raio (vaso D) apresentará o maior fluxo.

30. **B)** Os barorreceptores arteriais são ativados em resposta à queda da pressão arterial. Durante a hemorragia, a queda da pressão arterial no nível dos barorreceptores resulta em aumento do fluxo simpático a partir do centro vasomotor e em redução da atividade nervosa parassimpática. O aumento da atividade nervosa simpática resulta em constrição dos vasos sanguíneos periféricos, aumento da resistência periférica total e da atividade da renina plasmática, angiotensina II e retorno da pressão arterial à normalidade. A redução da atividade nervosa parassimpática e o efluxo simpático resultam em aumento da frequência cardíaca.

31. **A)** A ativação dos barorreceptores leva ao aumento da atividade simpática, que, por sua vez, aumenta a frequência cardíaca, a força de contração cardíaca e a constrição das arteríolas e veias. O aumento da constrição venosa resulta em elevação da pressão média de enchimento sistêmico, retorno venoso e débito cardíaco.

32. **E)** A conversão da angiotensina I em angiotensina II é catalisada por uma enzima conversora que está presente no endotélio dos vasos pulmonares e nos rins. A enzima conversora também atua como cininase, que degrada a bradicinina. Por conseguinte, o inibidor da enzima conversora não apenas diminui a formação de angiotensina II, como também inibe as cininases e a degradação da bradicinina. A angiotensina II é um vasoconstritor e um potente fator envolvido na retenção de sódio. Enquanto a bradicinina plasmática aumenta, a principal causa de redução da pressão arterial em resposta à administração de um inibidor da ECA é a diminuição da formação de angiotensina II.

33. **G)** Quando a pressão arterial cai abaixo de 80 mmHg, os quimiorreceptores carotídeos e aórticos são ativados para desencadear o reflexo neural, de modo a minimizar a queda da pressão arterial. Os quimiorreceptores são células quimiossensíveis, que são sensíveis à falta de oxigênio e ao excesso de dióxido de carbono ou de íons hidrogênio (ou queda do pH). Os sinais transmitidos dos quimiorreceptores para o centro vasomotor fazem esse centro aumentar a pressão arterial.

34. D) Embora os nervos simpáticos, a angiotensina II e a vasopressina sejam vasoconstritores potentes, o fluxo sanguíneo para os músculos esqueléticos em condições fisiológicas normais é determinado principalmente por fatores metabólicos locais, como as concentrações de adenosina, oxigênio, hidrogênio e dióxido de carbono nos tecidos. A pressão osmótica capilar desempenha um papel na determinação do movimento de líquido através do capilar, e não do fluxo sanguíneo.

35. E) Durante o exercício físico, ocorre o aumento dos níveis teciduais de dióxido de carbono e de ácido láctico. Esses metabólitos causam a dilatação dos vasos sanguíneos, a redução da resistência arteriolar e o aumento da condutância vascular e do fluxo sanguíneo.

36. C) A velocidade do fluxo sanguíneo em cada segmento do sistema circulatório é inversamente proporcional à área de seção transversa total do segmento. Como os capilares apresentam a maior área de seção transversa total de todos os segmentos da circulação, eles apresentam a menor velocidade de fluxo sanguíneo.

37. B) A taxa de filtração é o produto do coeficiente de filtração (K_f) pela pressão efetiva através da membrana capilar. Pressão efetiva para o movimento de líquido através da membrana capilar = pressão hidrostática capilar – pressão coloidosmótica do plasma + pressão coloidosmótica intersticial – pressão hidrostática intersticial. A pressão efetiva nessa pergunta é calculada como 10 mmHg, e o valor de K_f é 15. Portanto, a taxa de filtração é 15 × 10 ou 150 mℓ/min.

38. A) Resistência do vaso sanguíneo = gradiente de pressão/fluxo sanguíneo no vaso. Nesse exemplo, o vaso A apresenta a maior resistência vascular (100 mmHg/1.000 mℓ/min ou 0,1 mmHg/mℓ/min).

39. C) O transporte de oxigênio através da membrana capilar é proporcional à área de superfície do capilar, à permeabilidade da membrana capilar ao oxigênio e ao gradiente de oxigênio através da membrana capilar. Portanto, o aumento de duas vezes no gradiente de concentração do oxigênio resulta em maior aumento do transporte de oxigênio através da membrana capilar. O aumento de duas vezes nas fendas intercelulares da membrana capilar não tem impacto significativo sobre o transporte de oxigênio, visto que o oxigênio é capaz de atravessar a membrana de células endoteliais.

40. D) O peptídio atrial natriurético é liberado dos miócitos nos átrios em resposta ao aumento da pressão atrial. Por sua vez, o peptídio atrial natriurético inibe a produção de angiotensina II e de aldosterona. O estiramento dos átrios também resulta em reflexo nervoso para inibir a atividade nervosa simpática renal.

41. C) De todos os vasos do sistema circulatório, os capilares são os que apresentam a maior área de seção transversa total.[1] As vênulas também têm uma área de seção transversa total relativamente grande, porém não tão grande quanto a dos capilares, o que explica o grande armazenamento de sangue no sistema venoso, em comparação com o do sistema arterial.

42. E) O aumento da pressão atrial eleva os níveis plasmáticos de peptídio atrial natriurético, o que, por sua vez, diminui os níveis plasmáticos de angiotensina II e aldosterona e aumenta a excreção de sódio.

43. C) O aumento da pressão de perfusão para um tecido resulta em fornecimento excessivo de nutrientes, como oxigênio, para esse tecido. O aumento da concentração tecidual de oxigênio provoca a constrição das arteríolas e induz o retorno do fluxo sanguíneo e do fornecimento de nutrientes a seus valores normais.

44. C) A porcentagem de volume sanguíneo total nas veias é de aproximadamente 64%.

45. B) A constrição da artéria renal aumenta a liberação de renina, a formação de angiotensina II e aldosterona e a pressão arterial. A redução de 50% da pressão da artéria renal está abaixo da faixa da autorregulação renal e resultaria em diminuição da taxa de filtração glomerular.

46. B) O aumento da pressão coloidosmótica do plasma reduz a pressão de filtração efetiva e a taxa de filtração capilar. O aumento da pressão hidrostática capilar e da pressão coloidosmótica intersticial também favorece a filtração capilar. O aumento da pressão hidrostática venosa e do diâmetro arteriolar tende a aumentar a pressão hidrostática capilar e a taxa de filtração capilar.

47. E) A diminuição da ingestão de sódio resulta em diminuição de sua excreção, de modo a manter o equilíbrio de sódio. A angiotensina II e a aldosterona aumentam em resposta à diminuição crônica da ingestão de sódio, ao passo que os níveis plasmáticos de peptídio atrial natriurético diminuem.

48. E) A taxa do fluxo de linfa aumenta proporcionalmente à pressão hidrostática intersticial e à atividade da bomba linfática. O aumento da pressão hidrostática capilar aumenta a taxa de filtração, o volume intersticial, a pressão hidrostática intersticial e o fluxo de linfa. O aumento da pressão coloidosmótica do plasma diminui a taxa de filtração, o volume intersticial, a pressão hidrostática intersticial e o fluxo de

---

[1] N.R.C.: Nesse caso, está sendo considerada a rede capilar, que corresponde ao somatório dos raios de todos os capilares do corpo.

linfa. A diminuição do volume intersticial aumenta a pressão hidrostática intersticial e o fluxo de linfa. A redução do diâmetro arteriolar diminui a pressão hidrostática capilar, a filtração capilar, o volume e a pressão hidrostática intersticiais e o fluxo de linfa.

49. **E)** O óxido nítrico e a prostaciclina são potentes substâncias vasodilatadoras e natriuréticas. Por conseguinte, o aumento da produção de óxido nítrico e de prostaciclina resulta em diminuição da pressão arterial. Em contrapartida, a angiotensina II e a aldosterona são fatores antinatriuréticos e pró-hipertensivos. O aumento da produção desses fatores eleva a pressão arterial.

50. **B)** O endotélio do fígado contém muitos poros abertos ou fenestras, que possibilitam a passagem de moléculas extremamente grandes, como a albumina, para dentro ou para fora do tecido hepático. Em condições normais, uma quantidade muito pequena, quando houver, de albumina atravessa as membranas capilares musculares, glomerulares, do cérebro ou do intestino.

51. **D)** A reação de Cushing é um tipo especial de resposta isquêmica do SNC, que resulta do aumento de pressão do líquido cefalorraquidiano (liquor) ao redor do cérebro, na abóbada craniana. Quando a pressão do liquor aumenta, ele diminui o suprimento sanguíneo para o cérebro e desencadeia uma resposta isquêmica do SNC. A resposta isquêmica do SNC inclui o aumento da atividade simpática, a diminuição da atividade parassimpática e o aumento da frequência cardíaca, da pressão arterial e da resistência periférica total.

52. **B)** Os fatores que determinam o movimento efetivo de glicose através da membrana capilar incluem a permeabilidade da membrana à glicose, o gradiente de concentração da glicose através da membrana e a área de superfície da membrana capilar. Por conseguinte, o aumento da diferença de concentração de glicose através da membrana aumentará o movimento efetivo de glicose.

53. **E)** O aumento da pressão atrial de 10 mmHg tende a diminuir o retorno venoso para o coração e a aumentar a pressão hidrostática da veia cava. A pressão coloidosmótica do plasma, a pressão coloidosmótica intersticial, a pressão arterial e o débito cardíaco provavelmente estão abaixo do normal nesse paciente.

54. **A)** O aumento da pressão arterial renal resulta em aumento da excreção de sódio e de água. Normalmente, a taxa de filtração glomerular é normal ou aumenta ligeiramente em resposta ao aumento da pressão da artéria renal. Entretanto, na ausência de um sistema de *feedback* tubuloglomerular intacto, importante mecanismo de autorregulação renal, o aumento da pressão na artéria renal resultará em aumento significativo da taxa de filtração glomerular.

55. **C)** A complacência vascular é proporcional à distensibilidade e ao volume vasculares de qualquer segmento da circulação. A complacência de uma veia sistêmica é 24 vezes maior que a de sua artéria correspondente, visto que ela é cerca de oito vezes mais distensível e apresenta um volume de cerca de três vezes o da artéria.

56. **E)** A diferença entre pressão sistólica e pressão diastólica é denominada pressão de pulso. Os dois principais fatores que afetam a pressão de pulso são o volume sistólico e a complacência arterial. A pressão de pulso é diretamente proporcional ao volume sistólico e inversamente proporcional à complacência arterial. Por conseguinte, o aumento da pressão sistólica ou do volume sistólico tende a aumentar a pressão de pulso.

57. **B)** A mudança da posição deitada para a posição em pé resulta em acúmulo de sangue nos membros inferiores e em queda da pressão arterial. O acúmulo de sangue nas pernas aumenta a pressão hidrostática venosa. A queda da pressão arterial ativa os barorreceptores arteriais, o que, por sua vez, aumenta a atividade nervosa simpática e diminui a atividade nervosa parassimpática. O aumento da atividade simpática provoca a constrição dos vasos renais e diminui o fluxo sanguíneo renal. A frequência cardíaca também aumenta.

58. **B)** A mudança da posição deitada para a posição em pé tende a causar acúmulo de sangue nos membros inferiores e redução da pressão arterial. A diminuição da pressão arterial ativa o reflexo barorreceptor que, em seguida, desencadeia o aumento da atividade do sistema nervoso simpático, a diminuição da atividade parassimpática, o aumento da frequência cardíaca e o aumento da contratilidade cardíaca.

59. **B)** O aumento da pressão arterial de determinado tecido leva ao aumento da concentração de oxigênio e à redução da concentração de dióxido de carbono desse tecido. Ambos os eventos desencadeiam a redução do diâmetro arteriolar, o aumento da resistência vascular e a diminuição da condutância vascular.

60. **B)** Como o oxigênio é lipossolúvel e pode atravessar com facilidade a membrana capilar, ele apresenta a maior velocidade de movimento através da membrana capilar. A capacidade de substâncias insolúveis em lipídios, como sódio, albumina e glicose, de atravessar a membrana capilar depende da permeabilidade do capilar às substâncias insolúveis em lipídios. Como a membrana capilar é relativamente impermeável à albumina, ela apresenta a menor taxa de movimento efetivo através da membrana capilar.

61. A) O aumento da permeabilidade da membrana capilar à água aumenta a taxa de filtração capilar, ao passo que o aumento da resistência arteriolar, da pressão coloidosmótica do plasma e da pressão hidrostática intersticial diminui a taxa de filtração. A concentração plasmática de sódio não tem nenhum efeito sobre a filtração.

62. D) A tendência ao fluxo turbulento ocorre em locais vasculares em que a velocidade do fluxo sanguíneo é alta. A aorta apresenta a maior velocidade de fluxo sanguíneo.

63. E) Resistência vascular periférica total = (pressão arterial − pressão atrial direita)/débito cardíaco. Nesse exemplo, a resistência vascular periférica total = 130 mmHg/3,5 ℓ/min ou aproximadamente 37 mmHg/ℓ/min.

64. C) A pressão hidrostática intersticial em um leito capilar muscular é normalmente negativa (−3 mmHg). O bombeamento pelo sistema linfático constitui a causa básica da pressão negativa.

65. D) Os dois principais fatores que afetam a pressão de pulso são o volume sistólico e a complacência arterial. A redução do volume sistólico diminui a pressão de pulso, ao passo que o aumento da complacência arterial diminui a pressão de pulso. A hemorragia e a redução do retorno venoso diminuem o volume sistólico e a pressão de pulso. Em pacientes com persistência do canal arterial, o volume sistólico e a pressão de pulso estão elevados em decorrência do desvio (*shunt*) de sangue da aorta para a artéria pulmonar.

66. D) A *difusão* simples constitui o principal mecanismo pelo qual os solutos atravessam a membrana capilar.

67. E) O movimento dos músculos das pernas provoca o fluxo de sangue em direção à veia cava, o que reduz a pressão hidrostática venosa. A diminuição da pressão atrial direita aumenta o retorno venoso e diminui a pressão hidrostática venosa. A gravidez e a presença de tumor no abdome tendem a comprimir a veia cava e a aumentar a pressão hidrostática venosa nas pernas.

68. A) Acredita-se que o óxido nítrico, um vasodilatador, tenha um papel na regulação do fluxo sanguíneo. A infusão de um doador de óxido nítrico na artéria braquial aumenta o diâmetro arteriolar e diminui a resistência arteriolar. A redução da resistência arteriolar também resulta em aumento da pressão hidrostática capilar e da taxa de filtração. O aumento da taxa de filtração leva ao aumento da pressão hidrostática intersticial e do fluxo de linfa.

69. D) Em indivíduos com insuficiência cardíaca descompensada, os rins retêm sódio e água, o que provoca ganho de peso e aumento do volume sanguíneo. Esse efeito aumenta a pressão média de enchimento sistêmico, que também distende o coração. Desse modo, não ocorre a diminuição da pressão média de enchimento sistêmico na insuficiência cardíaca descompensada. O excesso de volume sanguíneo frequentemente distende excessivamente os sarcômeros do coração, impedindo que eles alcancem a sua tensão máxima. O excesso de volume de líquido central também resulta em ortopneia, que consiste na incapacidade de respirar adequadamente, exceto na posição em pé.

70. A) Durante o choque hemorrágico progressivo, o centro vasomotor falha com frequência, reduzindo, assim, o débito simpático. A diminuição da pressão arterial reduzirá o débito urinário. A diminuição do fluxo sanguíneo pelo corpo provoca acidose, devido à remoção diminuída de dióxido de carbono. No choque progressivo em decorrência de hemorragia, a permeabilidade capilar aumenta, ao passo que a pressão média de enchimento sistêmico diminui.

71. C) Em caso de superdosagem de furosemida, ocorre uma grande perda de sódio e de água do corpo, resultando em desidratação e, às vezes, em choque. A terapia ideal consiste na reposição dos eletrólitos que foram perdidos em consequência da superdosagem de furosemida. Por conseguinte, a terapia de escolha consiste na infusão de uma solução balanceada de eletrólitos.

72. C) O vômito intenso pode levar a uma grande perda de sódio e de água do corpo, resultando em desidratação e, às vezes, em choque. A melhor terapia consiste na reposição do sódio e da água perdidos com o vômito. Por conseguinte, a terapia de escolha consiste na infusão de uma solução balanceada de eletrólitos.

73. C) A fórmula utilizada para a resistência ao retorno venoso é a seguinte: (pressão média de enchimento sistêmico − pressão atrial direita)/débito cardíaco. Nesse exemplo, a pressão média de enchimento sistêmico é de 7 mmHg, e a pressão atrial direita, de 0 mmHg. O débito cardíaco é de 5 ℓ/min. Ao utilizar esses valores na fórmula anterior, constata-se que a resistência ao retorno venoso é de 1,4 mmHg/ℓ/min. Observe que essa fórmula só se aplica à porção linear da curva de retorno venoso.

74. A) Durante o aumento da estimulação simpática até valores máximos, ocorrem diversas mudanças. Em primeiro lugar, a pressão média de enchimento sistêmico aumenta acentuadamente, ao mesmo tempo que a resistência ao retorno venoso. O retorno venoso é determinado pela seguinte fórmula: (pressão média de enchimento sistêmico − pressão atrial direita)/resistência ao retorno venoso. Durante a atividade simpática máxima, o aumento da pressão de enchimento sistêmico é maior do que o aumento da resistência ao retorno venoso. Por conseguinte, nessa fórmula, o numerador apresenta um aumento muito maior do que o denominador, o que resulta em aumento do retorno venoso.

75. **C)** Esse problema refere-se ao princípio de Fick para a determinação do débito cardíaco. A fórmula para o débito cardíaco é oxigênio absorvido por minuto pelos pulmões dividido pela diferença da concentração arteriovenosa de oxigênio. Nesse problema, o consumo de oxigênio do corpo é de 240 ml/min, e, em condição estável, isso seria exatamente igual ao oxigênio absorvido pelos pulmões. Portanto, ao colocar esses valores na equação, constata-se que o débito cardíaco será igual a 12 ℓ/min.

76. **A)** O deslocamento da curva do débito cardíaco para a direita envolve o aumento da pressão intrapleural normal de −4 mmHg. A mudança da pressão intrapleural para −1 mmHg deslocará a curva para a direita. A mudança da pressão média de enchimento sistêmico não altera a curva do débito cardíaco. Com o desmame do paciente do ventilador, a redução da pressão intrapleural para −7 mmHg e a respiração contra uma pressão negativa deslocam a curva do débito cardíaco para a esquerda.

77. **C)** Vários fatores podem causar o deslocamento da curva de débito cardíaco para a direita ou para a esquerda. Entre esses fatores, destacam-se a abertura cirúrgica do tórax, que produz um deslocamento de 4 mmHg da curva de débito cardíaco para a direita, e o tamponamento cardíaco grave, que aumenta a pressão no interior do pericárdio, com consequente tendência ao colapso cardíaco, particularmente dos átrios. Tocar trompete ou respirar com pressão positiva aumenta acentuadamente a pressão intrapleural, com consequente colapso dos átrios e deslocamento da curva de débito cardíaco para a direita. A respiração contra uma pressão negativa desloca a curva de débito cardíaco para a esquerda.

78. **E)** O nível de platô da curva de débito cardíaco, que é uma medida da contratilidade cardíaca, diminui em várias circunstâncias. Algumas delas incluem o tamponamento cardíaco grave, que aumenta a pressão no espaço pericárdico, e o aumento da estimulação parassimpática do coração. O aumento da estimulação simpática do coração aumenta o nível da curva de débito cardíaco ao elevar a frequência e a contratilidade cardíacas.

79. **B)** O débito cardíaco aumenta em várias condições, devido ao aumento do retorno venoso. As fístulas atrioventriculares também causam a redução da resistência ao retorno venoso, aumentando, assim, o débito cardíaco. O débito cardíaco diminui em pacientes com hipovolemia, insuficiência aórtica grave e policitemia. O hematócrito está elevado na policitemia, o que aumenta a resistência ao retorno venoso.

80. **D)** A pressão média de enchimento sistêmico é uma medida do grau de ajuste do sangue na circulação. Ela é aumentada por fatores que aumentam o volume sanguíneo e diminuem a complacência vascular. Por conseguinte, a diminuição da complacência venosa, e não o seu aumento, causaria a elevação da pressão média de enchimento sistêmico. A administração de noradrenalina e a estimulação simpática causam vasoconstrição arteriolar e diminuição da complacência vascular, resultando em aumento da pressão média de enchimento sistêmico. O aumento do volume sanguíneo e a contração da musculatura esquelética, que causam contração da vasculatura, também aumentam a pressão de enchimento sistêmico.

81. **C)** A resistência ao retorno venoso (que é igual ao débito cardíaco) é igual à pressão média de enchimento sistêmico menos a pressão atrial direita dividida pelo retorno venoso. Por conseguinte, a resistência ao retorno venoso é igual a 12 menos 2 dividido por 10, ou 10/10 ou 1 mmHg/ℓ por min.

82. **A)** A anemia diminui a resistência ao retorno venoso, devido à dilatação arteriolar. Os seguintes mecanismos aumentam a resistência ao retorno venoso: aumento da resistência venosa, aumento da resistência arteriolar, aumento da atividade simpática e obstrução de veias.

83. **D)** O retorno venoso (ou débito cardíaco) é igual à pressão média de enchimento sistêmico menos a pressão atrial direita dividida pela resistência ao retorno venoso. Por conseguinte, o aumento da resistência ao retorno venoso diminui o retorno venoso e o débito cardíaco.

84. **E)** O débito cardíaco diminui em várias condições, devido à diminuição do retorno venoso. O débito cardíaco diminui no hipotireoidismo, em virtude da utilização reduzida de oxigênio pelos tecidos periféricos, resultando em vasoconstrição arteriolar e, portanto, em diminuição do retorno venoso. Em contrapartida, o débito cardíaco aumenta no hipertireoidismo. O beribéri causa aumento do débito cardíaco, visto que a deficiência da vitamina tiamina resulta em vasodilatação periférica. As fístulas AV também causam redução da resistência ao retorno venoso, aumentando, assim, o débito cardíaco. O aumento da massa muscular esquelética está associado a aumento do metabolismo tecidual, diminuição da resistência arteriolar e da resistência ao retorno venoso e aumento do retorno venoso ao coração e, portanto, aumento do débito cardíaco.

85. **G)** Em resposta ao aumento da carga de trabalho cardíaca, ocorre o aumento do metabolismo tecidual cardíaco e da concentração de adenosina do tecido

cardíaco. A adenosina diminui a resistência arteriolar e aumenta a condutância vascular.

86. **C)** O nível de platô da curva de débito cardíaco, que é uma medida da contratilidade cardíaca, diminui em várias circunstâncias. Algumas delas incluem a miocardite, o tamponamento cardíaco grave, que aumenta a pressão no espaço pericárdico, o infarto agudo do miocárdio e várias doenças valvares, como estenose mitral. A estimulação parassimpática diminuída para o coração provoca um aumento moderado do nível da curva de débito cardíaco ao elevar a frequência cardíaca.

87. **A)** Durante o aumento da atividade simpática, os dois órgãos principais que mantêm o seu fluxo sanguíneo são o cérebro e o coração. Após a realização de exercício físico durante 1 hora, o fluxo intestinal diminui significativamente, assim como os fluxos sanguíneos renal e pancreático. O fluxo sanguíneo da musculatura esquelética em músculos que não estão executando o exercício também diminui nesse momento. O fluxo sanguíneo cerebral permanece próximo ao seu valor de controle.

88. **E)** De acordo com o princípio de Fick:
    Débito cardíaco = oxigênio absorvido pelos pulmões (mℓ/min) (400) dividido por
    Diferença arteriovenosa de oxigênio (200 – 150 mℓ/ℓ)
    Débito cardíaco = 400/50 ou 8 ℓ/min

89. **A)** Embora a bradicinina, as prostaglandinas, o dióxido de carbono e os íons potássio atuem como vasodilatadores para o sistema arterial coronariano, a adenosina é o principal controlador do fluxo sanguíneo coronariano. A adenosina é formada pela degradação do trifosfato de adenosina em monofosfato de adenosina. Em seguida, pequenas porções de monofosfato de adenosina são ainda mais degradadas para liberar adenosina nos líquidos teciduais do músculo cardíaco; essa adenosina produz a vasodilatação das artérias coronárias.

90. **E)** A estimulação simpática aumenta diretamente a força de contração e a frequência cardíacas. Dessa maneira, a curva de Starling está aumentada em vez de diminuída. A hipertrofia cardíaca aumenta a efetividade da ação bombeadora do coração e eleva o platô da curva de débito cardíaco. O bloqueio da artéria coronária lesiona o músculo cardíaco e compromete a contração miocárdica, enquanto a estimulação parassimpática também deprime a curva de débito cardíaco.

91. **E)** A isquemia faz o músculo cardíaco liberar ácido láctico, que estimula as terminações nervosas para dor no músculo cardíaco, enviando impulsos pelas fibras nervosas aferentes sensitivas para o sistema nervoso central.

92. **D)** Vários fatores causam vasodilatação arteriolar durante o exercício, incluindo aumento da concentração de íons potássio, da concentração plasmática de óxido nítrico, da concentração plasmática de adenosina e da osmolaridade plasmática. Embora a histamina provoque vasodilatação arteriolar, normalmente não ocorre liberação de histamina durante o exercício.

93. **A)** No início do exercício, o aumento da estimulação simpática do coração aumenta a força de contração do miocárdio e a frequência cardíaca. O fluxo sanguíneo coronariano e o fluxo sanguíneo cerebral são preservados e não apresentam nenhuma redução. Não ocorre relaxamento reverso por estresse. Ocorre vasoconstrição venosa, e não dilatação.

94. **D)** Quando ocorre uma súbita oclusão em uma das artérias coronárias maiores, a concentração de adenosina do tecido cardíaco aumenta em decorrência da degradação do ATP. As pequenas anastomoses no tecido cardíaco começam a sofrer dilatação imediata. No decorrer dos próximos dias, o fluxo sanguíneo colateral aumenta para restaurar parcialmente o fluxo sanguíneo no tecido isquêmico.

95. **E)** Vários fármacos demonstraram ser úteis para pacientes com isquemia miocárdica. Os bloqueadores (e não os estimuladores) dos receptores beta (fármacos betabloqueadores) inibem os efeitos simpáticos no coração e são muito úteis. A inibição da ECA evita a produção de angiotensina II e, consequentemente, diminui o efeito de pós-carga sobre o coração. A nitroglicerina induz a liberação de óxido nítrico, resultando em vasodilatação coronariana. O exercício isométrico aumenta acentuadamente a pressão arterial e pode ser prejudicial, ao passo que o aumento do cálcio dietético é pouco benéfico.

96. **E)** Durante o exercício, a estimulação simpática aumenta acentuadamente, o que provoca a constrição arteriolar em muitas áreas do corpo, incluindo no músculo que não está realizando o exercício. O aumento da atividade simpática também causa venoconstrição em todo o corpo. Durante o exercício, também ocorre o aumento da liberação de noradrenalina e adrenalina pelas glândulas adrenais. Todas essas alterações ajudam a manter a pressão arterial durante o exercício. As arteríolas no músculo em exercício dilatam-se para aumentar o fluxo sanguíneo, de modo a suprir as necessidades metabólicas do tecido.

97. **D)** Quando quantidades aumentadas de sangue fluem para o coração, o estiramento resultante da parede cardíaca leva ao aumento da força de contração (lei de Frank-Starling do coração) e do volume sistólico. O estiramento do nó sinusal na parede do átrio direito tem um efeito direto sobre a ritmicidade do nó, aumentando a frequência cardíaca. O estiramento do átrio direito também inicia um reflexo nervoso, denominado reflexo de Bainbridge, que aumenta a frequência cardíaca.

Parte 4 Circulação

98. **C)** O aumento da estimulação simpática excita os cardiomiócitos, tornando-os muito mais suscetíveis à fibrilação. A concentração elevada (e não reduzida) de potássio aumenta a tendência à fibrilação. O aumento (e não a diminuição) do diâmetro ventricular deixa o músculo cardíaco fora do período refratário quando o próximo impulso cardíaco chegar e pode aumentar a tendência à fibrilação. O baixo nível de adenosina provavelmente causará apenas alguma constrição coronariana. A redução da atividade parassimpática permite o aumento da frequência cardíaca e tem pouca relação com a fibrilação.

99. **A)** Em um paciente com angina em decorrência de isquemia miocárdica, a utilização de oxigênio pelo coração precisa ser minimizada. O uso de oxigênio pode ser minimizado com a inibição da ECA, uma vez que isso diminui a formação de angiotensina II. Isso reduz a pressão arterial e diminui a tensão miocárdica e a utilização de oxigênio. A administração de bloqueadores simpáticos beta (e não a sua estimulação) inibe os efeitos da atividade simpática excessiva sobre o coração, reduzindo, assim, a tensão da parede e o uso de oxigênio. Deve-se evitar o exercício isométrico, devido à ocorrência de elevação da pressão arterial. A terapia de quelação com EDTA e o aumento do cálcio dietético têm pouco efeito na função cardíaca.

100. **C)** As principais causas de morte após infarto agudo do miocárdio incluem diminuição do débito cardíaco, que impede que os tecidos do corpo recebam nutrição e oxigênio em quantidades adequadas e impede a retirada de produtos de degradação. Outras causas de morte incluem o edema pulmonar, que reduz a oxigenação do sangue, a fibrilação cardíaca e a ruptura do coração. A contratilidade cardíaca diminui após o infarto agudo do miocárdio.

101. **E)** Durante a estimulação simpática, os reservatórios venosos sofrem constrição, a resistência vascular venosa também aumenta, as arteríolas se contraem (o que aumenta a sua resistência) e a frequência cardíaca aumenta. Os vasos coronários epicárdicos têm um grande número de receptores alfa, ao passo que os vasos subendocárdicos têm mais receptores beta. Por conseguinte, a estimulação simpática causa pelo menos uma leve constrição dos vasos epicárdicos, o que resulta em leve redução do fluxo epicárdico.

102. **E)** Vários fatores são alterados durante a insuficiência cardíaca compensada para estabilizar o sistema circulatório. Devido ao aumento da atividade simpática, a frequência cardíaca aumenta durante a insuficiência cardíaca compensada. Os rins retêm sódio e água, o que aumenta o volume sanguíneo e, portanto, a pressão atrial direita. O aumento do volume sanguíneo resultante desencadeia o aumento da pressão média de enchimento sistêmico, que ajudará a aumentar o débito cardíaco. Em geral, a dispneia só ocorre nos estágios iniciais da insuficiência compensada.

103. **E)** Na insuficiência cardíaca unilateral esquerda, os rins retêm sódio e água e, portanto, aumentam o volume sanguíneo, de modo que as veias pulmonares ficam congestionadas. Por conseguinte, a pressão média de enchimento pulmonar, a pressão pulmonar em cunha e a pressão atrial esquerda aumentam. Em contrapartida, na insuficiência cardíaca direita, a pressão atrial direita aumenta, e ocorre edema dos membros inferiores, incluindo pés e tornozelos.

104. **A)** Na insuficiência cardíaca compensada, também ocorre aumento da liberação de angiotensina II, o que causa a retenção renal de sódio e estimula a secreção de aldosterona, que, por sua vez, produzirá o aumento adicional da retenção de sódio pelos rins. Devido à pressão arterial baixa que ocorre na insuficiência cardíaca compensada, a atividade simpática aumenta. Um dos resultados consiste em vasoconstrição simpática (e não vasodilatação) das arteríolas aferentes dos rins. Isso diminui a pressão hidrostática glomerular e a taxa de filtração glomerular, resultando em aumento da retenção de sódio e de água no corpo. O excesso de sódio corporal aumenta a osmolaridade, que aumenta a liberação de hormônio antidiurético, resultando em retenção de água (mas não de sódio) pelos rins.

105. **C)** Durante o edema pulmonar agudo, o aumento de líquido nos pulmões diminui o teor de oxigênio do sangue. O oxigênio reduzido enfraquece o coração ainda mais e causa a dilatação arteriolar do corpo. Isso resulta em aumento do retorno venoso do sangue ao coração, o que provoca maior extravasamento do líquido nos pulmões e diminui ainda mais o teor de oxigênio do sangue. É importante interromper esse ciclo vicioso para salvar a vida do paciente. Esse ciclo pode ser interrompido pela colocação de torniquetes em todos os membros, uma medida que remove efetivamente o volume de sangue do tórax. O paciente também pode receber oxigênio, e pode-se administrar um broncodilatador. A furosemida pode ser administrada para reduzir parte do volume de líquido do corpo e, em particular, dos pulmões. O que não deve ser feito é infundir sangue total ou uma solução eletrolítica nesse paciente, visto que a infusão pode exacerbar o edema pulmonar presente.

106. **D)** O choque cardiogênico resulta do enfraquecimento do músculo cardíaco muitas vezes após trombose coronariana, podendo resultar em um ciclo vicioso, devido ao baixo débito cardíaco, com consequente pressão diastólica baixa. Isso causa a redução do fluxo coronariano, o que diminui ainda

mais a força cardíaca. Portanto, a pressão arterial, em particular a pressão diastólica, precisa ser aumentada em pacientes com choque cardiogênico por meio de vasoconstritores ou expansores de volume. Nesse paciente, a melhor resposta é a infusão de plasma. A colocação de torniquetes em todos os membros diminui o volume sanguíneo central, o que agravaria a condição do paciente em choque.

107. B) Esse paciente apresenta débito cardíaco em repouso de 4 ℓ/min, e sua reserva cardíaca corresponde a 300% do débito cardíaco em repouso, ou 12 ℓ/min. Assim, o débito cardíaco máximo total é de 16 ℓ/min. Por conseguinte, a reserva cardíaca é o aumento percentual que o débito cardíaco pode sofrer acima do débito cardíaco em repouso.

108. B) Vários fatores causam a retenção de sódio na insuficiência cardíaca, incluindo liberação de aldosterona, diminuição da taxa de filtração glomerular e aumento da liberação de angiotensina II. A diminuição da pressão arterial média também resulta em diminuição da pressão hidrostática glomerular e provoca a redução da excreção renal de sódio. Durante a insuficiência cardíaca, o volume sanguíneo aumenta, resultando em maior estiramento cardíaco. Em particular, a pressão atrial aumenta, causando a liberação do fator atrial natriurético, com consequente aumento da excreção renal de sódio.

109. D) No choque cardiogênico, existe um círculo vicioso de deterioração cardíaca. O coração enfraquecido leva à diminuição do débito cardíaco, com consequente redução da pressão arterial. A diminuição da pressão arterial, em particular da pressão diastólica, diminui o fluxo sanguíneo coronariano e enfraquece ainda mais o coração, diminuindo o débito cardíaco. A terapia de escolha para o paciente em choque cardiogênico consiste em elevar a pressão arterial com um medicamento vasoconstritor ou com um expansor de volume. A colocação de torniquetes nos quatro membros, a retirada de uma quantidade moderada de sangue e a administração de furosemida diminuem o volume sanguíneo torácico e, portanto, agravam a condição do paciente em choque cardiogênico.

110. A) Na insuficiência cardíaca unilateral direita, a pressão atrial direita aumenta, ao passo que o débito cardíaco total diminui, resultando em diminuição da pressão arterial e do débito urinário. Já a pressão atrial esquerda diminui em virtude de o ventrículo direito estar mandando menos sangue para os pulmões.

111. B) Na insuficiência cardíaca compensada, muitos fatores se combinam para restaurar o débito cardíaco ao seu valor normal. Os rins diminuem o débito urinário de sódio e de água para aumentar o volume sanguíneo. Essa ação, quando associada à depressão da curva de débito cardíaco, eleva a pressão atrial direita. A pressão média de enchimento sistêmico aumenta, de modo que o retorno venoso de sangue ao coração aumenta a pressão atrial direita. A reserva cardíaca é menor na insuficiência cardíaca (independentemente de o paciente estar em repouso ou fazendo esforço físico), o edema periférico não é progressivo (compensado) e não ocorre sudorese nos estágios crônicos da insuficiência compensada.

112. A) A redução de líquido nos pulmões pode evitar a rápida deterioração em pacientes com edema pulmonar agudo. A furosemida causa dilatação venosa, o que reduz o volume sanguíneo do tórax e atua como um poderoso diurético. Esses dois efeitos reduzem o líquido em excesso existente nos pulmões. O sangue pode ser efetivamente removido do paciente em quantidades moderadas para diminuir o volume de sangue no tórax. Os pacientes também devem receber uma oferta extra de oxigênio para aumentar os níveis de oxigenação do sangue. Entretanto, eles nunca devem receber um expansor de volume, como solução salina, plasma, sangue total ou dextrana, visto que isso poderia agravar o edema pulmonar. A noradrenalina é de pouca ajuda no tratamento do edema pulmonar.

113. B) Na insuficiência cardíaca compensada, a pressão média de enchimento sistêmico aumenta devido à hipervolemia, ao passo que o débito cardíaco apresenta, com frequência, valores normais. O paciente apresenta falta de ar (dispneia), e ocorre sudorese excessiva nas fases iniciais da insuficiência cardíaca compensada. Entretanto, a pressão atrial direita alcança valores muito altos nesses pacientes, característica essencial dessa doença.

114. B) A pressão sistêmica média é aumentada por fatores que aumentam o volume sanguíneo ou que diminuem a capacidade vascular. Tanto a inibição simpática quanto a dilatação venosa diminuem a pressão média de enchimento sistêmico. Na insuficiência cardíaca congestiva, os rins retêm grandes quantidades de sódio e de água, resultando em aumento do volume sanguíneo, que leva a grandes elevações da pressão média de enchimento sistêmico.

115. A) Durante a insuficiência cardíaca compensada, ocorre o aumento da liberação de angiotensina II e aldosterona, causando a retenção de sódio e de água pelos rins, o que aumenta o volume sanguíneo corporal e o retorno venoso de sangue ao coração. Essa situação resulta em elevação da pressão atrial direita. O aumento da atividade simpática durante a insuficiência cardíaca compensada aumenta a frequência cardíaca. Ocorre falta de ar, denominada dispneia, durante qualquer tipo de esforço. O paciente também apresenta ortopneia, que é a falta de ar que ocorre na posição de decúbito.

116. B) Durante a insuficiência cardíaca descompensada, o débito cardíaco diminui, devido à fraqueza do coração e ao edema do músculo cardíaco. Ocorre elevação das pressões no sistema capilar pulmonar, incluindo a pressão capilar pulmonar e a pressão média de enchimento pulmonar. A depleção de noradrenalina nas terminações dos nervos simpáticos cardíacos é outro fator que provoca debilidade do músculo cardíaco.

117. D) Na insuficiência cardíaca descompensada, os rins retêm sódio e água, causando ganho de peso e aumento do volume sanguíneo. Essa situação aumenta a pressão média de enchimento sistêmico, o que também distende o coração. Portanto, não ocorre diminuição da pressão média de enchimento sistêmico na insuficiência cardíaca descompensada. Com frequência, o excesso de volume sanguíneo sobrecarrega os sarcômeros do coração, impedindo que eles alcancem a sua tensão máxima. O excesso de volume de líquido central também resulta em ortopneia, que consiste na incapacidade de respirar adequadamente, exceto na posição ortostática.

118. C) O eixo médio do vetor de despolarização desse paciente está deslocado em 170 graus para a direita, o que indica que o lado direito do coração está envolvido. Tanto a estenose aórtica quanto a insuficiência mitral causam deslocamento do eixo para a esquerda. A estenose mitral não afeta o ventrículo esquerdo; todavia, em circunstâncias graves o suficiente, ela pode causar aumento da pressão da artéria pulmonar, causando, simultaneamente, a elevação da pressão capilar pulmonar. A estenose tricúspide não afeta o ventrículo direito. Por conseguinte, a estenose pulmonar é a única condição que está relacionada com esse conjunto de sintomas.

119. A) A quarta bulha cardíaca ocorre no fim da diástole e é causada pelo influxo de sangue nos ventrículos, devido à contração atrial. A primeira bulha cardíaca é causada pelo fechamento das valvas AV. O fechamento das valvas aórtica e pulmonar no fim da sístole produz a segunda bulha cardíaca, que começa com uma vibração pelos ventrículos, pela aorta e pela artéria pulmonar. A terceira bulha cardíaca é causada pelo influxo de sangue nos ventrículos nas partes inicial a média da diástole.

120. B) Os sopros diastólicos aspirativos e em decrescendo, de timbre relativamente alto, são geralmente associados à insuficiência valvar. Os dados essenciais para identificar esses sopros são as pressões sistólica e diastólica. Normalmente, a insuficiência aórtica apresenta pressão de pulso alta, que é a pressão sistólica menos a pressão diastólica (PS – PD); que, nesse caso, é de 100 mmHg. Observe, também, que a pressão diastólica diminui para valores muito baixos, 40 mmHg, à medida que o sangue retorna para o ventrículo esquerdo.

121. E) A hipertrofia ventricular esquerda ocorre quando o ventrículo esquerdo precisa produzir uma alta pressão ou quando bombeia um volume extra de sangue a cada batimento. Na insuficiência aórtica, o sangue extra retorna ao ventrículo durante o período diastólico. Esse volume precisa ser expelido durante o batimento cardíaco seguinte. Na insuficiência mitral, parte do sangue é bombeada para a aorta, ao passo que o sangue, simultaneamente, retorna para o átrio esquerdo. Por conseguinte, o ventrículo esquerdo bombeia um volume extra de sangue a cada batimento cardíaco. Na estenose aórtica, o ventrículo esquerdo precisa se contrair vigorosamente, produzindo uma elevada tensão das paredes para aumentar a pressão aórtica até valores altos o suficiente para expelir o sangue na aorta. Na estenose mitral, o ventrículo é normal, visto que o átrio produz a pressão extra necessária para enviar o sangue através da valva mitral estenosada.

122. E) Vários sopros diastólicos podem ser facilmente auscultados com o estetoscópio. Durante a diástole, ocorre a insuficiência das valvas aórtica e pulmonar através de valvas insuficientes, causando sopro cardíaco. A estenose tricúspide e a estenose mitral são sopros diastólicos, visto que o sangue flui através das valvas restritas durante a diástole. A persistência do canal arterial é auscultada tanto na sístole quanto na diástole.

123. C) A estenose aórtica apresenta pressão sistólica ventricular muito alta. O enchimento do ventrículo durante a diástole exige uma pressão atrial esquerda muito mais elevada. Entretanto, a estenose e a insuficiência da valva tricúspide, a insuficiência da valva pulmonar e a estenose pulmonar estão associadas ao aumento da pressão atrial direita, de modo que não devem afetar a pressão no átrio esquerdo.

124. B) Essa paciente apresenta eixo de –45 graus, o que indica deslocamento do eixo para a esquerda. Em outras palavras, o lado esquerdo do coração está aumentado. Na estenose aórtica, o lado esquerdo do coração está aumentado, devido à tensão extra que as paredes do ventrículo esquerdo precisam exercer para expelir o sangue para a aorta. Por conseguinte, esses sintomas são compatíveis com um indivíduo que apresenta estenose aórtica. Na estenose pulmonar, o lado direito do coração sofre hipertrofia, ao passo que na estenose mitral não há hipertrofia ventricular esquerda. Na insuficiência da valva tricúspide, o lado direito do coração aumenta, ao passo que na estenose tricúspide não ocorre hipertrofia ventricular.

125. C) Essa paciente apresenta sopro cardíaco audível de forma máxima na *área pulmonar de ausculta cardíaca*. O timbre elevado indica insuficiência. O deslocamento do eixo para a direita indica que o lado direito do coração sofreu hipertrofia. As duas alternativas que apresentam deslocamento do eixo para a direita são a insuficiência da valva pulmonar e a tetralogia de Fallot. Na tetralogia de Fallot, a concentração de oxigênio do sangue arterial é baixa, o que não é o caso dessa paciente. Portanto, a insuficiência da valva pulmonar é a resposta correta.

126. A) Ocorre hipertrofia ventricular direita quando o lado direito do coração precisa bombear um volume maior de sangue ou bombeá-lo contra uma pressão mais elevada. A tetralogia de Fallot está associada à hipertrofia ventricular direita, devido ao aumento da resistência da valva pulmonar, o que também ocorre na estenose da artéria pulmonar. A insuficiência tricúspide provoca o aumento do volume sistólico no lado direito do coração, causando hipertrofia. Entretanto, a estenose tricúspide não afeta o ventrículo direito.

127. E) A estenose mitral é auscultada apenas durante a diástole. A estenose aórtica, regurgitação da valva tricúspide e a comunicação interventricular são bem auscultadas durante a sístole. A persistência do canal arterial (PCA) é auscultada durante a sístole, bem como durante a diástole.

128. A) Na tetralogia de Fallot, há uma comunicação interventricular, bem como estenose da artéria pulmonar ou da valva pulmonar. Por conseguinte, é muito difícil que o sangue passe para a artéria pulmonar e os pulmões para ser oxigenado. Com efeito, o sangue é parcialmente deslocado para o lado esquerdo do coração, sem passar, portanto, pelos pulmões. Essa situação resulta em baixa concentração de oxigênio arterial.

129. B) A primeira bulha cardíaca (B_1), por definição, está sempre associada ao fechamento das valvas AV. Em geral, as bulhas cardíacas não estão associadas à abertura de qualquer uma das valvas, mas sim ao seu fechamento e à vibração associada do sangue e das paredes do coração. Uma exceção é o estalido de abertura em algumas valvas mitrais.

130. B) Na tetralogia de Fallot, a comunicação interventricular e o aumento da resistência na valva pulmonar ou na artéria pulmonar causam o deslocamento parcial do sangue para o lado esquerdo do coração, sem passar pelos pulmões. Essa situação resulta em uma grave diminuição da concentração de oxigênio arterial. A comunicação interventricular provoca pressões sistólicas iguais nos dois ventrículos, o que desencadeia hipertrofia ventricular direita e uma espessura da parede muito semelhante à do ventrículo esquerdo.

131. C) O sopro da estenose aórtica é auscultado durante a sístole. O sopro da persistência do canal arterial é auscultado durante a sístole e a diástole. Os sopros de estenose de valva mitral, estenose de valva tricúspide e regurgitação aórtica são auscultados durante a diástole.

132. E) A terceira bulha cardíaca (B_4) está associada ao influxo de sangue nos ventrículos nas partes inicial a média da diástole. A próxima bulha cardíaca, a quarta bulha, é causada pelo influxo de sangue nos ventrículos, causado pela contração atrial. A primeira bulha cardíaca é produzida pelo fechamento das valvas AV, ao passo que a segunda bulha ocorre devido ao fechamento das valvas pulmonar e aórtica.

133. A) Diversas alterações ocorrem no choque progressivo, incluindo o aumento da permeabilidade capilar, que possibilita o extravasamento de líquido para fora da vasculatura, diminuindo, assim, o volume sanguíneo. Outros fatores que causam deterioração incluem falha do centro vasomotor, insuficiência circulatória periférica, diminuição da atividade mitocondrial celular e acidose generalizada. Em geral, o débito urinário diminui acentuadamente; portanto, a alternativa de aumento do débito urinário está incorreta. O pH tecidual diminui, e ocorre relaxamento reverso por estresse das veias.

134. A) São administrados fármacos simpaticomiméticos para contrabalançar a hipotensão em várias condições. Essas condições incluem lesão da medula espinhal, em que a atividade simpática é interrompida. Os fármacos simpaticomiméticos também são administrados durante a anestesia muito profunda, que diminui a atividade simpática, bem como durante o choque anafilático, que resulta da liberação de histamina e da vasodilatação associada. Esses fármacos, a exemplo da noradrenalina, aumentam a pressão arterial ao produzir vasoconstrição. O choque causado por excesso de vômito, hemorragia ou administração excessiva de diuréticos resulta em depleção do volume de líquido, causando a diminuição do volume de sangue e da pressão média de enchimento sistêmico. A administração de uma solução balanceada de eletrólitos é a melhor opção nessa condição.

135. D) Um nível muito profundo de anestesia pode diminuir o tônus simpático e reduzir a pressão arterial o suficiente para induzir choque. Para repor o tônus simpático perdido, a terapia ideal consiste na infusão de um fármaco simpaticomimético. A infusão de hemácias, plasma ou eletrólitos seria pouco benéfica.

136. D) O paciente recebeu a vacina contra a gripe e imediatamente entrou em choque, o que indica que ele possa estar em choque anafilático. O choque anafilático é um estado de vasodilatação extrema, devido à liberação de histamina. Os anti-histamínicos podem ser ligeiramente úteis, porém são de ação muito lenta, de modo que o paciente pode morrer antes de seu efeito. Desse modo, é preciso utilizar um agente de ação muito rápida, como um fármaco simpaticomimético.

137. **E)** No choque hemorrágico compensado, diversos fatores impedem a progressão do choque, incluindo o aumento da frequência cardíaca. Também ocorre relaxamento reverso por estresse, em que a vasculatura, particularmente as veias, sofre constrição ao redor do volume de sangue disponível. Além disso, há o aumento da liberação de ADH, que causa a retenção de água pelos rins, mas também vasoconstrição das arteríolas. Observa-se, também, uma resposta isquêmica do SNC se a pressão arterial cair para valores muito baixos, provocando elevação da atividade simpática. Por fim, ocorre o aumento da absorção de líquido intersticial pelos capilares, aumentando o volume na vasculatura.

138. **E)** A raquianestesia, particularmente quando a anestesia se estende por toda a medula espinhal, pode bloquear os impulsos nervosos simpáticos da medula espinhal. Isso pode ser uma causa muito potente de choque neurogênico. A terapia de escolha consiste em repor o tônus simpático perdido no corpo. A melhor maneira de aumentar esse tônus consiste na infusão de um fármaco simpaticomimético.

139. **A)** Esse paciente obviamente perdeu uma grande quantidade de sangue em decorrência do acidente de motocicleta. A terapia mais adequada consiste na reposição do sangue perdido no acidente. Deve-se administrar sangue total, que é muito superior à infusão de plasma, visto que o paciente também está recebendo hemácias, que têm capacidade de transporte de oxigênio muito superior à dos componentes do plasma sanguíneo. Nessa condição, o disparo dos nervos simpáticos é muito rápido, e a infusão de um agente simpaticomimético seria de pouca vantagem.

140. **C)** Nos choques hemorrágico, anafilático e neurogênico, o retorno venoso de sangue para o coração diminui acentuadamente. Todavia, no choque séptico, o débito cardíaco aumenta em muitos pacientes, devido à vasodilatação nos tecidos afetados e à elevada taxa metabólica, causando vasodilatação em outras partes do corpo.

141. **E)** Esse paciente sofreu hemorragia, de modo que o tratamento ideal consiste na reposição do sangue perdido. Infelizmente, não há disponibilidade de sangue; portanto, é necessário optar pela outra terapia mais adequada, que consiste em aumentar a volemia. Por conseguinte, a infusão de plasma constitui a segunda terapia mais adequada, visto que a sua elevada pressão coloidosmótica ajudará o líquido infundido a permanecer na circulação por muito mais tempo do que uma solução balanceada de eletrólitos.

142. **B)** Com frequência, a obstrução intestinal provoca uma grave redução do volume plasmático. A obstrução causa distensão do intestino e bloqueia parcialmente o fluxo sanguíneo venoso nos intestinos. Esse bloqueio parcial resulta em aumento da pressão capilar intestinal, o que provoca extravasamento do líquido dos capilares para as paredes intestinais e para dentro do lúmen intestinal. O líquido que extravasa tem elevado teor proteico, muito semelhante ao do plasma, o que reduz a proteína plasmática total e o volume plasmático. Portanto, a terapia de escolha seria a reposição do líquido perdido por meio de infusão de plasma.

143. **A)** Durante a evolução do choque, devido ao fluxo sanguíneo deficiente, o pH nos tecidos de todo o corpo diminui. Muitos vasos tornam-se bloqueados, devido à aglutinação local de sangue, denominada *estase sanguínea*. Além disso, há áreas focais de necrose no fígado. A atividade mitocondrial diminui, ao passo que a permeabilidade capilar aumenta. Também ocorre aumento da liberação de hidrolases pelos lisossomos e diminuição do metabolismo celular da glicose.

144. **A)** A anafilaxia é uma condição alérgica que resulta de uma reação antígeno-anticorpo após a exposição de um indivíduo a uma substância antigênica. Os basófilos e os mastócitos nos tecidos pericapilares liberam histamina ou substâncias semelhantes à histamina. A histamina provoca dilatação venosa, dilatação das arteríolas e acentuado aumento da permeabilidade capilar, com rápida perda de líquido e de proteínas para dentro dos espaços teciduais. Essa resposta diminui o retorno venoso e, com frequência, resulta em choque anafilático.

145. **B)** Essa paciente apresenta débito cardíaco em repouso de 4,8 ℓ/min e débito cardíaco de 19,2 ℓ/min após exercício máximo. A reserva cardíaca [(19,2 − 4,8)/4,8 = 3,0] é a porcentagem de aumento que pode ocorrer no débito cardíaco *acima do débito cardíaco em repouso*. Desse modo, a reserva cardíaca é 300% (três vezes) maior do que o débito cardíaco em repouso.

146. **C)** Imediatamente após o dano cardíaco, ocorre a ativação compensatória do sistema nervoso simpático, que ajuda a atenuar o débito cardíaco *diminuído* (houve dano ao músculo cardíaco) e a melhorar a dinâmica cardiovascular (p. ex., pressão média de enchimento sistêmico, retorno venoso). Ocorre represamento de sangue no coração em falência, devido à depressão da contração cardíaca. Não há ativação parassimpática como mecanismo compensatório. O sistema renina-angiotensina é ativado posteriormente.

147. B) A reserva cardíaca está sempre diminuída na insuficiência cardíaca, mesmo quando os mecanismos compensatórios e/ou o tratamento tiverem sido efetivos na restauração da hemodinâmica cardiovascular em repouso. A insuficiência cardíaca refere-se à *incapacidade do coração de bombear sangue suficiente para suprir as necessidades do corpo*, podendo se desenvolver com débito cardíaco baixo ou alto. O baixo débito cardíaco resultará em baixo fluxo sanguíneo nos rins, redução da filtração glomerular e débito urinário diminuído.

148. C) A capacidade de bombeamento do coração está comprometida na insuficiência cardíaca de baixo débito. A retenção moderada de líquido melhora o retorno venoso e *prepara* o coração parcialmente lesado para aumentar o débito cardíaco. Com base na lei de Frank-Starling do coração (o estudante deve se familiarizar com esse mecanismo), isso resultará em aumento da pré-carga cardíaca. A pós-carga e a contração isovolumétrica não são alteradas. A pressão aórtica é preservada. Pode haver formação de edema periférico se a retenção de líquido progredir.

149. A) O dano grave ao coração e a incapacidade de aumentar o débito cardíaco o suficiente para suprir as necessidades do corpo levam à retenção *progressiva* de líquido (o baixo fluxo constante para os rins ativará continuamente os mecanismos de retenção de líquido), ao aumento da pressão média de enchimento e ao aumento da pressão do átrio direito. A retenção progressiva de líquido no coração já enfraquecido leva ao ciclo deletério, que progride até que o coração se torne hiperdistendido e/ou edematoso a ponto de falhar por completo.

150. C) A insuficiência mitral produz um sopro sistólico. A história de cardiomiopatia dilatada sugere insuficiência mitral. A ausência de cianose e a idade do paciente eliminam a tetralogia de Fallot como diagnóstico provável. As características do sopro eliminam a persistência do canal arterial (sopro em maquinário) e as estenoses mitral e tricúspide (sopros diastólicos).

151. D) O sopro diastólico da estenose mitral ocorre devido à abertura estreita da valva mitral, dificultando o movimento de sangue do átrio esquerdo para o ventrículo esquerdo. Uma *consequência* da estenose mitral é o aumento de pressão dos vasos pulmonares; portanto, essa não é a *causa* do sopro.

152. C) As anormalidades da valva aórtica (trato de saída do ventrículo esquerdo) estão associadas ao aumento significativo da pressão VE e, portanto, ao aumento da pós-carga (o que não ocorre na estenose/insuficiência mitral). A pré-carga não é alterada na estenose aórtica. O período sistólico isovolumétrico é perdido nas insuficiências aórtica e mitral. A estenose tricúspide não está associada à perda do período diastólico isovolumétrico do *ventrículo esquerdo*.

153. B) A derivação (*shunt*) da direita para a esquerda, observada na tetralogia de Fallot, resulta na passagem de quase dois terços de sangue do ventrículo direito para a aorta sem oxigenação, sem passar pelos pulmões (derivação da direita para a esquerda). Como consequência, a concentração de oxigênio no sangue é baixa, de modo que o lactente desenvolve cianose ("bebê azul") e apresenta rápido aumento significativo do ventrículo direito. A persistência do canal arterial (derivação da esquerda para a direita) não se caracteriza pela presença de cianose nesse estágio, e geralmente o sangue está hiperoxigenado. A comunicação interatrial está associada à derivação (*shunt*) da esquerda para a direita. A estenose tricúspide não causa baixa concentração de oxigênio no sangue e não está associada ao aumento do ventrículo direito.

154. A) Sem intervenção (*i. e.*, reposição de volume) ou após entrar na fase progressiva, a função cardíaca declina progressivamente, sendo o fator mais importante para a progressão até a irreversibilidade do choque. A autorregulação não é capaz de evitar (ou de reverter) a fase *irreversível* do choque.

155. C) Com base nas informações fornecidas, que incluem infarto agudo do miocárdio maciço, demora significativa para a instituição do tratamento e ausência de resposta aos tratamentos administrados, o paciente provavelmente está no estágio irreversível do choque cardiogênico (e não hemorrágico). Uma quantidade maior de líquido não modificará a evolução do choque nesse estágio. O fornecimento diminuído de oxigênio leva à acidose tecidual, e a isquemia dos tecidos facilita a liberação de toxinas, o que contribui ainda mais para a deterioração celular generalizada.

156. C) O paciente apresenta fibrilação ventricular e, portanto, parada cardíaca/circulatória. Não há nenhuma atividade mecânica efetiva no ventrículo esquerdo.

157. D) A dextrana é um grande polissacarídeo que não passa pelos poros capilares e atua como agente coloidosmótico (assim como as proteínas plasmáticas). Os agentes anti-histamínicos são dirigidos contra a histamina, que é maciçamente liberada no choque anafilático. Os glicocorticoides estabilizam os lisossomos e ajudam a prevenir a sua ruptura e, consequentemente, a liberação de enzimas no citoplasma celular.

PARTE 5

LÍQUIDOS CORPORAIS E RINS

1. Todas as seguintes alterações tendem a provocar edema de líquido intersticial nos tecidos, EXCETO uma. Qual é essa EXCEÇÃO?
   A) Aumento da resistência venosa
   B) Aumento da pressão venosa
   C) Diminuição da resistência arteriolar
   D) Aumento do coeficiente de filtração capilar
   E) Aumento da concentração plasmática de proteínas

2. Calcule a osmolaridade aproximada do líquido extracelular de um paciente após a administração de 2,0 ℓ de uma solução de glicose 5%, pressupondo a ocorrência de metabolismo completo da glicose e equilíbrio osmótico e a ausência de excreção de água ou eletrólitos. Considere, também, as seguintes condições iniciais antes da infusão da solução de glicose:

   Peso corporal = 50 kg
   Concentração plasmática de sódio = 170 mmol/ℓ
   Osmolaridade plasmática = 360 mOsm/ℓ
   Volume de líquido extracelular = 40% do peso corporal
   Volume de líquido corporal = 20% do peso corporal
   Peso molecular da glicose = 180 g/mol

   A) 264 mOsm/ℓ
   B) 282 mOsm/ℓ
   C) 306 mOsm/ℓ
   D) 319 mOsm/ℓ
   E) 338 mOsm/ℓ
   F) 355 mOsm/ℓ
   G) 360 mOsm/ℓ

3. Calcule o volume aproximado de líquido extracelular de um paciente após a administração de 3,0 ℓ de solução de glicose 5%, pressupondo a ocorrência de metabolismo completo da glicose e equilíbrio osmótico e a ausência de excreção de água ou eletrólitos. Considere, também, as seguintes condições iniciais antes da infusão da solução de glicose:

   Peso corporal = 50 kg
   Concentração plasmática de sódio = 170 mmol/ℓ
   Osmolaridade plasmática = 360 mOsm/ℓ
   Volume de líquido extracelular = 40% do peso corporal
   Volume de líquido corporal = 20% do peso corporal
   Peso molecular da glicose = 180 g/mol

   A) 8,0 ℓ
   B) 10,7 ℓ
   C) 11,7 ℓ
   D) 130 ℓ
   E) 20,3 ℓ
   F) 21,3 ℓ
   G) 30,0 ℓ

4. Um paciente com cirrose tem aumento de duas vezes nos níveis séricos de creatinina durante um período de 6 meses após a ingestão intensa de um anti-inflamatório não esteroide (AINE) para artrite. Qual das alternativas a seguir fornece a melhor explicação para o aumento da creatinina sérica?
   A) Aumento da resistência arteriolar eferente, que reduziu a taxa de filtração glomerular (TFG)
   B) Diminuição da pressão da cápsula de Bowman, que reduziu a TFG
   C) Aumento da resistência arteriolar aferente, que reduziu a TFG
   D) Aumento do coeficiente de filtração capilar glomerular, que reduziu a TFG
   E) Aumento das prostaglandinas renais, devido ao uso de AINE
   F) Aumento da formação de óxido nítrico, devido ao uso de AINE

5. Deve-se esperar que a administração de empagliflozina, fármaco hipoglicemiante inibidor do cotransportador de sódio-glicose 2 (SGLT2), produza qual dos seguintes conjuntos de alterações, em comparação com o normal?

	TFG	Resistência da arteríola aferente	Fluxo sanguíneo renal
A)	↔	↔	↔
B)	↔	↔	↓
C)	↓	↑	↓
D)	↓	↑	↔
E)	↓	↓	↓
F)	↑	↓	↑

6. A partir das seguintes medições, calcule a fração de filtração aproximada:

    Pressão hidrostática capilar pulmonar = 60 mmHg
    Pressão coloidosmótica nos capilares glomerulares = 30 mmHg
    Pressão hidrostática no espaço de Bowman = 20 mmHg
    Coeficiente de filtração capilar glomerular (K_f) = 10 mℓ/min/mmHg
    Fluxo plasmático renal = 600 mℓ/min
    Hematócrito = 40%
    A) 10 mmHg
    B) 100 mℓ/min
    C) 0,100
    D) 0,167
    E) 0,200
    F) 0,333

7. Qual das alternativas a seguir está *incorreta*?
    A) A concentração de creatinina da urina normalmente é mais alta do que a do filtrado glomerular
    B) A concentração de ureia da urina normalmente é mais alta do que a do filtrado glomerular
    C) Os túbulos proximais normalmente absorvem quase toda a glicose filtrada pelos capilares glomerulares
    D) A concentração de HCO_3^- da urina normalmente é mais alta do que a do filtrado glomerular
    E) Os ácidos e as bases orgânicos são secretados principalmente pelos túbulos proximais
    F) A concentração de sódio permanece relativamente constante à medida que o líquido tubular flui ao longo do túbulo proximal

8. Um paciente com diabetes melito apresenta TFG de 100 mℓ/min, taxa de fluxo urinário de 4,0 mℓ/min e concentração de glicose na urina de 2 mg/mℓ. Se o transporte máximo renal para a glicose é de 200 mg/min, qual é a taxa aproximada de excreção de glicose?
    A) 0 mg/min
    B) 8 mg/min
    C) 100 mg/min
    D) 180 mg/min
    E) 300 mg/min
    F) A taxa de excreção urinária de glicose não pode ser determinada a partir desses dados

9. À medida que o líquido passa ao longo de um néfron justamedular de um indivíduo com diabetes insípido central grave e praticamente nenhum hormônio antidiurético (ADH), em que local a osmolaridade é mais baixa?
    A) Cápsula de Bowman (filtrado glomerular)
    B) Líquido que deixa o túbulo proximal e entra na alça de Henle
    C) Líquido que deixa o segmento delgado do ramo descendente e entra no segmento delgado do ramo ascendente da alça de Henle
    D) Líquido que deixa o segmento espesso do ramo ascendente da alça de Henle e entra no túbulo distal inicial
    E) Líquido nos ductos coletores corticais
    F) Líquido que deixa os ductos coletores (urina)

10. Se a TFG = 60 mℓ/min, a taxa de fluxo urinário = 2,0 mℓ/min, a concentração plasmática de K^+ = 4,0 mmol/ℓ e a concentração de K^+ na urina = 80 mmol/ℓ, qual é a taxa aproximada de excreção de K^+?
    A) 0,08 mmol/min
    B) 0,16 mmol/min
    C) 0,32 mmol/min
    D) 16 mmol/min
    E) 160 mmol/min
    F) A taxa de excreção de K^+ não pode ser determinada a partir desses dados

11. Se a TFG de um paciente está reduzida para 50% do normal e se mantém nesse nível, você deve esperar encontrar _____ da taxa de excreção renal de creatinina, _____ do *clearance* (depuração) renal da creatinina e _____ da concentração sérica de creatinina 6 semanas após a redução da TFG, em comparação com os valores normais. Considere as condições em estado de equilíbrio dinâmico e a manutenção da mesma dieta pelo paciente.
    A) Redução, redução, aumento
    B) Redução, nenhuma alteração, aumento
    C) Nenhuma alteração, aumento, aumento
    D) Nenhuma alteração, nenhuma alteração, aumento
    E) Nenhuma alteração, redução, aumento
    F) Redução, nenhuma alteração, redução

12. Se a TFG diminui subitamente em 50%, de 80 mℓ/min para 40 mℓ/min, e a reabsorção de líquido tubular diminui simultaneamente de 78 mℓ/min para 40 mℓ/min, qual das seguintes alterações na taxa de excreção urinária ocorrerá (pressupondo-se que as alterações na TFG e na reabsorção de líquido tubular sejam mantidas)?
    A) A taxa de fluxo urinário diminuirá para zero
    B) A taxa de fluxo urinário não apresentará nenhuma alteração
    C) Haverá uma redução de 50% na taxa de fluxo urinário
    D) Haverá um aumento de 50 na taxa de fluxo urinário

13. Calcule o fluxo plasmático renal total aproximado a partir dos seguintes dados:

    Concentração urinária de ácido paramino-hipúrico (PAH) = 200 µg/mℓ
    Taxa de fluxo urinário = 2 mℓ/min
    Concentração plasmática arterial de PAH = 1,0 µg/mℓ
    Concentração venosa renal de PAH = 0,2 µg/mℓ
    Hematócrito = 40%
    A) 120 mℓ/min
    B) 200 mℓ/min
    C) 400 mℓ/min
    D) 500 mℓ/min

E) 667 mℓ/min
F) 833 mℓ/min

14. Qual das alternativas a seguir ocorre nas células intercalares tipo A dos ductos coletores?
    A) Secreção de H⁺, reabsorção de HCO₃⁻ e reabsorção de K⁺
    B) Secreção de H⁺, reabsorção de HCO₃⁻ e secreção de K⁺
    C) Secreção de K⁺, reabsorção de Na⁺ e reabsorção de HCO₃⁻
    D) Reabsorção de H⁺, secreção de HCO₃⁻ e secreção de K⁺
    E) Reabsorção de H⁺, secreção de HCO₃⁻ e reabsorção de K⁺

15. Qual das alternativas a seguir está *incorreta*?
    A) A estimulação beta-adrenérgica tende a causar hipopotassemia devido ao deslocamento do potássio do líquido extracelular para dentro das células
    B) Um poderoso diurético que inibe a reabsorção de sódio no túbulo proximal ou na alça de Henle tende a aumentar a secreção de potássio pelos ductos coletores
    C) A injeção de insulina em excesso em um paciente tende a provocar hipopotassemia
    D) O exercício vigoroso e sustentado pode ter tendência a causar hiperpotassemia significativa
    E) O aumento da osmolaridade do líquido extracelular tende a causar hipopotassemia

16. Qual das alternativas a seguir está *incorreta*?
    A) Os transportadores de ureia UT-A1 e UT-A3 nos ductos coletores são ativados pelo ADH
    B) A reabsorção de ureia do ducto coletor medular interno é maior do que a do túbulo distal durante a desidratação
    C) O aumento do ADH provoca o aumento acentuado da reabsorção de ureia pelo ducto coletor cortical
    D) O ducto coletor medular interno reabsorve mais ureia durante a antidiurese do que o segmento espesso do ramo ascendente da alça de Henle
    E) O ducto coletor cortical é menos permeável à ureia do que o ducto coletor medular interno durante a antidiurese
    F) A difusão passiva de ureia nos segmentos delgados das alças de Henle é facilitada pelo transportador de ureia UT-A2

17. Em um indivíduo desidratado com rins normais e níveis elevados de ADH, qual parte do néfron normalmente reabsorve a menor quantidade de água? Ver figura a seguir de um túbulo renal.
    A) A
    B) B
    C) C
    D) D
    E) E
    F) F

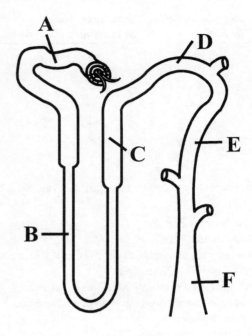

18. A alcalose metabólica aguda tende a _____ a secreção de K⁺ pelos ductos coletores corticais e a _____ a concentração plasmática de K⁺.
    A) Diminuir, diminuir
    B) Diminuir, aumentar
    C) Aumentar, aumentar
    D) Aumentar, diminuir
    E) Não alterar, aumentar
    F) Não alterar, não alterar

19. Qual das afirmativas a seguir está *incorreta*?
    A) Os inibidores da anidrase carbônica tendem a provocar acidose metabólica
    B) Os diuréticos tiazídicos inibem o cotransportador de NaCl nos túbulos distais
    C) Os diuréticos osmóticos tendem a aumentar a secreção de potássio
    D) Os antagonistas da aldosterona (p. ex., espironolactona) tendem a causar hipopotassemia
    E) Os bloqueadores dos canais de sódio (p. ex., amilorida) inibem o transporte de sódio através da membrana luminal dos ductos coletores
    F) Os diuréticos de alça (p. ex., furosemida) tendem a causar hipopotassemia

20. A TFG (*clearance* de creatinina) em uma paciente com diabetes melito tipo 2 não controlado diminui de 100 mℓ/min para 50 mℓ/minuto ao longo dos últimos 4 anos. Ela apresenta hipertensão mal controlada e pH plasmático de 7,16. Qual das seguintes alterações, em comparação com os valores apresentados antes do desenvolvimento da doença renal, você espera encontrar, pressupondo condições em estado de equilíbrio dinâmico e a ausência de alterações no aporte de proteínas ou eletrólitos?

	Taxa de excreção de sódio	Taxa de excreção de creatinina	Concentração plasmática de creatinina	Concentração plasmática de bicarbonato	Taxa de excreção de amônio
A)	↓	↓	↑	↑	↑
B)	↓	↓	↓	↓	↑
C)	↔	↔	↑	↓	↑
D)	↔	↔	↑	↓	↔
E)	↔	↓	↑	↓	↔
F)	↓	↓	↓	↓	↓

21. Um paciente apresenta os seguintes valores laboratoriais:

    pH arterial = 7,18
    HCO_3^- plasmático = 10 mEq/ℓ
    Concentração plasmática de cloreto = 100 mEq/ℓ
    PCO_2 arterial = 28 mmHg
    Concentração plasmática de Na^+ = 141 mEq/ℓ
    Qual é a causa mais provável do distúrbio ácido-básico desse paciente?
    A) Enfisema pulmonar
    B) Acidose tubular renal
    C) Diarreia grave
    D) Intoxicação por metanol
    E) Ingestão de bicarbonato de sódio em excesso

22. O peptídeo atrial natriurético provoca qual dos seguintes efeitos?
    A) Redução da reabsorção de sódio tubular renal
    B) Redução da secreção de renina
    C) Aumento da excreção renal de sódio
    D) Apenas as alternativas A e C estão corretas
    E) As alternativas A, B e C estão corretas

23. Se o *clearance* de creatinina = 100 mℓ/min, a taxa de fluxo urinário = 1,0 mℓ/min, a concentração plasmática de Na^+ = 140 mmol/ℓ e a concentração urinária de Na^+ = 80 mmol/ℓ, qual é a taxa de excreção de Na^+ aproximada?
    A) 0,08 mmol/min
    B) 0,16 mmol/min
    C) 16 mmol/min
    D) 160 mmol/min
    E) A taxa de excreção de sódio não pode ser calculada a partir desses dados

24. Se um indivíduo mantém uma dieta rica em potássio (150 mmol/dia), qual parte do néfron supostamente reabsorverá a maior parte do potássio? Escolha o local correto do néfron na figura a seguir.
    A) A
    B) B
    C) C
    D) D
    E) E
    F) F

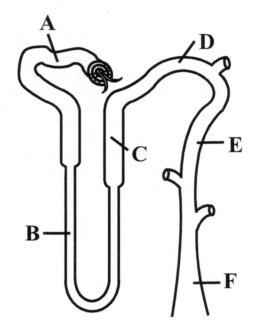

25. Qual das alternativas a seguir tende a causar hipopotassemia por meio do deslocamento do potássio do líquido extracelular para o líquido intracelular?
    A) Alcalose metabólica
    B) Deficiência de insulina
    C) Deficiência de aldosterona
    D) Bloqueio dos receptores beta-adrenérgicos
    E) Aumento da osmolaridade do líquido extracelular

26. Em tese, qual é a taxa de *clearance* máxima possível para uma substância X que é livremente filtrada, secretada de modo ativo pelos túbulos renais e depurada por completo do plasma, considerando-se os dados a seguir?

    Taxa de filtração glomerular = 100 mℓ/min
    Concentração plasmática de uma substância X = 2 mg/mℓ
    Fluxo urinário = 5 mℓ/min
    Fluxo plasmático renal = 800 mℓ/min
    A) 5 mℓ/min
    B) 100 mℓ/min
    C) 200 mℓ/min
    D) 500 mℓ/min
    E) 800 mℓ/min
    F) 1.000 mℓ/min

27. Qual das seguintes soluções, quando infundida por via intravenosa, resultaria em aumento do volume do líquido extracelular, diminuição do volume de líquido intracelular e aumento da água corporal total após o equilíbrio osmótico?

   A) 1 ℓ de solução de cloreto de sódio (NaCl) 0,9%
   B) 1 ℓ de solução de NaCl 0,45%
   C) 1 ℓ de solução de NaCl 3%
   D) 1 ℓ de solução de dextrose 5%
   E) 1 ℓ de água pura

28. A obstrução parcial de uma veia principal que drena um tecido tende a _____ a taxa de fluxo linfático, a _____ a pressão hidrostática do líquido intersticial e a _____ a concentração de proteína do líquido intersticial no tecido drenado por essa veia.

   A) Aumentar, aumentar, aumentar
   B) Aumentar, aumentar, diminuir
   C) Aumentar, diminuir, diminuir
   D) Diminuir, diminuir, diminuir
   E) Diminuir, aumentar, aumentar
   F) Diminuir, aumentar, diminuir

29. Uma mulher de 36 anos de idade queixa-se de cefaleia e micção frequente. Os valores laboratoriais revelam as informações a seguir.

   Densidade específica da urina = 1,003
   Proteína na urina = negativa
   Sódio (Na$^+$) plasmático = 165 mmol/ℓ
   Potássio (K$^+$) plasmático = 4,4 mmol/ℓ
   Creatinina plasmática = 1,4 mg/dℓ
   Pressão arterial = 88/40 mmHg
   Frequência cardíaca = 115 bpm

   Qual é a causa mais provável da concentração plasmática elevada de Na$^+$ dessa paciente?
   A) Hiperaldosteronismo primário
   B) Diabetes melito
   C) Diabetes insípido
   D) Desidratação simples causada pela ingestão insuficiente de água e exercício intenso
   E) Síndrome de Bartter
   F) Síndrome de Liddle

30. Após receber um transplante de rim, um paciente apresenta hipertensão grave (170/110 mmHg). A arteriografia renal indica estenose grave da artéria renal no seu único rim remanescente, com redução da TFG para 25% do normal. Qual das seguintes alterações, em comparação com o normal, seria esperada nesse paciente, pressupondo-se condições estáveis?

   A) Grande aumento da concentração plasmática de sódio
   B) Redução da excreção urinária de sódio para 25% do normal
   C) Redução da excreção urinária de creatinina para 25% do normal
   D) Aumento da creatinina sérica para cerca de quatro vezes o normal
   E) Fluxo sanguíneo renal normal no rim estenótico, devido à autorregulação

Perguntas 31 a 33

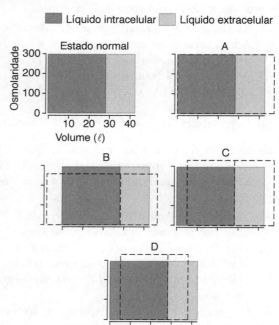

A figura anterior representa vários estados de hidratação anormal. Em cada diagrama, o estado normal (em cores) está sobreposto ao estado anormal (linhas tracejadas) para ilustrar os deslocamentos no volume (largura dos retângulos) e na osmolaridade total (altura dos retângulos) dos compartimentos dos líquidos extracelular e intracelular. Utilize esta figura para responder às Perguntas 31 a 33.

31. Qual diagrama representa as alterações (após o equilíbrio osmótico) no volume e na osmolaridade dos líquidos extracelular e intracelular após a infusão de dextrose 1%?

   A) A
   B) B
   C) C
   D) D

32. Qual diagrama representa as alterações (após o equilíbrio dinâmico) no volume e na osmolaridade dos líquidos extracelular e intracelular em um paciente com síndrome da secreção inapropriada de hormônio antidiurético (ADH; isto é, secreção excessiva de ADH)?

   A) A
   B) B
   C) C
   D) D

33. Qual diagrama representa as alterações (após o equilíbrio osmótico) no volume e na osmolaridade dos líquidos extracelular e intracelular após a infusão de NaCl 3%?

   A) A
   B) B
   C) C
   D) D

34. Qual das alternativas a seguir tende a diminuir a secreção de potássio pelo ducto coletor cortical?

    A) Aumento da concentração plasmática de potássio
    B) Administração de um diurético que diminui a reabsorção de sódio no túbulo proximal
    C) Administração de um diurético que inibe a ação da aldosterona (p. ex., espironolactona)
    D) Alcalose aguda
    E) Ingestão elevada de sódio

35. Tendo-se em vista que a taxa habitual de filtração de fosfato ultrapassa o transporte máximo para a reabsorção de fosfato, qual das afirmativas a seguir está correta?

    A) Todo o fosfato que é filtrado é reabsorvido
    B) Mais fosfato é reabsorvido do que filtrado
    C) O fosfato nos túbulos pode contribuir de modo significativo para o ácido titulável na urina
    D) O limiar para o fosfato não é comumente ultrapassado
    E) O paratormônio (PTH) precisa ser secretado para ocorrer reabsorção de fosfato

Perguntas 36 e 37

Utilize os resultados dos exames laboratoriais clínicos a seguir para responder às Perguntas 36 e 37.

Taxa de fluxo urinário = 1 mℓ/min
Concentração de inulina na urina = 100 mg/mℓ
Concentração plasmática de inulina = 2 mg/mℓ
Concentração de ureia na urina = 50 mg/mℓ
Concentração plasmática de ureia = 2,5 mg/mℓ

36. Qual é a TFG?

    A) 25 mℓ/min
    B) 50 mℓ/min
    C) 100 mℓ/min
    D) 125 mℓ/min
    E) Nenhuma das alternativas anteriores

37. Qual é a taxa de reabsorção efetiva da ureia?

    A) 0 mg/min
    B) 25 mg/min
    C) 50 mg/min
    D) 75 mg/min
    E) 100 mg/min

38. Nos rins normais, qual das alternativas a seguir está correta para a osmolaridade do líquido tubular renal que flui através do túbulo distal inicial na região da mácula densa?

    A) Geralmente isotônica em comparação com o plasma
    B) Geralmente hipotônica em comparação com o plasma
    C) Geralmente hipertônica em comparação com o plasma
    D) Hipertônica, em comparação com o plasma, na antidiurese

39. Qual das seguintes alterações seria esperada em um paciente com diabetes insípido devido à falta de secreção de ADH, pressupondo-se livre acesso à água e mecanismos normais da sede para o controle da ingestão de água?

	Osmolaridade do plasma	Concentração plasmática de sódio	Concentração plasmática de renina	Volume de urina
A)	↔	↔	↓	↑
B)	↔	↔	↑	↑
C)	↑	↑	↑	↑
D)	↑	↑	↔	↔
E)	↓	↓	↓	↔

40. Uma mulher de 26 anos de idade recentemente decidiu adotar uma dieta saudável e consumir mais frutas e vegetais. Como consequência, a sua ingestão de potássio aumentou de 80 para 160 mmol/dia. Qual das seguintes condições você espera encontrar 2 semanas após ela aumentar a ingestão de potássio, em comparação com a situação anterior ao aumento?

	Taxa de excreção de potássio	Taxa de excreção de sódio	Concentração plasmática de aldosterona	Concentração plasmática de potássio
A)	↔	↔	↑	Grande aumento (> 1 mmol/ℓ)
B)	↔	↓	↑	Pequeno aumento (< 1 mmol/ℓ)
C)	↑ 2×	↔	↑	Pequeno aumento (< 1 mmol/ℓ)
D)	↑ 2×	↑	↓	Grande aumento (> 1 mmol/ℓ)
E)	↑ 2×	↑	↔	Grande aumento (> 1 mmol/ℓ)

41. Quando a ingestão dietética de K$^+$ aumenta, o equilíbrio de K$^+$ do organismo é mantido pelo aumento da excreção de K$^+$ principalmente por meio de qual das alternativas a seguir?

    A) Diminuição da filtração glomerular de K$^+$
    B) Diminuição da reabsorção de K$^+$ pelo túbulo proximal
    C) Diminuição da reabsorção de K$^+$ pelo ramo ascendente espesso da alça de Henle
    D) Aumento da secreção de K$^+$ pela porção final do túbulo distal e do ducto coletor
    E) Deslocamento de K$^+$ para o compartimento intracelular

Parte 5 Líquidos Corporais e Rins

42. Qual das alternativas a seguir pode causar a maior redução da TFG em um indivíduo com rins normais considerando-se os demais aspectos?
    A) Diminuição da pressão arterial renal de 100 para 80 mmHg em um rim normal
    B) Aumento de 50% no coeficiente de filtração capilar glomerular
    C) Aumento de 50% na reabsorção tubular proximal de sódio
    D) Diminuição de 50% na resistência arteriolar aferente
    E) Diminuição de 50% na resistência arteriolar eferente
    F) Diminuição de 5 mmHg na pressão da cápsula de Bowman

43. Um menino de 8 anos de idade é levado ao seu consultório com extremo edema no abdome. Os pais declaram que ele teve muita dor de garganta "há mais ou menos 1 mês" e que está "inchando" desde aquela época. O paciente se apresenta edemaciado, e, no exame de urina, são encontradas grandes quantidades de proteína. O seu diagnóstico é de síndrome nefrótica posterior à glomerulonefrite. Qual das seguintes alterações você espera encontrar, em comparação com o normal?

	Fluxo linfático torácico	Concentração de proteína no líquido intersticial	Pressão hidrostática do líquido intersticial	Concentração plasmática de renina
A)	↑	↓	↑	↑
B)	↑	↓	↑	↔
C)	↑	↓	↔	↑
D)	↓	↑	↔	↔
E)	↓	↓	↓	↓

44. Um paciente com hipertensão grave (pressão arterial de 185/110 mmHg) é encaminhado ao seu consultório. A ressonância magnética revela tumor no rim, e os achados laboratoriais incluem atividade muito alta da renina plasmática, de 12 ng de angiotensina I/mℓ/h (normal = 1). O diagnóstico é de tumor secretor de renina. Qual das seguintes alterações você espera encontrar nesse paciente em condições estáveis, em comparação com o normal?

	Concentração plasmática de aldosterona	Taxa de excreção de sódio	Concentração plasmática de potássio	Fluxo sanguíneo renal
A)	↔	↓	↓	↑
B)	↔	↔	↓	↑
C)	↑	↔	↓	↓
D)	↑	↓	↔	↓
E)	↑	↓	↓	↔

45. Os resultados do laboratório clínico forneceram os seguintes valores para o sangue arterial obtido de um paciente: pH do plasma = 7,28, HCO_3^- plasmático = 32 mEq/ℓ e pressão parcial de dióxido de carbono no plasma (PCO_2) = 70 mmHg. Qual é o distúrbio ácido-básico desse paciente?
    A) Acidose respiratória aguda sem compensação renal
    B) Acidose respiratória com compensação renal parcial
    C) Acidose metabólica aguda sem compensação respiratória
    D) Acidose metabólica com compensação respiratória parcial

46. Os valores laboratoriais a seguir foram obtidos de um homem de 58 anos de idade.
    Volume urinário = 4.320 mℓ de urina coletada durante as últimas 24 horas
    Creatinina plasmática = 3 mg/100 mℓ
    Creatinina na urina = 50 mg/100 mℓ
    Potássio plasmático = 4,0 mmol/ℓ
    Potássio na urina = 30 mmol/ℓ

    Qual é a TFG aproximada, pressupondo-se que ele tenha coletado toda a urina no período de 24 horas?
    A) 20 mℓ/min
    B) 30 mℓ/min
    C) 40 mℓ/min
    D) 50 mℓ/min
    E) 60 mℓ/min
    F) 80 mℓ/min
    G) 100 mℓ/min

Perguntas 47 e 48

Um homem de 65 anos de idade teve infarto agudo do miocárdio e sofreu parada cardiopulmonar enquanto estava sendo transportado para o serviço de emergência. Utilize os seguintes valores laboratoriais obtidos do sangue arterial para responder às Perguntas 47 e 48.
pH do plasma = 7,12
PCO_2 do plasma = 60 mmHg
Concentração plasmática de HCO_3^- = 19 mEq/ℓ

47. Qual das alternativas a seguir descreve melhor o distúrbio ácido-básico desse paciente?
    A) Acidose respiratória com compensação renal parcial
    B) Acidose metabólica com compensação respiratória parcial
    C) Acidose mista: acidoses metabólica e respiratória combinadas
    D) Alcalose mista: alcaloses respiratória e metabólica combinadas

48. Nesse paciente, qual dos seguintes resultados laboratoriais é esperado, em comparação com o normal?
    A) Aumento da excreção renal de bicarbonato (HCO_3^-)

B) Diminuição do ácido titulável urinário
C) Aumento do pH urinário
D) Aumento da excreção renal de amônia (NH_4^+)

49. O que poderia causar o maior grau de hiperpotassemia?

A) Aumento da ingestão de potássio de 60 para 180 mmol/dia em um indivíduo com rins normais e sistema aldosterona normal
B) Tratamento crônico com diurético que iniba a ação da aldosterona
C) Diminuição da ingestão de sódio de 200 para 100 mmol/dia
D) Tratamento crônico com um diurético que iniba o cotransportador de Na^+-$2Cl^-$-K^+ na alça de Henle
E) Tratamento crônico com diurético que iniba a reabsorção de sódio nos ductos coletores

50. Qual das seguintes alterações é esperada em um paciente com síndrome de Liddle (i. e., atividade excessiva do canal de sódio sensível à amilorida no ducto coletor) em condições estáveis, pressupondo-se que a ingestão de eletrólitos tenha permanecido constante?

	Concentração plasmática de renina	Pressão arterial	Excreção de sódio	Concentração plasmática de aldosterona
A)	↔	↑	↓	↔
B)	↑	↑	↔	↑
C)	↑	↑	↓	↓
D)	↓	↑	↔	↓
E)	↓	↑	↓	↓
F)	↓	↓	↑	↑

51. Um paciente é encaminhado para tratamento de hipertensão arterial. Após o exame, você descobre que ele apresenta níveis plasmáticos muito altos de aldosterona, e o seu diagnóstico é síndrome de Conn. Partindo do pressuposto de que não haja nenhuma alteração na ingestão de eletrólitos, qual das seguintes alterações você espera encontrar, em comparação com o normal?

	pH do plasma	Concentração plasmática de K^+	Excreção urinária de K^+	Excreção urinária de Na^+	Concentração plasmática de renina
A)	↑	↓	↔	↔	↓
B)	↓	↓	↔	↔	↓
C)	↑	↓	↑	↓	↓
D)	↑	↑	↔	↓	↑
E)	↑	↑	↑	↑	↑

52. Qual das seguintes alterações tende a aumentar a TFG?

A) Aumento da resistência arteriolar aferente
B) Diminuição da resistência arteriolar eferente
C) Aumento do coeficiente de filtração capilar glomerular
D) Aumento da pressão hidrostática da cápsula de Bowman
E) Diminuição da pressão hidrostática capilar glomerular

53. Qual das seguintes alterações, em comparação com o normal, você espera encontrar 3 semanas após um paciente ter ingerido uma toxina que provocou comprometimento sustentado da reabsorção tubular proximal de NaCl? Pressuponha que não tenha havido nenhuma mudança na dieta ou na ingestão de eletrólitos.

	Taxa de filtração glomerular	Resistência arteriolar aferente	Excreção de sódio
A)	↔	↔	↑
B)	↔	↔	↑
C)	↓	↑	↑
D)	↓	↑	↔
E)	↑	↓	↔

54. Um paciente apresentou os seguintes valores laboratoriais: pH arterial = 7,13, HCO_3^- plasmático = 15 mEq/ℓ, concentração plasmática de cloreto = 118 mEq/ℓ, PCO_2 arterial = 28 mmHg e concentração plasmática de Na^+ = 141 mEq/ℓ. Qual é a causa mais provável da acidose?

A) Intoxicação por ácido salicílico
B) Diabetes melito
C) Diarreia
D) Enfisema

55. A TFG de um homem de 26 anos de idade com glomerulonefrite diminui 50% e permanece nesse nível durante 1 mês. Qual é a substância que deve apresentar o maior aumento na concentração plasmática desse homem?

A) Creatinina
B) K^+
C) Glicose
D) Na^+
E) Fosfato
F) H^+

56. Quais das seguintes alterações você espera encontrar após a administração de um fármaco vasodilatador que provocou uma diminuição de 50% na resistência arteriolar aferente, porém nenhuma mudança na pressão arterial?

A) Diminuição do fluxo sanguíneo renal, diminuição da TFG e diminuição da pressão hidrostática dos capilares peritubulares

B) Diminuição do fluxo sanguíneo renal, diminuição da TFG e aumento da pressão hidrostática dos capilares peritubulares
C) Aumento do fluxo sanguíneo renal, aumento da TFG e aumento da pressão hidrostática dos capilares peritubulares
D) Aumento do fluxo sanguíneo renal, aumento da TFG e nenhuma alteração da pressão hidrostática dos capilares peritubulares
E) Aumento do fluxo sanguíneo renal, aumento da TFG e diminuição da pressão hidrostática dos capilares peritubulares

57. Se a pressão hidrostática média nos capilares glomerulares é de 50 mmHg, a pressão hidrostática do espaço de Bowman é de 12 mmHg, a pressão coloidosmótica dos capilares glomerulares é, em média, de 30 mmHg e não há nenhuma proteína no ultrafiltrado glomerular, qual é a pressão efetiva que impulsiona a filtração glomerular?

A) 8 mmHg
B) 32 mmHg
C) 48 mmHg
D) 60 mmHg
E) 90 mmHg

58. Em um paciente que apresenta diabetes melito crônico não controlado, qual é o conjunto de condições que você espera encontrar, em comparação com o normal?

	Excreção de ácido titulável	Excreção de NH⁺	Excreção de HCO₃⁻	PCO₂ no plasma
A)	↔	↑	↓	↔
B)	↓	↑	↔	↓
C)	↑	↑	↔	↑
D)	↑	↑	↓	↓
E)	↓	↓	↓	↓
F)	↔	↑	↓	↔

59. A infusão intravenosa de 1 ℓ de solução de NaCl 0,45% (peso molecular do NaCl = 58,5) deve produzir quais das seguintes alterações após o equilíbrio osmótico?

	Volume de líquido intracelular	Osmolaridade do líquido intracelular	Volume de líquido extracelular	Osmolaridade do líquido extracelular
A)	↑	↑	↑	↑
B)	↑	↓	↑	↓
C)	↔	↑	↑	↑
D)	↓	↑	↑	↑
E)	↓	↓	↓	↓

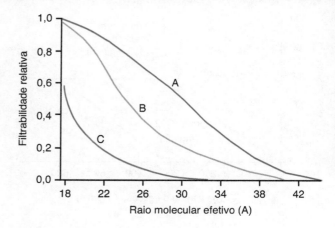

60. As linhas A, B e C na figura acima mostram a filtrabilidade relativa dos capilares glomerulares às moléculas de dextrana em função de seus raios moleculares e cargas elétricas. Quais linhas no gráfico descrevem melhor as cargas elétricas das dextranas?

A) A = policatiônica; B = neutra; C = polianiônica
B) A = policatiônica; B = polianiônica; C = neutra
C) A = polianiônica; B = neutra; C = policatiônica
D) A = polianiônica; B = policatiônica; C = policatiônica
E) A = neutra; B = policatiônica; C = polianiônica
F) A = neutra; B = polianiônica; C = policatiônica

61. Se a concentração de creatinina no líquido do túbulo distal for de 5 mg/100 mℓ, e a concentração plasmática de creatinina for de 1,0 mg/100 mℓ, qual é a porcentagem aproximada de água filtrada pelos capilares glomerulares que permanece no túbulo distal?

A) 5%
B) 10%
C) 20%
D) 50%
E) 80%
F) 95%

62. Qual das seguintes alterações tende a aumentar a reabsorção de líquido nos capilares peritubulares?

A) Aumento da pressão arterial
B) Diminuição da fração de filtração
C) Aumento da resistência arteriolar eferente
D) Diminuição da angiotensina II
E) Aumento do fluxo sanguíneo renal

63. Um homem de 32 anos de idade queixa-se de micção frequente. Ele está com sobrepeso (127 kg, 178 cm de altura). Após medir o *clearance* da creatinina de 24 horas, você calcula a TFG, que é de 150 mℓ/min. O nível plasmático de glicose é de 300 mg/dℓ. Partindo-se do pressuposto de que o transporte máximo renal para a glicose seja normal nesse paciente, conforme mostrado na figura a seguir, qual é a taxa aproximada de excreção de glicose urinária?

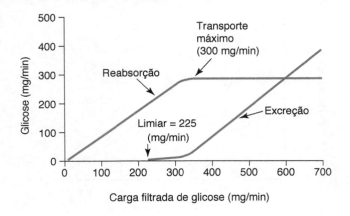

A) 0 mg/min
B) 100 mg/min
C) 150 mg/min
D) 225 mg/min
E) 300 mg/min
F) As informações fornecidas são inadequadas para estimar a taxa de excreção de glicose

64. Um tumor adrenal que provoca secreção excessiva de aldosterona tende a _____ a concentração plasmática de K^+, a _____ o pH do plasma, a _____ a secreção de renina e a _____ a pressão arterial.

A) Diminuir, diminuir, diminuir, diminuir
B) Diminuir, aumentar, diminuir, aumentar
C) Diminuir, diminuir, diminuir, aumentar
D) Diminuir, aumentar, aumentar, aumentar
E) Aumentar, aumentar, diminuir, aumentar
F) Aumentar, diminuir, diminuir, aumentar

65. Qual das alternativas a seguir tende a aumentar a secreção de potássio pelo ducto coletor cortical?

A) Diurético que inibe a ação da aldosterona (p. ex., espironolactona)
B) Diurético que diminui a reabsorção de sódio na alça de Henle (p. ex., furosemida)
C) Diminuição da concentração plasmática de potássio
D) Acidose metabólica aguda
E) Baixa ingestão de sódio

66. Um paciente diabético apresenta doença renal crônica e é encaminhado para a sua clínica de nefrologia. De acordo com o médico de família do paciente, o *clearance* da creatinina diminuiu de 100 mℓ/min para 40 mℓ/min nos últimos 4 anos. O nível de glicose não foi bem controlado, e o pH do plasma é de 7,14. Quais das seguintes alterações, em comparação com o período anterior ao desenvolvimento de doença renal, você espera encontrar, pressupondo a existência de condições estáveis e nenhuma alteração na ingestão de eletrólitos?

	Taxa de excreção de sódio	Taxa de excreção de creatinina	Concentração plasmática de creatinina	Concentração Plasmática de HCO_3^-	Taxa de Excreção de NH_4^+
A)	↓	↓	↑	↑	↑
B)	↔	↔	↑	↓	↑
C)	↔	↔	↑	↓	↔
D)	↔	↓	↑	↓	↔
E)	↓	↓	↓	↓	↑
F)	↓	↓	↓	↓	↓

67. Uma mulher de 20 anos de idade vai ao seu consultório devido a rápido ganho de peso e à retenção acentuada de líquidos. A pressão arterial da paciente é de 105/65 mmHg, a concentração plasmática de proteínas é de 3,6 g/dℓ (normal = 7,0) e não há nenhuma proteína detectável em sua urina. Quais das seguintes alterações você espera encontrar, em comparação com o normal?

	Fluxo linfático torácico	Concentração de proteína no líquido intersticial	Filtração capilar	Pressão do líquido intersticial
A)	↓	↓	↓	↓
B)	↓	↑	↔	↔
C)	↑	↓	↑	↑
D)	↑	↓	↑	↔
E)	↑	↑	↑	↑

68. Uma mulher de 48 anos de idade queixa-se de poliúria intensa (com produção de cerca de 0,5 ℓ de urina por hora) e polidipsia (ingestão de 2 a 3 copos de água por hora). A urina não contém glicose, e a paciente é submetida a uma restrição hídrica durante a noite para uma avaliação mais detalhada. Na manhã seguinte, ela está fraca e confusa, a sua concentração de sódio é de 160 mEq/ℓ e a osmolaridade da urina é de 80 mOsm/ℓ. Qual é o diagnóstico mais provável?

A) Diabetes melito
B) Diabetes insípido
C) Hiperaldosteronismo primário
D) Tumor secretor de renina
E) Síndrome de secreção inapropriada de ADH

69. Qual substância é filtrada mais prontamente pelos capilares glomerulares?

A) Albumina no plasma
B) Dextrana neutra com peso molecular de 25.000
C) Dextrana policatiônica com peso molecular de 25.000

D) Dextrana polianiônica com peso molecular de 25.000
E) Hemácias

70. Uma mulher de 22 anos de idade participa de uma corrida de 10 km em um dia quente e sofre desidratação. Pressupondo-se que os níveis de ADH dessa paciente estejam muito elevados e que os rins estejam funcionando normalmente, em qual parte do túbulo renal a água é mais reabsorvida?
A) Túbulo proximal
B) Alça de Henle
C) Túbulo distal
D) Ducto coletor cortical
E) Ducto coletor medular

71. A furosemida é um diurético que também produz natriurese. Qual das alternativas a seguir é um efeito colateral indesejável da furosemida, em virtude de seu local de ação no túbulo renal?
A) Edema
B) Hiperpotassemia
C) Hipercalcemia
D) Diminuição da capacidade de concentrar a urina
E) Insuficiência cardíaca

72. Uma paciente apresenta hipernatremia inexplicável (Na^+ plasmático = 167 mmol/ℓ) e queixa-se de micção frequente e grandes volumes de urina. A amostra de urina revela concentração de Na^+ de 15 mmol/ℓ (valor muito baixo) e osmolaridade de 155 mOsm/ℓ (valor muito baixo). Os exames laboratoriais revelam os seguintes dados: atividade da renina plasmática = 3 ng de angiotensina I/mℓ/h (normal = 1,0), ADH plasmático = 30 pg/mℓ (normal = 3 pg/mℓ) e aldosterona plasmática = 20 ng/dℓ (normal = 6 ng/dℓ). Qual das alternativas a seguir é a razão mais provável da hipernatremia dessa paciente?
A) Desidratação simples causada pela diminuição da ingestão de água
B) Diabetes insípido nefrogênico
C) Diabetes insípido central
D) Síndrome da secreção inapropriada de ADH
E) Hiperaldosteronismo primário
F) Tumor secretor de renina

73. Qual das seguintes alterações você espera encontrar em um indivíduo desidratado e privado de água por 24 horas?
A) Diminuição da atividade da renina plasmática
B) Diminuição da concentração plasmática de hormônio antidiurético
C) Aumento da concentração plasmática do peptídeo atrial natriurético
D) Aumento da permeabilidade do ducto coletor à água

74. O diabetes melito autoimune (tipo 1) é frequentemente diagnosticado em virtude da poliúria (fluxo urinário elevado) e da polidipsia (ingestão aumentada de líquido) que ocorrem devido a qual das seguintes condições?
A) O aumento do fornecimento de glicose no ducto coletor interfere na ação do hormônio antidiurético
B) O aumento da filtração glomerular da glicose aumenta a reabsorção de Na^+ através do cotransportador de sódio-glicose
C) Quando a carga filtrada de glicose ultrapassa o limiar renal, a concentração crescente de glicose no túbulo proximal diminui a força motriz osmótica para a reabsorção de água
D) A concentração plasmática elevada de glicose diminui a sede
E) A concentração plasmática de glicose elevada estimula a liberação de ADH pela neuro-hipófise

75. Qual das seguintes situações causaria a hipopotassemia mais grave?
A) Diminuição da ingestão de potássio de 150 mEq/dia para 60 mEq/dia
B) Aumento da ingestão de sódio de 100 para 200 mEq/dia
C) Secreção excessiva de aldosterona, juntamente à alta ingestão de sódio
D) Secreção excessiva de aldosterona, juntamente à baixa ingestão de sódio
E) Paciente com doença de Addison
F) Tratamento com bloqueador beta-adrenérgico
G) Tratamento com espironolactona

76. Uma mulher de 26 anos de idade relata que teve enxaqueca intensa e tomou seis vezes mais a dose recomendada de ácido acetilsalicílico nos últimos 3 dias para aliviar as cefaleias. O pH do plasma é de 7,24. Qual das seguintes alterações você espera encontrar (em comparação com o normal)?

	Concentração plasmática de HCO_3^-	PCO_2 do plasma	Excreção urinária de HCO_3^-	Excreção urinária de NH_4^+	Hiato aniônico do plasma
A)	↑	↓	↑	↑	↑
B)	↑	↑	↑	↓	↑
C)	↓	↓	↓	↓	↓
D)	↓	↓	↓	↑	↑
E)	↓	↓	↓	↑	↓
F)	↓	↔	↓	↓	↔

77. Em condições de função renal normal, qual das alternativas a seguir quanto à concentração de ureia no líquido tubular na porção final do túbulo proximal está correta?

   A) É mais alta do que a concentração de ureia no líquido tubular na extremidade da alça de Henle
   B) É mais alta do que a concentração de ureia no plasma
   C) É mais alta do que a concentração de ureia na urina final na antidiurese
   D) É mais baixa do que a concentração plasmática de ureia, devido à reabsorção ativa da ureia ao longo do túbulo proximal

78. Você inicia o tratamento de um paciente hipertenso com um potente diurético de alça (p. ex., furosemida). Quais das seguintes alterações você espera encontrar, em comparação com os valores anteriores ao tratamento, quando o paciente retorna para um exame de acompanhamento após 2 semanas?

	Excreção urinária de sódio	Volume de líquido extracelular	Pressão arterial	Concentração plasmática de potássio
A)	↑	↓	↓	↓
B)	↑	↓	↔	↔
C)	↔	↓	↓	↓
D)	↔	↓	↔	↔
E)	↑	↔	↓	↑

79. Qual das seguintes alterações, em comparação com o normal, você espera que ocorra em condições estáveis em um paciente cuja doença renal grave reduziu o número de néfrons funcionais para 25% do normal?

   A) Aumento da TFG dos néfrons sobreviventes
   B) Diminuição da taxa de excreção urinária de creatinina
   C) Diminuição da taxa de fluxo urinário nos néfrons sobreviventes
   D) Diminuição da excreção urinária de sódio
   E) Aumento da capacidade de concentração de urina

80. Qual das seguintes afirmativas está correta?

   A) A reabsorção de ureia do ducto coletor medular é menor do que a do túbulo contorcido distal durante a antidiurese
   B) A concentração de ureia do líquido intersticial do córtex renal é maior do que a do líquido intersticial da medula renal durante a antidiurese
   C) O ramo ascendente espesso da alça de Henle reabsorve mais ureia do que a parte interna do ducto coletor medular durante a antidiurese
   D) A reabsorção de ureia do túbulo proximal é maior do que a do ducto coletor cortical

81. A urina de um paciente é coletada por 2 horas, e o volume total é de 600 mℓ durante esse período. A osmolaridade urinária é de 150 mOsm/ℓ, e a do plasma, de 300 mOsm/ℓ. Qual é o *clearance* de água livre desse paciente?

   A) +5,0 mℓ/min
   B) +2,5 mℓ/min
   C) 0,0 mℓ/min
   D) −2,5 mℓ/min
   E) −5,0 mℓ/min

Perguntas 82 a 85

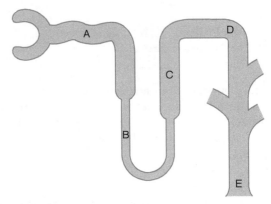

Para as Perguntas 82 a 85, escolha o local apropriado do néfron na figura anterior.

82. Em um paciente com diabetes insípido central grave, causado pela falta de secreção de ADH, qual parte do túbulo teria a menor osmolaridade do líquido tubular?

   A) A
   B) B
   C) C
   D) D
   E) E

83. Em um indivíduo com dieta muito pobre em potássio, em qual parte do néfron você espera que ocorra reabsorção da maior parte do potássio?

   A) A
   B) B
   C) C
   D) D
   E) E

84. Qual parte do néfron normalmente reabsorve a maior parte da água?

   A) A
   B) B
   C) C
   D) D
   E) E

85. Em um rim com função normal, qual parte do túbulo apresenta menor permeabilidade à água durante a antidiurese?

   A) A
   B) B

C) C
D) D
E) E

86. Quais são as substâncias mais adequadas para medir o volume do líquido intersticial?
   A) Inulina e água pesada
   B) Inulina e ^{22}Na
   C) Água pesada e ^{125}I-albumina
   D) Inulina e ^{125}I-albumina
   E) Hemácias marcadas com ^{51}Cr e ^{125}I-albumina

87. O que pode causar a administração prolongada de furosemida?
   A) Inibição do cotransportador de Na$^+$-Cl$^-$ nos túbulos distais renais
   B) Inibição do cotransportador de Na$^+$-Cl$^-$-K$^+$ nos túbulos renais
   C) Tendência a reduzir a capacidade de concentração renal
   D) Tendência a causar hiperpotassemia
   E) Apenas as alternativas A e C estão corretas
   F) Apenas as alternativas B e C estão corretas
   G) As alternativas B, C e D estão corretas

88. Um paciente com pulmões normais que apresenta diabetes melito tipo 1 não controlado e concentração plasmática de glicose de 400 mg/100 mℓ (normal: cerca de 100 mg/100 mℓ) supostamente deve apresentar qual dos seguintes valores no sangue?

	pH	HCO$_3^-$ (mmol/ℓ)	PCO$_2$ (mmHg)	Na$^+$ (mmol/ℓ)	Cl$^-$ (mmol/ℓ)
A)	7,66	22	20	143	111
B)	7,52	38	48	146	100
C)	7,29	14	30	143	117
D)	7,25	12	28	142	102
E)	7,07	14	50	144	102

89. Qual das alternativas a seguir deve causar diminuição da concentração de potássio no líquido extracelular (hipopotassemia), pelo menos em parte, por meio da estimulação da captação de potássio no interior das células?
   A) Bloqueio alfa-adrenérgico
   B) Deficiência de insulina
   C) Exercício intenso
   D) Deficiência de aldosterona causada por doença de Addison
   E) Alcalose metabólica

90. Se um indivíduo apresenta transporte máximo renal de glicose de 350 mg/min, TFG de 100 mℓ/min, nível plasmático de glicose de 150 mg/dℓ, taxa de fluxo urinário de 2 mℓ/min e ausência de glicose detectável na urina, qual seria a taxa aproximada de reabsorção de glicose, pressupondo-se a presença de rins normais?
   A) A reabsorção da glicose não pode ser estimada a partir desses dados
   B) 0 mg/min
   C) 50 mg/min
   D) 150 mg/min
   E) 350 mg/min

91. Qual diurético inibe o cotransportador de Na$^+$-2Cl$^-$-K$^+$ na alça de Henle como principal ação?
   A) Diurético tiazídico
   B) Furosemida
   C) Inibidor da anidrase carbônica
   D) Diurético osmótico
   E) Amilorida
   F) Espironolactona

92. A diminuição seletiva da resistência arteriolar *eferente* deve _____ a pressão hidrostática glomerular, _____ a TFG e _____ o fluxo sanguíneo renal.
   A) Aumentar, aumentar, aumentar
   B) Aumentar, diminuir, aumentar
   C) Aumentar, diminuir, diminuir
   D) Diminuir, aumentar, diminuir
   E) Diminuir, diminuir, aumentar
   F) Diminuir, aumentar, aumentar

93. Qual conjunto de valores no sangue é possível esperar de um paciente com acidose tubular renal?

	pH	HCO$_3^-$ (mmol/ℓ)	PCO$_2$ (mmHg)	Na$^+$ (mmol/ℓ)	Cl$^-$ (mmol/ℓ)
A)	7,66	22	20	143	111
B)	7,52	38	48	146	100
C)	7,07	14	50	144	102
D)	7,25	12	28	142	102
E)	7,29	14	30	143	117

94. Um paciente relata que está sempre com sede, e a sua respiração tem odor de acetona. Você suspeita que ele tenha diabetes melito, e o diagnóstico é confirmado por uma amostra de urina positiva para glicose e uma amostra de sangue que mostra nível de glicemia em jejum de 400 mg/dℓ. Em comparação com os valores normais, quais das seguintes alterações você espera encontrar na urina desse paciente?

	pH da urina	Excreção de NH$_4^+$	Volume urinário (mℓ/24 h)	Produção renal de HCO$_3^-$
A)	↓	↓	↓	↓
B)	↓	↑	↓	↓
C)	↑	↓	↓	↓
D)	↓	↑	↑	↑
E)	↑	↑	↑	↑

Parte 5 Líquidos Corporais e Rins

Perguntas 95 a 97

Um indivíduo com volume de líquido corporal normal pesa 60 kg e apresenta volume de líquido extracelular de cerca de 12,8 ℓ, volemia de 4,3 ℓ e hematócrito de 40%; 57% do peso corporal consistem em água. Utilize essas informações para responder às Perguntas 95 a 97.

95. Qual é o volume aproximado de líquido intracelular?
    A) 17,1 ℓ
    B) 19,6 ℓ
    C) 21,4 ℓ
    D) 23,5 ℓ
    E) 25,6 ℓ

96. Qual é o volume de plasma aproximado?
    A) 2,0 ℓ
    B) 2,3 ℓ
    C) 2,6 ℓ
    D) 3,0 ℓ
    E) 3,3 ℓ

97. Qual é o volume de líquido intersticial aproximado?
    A) 6,4 ℓ
    B) 8,4 ℓ
    C) 10,2 ℓ
    D) 11,3 ℓ
    E) 12,0 ℓ

98. Qual segmento do néfron é o principal local de reabsorção de magnésio em condições normais?
    A) Túbulo proximal
    B) Ramo descendente da alça de Henle
    C) Ramo ascendente da alça de Henle
    D) Túbulo contorcido distal
    E) Ductos coletores

99. Quais das seguintes alterações você espera encontrar em um paciente de 10 anos de idade recém-diagnosticado com diabetes melito tipo 1 e hiperglicemia não controlada (glicose plasmática = 300 mg/dℓ)?

	Sede (ingestão de água)	Volume urinário	Taxa de filtração glomerular	Resistência arteriolar aferente
A)	↑	↓	↑	↓
B)	↑	↑	↓	↑
C)	↑	↑	↑	↓
D)	↓	↑	↑	↑
E)	↓	↓	↓	↓

Perguntas 100 e 101

Para avaliar a função renal de uma mulher de 45 anos de idade com diabetes melito tipo 2, você solicitou a ela que coletasse uma amostra de urina por um período de 24 horas. Nesse período, a paciente coletou 3.600 mℓ de urina. Os exames laboratoriais retornaram com os seguintes resultados após a análise das amostras de plasma e urina da paciente: creatinina plasmática = 4 mg/dℓ, creatinina urinária = 32 mg/dℓ, potássio plasmático = 5 mmol/ℓ e potássio urinário = 10 mmol/ℓ.

100. Qual é a TFG aproximada dessa paciente, partindo-se do pressuposto de que ela tenha coletado toda a sua urina no período de 24 horas?
    A) 10 mℓ/min
    B) 20 mℓ/min
    C) 30 mℓ/min
    D) 40 mℓ/min
    E) 80 mℓ/min

101. Qual é a taxa de reabsorção tubular renal efetiva de potássio nessa paciente?
    A) 1,050 mmol/min
    B) 0,100 mmol/min
    C) 0,037 mmol/min
    D) 0,075 mmol/min
    E) O potássio não é reabsorvido neste exemplo

Perguntas 102 a 106

Correlacione cada um dos pacientes descritos nas Perguntas 102 a 106 com o conjunto correto de valores sanguíneos na tabela a seguir (os mesmos valores podem ser utilizados para mais de um paciente).

	pH	HCO_3^- (mEq/ℓ)	PCO_2 (mmHg)	Na^+ (mEq/ℓ)	Cl^- (mEq/ℓ)
A)	7,66	22	20	143	111
B)	7,28	30	65	142	102
C)	7,24	12	29	144	102
D)	7,29	14	30	143	117
E)	7,52	38	48	146	100
F)	7,07	14	50	144	102

102. Paciente com diarreia intensa

103. Paciente com hiperaldosteronismo primário

104. Paciente com acidose tubular renal proximal

105. Paciente com cetoacidose diabética e enfisema pulmonar

106. Paciente tratado cronicamente com inibidor da anidrase carbônica

107. Qual das seguintes alterações você espera encontrar em um paciente que desenvolveu insuficiência renal aguda após a ingestão de cogumelos venenosos que causaram necrose tubular renal?
    A) Aumento da concentração plasmática de bicarbonato
    B) Acidose metabólica

C) Diminuição da concentração plasmática de potássio
D) Diminuição da concentração de nitrogênio ureico no sangue
E) Diminuição da pressão hidrostática na cápsula de Bowman

108. Qual das alternativas a seguir apresenta valores semelhantes para os líquidos intracelular e intersticial?
A) Concentração de íons potássio
B) Pressão coloidosmótica
C) Concentração de íons sódio
D) Concentração de íons cloreto
E) Osmolaridade total

109. Qual das alternativas a seguir sobre o líquido tubular que passa através do lúmen da porção inicial do túbulo distal na região da mácula densa está correta?
A) É geralmente isotônico
B) É geralmente hipotônico
C) É geralmente hipertônico
D) É hipertônico na antidiurese
E) É hipertônico quando a taxa de filtração de seu próprio néfron diminui para 50% abaixo do normal

110. Em um indivíduo com rins e pulmões normais que apresenta acidose metabólica crônica, você espera encontrar todas as seguintes situações, em comparação com o normal, EXCETO:
A) Aumento da excreção normal de NH_4Cl
B) Diminuição do pH urinário
C) Diminuição da excreção urinária de HCO_3^-
D) Aumento da concentração plasmática de HCO_3^-
E) Diminuição da PCO_2 do plasma

111. Suponha que você tem um paciente que necessita de terapia com líquido e decide administrar uma infusão intravenosa de 2,0 ℓ de solução de NaCl 0,45% (peso molecular do NaCl = 58,5). Após alcançar o equilíbrio osmótico, quais alterações você espera encontrar, em comparação com os valores antes da infusão de NaCl?

	Volume intracelular	Osmolaridade intracelular	Volume extracelular	Osmolaridade extracelular
A)	↑	↑	↑	↑
B)	↑	↓	↑	↓
C)	↔	↑	↑	↑
D)	↓	↑	↑	↑
E)	↓	↓	↓	↓

112. Se o *clearance* renal de uma substância X for de 300 mℓ/min e a taxa de filtração glomerular for de 100 mℓ/min, é mais provável que essa substância X seja:
A) Filtrada livremente, porém não secretada nem reabsorvida
B) Ligada às proteínas plasmáticas
C) Secretada
D) Reabsorvida
E) Ligada às proteínas tubulares
F) O *clearance* de uma substância não pode ser maior do que a TFG

113. Qual das seguintes alterações tende a aumentar a excreção urinária de cálcio (Ca^{2+})?
A) Expansão do volume de líquido extracelular
B) Aumento da concentração plasmática de paratormônio
C) Diminuição da pressão arterial
D) Aumento da concentração plasmática de fosfato
E) Alcalose metabólica

114. Qual alteração você espera encontrar em um paciente que consome uma dieta rica em sódio (200 mEq/dia), em comparação com o mesmo paciente com dieta normal de sódio (100 mEq/dia), pressupondo condições estáveis?
A) Aumento da concentração plasmática de aldosterona
B) Aumento da excreção urinária de potássio
C) Diminuição da atividade da renina plasmática
D) Diminuição do peptídeo atrial natriurético no plasma
E) Aumento da concentração plasmática de sódio de pelo menos 5 mmol/ℓ

115. O que tende a diminuir a TFG em mais de 20% em um rim normal?
A) Diminuição da pressão arterial renal de 100 para 85 mmHg
B) Diminuição de 50% na resistência arteriolar aferente
C) Diminuição de 50% na resistência arteriolar eferente
D) Aumento de 50% no coeficiente de filtração capilar glomerular
E) Diminuição da pressão coloidosmótica do plasma de 28 para 20 mmHg

116. A acidose metabólica aguda tende a _____ a concentração de K^+ intracelular e a _____ a secreção de K^+ pelos ductos coletores corticais.
A) Aumentar, aumentar
B) Aumentar, diminuir
C) Diminuir, aumentar
D) Diminuir, diminuir
E) Não causar nenhuma alteração em, aumentar
F) Não causar nenhuma alteração em, não causar nenhuma alteração em

117. Qual das afirmativas a seguir está correta?
A) O ADH aumenta a reabsorção de água a partir do ramo ascendente da alça de Henle

B) A reabsorção de água a partir do ramo descendente da alça de Henle é normalmente menor do que a do ramo ascendente da alça de Henle
C) A reabsorção de sódio a partir do ramo ascendente da alça de Henle é normalmente menor do que a do ramo descendente da alça de Henle
D) A osmolaridade do líquido na parte inicial do túbulo distal deve ser inferior a 300 mOsm/ℓ em um indivíduo desidratado com rins normais e níveis aumentados de ADH
E) O ADH diminui a permeabilidade dos ductos coletores medulares à ureia

118. Em um indivíduo com dieta rica em potássio (200 mmol/dia), qual parte do néfron deve secretar a maior parte do potássio?
A) Túbulo proximal
B) Alça de Henle descendente
C) Alça de Henle ascendente
D) Parte inicial do túbulo distal
E) Ductos coletores

119. Qual das seguintes situações você espera encontrar em um paciente que apresenta cetoacidose diabética crônica?
A) Diminuição da excreção renal de HCO_3^-, aumento da excreção de NH_4^+, aumento do hiato aniônico (*anion gap*) no plasma
B) Aumento da frequência respiratória, diminuição da PCO_2 arterial, diminuição do hiato aniônico no plasma
C) Aumento da excreção de NH_4^+, aumento do hiato aniônico no plasma, aumento do pH na urina
D) Aumento da produção renal de HCO_3^-, aumento da excreção de NH_4^+, diminuição do hiato aniônico no plasma
E) Diminuição do pH da urina, diminuição da excreção renal de HCO_3^-, aumento da PCO_2 arterial

120. Utilizando o método indicador-diluição para avaliar os volumes dos líquidos corporais em um homem de 40 anos de idade com peso de 70 kg, o espaço da inulina é calculado como 16 ℓ, e o espaço da ^{125}I-albumina, como 4 ℓ. Se 60% do peso corporal total dele consistem em água, qual é o volume aproximado de líquido intersticial?
A) 4 ℓ
B) 12 ℓ
C) 16 ℓ
D) 26 ℓ
E) 38 ℓ
F) 42 ℓ

121. O que tende a diminuir a concentração plasmática de potássio ao provocar o deslocamento do potássio do líquido extracelular para o interior das células?
A) Exercício extenuante
B) Deficiência de aldosterona
C) Acidose
D) Bloqueio beta-adrenérgico
E) Excesso de insulina

122. Um operário de construção civil de 26 anos de idade é levado ao setor de emergência com alteração do estado mental após trabalhar um turno de 10 horas em um dia quente de verão (temperatura média no exterior de 36°C). O homem havia suado profusamente durante o dia, porém não ingeriu líquidos. Ele apresenta febre de 39°C, frequência cardíaca de 140 bpm e pressão arterial de 100/55 mmHg na posição de decúbito dorsal. Ao exame, ele não apresenta sudorese, tem mucosas secas e demonstra pouca orientação em relação a pessoas, lugares e tempo. Partindo-se do pressuposto de que os rins dele estavam normais no dia anterior, quais níveis hormonais descrevem a sua condição, em comparação com o normal?
A) ADH elevado, renina elevada, angiotensina II baixa, aldosterona baixa
B) ADH baixo, renina baixa, angiotensina II baixa, aldosterona baixa
C) ADH elevado, renina baixa, angiotensina II elevada, aldosterona baixa
D) ADH elevado, renina elevada, angiotensina II elevada, aldosterona elevada
E) ADH baixo, renina elevada, angiotensina II baixa, aldosterona elevada

123. Um homem de 23 anos de idade participa de uma corrida de 10 km no verão e perde 2 ℓ de líquido por meio de sudorese. Ele também bebe 2 ℓ de água durante a corrida. Quais alterações você espera encontrar, em comparação com o normal, após absorver a água e pressupor o equilíbrio osmótico e a ausência de excreção de água ou eletrólitos?

	Volume intracelular	Osmolaridade intracelular	Volume extracelular	Osmolaridade extracelular
A)	↓	↑	↓	↑
B)	↓	↓	↓	↓
C)	↔	↓	↔	↓
D)	↔	↑	↓	↑
E)	↑	↓	↓	↓
F)	↑	↓	↑	↓

124. Qual das seguintes alterações tende a aumentar a reabsorção de Ca^{2+} no túbulo renal?
A) Expansão do volume de líquido extracelular
B) Aumento da concentração plasmática de paratormônio
C) Aumento da pressão arterial
D) Diminuição da concentração plasmática de fosfato
E) Acidose metabólica

125. Um jovem é encontrado em estado de coma após ter tomado uma quantidade desconhecida de comprimidos para dormir em um momento anterior também desconhecido. A amostra de sangue arterial fornece os seguintes valores: pH = 7,02, HCO_3^- = 14 mEq/ℓ e PCO_2 = 68 mmHg. Qual das alternativas a seguir descreve de maneira mais acurada o estado ácido-básico desse paciente?

   A) Acidose metabólica descompensada
   B) Acidose respiratória descompensada
   C) Acidoses respiratória e metabólica simultâneas
   D) Acidose respiratória com compensação renal parcial
   E) Acidose respiratória com compensação renal completa

126. Em um indivíduo com acidose respiratória crônica que apresenta compensação renal parcial, quais alterações você espera encontrar, em comparação com o normal? _____ da excreção urinária de NH_4^+, _____ da concentração plasmática de HCO_3^- e _____ do pH urinário.

   A) Aumento, aumento, diminuição
   B) Aumento, diminuição, diminuição
   C) Nenhuma alteração, aumento, diminuição
   D) Nenhuma alteração, nenhuma alteração, diminuição
   E) Aumento, nenhuma alteração, aumento

127. O aumento do fluxo sanguíneo renal e da TFG é causado por qual dos seguintes mecanismos?

   A) Dilatação das arteríolas aferentes
   B) Aumento do coeficiente de filtração capilar glomerular
   C) Aumento da pressão coloidosmótica do plasma
   D) Dilatação das arteríolas eferentes

128. Um paciente de 55 anos de idade com hipertensão teve a sua pressão arterial razoavelmente bem controlada com o uso de um diurético tiazídico. Em sua última consulta (há 6 meses), a pressão arterial foi de 130/75 mmHg, e o nível sérico de creatinina, de 1 mg/100 mℓ. Ele está praticando exercícios de modo regular nos últimos 2 anos; todavia, recentemente, ele relatou a ocorrência de dor nos joelhos e começou a tomar grandes quantidades de anti-inflamatório não esteroide. Quando chega a seu consultório, a pressão arterial dele é de 155/85 mmHg, e o nível sérico de creatinina, de 2,5 mg/100 mℓ. O que explica melhor o aumento do nível sérico de creatinina?

   A) Aumento da resistência arteriolar eferente que reduziu a TFG
   B) Aumento da resistência arteriolar aferente que reduziu a TFG
   C) Aumento do coeficiente de filtração dos capilares glomerulares que reduziu a TFG
   D) Aumento da formação de angiotensina II que reduziu a TFG
   E) Aumento da massa muscular, devido ao exercício

129. Um paciente idoso queixa-se de fraqueza muscular e letargia. A amostra de urina revela concentração de Na^+ de 600 mmol/ℓ e osmolaridade de 1.200 mOsm/ℓ. Outros exames laboratoriais fornecem as seguintes informações: concentração plasmática de Na^+ = 167 mmol/ℓ, atividade da renina plasmática = 4 ng de angiotensina I/mℓ/h (normal = 1 mℓ/h), ADH plasmático = 60 pg/mℓ (normal = 3 pg/mℓ) e aldosterona plasmática = 15 ng/dℓ (normal = 6 ng/dℓ). Qual é a razão mais provável para a hipernatremia desse paciente?

   A) Desidratação causada pela diminuição da ingestão de líquido
   B) Síndrome de secreção inapropriada de ADH
   C) Diabetes insípido nefrogênico
   D) Hiperaldosteronismo primário
   E) Tumor secretor de renina

RESPOSTAS

1. E) O aumento da concentração plasmática de proteínas reduz a força efetiva, o que favorece a filtração capilar e opõe-se à formação de edema. Todas as outras alterações aumentam a taxa de filtração capilar e tendem a causar edema.

2. E) A água corporal total seria, inicialmente, 60% do peso corporal ou cerca de 30 ℓ. O valor inicial total dos líquidos corporais em mOsm seria de 30 ℓ × 360 mOsm/ℓ, ou 10.800 mOsm. Após a adição da solução de glicose, a água corporal total seria de 30 ℓ + 2 ℓ, ou 32 ℓ. Se partirmos do pressuposto de que toda a glicose é metabolizada, o valor final em mOsm também será de 10.800. Por conseguinte, as osmolaridades extracelular e intracelular serão de 10.800 mOsm/32 ℓ, ou aproximadamente 338 mOsm/ℓ.

3. B) A água corporal total inicial seria 60% do peso corporal, ou cerca de 30 ℓ. O valor total inicial em mOsm dos líquidos corporais seria de 30 ℓ × 360 mOsm/ℓ, ou 10.800 mOsm. O volume de líquido extracelular inicial seria 20% do peso corporal, ou cerca de 10 ℓ. O valor total inicial em mOsm no líquido extracelular seria de 360 mOsm/ℓ × 10 ℓ, ou 3.600 mOsm. Após a adição da solução de glicose, a água corporal total seria de 30 ℓ + 2 ℓ, ou 32 ℓ. Se partirmos do pressuposto de que toda glicose é metabolizada, o valor final em mOsm também será de 10.800. Por conseguinte, as osmolaridades extracelular e intracelular serão de 10.800 mOsm/32 ℓ, ou aproximadamente 338 mOsm/ℓ. O líquido extracelular continua a apresentar o valor total de 3.600 mOsm. Por conseguinte, o volume de líquido extracelular final será de 3.600 mOsm/338 mOsm por ℓ, ou cerca de 10,7 ℓ.

4. C) O aumento de duas vezes no nível sérico de creatinina indica redução da taxa de filtração glomerular (TFG). Os anti-inflamatórios não esteroides (AINEs) inibem a síntese de prostaglandinas, o que tende a aumentar a resistência arteriolar aferente e reduzir a TFG.

5. C) A inibição do cotransportador de sódio-glicose 2 (SGLT2) reduz a reabsorção de glicose e de cloreto de sódio nos túbulos proximais, causando o aumento da liberação de cloreto de sódio na mácula densa, o que, por sua vez, provoca a vasoconstrição das arteríolas eferentes mediada por *feedback* (retroalimentação) e a redução da TFG e do fluxo sanguíneo renal.

6. D) Fração de filtração (FF) = taxa de filtração glomerular (TFG)/fluxo plasmático renal. TFG = K_f × $(P_G - \Pi_C - P_B)$, em que K_f é o coeficiente de filtração capilar glomerular, P_G é a pressão hidrostática glomerular, Π_C é a pressão coloidosmótica do capilar glomerular e P_B é a pressão hidrostática do espaço de Bowman. Portanto, TFG = 10 × (60 − 20 − 10) = 100 mℓ/min. Como o fluxo plasmático renal é de 600 mℓ/min, FF = 100 mℓ/min/600 mℓ/min = 0,167.

7. D) O bicarbonato é reabsorvido mais intensamente nos túbulos proximais do que a água; portanto, a concentração diminui ao longo dos túbulos proximais e apresenta uma concentração mais baixa na urina do que no filtrado glomerular. Cerca de 85% da carga filtrada de HCO_3^- são normalmente reabsorvidos nos túbulos proximais. Todas as outras afirmativas estão corretas.

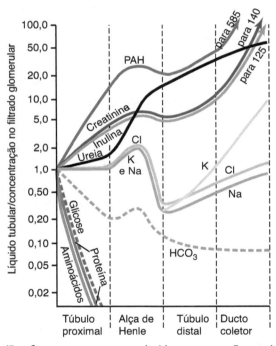

(Esta figura encontra-se reproduzida em cores no Encarte.)

8. B) Com uma TFG de 100 mℓ/min e uma concentração plasmática de glicose de 4 mg/mℓ, a carga filtrada de glicose será de 400 mg/min. Como, nesse caso, o transporte máximo para a glicose é de 200 mg/min, a taxa máxima de reabsorção de glicose é de 200 mg/min. Por conseguinte, a taxa de glicose excretada é a diferença entre a carga filtrada de glicose (400 mg/min) e a taxa de reabsorção de glicose (200 mg/min), ou 200 mg/min.

9. **F)** O líquido na alça ascendente de Henle torna-se diluído à medida que os eletrólitos são reabsorvidos e a água permanece no túbulo. Quando os níveis de hormônio antidiurético (ADH) estão muito baixos, conforme observado no diabetes insípido central, o líquido nos túbulos distais e nos ductos coletores é ainda mais diluído, em decorrência da reabsorção de cloreto de sódio e da incapacidade de reabsorver a água, o que causa urina muito diluída (ver figura a seguir).

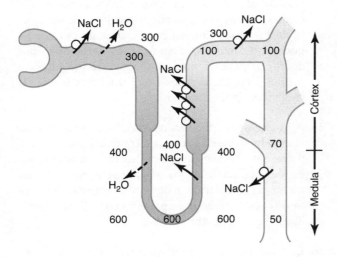

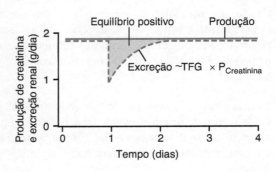

10. **B)** Nesse caso, a excreção de potássio é igual à concentração urinária de K^+ (80 mmol/ℓ) multiplicada pela taxa de fluxo urinário (2,0 mℓ/min, ou 0,002 ℓ/min), que é de 0,16 mmol/ℓ.

11. **E)** A redução de 50% na TFG causa, inicialmente, a redução da taxa de excreção de creatinina. Entretanto, nos primeiros dias, a carga filtrada e a excreção de creatinina retornam a valores normais, ao passo que a concentração sérica de creatinina aumenta aproximadamente duas vezes os níveis normais em condições de equilíbrio dinâmico (ver figuras a seguir). O *clearance* de creatinina é aproximadamente igual à TFG e também deve estar reduzido em aproximadamente 50%.

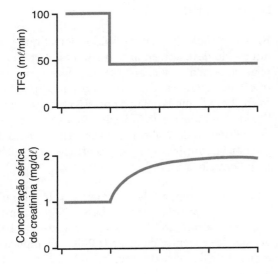

12. **A)** A taxa de excreção urinária é igual à TFG menos a taxa de reabsorção tubular. Nesse exemplo, o valor final é de 40 mℓ/min, e a taxa de reabsorção tubular é de 40 mℓ/min. Portanto, a taxa de excreção urinária é zero.

13. **D)** O fluxo plasmático renal (FPR) total é igual ao *clearance* do ácido paramino-hipúrico (PAH) dividido pela razão de extração renal de PAH (E_{PAH}).

    Clearance do PAH (C_{PAH}) = (U_{PAH} × V)/A_{PAH} = (200 µg/mℓ × 2 mℓ/min)/1,0 µg/mℓ = 400 mℓ/min
    (E_{PAH}) = (A_{PAH} − V_{PAH})/A_{PAH} = (1,0 µg/mℓ − 0,2 µg/mℓ)/1,0 µg/mℓ = 0,8
    FPR = 400 mℓ/min/0,8 = 500 mℓ/min
    Em que U_{PAH} é a concentração urinária de PAH, A_{PAH} é a concentração arterial de PAH, V_{PAH} é a concentração venosa renal de PAH e V é a taxa de fluxo urinário

14. **A)** As células intercalares tipo A dos ductos coletores secretam H^+ pelos transportadores de hidrogênio-ATPase e de hidrogênio-potássio-ATPase. Elas também reabsorvem HCO_3^- e K^+ (ver figura a seguir).

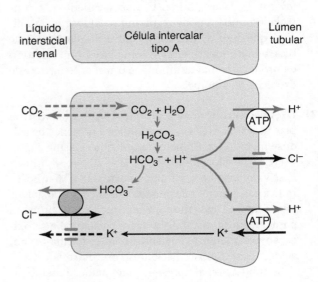

15. **E)** O aumento da osmolaridade do líquido extracelular tende a provocar *hiperpotassemia*, e não hipopotassemia, devido à desidratação celular, que eleva a concentração intracelular de potássio e promove a sua difusão para o líquido extracelular. Todas as outras afirmativas estão corretas.

16. C) O ducto coletor cortical é relativamente impermeável à ureia, de modo que ocorre muito pouca reabsorção nesse segmento tubular, mesmo na presença de ADH. Todas as outras afirmativas estão corretas.

17. C) O segmento espesso da alça ascendente de Henle é relativamente impermeável à água, mesmo na presença de níveis elevados de ADH. Os outros segmentos tubulares reabsorvem quantidades significativas de água.

18. D) A alcalose metabólica aguda tende a desviar o K^+ do líquido extracelular para dentro das células, incluindo as células tubulares renais, contribuindo para o aumento da secreção de K^+ e para a diminuição da concentração plasmática de K^+ (hipopotassemia).

19. D) Antagonistas da aldosterona, como a espironolactona, tendem a causar *hiperpotassemia*, e não hipopotassemia, ao desviar o potássio do líquido intracelular para o líquido extracelular e ao inibir a secreção de potássio nas células principais dos ductos coletores. Todas as outras afirmativas estão corretas.

20. C) Em condições de estado de equilíbrio dinâmico e sem alterações no aporte de proteínas ou eletrólitos, a taxa de excreção de sódio não deve se modificar e deve ser igual ao aporte de sódio. A taxa de excreção de creatinina também deve permanecer inalterada no estado de equilíbrio dinâmico, devido à concentração plasmática aumentada de creatinina, que induz o retorno da carga filtrada de creatinina para o seu valor normal, apesar da redução de 50% na TFG (*clearance* da creatinina). O diabetes melito não controlado também pode resultar em acidose metabólica, o que deve reduzir a concentração plasmática de bicarbonato e estimular o aumento compensatório da produção renal de amônio e o aumento da taxa de excreção de amônio.

21. D) A paciente apresenta pH baixo (7,18) e baixo nível plasmático de HCO_3^-, o que indica a presença de acidose metabólica. O hiato aniônico no plasma é (Na^+ − HCO_3^- − cloreto) = 141 − 10 − 100 = 31 mEq/ℓ. Esse valor está bem acima do normal (8 a 16 mEq/ℓ), indicando ânions não medidos e excesso de ácidos não voláteis. Desse modo, a explicação mais provável para a acidose metabólica dessa paciente é a intoxicação por metanol. Pacientes com enfisema teriam acidose respiratória. Pacientes com diarreia ou acidose tubular renal apresentariam acidose metabólica, devido à perda de bicarbonato e ao hiato aniônico normal com hipercloremia. A ingestão de bicarbonato de sódio em excesso causaria alcalose metabólica.

22. E) O peptídeo atrial natriurético diminui a reabsorção renal de sódio por meio de efeitos diretos sobre os túbulos renais, bem como indiretamente, ao inibir a secreção de renina. Ambos os efeitos contribuem para o aumento da excreção renal de sódio.

23. A) A taxa de excreção urinária de Na^+ é igual à taxa de fluxo urinário (1,0 mℓ/min, ou 0,001 ℓ/min) multiplicada pela concentração de Na^+ na urina (80 mmol/ℓ), ou 0,08 mmol/min.

24. A) Cerca de 65% da carga filtrada de potássio são reabsorvidos no túbulo proximal. Variações na excreção renal de potássio durante a alteração no aporte de potássio ocorrem principalmente em consequência de mudanças na *secreção* de potássio nos ductos coletores. Com uma alta ingestão de potássio, o túbulo proximal reabsorverá uma alta fração da carga filtrada de potássio.

25. A) A alcalose metabólica desvia o potássio do líquido extracelular para as células e contribui para a hipopotassemia. A deficiência de insulina, a deficiência de aldosterona, o bloqueio beta-adrenérgico e o aumento da osmolaridade do líquido extracelular causam o deslocamento de potássio das células para o líquido extracelular.

26. E) Teoricamente, se todo o plasma que flui pelos rins foi depurado de uma substância, a taxa de *clearance* deve ser igual ao fluxo plasmático renal total. Nesse exemplo, o fluxo plasmático renal é igual a 800 mℓ/min.

27. C) A solução de NaCl 3% é hipertônica e, quando administrada por via intravenosa, deve aumentar o volume de líquido extracelular e a osmolaridade, causando, assim, a saída de água da célula. Essa ação poderia diminuir o volume de líquido intracelular e aumentar ainda mais o volume de líquido extracelular. A solução de NaCl 0,9% e a solução de dextrose 5% são isotônicas; portanto, não reduzem o volume de líquido intracelular. A água pura e a solução de NaCl 0,45% são hipotônicas e, quando infundidas, devem aumentar os volumes dos líquidos intracelular extracelular.

28. B) A obstrução parcial da veia principal que drena um tecido deve aumentar a pressão hidrostática capilar no tecido, o que, por sua vez, deve elevar a filtração de líquido capilar e causar o aumento do volume de líquido intersticial, da pressão hidrostática do líquido intersticial e do fluxo linfático. O aumento do fluxo linfático deve absorver as proteínas do líquido intersticial, diminuindo a concentração de proteína do interstício.

29. C) A hipernatremia (Na^+ plasmático = 165 mmol/ℓ) associada à pressão arterial baixa (88/44 mmHg) sugere desidratação. A micção frequente e a baixa densidade específica da urina (1,003, que implica osmolaridade da urina de cerca de 100 a 120 mOsm/ℓ), apesar da hipernatremia e da desidratação, sugere diabetes insípido, devido à secreção insuficiente de ADH (diabetes insípido central) ou à incapacidade dos rins de responder ao ADH (diabetes insípido nefrogênico).

30. **D)** A estenose grave da artéria renal que é capaz de reduzir a TFG para 25% do normal também deve diminuir o fluxo sanguíneo renal, porém causaria apenas a diminuição transitória da excreção urinária de creatinina. A diminuição transitória da excreção de creatinina aumentaria o nível sérico de creatinina (para cerca de quatro vezes o normal), o que restauraria a carga filtrada normal de creatinina, levando à excreção urinária de creatinina para níveis normais em condições de estáveis. A secreção urinária de sódio também diminuiria transitoriamente, mas poderia ser restaurada para o normal, de modo a equilibrar a ingestão e a excreção de sódio. A concentração plasmática de sódio não seria alterada de modo significativo, visto que ela é cuidadosamente regulada pelo mecanismo de ADH-reflexo da sede.

31. **B)** Uma solução de dextrose 1% é hipotônica e, quando infundida, pode aumentar os volumes dos líquidos intracelular e extracelular, ao passo que diminui a osmolaridade desses compartimentos.

32. **B)** A secreção excessiva de ADH aumenta a reabsorção tubular renal de água, aumentando, assim, o volume de líquido extracelular e reduzindo a osmolaridade do líquido extracelular. Por sua vez, a redução da osmolaridade provoca o fluxo de água para dentro das células e aumenta o volume de líquido intracelular. Em condições estáveis, os volumes dos líquidos extracelular intracelular aumentam, ao passo que a osmolaridade de ambos os compartimentos diminui.

33. **C)** A solução de NaCl 3% é hipertônica e, quando infundida no líquido extracelular, deve elevar a osmolaridade, causando, assim, o fluxo de água para fora das células e sua entrada no líquido extracelular, até que seja alcançado o equilíbrio osmótico. Em condições estáveis, o volume do líquido extracelular aumenta, ao passo que o volume do líquido intracelular diminui, e ocorre aumento da osmolaridade em ambos os compartimentos.

34. **C)** A aldosterona estimula a secreção de potássio pelas células principais dos ductos coletores. Por conseguinte, o bloqueio da ação da aldosterona com espironolactona deve inibir a secreção de potássio. Outros fatores que estimulam a secreção de potássio pelo ducto coletor cortical incluem aumento da concentração de potássio, elevação da taxa de fluxo no ducto coletor cortical (como ocorre com a alta ingestão de sódio ou a administração de um diurético que reduza a reabsorção tubular proximal de sódio) e alcalose aguda.

35. **C)** A excreção de fosfato pelos rins é controlada por um mecanismo de transbordamento. Quando o transporte máximo para a reabsorção de fosfato é ultrapassado, o fosfato remanescente nos túbulos renais é excretado na urina e pode ser utilizado para o tamponamento de íons hidrogênio e a formação de ácido titulável. Normalmente, o fosfato começa a aparecer na urina quando a concentração do líquido extracelular aumenta acima do limiar de 0,8 mmol/ℓ, que com frequência é ultrapassado.

36. **B)** A TFG é igual ao *clearance* de inulina, calculada como a concentração de inulina na urina (100 mg/mℓ) × taxa de fluxo urinário (1 mℓ/min)/concentração plasmática de inulina (2 mg/mℓ), que é igual a 50 mℓ/min.

37. **D)** A taxa efetiva de reabsorção de ureia é igual à carga filtrada de ureia (TFG [50 mℓ/min] × concentração plasmática de ureia [2,5 mg/mℓ]) − taxa de excreção urinária de ureia (concentração de ureia na urina [50 mg/mℓ] × taxa de fluxo urinário [1 mℓ/min]). Por conseguinte, a reabsorção efetiva de ureia = (50 mℓ/min × 2,5 mg/mℓ) − (50 mg/mℓ × 1 mℓ/min) = 75 mg/min.

38. **B)** À medida que a água flui pelo ramo ascendente da alça de Henle, ocorre a reabsorção de solutos, porém esse segmento é relativamente impermeável à água; ocorre diluição progressiva do líquido tubular, de modo que a osmolaridade diminui para cerca de 100 mOsm/ℓ quando o líquido alcança a porção inicial do túbulo distal. Mesmo durante a antidiurese máxima, essa porção do túbulo renal é relativamente impermeável à água, sendo denominada segmento diluidor do túbulo renal.

39. **C)** Na ausência de secreção de ADH, ocorre um acentuado aumento do volume de urina, visto que a porção final do túbulo distal e o ducto coletor são relativamente impermeáveis à água. Em virtude do aumento do volume de urina, há desidratação e aumento da osmolaridade plasmática, da concentração plasmática de sódio e da sede, que leva ao aumento da ingestão de água. A desidratação reduz o volume de líquido extracelular e aumenta a secreção e a concentração plasmática de renina.

40. **C)** Quando a ingestão de potássio é dobrada (passando de 80 para 160 mmol/dia), a excreção de potássio também duplica em poucos dias, ao passo que a concentração plasmática de potássio aumenta apenas ligeiramente. O aumento da excreção de potássio é obtido, em grande parte, pela secreção aumentada de potássio no ducto coletor cortical. A elevação da concentração de aldosterona desempenha um papel significativo no aumento da secreção de potássio e na manutenção de uma concentração plasmática relativamente constante de potássio durante o aumento

da ingestão de potássio. A excreção de sódio não se modifica acentuadamente durante o aumento crônico da ingestão de potássio.

41. D) A maior parte da variação diária na excreção de potássio é produzida por alterações na secreção de potássio na porção final dos túbulos distais e nos ductos coletores. Por conseguinte, quando a ingestão dietética de potássio aumenta, o equilíbrio corporal total do potássio é mantido, principalmente devido ao aumento da secreção de potássio nesses segmentos tubulares. O aumento da ingestão de potássio tem pouco efeito sobre a TFG ou sobre a reabsorção de potássio no túbulo proximal e na alça de Henle. Embora uma alta ingestão de potássio possa causar um ligeiro deslocamento de potássio para dentro do compartimento intracelular, é preciso alcançar um equilíbrio entre a ingestão e a eliminação ao aumentar a excreção de potássio durante a sua alta ingestão.

42. E) A diminuição de 50% na resistência arteriolar eferente causaria a redução substancial da TFG. A diminuição da pressão arterial renal de 100 para 80 mmHg em um rim normal causaria apenas uma discreta redução da TFG no rim normal, devido à autorregulação. Todas as outras alterações tendem a aumentar a TFG.

43. A) O paciente descrito apresenta proteína na urina (proteinúria) e concentração plasmática reduzida da proteína em consequência da glomerulonefrite, causada por uma infecção estreptocócica (faringite estreptocócica) não tratada. Por sua vez, a concentração plasmática reduzida de proteína diminuiu a pressão coloidosmótica do plasma, o que resulta em extravasamento do plasma para o interstício. O edema do líquido extracelular elevou a pressão e o volume do líquido intersticial, causando o aumento do fluxo linfático e a diminuição da concentração de proteína no líquido intersticial. O aumento do fluxo linfático causa a remoção das proteínas que estão no líquido intersticial como fator de segurança contra o edema. A redução do volume sanguíneo tende a baixar a pressão arterial e a estimular a secreção de renina pelos rins, elevando a concentração plasmática de renina.

44. C) Em um paciente com taxa muito alta de secreção de renina, também ocorre aumento da formação de angiotensina II, que, por sua vez, deve estimular a secreção de aldosterona. Os níveis elevados de angiotensina II e de aldosterona causam a diminuição transitória da excreção de sódio, que provoca expansão do volume de líquido extracelular e o aumento da pressão arterial. O aumento da pressão arterial, bem como outras compensações, normaliza a excreção de sódio, de modo que a ingestão e a eliminação estão equilibradas. Desse modo, em condições estáveis, a excreção de sódio deve ser normal e igual à sua ingestão. O aumento da concentração de aldosterona provoca hipopotassemia (concentração plasmática diminuída de potássio), ao passo que o nível elevado de angiotensina II deve causar vasoconstrição renal e diminuição do fluxo sanguíneo renal.

45. B) Esse paciente apresenta acidose respiratória, visto que o pH do plasma é inferior ao nível normal de 7,4 e a PCO_2 do plasma é mais alta do que o nível normal de 40 mmHg. A elevação da concentração plasmática de bicarbonato acima do normal (cerca de 24 mEq/ℓ) ocorre devido à compensação renal parcial para a acidose respiratória. Por conseguinte, esse paciente apresenta acidose respiratória com compensação renal parcial.

46. D) A TFG é aproximadamente igual ao *clearance* da creatinina, calculado como a concentração de creatinina na urina (50 mg/100 mℓ) × taxa de fluxo urinário (3 mℓ/min)/concentração plasmática de creatinina (3 mg/100 mℓ), que é igual a 50 mℓ/min. Taxa de fluxo urinário = 4.320 mℓ/24 h = 4.320 mℓ/1.440 min = 3 mℓ/min.

47. C) Como esse paciente apresenta pH plasmático baixo (normal = 7,4), ele tem acidose. O fato de que a sua concentração plasmática de bicarbonato também esteja baixa (normal = 24 mEq/ℓ) indica que ele apresenta acidose metabólica. Entretanto, ele também parece ter acidose respiratória, devido à PCO_2 plasmática elevada (normal = 40 mmHg). A elevação da PCO_2 deve-se ao comprometimento da respiração em consequência da parada cardiopulmonar. Portanto, o paciente apresenta acidose mista, com acidoses metabólica e respiratória combinadas.

48. D) Uma importante compensação para a acidose respiratória consiste no aumento da produção renal e da excreção de NH_4^+. Na acidose, a excreção urinária de HCO_3^- estaria reduzida, assim como o pH urinário, ao passo que o ácido titulável urinário estaria ligeiramente aumentado como resposta compensatória à acidose.

49. B) A inibição da aldosterona provoca hiperpotassemia por dois mecanismos: (1) deslocamento do potássio das células para o líquido extracelular e (2) diminuição da secreção de potássio pelo ducto coletor cortical. O aumento da ingestão de potássio de 60 para 180 mmol/dia causaria apenas um aumento muito pequeno da concentração plasmática de potássio em um indivíduo com rins normais e mecanismos de *feedback* normais da aldosterona. A redução da ingestão de sódio também apresenta muito pouco efeito sobre a concentração plasmática de potássio. O tratamento crônico com um diurético que iniba o cotransportador de Na^+-$2Cl^-$-K^+ na alça de Henle tende a causar perda de potássio na urina e hipopotassemia. Entretanto, o tratamento crônico com um diurético que iniba a reabsorção de sódio nos ductos coletores, como a amilorida, teria pouco efeito sobre a concentração plasmática de potássio.

50. D) A atividade excessiva do canal de sódio sensível à amilorida nos ductos coletores causa a redução transitória da excreção de sódio e a expansão do volume de líquido extracelular, o que, por sua vez, aumenta a pressão arterial e diminui a secreção de renina, levando à redução da secreção de aldosterona. Em condições estáveis, a excreção de sódio deve retornar ao normal, de modo que a ingestão e a excreção renal de sódio estão equilibradas. Um dos mecanismos que restabelece o equilíbrio entre ingestão e eliminação de sódio é a elevação da pressão arterial, que induz a natriurese por pressão.

51. A) A secreção primária excessiva de aldosterona (síndrome de Conn) está associada a acentuada hipopotassemia e alcalose metabólica (aumento do pH plasmático). Como a aldosterona estimula a reabsorção de sódio e a secreção de potássio pelo ducto coletor cortical, pode haver diminuição transitória da excreção de sódio e aumento da excreção de potássio. Em condições estáveis, a excreção urinária tanto de sódio quanto de potássio deve retornar ao normal para corresponder à ingestão desses eletrólitos. Entretanto, a retenção de sódio e a hipertensão associadas ao excesso de aldosterona tendem a reduzir a secreção de renina.

52. C) O coeficiente de filtração capilar glomerular é o produto da condutividade hidráulica pela área de superfície dos capilares glomerulares. Por conseguinte, o aumento do coeficiente de filtração capilar glomerular tende a aumentar a TFG. O aumento da resistência arteriolar aferente, a diminuição da resistência arteriolar eferente, a elevação da pressão hidrostática da cápsula de Bowman e a diminuição da pressão hidrostática glomerular tendem a diminuir a TFG.

53. D) O comprometimento da reabsorção tubular proximal de NaCl aumenta o fornecimento de NaCl à mácula densa, o que, por sua vez, causa o aumento mediado por *feedback* tubuloglomerular da resistência arteriolar aferente. O aumento da resistência arteriolar aferente diminuiria a TFG. Inicialmente, deve ocorrer um aumento transitório na excreção de sódio; todavia, após 3 semanas, são obtidas condições estáveis. A excreção de sódio deve ser igual à sua ingestão, e não deve ocorrer nenhuma alteração significativa na excreção urinária de sódio.

54. C) O paciente apresenta pH menor do que o normal; portanto, tem acidose. Como a concentração plasmática de bicarbonato também está mais baixa do que o normal, o paciente tem acidose metabólica com compensação respiratória (i. e., a PCO_2 é mais baixa do que o normal). O hiato aniônico do plasma ($Na^+ - Cl^- - HCO_3^- = 10$ mEq/ℓ) encontra-se na faixa normal, sugerindo que a acidose metabólica não é causada por ácidos não voláteis em excesso, como o ácido salicílico ou os cetoácidos produzidos pelo diabetes melito. Por conseguinte, a causa mais provável da acidose metabólica é a diarreia, que provoca perda de HCO_3^- nas fezes e está associada a hiato aniônico normal e acidose metabólica hiperclorêmica (aumento da concentração de cloreto).

55. A) A redução de 50% na TFG deve duplicar a concentração plasmática de creatinina, visto que ela não é reabsorvida nem secretada, e sua excreção depende, em grande parte, da filtração glomerular. Portanto, quando a TFG diminui, a concentração plasmática de creatinina aumenta até a sua excreção renal retornar ao normal. As concentrações plasmáticas de glicose e íons potássio, sódio e hidrogênio são rigorosamente reguladas por múltiplos mecanismos, que as mantêm relativamente constantes, mesmo quando a TFG cai para níveis muito baixos. A concentração plasmática de fosfato também é mantida quase normal até haver uma queda da TFG para 20 a 30% abaixo do normal.

56. C) A redução de 50% na resistência arteriolar aferente, sem alteração da pressão arterial, aumentaria o fluxo sanguíneo renal e a pressão hidrostática glomerular, com consequente aumento da TFG. Ao mesmo tempo, a redução da resistência arteriolar aferente elevaria a pressão hidrostática dos capilares peritubulares.

57. A) A pressão de filtração efetiva nos capilares glomerulares é igual à soma das forças que favorecem a filtração (pressão hidrostática dos capilares glomerulares) menos as forças que se opõem à filtração (pressão hidrostática no espaço de Bowman e pressão coloidosmótica glomerular). Por conseguinte, a pressão efetiva que impulsiona a filtração glomerular é $50 - 12 - 30 = 8$ mmHg.

58. D) O diabetes melito não controlado resulta em aumento dos níveis de ácido acetoacético no sangue, que, por sua vez, causa acidose metabólica e diminuição do HCO_3^- e do pH no plasma. A acidose provoca várias respostas compensatórias, incluindo aumento da frequência respiratória, que reduz a PCO_2 do plasma; aumento da produção renal de NH^+, que leva ao aumento da excreção de NH^+; e aumento do tamponamento de fosfato dos íons hidrogênio secretados pelos túbulos renais, o que aumenta a excreção de ácido titulável.

59. B) A infusão de uma solução hipotônica de NaCl aumenta inicialmente o volume de líquido extracelular e diminui a osmolaridade do líquido extracelular. A redução da osmolaridade do líquido extracelular provoca o fluxo osmótico de líquido para o interior das células, com consequente aumento do volume de líquido intracelular e diminuição da osmolaridade do líquido intracelular após alcançar o equilíbrio osmótico.

60. A) Para qualquer raio molecular determinado, as moléculas com cargas positivas (cátions) são filtradas mais facilmente do que as com cargas negativas (ânions), visto que as cargas negativas das proteínas da membrana basal e dos podócitos dos capilares glomerulares tendem a repelir as grandes moléculas com carga negativa (p. ex., dextranas policatiônicas, curva C). As grandes moléculas com carga positiva (curva A) são filtradas com mais facilidade.

61. C) Como a água é reabsorvida pelos túbulos renais, ao passo que a creatinina não é reabsorvida, a concentração de creatinina no líquido tubular renal aumentará à medida que o líquido passa do túbulo proximal para o distal. O aumento da concentração de 1,0 mg/100 mℓ no túbulo proximal para 5,0 mg/100 mℓ no túbulo distal indica que apenas cerca de um quinto (20%) da água que estava nos túbulos proximais permanece no túbulos distais.

62. C) A reabsorção de líquido nos capilares peritubulares é determinada pelo equilíbrio das forças hidrostática e coloidosmótica nos capilares peritubulares. O aumento da resistência arteriolar eferente reduz a pressão hidrostática dos capilares peritubulares, aumentando, assim, a força efetiva que favorece a reabsorção de líquido. O aumento da pressão arterial tende a elevar a pressão hidrostática dos capilares peritubulares e a reduzir a reabsorção de líquido. A diminuição da fração de filtração aumenta a pressão coloidosmótica dos capilares peritubulares e tende a reduzir a reabsorção capilar peritubular. A diminuição da angiotensina II causa a vasodilatação das arteríolas eferentes, com elevação da pressão hidrostática dos capilares peritubulares, diminuição da reabsorção e diminuição do transporte tubular de água e de eletrólitos. O aumento do fluxo sanguíneo renal também tende a elevar a pressão hidrostática dos capilares peritubulares e a diminuir a reabsorção de líquido.

63. C) A carga filtrada de glicose nesse exemplo é determinada da seguinte maneira: TFG (150 mℓ/min) × glicose plasmática (300 mg/dℓ) = 450 mg/min. O transporte máximo para a glicose nesse exemplo é de 300 mg/min. Por conseguinte, a taxa máxima de reabsorção de glicose é de 300 mg/min. A excreção urinária de glicose é igual à carga filtrada (450 mg/min) menos a reabsorção tubular de glicose (300 mg/min), ou 150 mg/min.

64. B) O excesso de aldosterona aumenta a reabsorção de sódio e a secreção de potássio pelas células principais dos ductos coletores, provocando a retenção de sódio, a elevação da pressão arterial e a diminuição da secreção de renina, enquanto aumenta a excreção de potássio e tende a diminuir a concentração plasmática de potássio. O excesso de aldosterona também causa o deslocamento do potássio do líquido extracelular para o interior das células, reduzindo ainda mais a concentração plasmática de potássio. O excesso de aldosterona estimula a secreção de íons hidrogênio e a reabsorção de bicarbonato pelas células intercalares e tende a aumentar o pH do plasma (alcalose). Portanto, as manifestações clássicas da secreção excessiva de aldosterona consistem em hipopotassemia, hipertensão, alcalose e baixos níveis de renina.

65. B) A secreção de potássio pelos ductos coletores corticais é estimulada (1) pela aldosterona, (2) pelo aumento da concentração plasmática de potássio, (3) pelo aumento da taxa de fluxo nos ductos coletores corticais e (4) pela alcalose. Por conseguinte, o uso de um diurético que iniba a aldosterona, a diminuição da concentração plasmática de potássio, a acidose aguda e a baixa ingestão de sódio tendem a diminuir a secreção de potássio pelos ductos coletores corticais. Entretanto, um diurético que diminua a reabsorção de sódio na alça de Henle tende a aumentar a taxa de fluxo no ducto coletor cortical e, consequentemente, a estimular a secreção de potássio.

66. B) Esse paciente com diabetes melito e doença renal crônica apresenta uma redução do *clearance* da creatinina para 40% do normal, o que implica acentuada redução da TFG. Esse paciente também tem acidose, conforme evidenciado pelo pH plasmático de 7,14. A diminuição do *clearance* da creatinina causa apenas uma redução transitória da excreção de sódio e da taxa de excreção de creatinina. À medida que a concentração plasmática de creatinina aumenta, a taxa de excreção urinária de creatinina retorna ao normal, apesar da redução sustentada do *clearance* de creatinina (taxa de excreção de creatinina/concentração plasmática de creatinina). O diabetes melito está associado à produção aumentada de ácido acetoacético, que causa acidose metabólica e diminuição da concentração de HCO_3^-, bem como aumento compensatório da produção renal de NH_4^+ e aumento da taxa de excreção de NH_4^+.

67. C) A redução da concentração plasmática de proteínas para 3,6 g/dℓ aumenta a taxa de filtração capilar, elevando, assim, o volume e a pressão hidrostática do líquido intersticial. Por sua vez, o aumento da pressão do líquido intersticial aumenta a taxa de fluxo linfático e reduz a concentração de proteína do líquido intersticial (remoção das proteínas presentes no líquido intersticial).

68. B) O diagnóstico mais provável para essa paciente é diabetes insípido, que pode ser responsável pela poliúria e pelo fato de a sua osmolaridade urinária estar muito baixa (80 mOsm/ℓ), apesar da restrição de água durante a noite. Em muitos pacientes com diabetes insípido, a concentração plasmática de sódio pode ser mantida relativamente próxima ao normal por meio do aumento da ingestão de líquidos (polidipsia). Entretanto, quando a ingestão de água é restrita, a taxa elevada de fluxo urinário leva à rápida depleção do volume de líquido extracelular e ao desenvolvimento de hipernatremia grave, como ocorreu nessa paciente. A ausência de glicose na urina descarta a possibilidade de diabetes melito. Nem o hiperaldosteronismo primário, nem um tumor secretor de renina levariam à incapacidade de concentrar a urina após a restrição hídrica durante a noite. A síndrome da secreção inapropriada de ADH causaria a retenção excessiva de líquido e o aumento da osmolaridade urinária.

69. **C)** A filtrabilidade dos solutos no plasma está inversamente relacionada com o tamanho do soluto (peso molecular). Além disso, as moléculas com cargas positivas são filtradas mais facilmente do que as moléculas neutras ou do que as moléculas com cargas negativas de peso molecular igual. Por conseguinte, a dextrana policatiônica de carga positiva, com peso molecular de 25.000, seria a substância filtrada com mais facilidade, em comparação com as outras alternativas. As hemácias não são filtradas pelos capilares glomerulares em condições normais.

70. **A)** Nos rins com função normal, cerca de dois terços da água filtrada pelos capilares glomerulares são reabsorvidos no túbulo proximal. Embora a desidratação aumente os níveis de ADH e a reabsorção de água pelos túbulos distais e pelos ductos coletores e essa ação contribua de maneira significativa para a redução da excreção de água na desidratação, a quantidade total de água que permanece nesses segmentos tubulares é pequena em comparação com a quantidade de água presente nos túbulos proximais (ver figura a seguir).

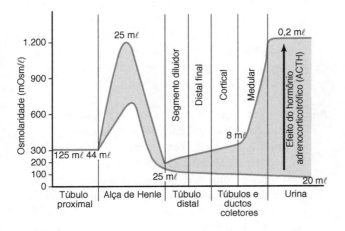

71. **D)** A furosemida inibe o cotransportador de Na^+-$2Cl^-$-K^+ no ramo ascendente da alça de Henle. Essa ação não apenas provoca natriurese e diurese acentuadas, como também reduz a capacidade de concentração da urina. A furosemida não causa edema; de fato, ela é frequentemente utilizada no tratamento de edema grave e de insuficiência cardíaca. A furosemida também aumenta a excreção renal de potássio e de cálcio, de modo que tende a causar hipopotassemia e hipocalcemia, em vez de aumentar as concentrações plasmáticas de potássio e de cálcio.

72. **B)** A hipernatremia pode ser causada pela retenção excessiva de sódio ou pela perda de água. O fato de que a paciente tem grandes volumes de urina diluída sugere excreção urinária excessiva de água. Dos dois possíveis distúrbios listados que poderiam causar excreção excessiva de água na urina (diabetes insípido nefrogênico e diabetes insípido central), o diabetes insípido nefrogênico é a causa mais provável. O diabetes insípido central (diminuição da secreção de ADH) não é a resposta correta, visto que os níveis plasmáticos de ADH estão acentuadamente elevados. A desidratação simples devido à diminuição da ingestão de água não é provável, visto que essa paciente está excretando grandes volumes de urina diluída.

73. **D)** A desidratação causada pela privação de água diminui o volume do líquido extracelular, o que, por sua vez, aumenta a secreção de renina e diminui o peptídeo atrial natriurético do plasma. A desidratação também aumenta a concentração plasmática de sódio, o que estimula a secreção de ADH. A elevação do ADH aumenta a permeabilidade à água nos ductos coletores. O ramo ascendente da alça de Henle é relativamente impermeável à água, e essa baixa permeabilidade não é alterada pela privação de água nem pelo aumento dos níveis de ADH.

74. **C)** Ocorre fluxo urinário elevado no diabetes melito tipo 1, visto que a carga filtrada de glicose excede o limiar renal, resultando em elevação da concentração de glicose no túbulo, o que diminui a força motriz osmótica para a reabsorção de água. O aumento do fluxo de urina reduz o volume de líquido extracelular e estimula a liberação de ADH.

75. **C)** O excesso de aldosterona e uma dieta com alto teor de sal podem causar hipopotassemia grave, visto que a aldosterona estimula a secreção de potássio pelos túbulos renais (e, portanto, tende a aumentar a excreção de potássio), além de causar o deslocamento do potássio do líquido extracelular para o interior das células. Uma dieta com alto teor de sal exacerba a hipopotassemia, visto que isso aumentaria a taxa de fluxo do ducto coletor, o que tende a aumentar ainda mais a secreção renal de potássio. O tratamento com espironolactona ou com bloqueador beta-adrenérgico ou a doença de Addison (insuficiência adrenal) tendem a aumentar a concentração plasmática de potássio. Mudanças na ingestão de sódio e de potássio ao longo das faixas indicadas têm efeitos mínimos sobre a concentração plasmática de potássio.

76. **D)** A ingestão de ácido acetilsalicílico em excesso tende a causar acidose metabólica, o que leva à diminuição do HCO_3^- plasmático, à redução da PCO_2

(devido à compensação respiratória), à diminuição da excreção urinária de HCO_3^- e ao aumento da excreção de NH_4^+ (compensação renal), bem como ao aumento do hiato aniônico, devido ao aumento dos ânions não medidos.

77. **B)** Cerca de 30 a 40% da ureia filtrada é reabsorvida no túbulo proximal. Entretanto, a concentração de ureia no líquido tubular aumenta, visto que ela não é tão permeante quanto a água nesse segmento do néfron. A concentração de ureia aumenta ainda mais na extremidade da alça de Henle, uma vez que a água é reabsorvida no seu ramo descendente. Em condições de antidiurese, a ureia é ainda mais concentrada à medida que a água é reabsorvida e o líquido flui ao longo dos ductos coletores. Por conseguinte, a concentração urinária final de ureia é substancialmente maior do que a sua concentração no túbulo proximal ou no plasma.

78. **C)** Os diuréticos que inibem a reabsorção de sódio na alça de Henle são utilizados no tratamento de condições associadas ao volume excessivo de líquido (p. ex., hipertensão e insuficiência cardíaca). Inicialmente, os diuréticos causam o aumento da excreção de sódio, o que reduz o volume de líquido extracelular e a pressão arterial; todavia, em condições estáveis, a excreção de sódio retorna ao normal, devido, em parte, à queda da pressão arterial. Um dos efeitos adversos importantes dos diuréticos de alça é a hipopotassemia, causada pela inibição do cotransporte de Na^+-$2Cl^-$-K^+ na alça de Henle e pelo aumento da taxa de fluxo tubular nos ductos coletores corticais, o que estimula a secreção de potássio.

79. **A)** A redução do número de néfrons funcionais para 25% do normal causaria o aumento compensatório da TFG e da taxa de fluxo urinário dos néfrons sobreviventes e a diminuição da capacidade de concentração da urina. Em condições estáveis, a taxa de excreção urinária de creatinina e a taxa de excreção de sódio seriam mantidas em níveis normais.

80. **D)** Cerca de 40 a 50% da ureia filtrada são reabsorvidos no túbulo proximal. O túbulo contorcido distal e os ductos coletores corticais são relativamente impermeáveis à ureia, mesmo em condições de antidiurese; por conseguinte, ocorre pouca reabsorção de ureia nesses segmentos. De modo semelhante, ocorre uma reabsorção muito pequena de ureia no ramo ascendente espesso da alça de Henle. Em condições de antidiurese, a concentração de ureia no líquido intersticial medular renal está acentuadamente aumentada, devido à reabsorção de ureia a partir dos ductos coletores, o que contribui para a medula renal hiperosmótica.

81. **B)** O *clearance* de água livre é calculado como a taxa de fluxo urinário (600 mℓ/2 h, ou 5 mℓ/min) − *clearance* osmolar (osmolaridade da urina × taxa de fluxo urinário/osmolaridade plasmática). Por conseguinte, o *clearance* de água livre é igual a +2,5 mℓ/min.

82. **E)** Na ausência de ADH, a porção final do túbulo distal e os ductos coletores não são permeáveis à água. Desse modo, o líquido tubular, que já está diluído quando deixa a alça de Henle (cerca de 100 mOsm/ℓ), torna-se ainda mais diluído à medida que flui através da porção final do túbulo distal e dos ductos coletores e que ocorre a reabsorção dos eletrólitos. Por conseguinte, a osmolaridade da urina final na ausência completa de ADH é inferior a 100 mOsm/ℓ.

83. **A)** Cerca de 65% do potássio filtrado são reabsorvidos no túbulo proximal, e 20 a 30% são reabsorvidos na alça de Henle. Embora a maior parte da variação diária na excreção de potássio seja causada por alterações na secreção de potássio nos túbulos distais e nos ductos coletores, apenas uma pequena porcentagem da carga filtrada de potássio pode ser reabsorvida nesses segmentos do néfron.

84. **A)** O túbulo proximal normalmente absorve cerca de 65% da água filtrada, com reabsorção de uma porcentagem muito menor na alça de Henle descendente e nos túbulos distais e nos ductos coletores. O ramo ascendente da alça de Henle é relativamente impermeável à água, de modo que reabsorve uma quantidade muito pequena de água.

85. **C)** O ramo ascendente espesso da alça de Henle é relativamente impermeável à água, mesmo em condições de antidiurese máxima. O túbulo proximal e o ramo descendente da alça de Henle são altamente permeáveis à água em condições normais, bem como durante a antidiurese. A permeabilidade da porção final do túbulo distal e dos ductos coletores à água aumenta acentuadamente durante a antidiurese, devido aos efeitos dos níveis elevados de ADH.

86. **D)** O volume de líquido intersticial é igual ao volume de líquido extracelular menos o volume do plasma. O volume de líquido extracelular pode ser calculado a partir da distribuição da inulina ou do ^{22}Na, ao passo que o volume do plasma pode ser estimado a partir da distribuição da ^{125}I-albumina. Por conseguinte, o volume de líquido intersticial é calculado a partir da diferença entre o espaço da distribuição da inulina e o espaço de distribuição da ^{125}I-albumina.

87. **F)** A furosemida é um diurético de alça que inibe o cotransportador de Na^+-Cl^--K^+ no ramo ascendente espesso da alça de Henle, reduzindo, assim, a capacidade de concentração da urina, além de aumentar a excreção renal de Na^+, Cl^- e K^+ e ter tendência a causar hipopotassemia.

88. D) O diabetes melito tipo 1 não controlado tende a causar acidose metabólica (diminui o pH e o HCO_3^- do plasma) devido ao aumento do metabolismo da gordura e à produção do ácido acetoacético, que, por sua vez, está associada ao aumento do hiato aniônico. A compensação respiratória normal diminui a PCO_2 do plasma.

89. E) A alcalose metabólica está associada à hipopotassemia devido ao deslocamento do potássio do líquido extracelular para o interior das células (ver tabela a seguir). O bloqueio beta-adrenérgico, a deficiência de insulina, o exercício intenso e a deficiência de aldosterona provocam hiperpotassemia, em virtude do deslocamento do potássio de fora das células para o interior do líquido extracelular.

Tabela 5.1 Fatores que podem alterar a distribuição de potássio entre os líquidos intracelular e extracelular.

Fatores que deslocam o K^+ para dentro das células (diminuição da $[K^+]$ extracelular)	Fatores que deslocam o K^+ para fora das células (aumento da $[K^+]$ extracelular)
Insulina	Deficiência de insulina (diabetes melito)
Aldosterona	Deficiência de aldosterona (doença de Addison)
Estimulação beta-adrenérgica	Bloqueio beta-adrenérgico
Alcalose	Acidose
	Lise celular
	Exercício intenso
	Aumento da osmolaridade do líquido extracelular

90. D) Nesse exemplo, a carga de glicose filtrada é igual à TFG (100 mℓ/min) × glicose plasmática (150 mg/dℓ), ou 150 mg/min. Se não houver nenhuma glicose detectável na urina, a taxa de reabsorção é igual à carga de glicose filtrada, ou 150 mg/min.

91. B) A furosemida é um potente inibidor do cotransportador de Na^+-$2Cl^-$-K^+ na alça de Henle. Os diuréticos tiazídicos inibem principalmente a reabsorção de NaCl no túbulo distal, ao passo que os inibidores da anidrase carbônica diminuem a reabsorção de bicarbonato nos túbulos. A amilorida inibe a atividade dos canais de sódio, ao passo que a espironolactona inibe a ação dos mineralocorticoides nos túbulos renais. Os diuréticos osmóticos inibem a reabsorção da água e de solutos pelo aumento da osmolaridade do líquido tubular.

92. E) A diminuição da resistência arteriolar referente aumentaria o fluxo sanguíneo renal, ao passo que reduziria a pressão hidrostática glomerular, o que, por sua vez, tende a diminuir a TFG.

93. E) A acidose tubular renal resulta de um defeito na secreção renal de H^+, de um defeito na reabsorção de HCO_3^- ou de ambos. Esse defeito provoca acidose metabólica associada à diminuição do pH e do HCO_3^- no plasma e hiato aniônico normal associado à hipercloremia (aumento da concentração plasmática de cloreto). A PCO_2 do plasma está reduzida, devido à compensação respiratória para a acidose.

94. D) O paciente apresenta sintomas clássicos de diabetes melito: aumento da sede, respiração com odor de acetona (devido ao aumento do ácido acetoacético no sangue), nível de glicemia elevado em jejum e presença de glicose na urina. Os ácidos acetoacéticos no sangue causam acidose metabólica, que desencadeia diminuição compensatória da excreção renal de HCO_3^-, diminuição do pH urinário e aumento da produção renal de amônio e HCO_3^-. O alto nível de glicemia aumenta a carga filtrada de glicose, que excede o transporte máximo para a glicose, causando diurese osmótica (aumento do volume urinário), devido à glicose não absorvida nos túbulos renais, que atua como diurético osmótico.

95. C) O volume de líquido intracelular é calculado como a diferença entre o líquido corporal total (0,57 × 60 g = 34,2 kg, ou cerca de 34,2 ℓ) e o volume de líquido extracelular (12,8 ℓ), que é igual a 21,4 ℓ.

96. C) O volume plasmático é calculado como a volemia (4,3 ℓ) × (1,0 − hematócrito), que é de 4,3 × 0,6 = 2,58 ℓ (arredondado para 2,6).

97. C) O volume de líquido intersticial é calculado como a diferença entre o volume de líquido extracelular (12,8 ℓ) e o volume do plasma (2,6 ℓ), que é igual a 10,2 ℓ.

98. C) O principal local de reabsorção de magnésio é a alça de Henle, onde cerca de 65% da carga filtrada de magnésio é reabsorvida. Normalmente, o túbulo proximal reabsorve apenas cerca de 25% do magnésio filtrado, e os túbulos distais e os ductos coletores reabsorvem menos de 5%.

99. C) A concentração plasmática de glicose de 300 mg/dℓ aumentaria a carga filtrada de glicose acima do transporte máximo do túbulo renal; portanto, aumentaria a excreção urinária de glicose. A glicose não reabsorvida nos túbulos renais também causa diurese osmótica, aumento do volume de urina e diminuição do volume de líquido extracelular, o que estimula a sede. O aumento da glicose provoca vasodilatação das arteríolas aferentes, o que aumenta a TFG.

100. B) A TFG é aproximadamente igual ao *clearance* da creatinina. *Clearance* da creatinina = concentração urinária da creatinina (32 mg/dℓ) × taxa do fluxo urinário (3.600 mℓ/24 h, ou 2,5 mℓ/min)/concentração plasmática de creatinina (4 mg/dℓ) = 20 mℓ/min.

101. D) A taxa efetiva de reabsorção tubular renal é a diferença entre a carga filtrada de potássio (TFG × concentração plasmática de potássio) e a excreção urinária de potássio (concentração de potássio na urina × taxa de fluxo urinário). Por conseguinte, a reabsorção tubular efetiva de potássio é de 0,075 mmol/min.

102. D) A diarreia intensa resulta em perda de HCO_3^- nas fezes, causando, assim, acidose metabólica, que se caracteriza por baixos níveis plasmáticos de HCO_3^- e pH baixo. A compensação respiratória reduz a PCO_2. O hiato aniônico do plasma deve ser normal, ao passo que a concentração plasmática de cloreto deve estar elevada (acidose metabólica hiperclorêmica) na acidose metabólica causada pela perda de HCO_3^- nas fezes.

103. E) A secreção primária excessiva de aldosterona provoca alcalose metabólica, devido ao aumento da secreção de íons hidrogênio e à reabsorção de HCO_3^- pelas células intercalares dos ductos coletores. Por conseguinte, a alcalose metabólica está associada ao aumento do pH e do HCO_3^- no plasma, com redução compensatória da frequência respiratória e aumento da PCO_2. O hiato aniônico plasmático deve estar normal, com discreta redução na concentração plasmática de cloreto.

104. D) A acidose tubular proximal resulta de um defeito na secreção renal de íons hidrogênio, da reabsorção de bicarbonato ou de ambos. Esse defeito leva ao aumento da excreção renal de HCO_3^- e à acidose metabólica, caracterizada por baixa concentração plasmática de HCO_3^-, pH plasmático baixo, aumento compensatório da frequência respiratória, PCO_2 baixa e hiato aniônico normal, com aumento da concentração plasmática de cloreto.

105. F) Em um paciente com cetoacidose diabética e enfisema, deve-se esperar a presença de acidose metabólica (devido ao excesso de cetoácidos no sangue, causado pelo diabetes), bem como aumento da PCO_2 do plasma, em decorrência do comprometimento da função pulmonar. Por conseguinte, nesse paciente, deve-se esperar a ocorrência de diminuição do pH plasmático, diminuição do HCO_3^-, aumento da PCO_2 e aumento do hiato aniônico (Na^+ − [Cl^- + HCO_3^-] > 10 a 12 mEq/ℓ), devido à adição de cetoácidos ao sangue.

106. D) A secreção de íons hidrogênio e a reabsorção de HCO_3^- dependem essencialmente da presença de anidrase carbônica nos túbulos renais. Após a inibição da anidrase carbônica, a secreção tubular renal de íons hidrogênio e a reabsorção de HCO_3^- diminuem, levando ao aumento da excreção renal de HCO_3^-, à redução da concentração plasmática de HCO_3^- e à acidose metabólica. Por sua vez, a acidose metabólica estimula a frequência respiratória, levando à diminuição da PCO_2. O hiato aniônico do plasma deve estar dentro da faixa normal.

107. B) A insuficiência renal aguda causada por necrose tubular provoca o rápido desenvolvimento de acidose metabólica, devido à incapacidade dos rins de eliminar do organismo os produtos de degradação ácidos do metabolismo. A acidose metabólica leva à diminuição da concentração plasmática de HCO_3^-. A insuficiência renal aguda também leva ao rápido aumento da concentração de nitrogênio ureico do sangue e à elevação significativa da concentração plasmática de potássio, devido à incapacidade dos rins de excretar eletrólitos ou produtos de degradação nitrogenados. A necrose das células epiteliais renais provoca o seu desprendimento da membrana basal, causando bloqueio dos túbulos renais, com consequente aumento da pressão hidrostática na cápsula de Bowman e diminuição da TFG.

108. E) Os líquidos corporais intracelular e extracelular apresentam a mesma osmolaridade total em condições estáveis, visto que a membrana celular é altamente permeável à água. Por conseguinte, a água flui rapidamente através da membrana celular até que seja alcançado o equilíbrio osmótico. A pressão coloidosmótica é determinada pela concentração de proteínas, que é consideravelmente mais alta dentro da célula. A membrana celular também é relativamente impermeável ao potássio, ao sódio e ao cloreto, e mecanismos de transporte ativo mantêm baixas concentrações intracelulares de sódio e de cloreto e uma alta concentração intracelular de potássio.

109. B) O líquido que entra na porção inicial do túbulo distal é quase sempre hipotônico, visto que o sódio e outros íons são ativamente transportados para fora do ramo ascendente espesso de Henle, ao passo que essa porção do néfron é praticamente impermeável à água. Por essa razão, o ramo ascendente espesso da alça de Henle e a parte inicial do túbulo distal são frequentemente denominados segmento diluidor.

110. D) Por definição, a acidose metabólica crônica está associada à diminuição da concentração plasmática de HCO_3^-. Assim, ocorre a diminuição da excreção de NH_4Cl e de HCO_3^-, com compensação renal para a acidose, e a compensação respiratória para a acidose aumenta a taxa de ventilação, resultando em diminuição da PCO_2 do plasma.

111. B) A solução de NaCl 0,45% é *hipotônica*. Portanto, a administração de 2,0 ℓ dessa solução deve reduzir a osmolaridade dos líquidos intracelular e extracelular e aumentar os volumes intracelular e extracelular.

112. C) Se o *clearance* renal for maior do que a TFG, deve ocorrer a secreção dessa substância nos túbulos renais. Uma substância que é filtrada livremente e que não é secretada nem reabsorvida teria um *clearance* renal igual à TFG.

113. A) No túbulo proximal, a reabsorção de cálcio é geralmente paralela à reabsorção do sódio e de água. Com a expansão do volume extracelular ou o aumento da pressão arterial, a reabsorção proximal de sódio e de água é reduzida, e ocorre a redução da reabsorção de cálcio, causando o aumento da excreção urinária de cálcio. O aumento do paratormônio, o aumento da concentração plasmática de fosfato e a alcalose metabólica tendem a diminuir a excreção renal de cálcio.

114. C) O aumento da ingestão de sódio diminui a secreção de renina e a atividade da renina plasmática, além de reduzir a concentração plasmática de aldosterona e aumentar o peptídeo atrial natriurético no plasma, devido à expansão modesta do volume de líquido extracelular. Embora a alta ingestão de sódio aumente inicialmente o fornecimento distal de NaCl, o que tende a aumentar a excreção de potássio, a diminuição da concentração de aldosterona compensaria esse efeito, resultando em ausência de alteração da excreção de potássio em condições estáveis. Até mesmo aumentos muito grandes na ingestão de sódio só provocam alterações mínimas na concentração plasmática de sódio se os mecanismos de ADH-sede estiverem totalmente operantes.

115. C) A redução de 50% na resistência arteriolar eferente causaria uma acentuada diminuição da TFG (maior do que 10%). A diminuição da pressão arterial renal de 100 para 85 mmHg causaria apenas uma discreta redução da TFG em um rim normal autorregulado. A diminuição da resistência arteriolar aferente, a diminuição da pressão coloidosmótica do plasma ou o aumento do coeficiente de filtração dos capilares glomerulares tendem a aumentar a TFG.

116. D) A acidose metabólica aguda reduz a concentração de potássio intracelular, que, por sua vez, diminui a secreção de potássio pelas células principais dos ductos coletores. O principal mecanismo pelo qual o aumento da concentração de íons hidrogênio inibe a secreção de potássio consiste na redução da atividade da bomba de sódio-potássio adenosina trifosfatase. Em seguida, essa ação reduz a concentração de potássio intracelular, que, por sua vez, diminui a taxa de difusão passiva do potássio através da membrana luminal para o túbulo.

117. D) Em um indivíduo desidratado, a osmolaridade na parte inicial do túbulo distal é geralmente inferior a 300 mOsm/ℓ, visto que o ramo ascendente da alça de Henle e a porção inicial do túbulo distal são relativamente impermeáveis à água, mesmo na presença de ADH. Por conseguinte, o líquido tubular torna-se progressivamente mais diluído nesses segmentos em comparação com o plasma. O ADH não influencia a reabsorção de água no ramo ascendente da alça de Henle. Entretanto, o ramo ascendente reabsorve o sódio em maior quantidade do que o ramo descendente. Outra ação importante do ADH consiste em aumentar a permeabilidade da ureia nos ductos coletores medulares, o que contribui para o interstício medular renal hiperosmótico na antidiurese.

118. E) A maior parte da secreção de potássio ocorre nos ductos coletores. Uma dieta rica em potássio estimula a sua secreção pelos ductos coletores por meio de múltiplos mecanismos, incluindo pequenos aumentos na concentração de potássio extracelular, bem como aumento dos níveis de aldosterona.

119. A) A cetoacidose diabética resulta em acidose metabólica, que se caracteriza por redução da concentração plasmática de bicarbonato, aumento do hiato aniônico (devido à adição de ânions não medidos ao líquido extracelular, juntamente aos cetoácidos) e resposta compensatória renal, que inclui aumento da secreção de NH_4^+. Também ocorre aumento da frequência respiratória, com redução da PCO_2 arterial, bem como diminuição do pH da urina e diminuição da excreção renal de HCO_3^-.

120. B) O volume de líquido intersticial não pode ser medido diretamente, mas pode ser calculado como a diferença entre o volume de líquido extracelular (espaço da inulina = 16 ℓ) e o volume plasmático (espaço da ^{125}I-albumina = 4 ℓ). Portanto, o volume de líquido intersticial é de aproximadamente 12 ℓ.

121. E) O aumento dos níveis de insulina provoca o deslocamento do potássio do líquido extracelular para o interior das células. Todas as outras condições exercem o efeito inverso: deslocamento do potássio das células para dentro do líquido extracelular.

122. D) Esse paciente apresenta grave desidratação em decorrência da sudorese e da falta de ingestão adequada de líquido. A desidratação estimula acentuadamente a liberação de ADH e a secreção de renina, que, por sua vez, estimulam a formação de angiotensina II e a secreção de aldosterona.

123. E) Após participar da corrida e perder líquido e eletrólitos, esse indivíduo repôs o volume de líquido com a ingestão de 2 ℓ de água. Entretanto, ele não procedeu à reposição dos eletrólitos. Por conseguinte, espera-se que ele apresente uma diminuição da concentração plasmática de sódio, resultando em diminuição da osmolaridade dos líquidos intracelular e extracelular. A diminuição da osmolaridade do líquido extracelular leva ao aumento do volume intracelular, devido à difusão de líquido do compartimento extracelular para o interior das células. Assim, após beber água e absorvê-la, o volume corporal total seria normal, porém o volume intracelular estaria aumentado, e o volume extracelular, reduzido.

124. **B)** Os níveis aumentados de paratormônio estimulam a reabsorção de cálcio no ramo ascendente espesso da alça de Henle e nos túbulos distais. A expansão do volume de líquido extracelular, o aumento da pressão arterial, a diminuição da concentração plasmática de fosfato e a acidose metabólica estão todos associados à diminuição da reabsorção de cálcio pelos túbulos renais.

125. **C)** Nesse exemplo, a acidose está associada à redução da concentração plasmática de bicarbonato, o que indica a presença de acidose metabólica. Além disso, o paciente apresenta PCO_2 elevada, indicando acidose respiratória. Portanto, o paciente apresenta, simultaneamente, acidoses respiratória e metabólica.

126. **A)** A acidose respiratória crônica é causada por insuficiência da ventilação pulmonar, resultando em aumento da PCO_2. Por sua vez, a acidose estimula a secreção de íons hidrogênio no líquido tubular e o aumento da produção tubular renal de NH_4^+, que contribui ainda mais para a excreção de íons hidrogênio e a produção renal de HCO_3^-, aumentando, assim, a concentração plasmática de bicarbonato. O aumento da secreção tubular de íons hidrogênio também reduz o pH da urina.

127. **A)** A dilatação das arteríolas aferentes leva ao aumento da pressão hidrostática glomerular e, consequentemente, ao aumento da TFG e ao aumento do fluxo sanguíneo renal. O aumento do coeficiente de filtração dos capilares glomerulares também eleva a TFG, mas não se espera que altere o fluxo sanguíneo renal. O aumento da pressão coloidosmótica do plasma ou a dilatação das arteríolas eferentes tende a reduzir a TFG. O aumento da viscosidade do sangue tende a reduzir o fluxo sanguíneo renal e a TFG.

128. **B)** Os AINEs inibem a síntese de prostaglandinas, o que causa a constrição das arteríolas aferentes, que, por sua vez, pode reduzir a TFG. Já a diminuição da TFG leva ao aumento dos níveis séricos de creatinina. O aumento da resistência arteriolar eferente e o aumento do coeficiente de filtração dos capilares glomerulares tendem a aumentar a TFG, em vez de reduzi-la. O aumento da massa muscular em consequência do exercício causaria muito pouca alteração na creatinina sérica.

129. **A)** Neste exemplo, a concentração plasmática de sódio está acentuadamente aumentada, porém a concentração urinária de sódio é relativamente normal, e a osmolaridade da urina apresenta aumento quase máximo para 1.200 mOsm/ℓ. Além disso, há o aumento dos níveis plasmáticos de renina, ADH e aldosterona, o que é consistente com a desidratação causada pela diminuição da ingestão de líquido. A síndrome de secreção inapropriada de ADH resultaria em diminuição da concentração plasmática de sódio, bem como em supressão da secreção de renina e de aldosterona. O diabetes insípido nefrogênico, causado pela incapacidade dos rins de responder ao ADH, também está associado à desidratação, porém a osmolaridade da urina estaria reduzida, em vez de aumentada. O hiperaldosteronismo primário tende a causar a retenção de sódio e de água, com pouca alteração da concentração plasmática de sódio e redução acentuada da secreção de renina. De modo semelhante, um tumor secretor de renina estaria associado ao aumento da concentração plasmática de aldosterona e da atividade da renina plasmática, porém apenas a uma discreta alteração na concentração plasmática de sódio.

PARTE 6

CÉLULAS SANGUÍNEAS, IMUNIDADE E COAGULAÇÃO SANGUÍNEA

A tabela de valores normais de exames a seguir pode ser utilizada como referência em toda a Parte 6.

Exame	Valores normais
Contagem de hemácias	Homens: 4,3 a 5,9 milhões/mm³
	Mulheres: 3,5 a 5,5 milhões/mm³
Hematócrito	Homens: 41 a 53%
	Mulheres: 36 a 46%
Hemoglobina (concentração total no sangue)	Homens: 13,5 a 17,5 g/dℓ
	Mulheres: 12,0 a 16,0 g/dℓ
Hemoglobina globular média	25,4 a 34,6 pg/célula
Concentração de hemoglobina globular média	31 a 36% de hemoglobinaa
Volume globular médio	80 a 100 fℓ
Contagem de reticulócitos	0,5 a 1,5% das hemácias
Contagem de plaquetas	150.000 a 400.000/mm³
Contagem de leucócitos e contagem diferenciada	
Contagem de leucócitos	4.500 a 11.000/mm³
Neutrófilos	54 a 62%
Eosinófilos	1 a 3%
Basófilos	0 a 0,75%
Linfócitos	25 a 33%
Monócitos	3 a 7%
Tempo de tromboplastina parcial ativada (TTPa)	25 a 40 s
Tempo de protrombina (TP)	11 a 15 s
Tempo de sangramento	2 a 7 min

1. Uma mulher de 40 anos de idade chega à clínica com queixa de fadiga. Recentemente, ela foi tratada para infecção. Os valores laboratoriais obtidos são os seguintes: contagem de hemácias de 1,8 × 10⁶/mm³; hemoglobina (Hb) de 5,2 g/dℓ; hematócrito (Htc) de 15%; contagem de leucócitos de 7,6 × 10³/mm³; contagem de plaquetas de 320.000/mm³; volume globular médio (VGM) de 92 fℓ; e contagem de reticulócitos de 24%. Qual é a explicação mais provável para essa apresentação?
   A) Anemia aplásica
   B) Anemia hemolítica
   C) Esferocitose hereditária
   D) Deficiência de vitamina B_{12}

2. Qual enzima presente nas hemácias facilita o transporte de dióxido de carbono (CO_2)?
   A) Mieloperoxidase
   B) Anidrase carbônica
   C) Superóxido dismutase
   D) Globina redutase

3. Um paciente apresenta hemoglobina de 7,9 g/dℓ, hematócrito de 23% e volume globular médio de 89 fℓ. O nível de eritropoetina está muito baixo. Qual é o diagnóstico mais provável?
   A) Anemia falciforme
   B) Anemia perniciosa
   C) Doença renal terminal
   D) Perda crônica de sangue

4. Um paciente apresenta hematócrito de 63% e redução do nível de eritropoetina. Com base nessa informação, qual é o diagnóstico mais provável?
   A) Exposição prolongada e continuada a grandes altitudes
   B) Policitemia vera
   C) Doença pulmonar obstrutiva crônica com hipoxemia
   D) Hemocromatose

5. Um homem de 74 anos de idade apresenta hemoglobina de 6,0 g/dℓ, hematócrito de 19%, volume globular médio de 117 e grandes hemácias de formato estranho no esfregaço de sangue periférico. Os níveis séricos de ácido fólico são normais. Qual é a causa provável desse distúrbio?
   A) Fator intrínseco insuficiente
   B) Deficiência de vitamina K
   C) Cirrose hepática
   D) Alfatalassemia

6. Quando as hemácias são degradadas, a porção porfirina da hemoglobina é convertida pelos macrófagos em qual dos produtos a seguir?
   A) Xantina
   B) Aminoácidos de cadeia ramificada
   C) Homocisteína
   D) Bilirrubina

7. Quantos *átomos* de oxigênio podem ser transportados por cada molécula de hemoglobina?
   A) 2
   B) 4
   C) 8
   D) 16

8. Durante o segundo trimestre de gestação, qual é o local predominante de produção de hemácias no embrião?
   A) Saco vitelino
   B) Medula óssea
   C) Linfonodos
   D) Fígado

9. Qual função desempenhada pela vitamina B_{12} e pelo ácido fólico é fundamental na hematopoese?
   A) Sustentam a produção de porfirina
   B) Atuam como cofatores para a captação de ferro
   C) Sustentam a diferenciação terminal das células eritroides e mieloides
   D) Sustentam a produção de trifosfato de timidina

10. Um homem de 62 anos de idade se queixa de cefaleia, dificuldades visuais e dor torácica. O exame físico revela compleição avermelhada e baço grande. O hemograma completo é o seguinte: Htc de 58%; contagem de leucócitos de 13.300/mm³; e plaquetas de 600.000/mm³. A saturação de oxigênio arterial é de 97% no ar ambiente. Qual dos seguintes tratamentos você recomendaria?
    A) Quimioterapia
    B) Flebotomia
    C) Suplementação de ferro
    D) Terapia com inalação de oxigênio

11. Uma mulher saudável de 38 anos de idade o procura para uma consulta de rotina. Ela passou os últimos 2 meses fazendo caminhada pelo Himalaia e subiu até o acampamento na base do Monte Everest. Qual dos seguintes resultados você espera encontrar no hemograma completo dessa mulher?

	Hematócrito	Contagem de hemácias	Contagem de leucócitos	VGM
A)	↑	↑	↑	↑
B)	↑	↑	↔	↑
C)	↑	↑	↔	↔
D)	↑	↔	↔	↔
E)	↔	↑	↑	↔
F)	↑	↔	↑	↑
G)	↔	↑	↔	↑

12. Um homem afro-americano de 24 anos de idade chega ao serviço de emergência 3 horas após o início de dor intensa nas costas e no tórax. Esses problemas surgiram enquanto ele estava fazendo uma caminhada rápida em um terreno montanhoso. Ele teve episódios semelhantes numerosas vezes no passado e está com dor óbvia. Os exames laboratoriais forneceram os seguintes valores:

    Hemoglobina = 11 g/dℓ
    Contagem de leucócitos = 22.000/mm³
    Contagem de reticulócitos = 3,5%

    Qual é o diagnóstico desse paciente?
    A) Perda aguda de sangue
    B) Anemia falciforme
    C) Anemia de doença crônica
    D) Doença renal terminal

13. Após uma pessoa ser colocada em uma atmosfera com baixo nível de oxigênio, quanto tempo leva para que apareça um número aumentado de reticulócitos?
    A) 6 h
    B) 12 h
    C) 3 dias
    D) 5 dias
    E) 2 semanas

14. Uma paciente chega ao seu consultório com queixa de fadiga extrema e dispneia ao esforço, que se agravou gradualmente nas últimas 2 últimas semanas. O exame físico revela que ela está bem nutrida, parece confortável, porém com ligeira dispneia. Os sinais vitais incluem pulso de 120, frequência respiratória de 20 e pressão arterial de 120/70. Quando ela fica em pé, o pulso aumenta para 150, ao passo que a pressão arterial cai para 80/50. Os valores hematológicos são os seguintes: Hb de 7 g/dℓ; Htc de 20%; contagem de hemácias de 2×10^6/mm³; e contagem de plaquetas de 400.000/mm³. No esfregaço de sangue periférico, as hemácias são microcíticas e hipocrômicas. Qual é o seu diagnóstico?
    A) Anemia aplásica
    B) Insuficiência renal
    C) Perda aguda e crônica de sangue com anemia ferropriva
    D) Anemia falciforme
    E) Anemia megaloblástica

15. Quais dos seguintes fagócitos podem expulsar produtos da digestão e continuar sobrevivendo e desempenhando a sua função durante muitos meses?
    A) Neutrófilos
    B) Basófilos
    C) Macrófagos
    D) Eosinófilos

16. Quais das seguintes células ingerem material estranho e microrganismos dentro dos sinusoides do fígado?
    A) Células dendríticas
    B) Megacariócitos

C) Basófilos
D) Células de Kupffer

17. Um homem de 45 anos de idade chega ao serviço de emergência com história de 2 semanas de diarreia, que se agravou progressivamente ao longo dos últimos dias. O débito urinário é mínimo, e o paciente é internado no hospital por desidratação. A amostra de fezes é positiva para ovos de parasitas. Qual tipo de leucócitos deve estar presente em número elevado?
    A) Eosinófilos
    B) Neutrófilos
    C) Linfócitos T
    D) Linfócitos B
    E) Monócitos

18. Um homem de 24 anos de idade chega ao serviço de emergência com fratura da perna. O exame de sangue revela uma contagem de leucócitos de 22×10^3/mm^3. Cinco horas depois, um segundo exame de sangue revela contagem de leucócitos de 7×10^3/mm^3. Qual é a causa do aumento da contagem de leucócitos no primeiro exame?
    A) Aumento da produção de leucócitos pela medula óssea
    B) Liberação de leucócitos maduros, pré-formados, para a circulação
    C) Diminuição da destruição de leucócitos
    D) Aumento da produção de selectinas

19. Um homem de 62 anos de idade com contagens hematológica e diferencial normais obtidas há 3 meses apresenta palidez, dor óssea, equimose e contagem de leucócitos de 42.000. Na circulação, 85% das células consistem em granulócitos imaturos. Qual é o diagnóstico?
    A) Leucemia linfocítica aguda
    B) Leucemia mielocítica aguda
    C) Leucemia linfocítica crônica
    D) Leucemia mielocítica crônica

20. Qual tipo de célula pode interagir com a imunoglobulina E (IgE) e liberar grandes quantidades de histamina, bradicinina, serotonina, heparina, enzimas lisossômicas e outros mediadores inflamatórios?
    A) Neutrófilos
    B) Basófilos e mastócitos
    C) Eosinófilos
    D) Monócitos

21. No exame físico de rotina, constata-se que um homem de 60 anos de idade apresenta uma elevação significativa da contagem de leucócitos de 22.000/mm^3, e 80% das células consistem em células de aparência madura com grandes núcleos redondos e citoplasma escasso. A análise do prontuário revela que a contagem de leucócitos esteve moderadamente elevada durante, pelo menos, 18 meses. Qual é o diagnóstico provável?

    A) Leucemia linfocítica aguda
    B) Leucemia linfocítica crônica
    C) Leucemia mielocítica aguda
    D) Leucemia mielocítica crônica

22. Onde ocorre a transmigração dos leucócitos em resposta a agentes infecciosos?
    A) Arteríolas
    B) Ductos linfáticos
    C) Capilares e vênulas
    D) Artérias inflamadas

23. Um menino de 8 anos de idade é frequentemente levado à clínica devido a infecções persistentes na pele, que não cicatrizam dentro de um período normal. Ele teve uma recuperação normal de sarampo. A avaliação dos anticorpos após as vacinas demonstrou uma resposta normal dos anticorpos. Em qual das seguintes células a ocorrência de um defeito seria a causa mais provável das infecções frequentes e prolongadas?
    A) Linfócitos B
    B) Plasmócitos
    C) Neutrófilos
    D) Macrófagos
    E) Linfócitos T CD4

24. Qual tipo de célula migra para os locais de inflamação para remover o tecido necrótico e dirigir a remodelagem tecidual?
    A) Neutrófilo
    B) Macrófago
    C) Célula dendrítica
    D) Eosinófilo

25. Uma criança de 3 anos de idade que apresentava infecções frequentes de ouvido tem níveis reduzidos de imunoglobulina e não responde à vacina com toxoide tetânico. Entretanto, ela apresenta reatividade normal ao teste cutâneo (vermelhidão tardia e endurecimento) a um antígeno ambiental comum. Qual linhagem celular não está funcionando normalmente?
    A) Macrófagos
    B) Células T auxiliares
    C) Células T citotóxicas
    D) Células B

26. Os pacientes com vírus da imunodeficiência humana (HIV) apresentam uma função anormal em qual dos seguintes mecanismos?
    A) Apenas na produção de anticorpos
    B) Apenas na citotoxicidade mediada por células
    C) Desgranulação dos mastócitos adequadamente estimulados
    D) Produção de anticorpos e citotoxicidade mediada por células T

27. Qual é o termo utilizado para se referir à ligação da imunoglobulina G (IgG) e do complemento a um micróbio invasor para facilitar o seu reconhecimento?

A) Quimiocinese
B) Opsonização
C) Fusão fagolisossômica
D) Transdução de sinal

28. A apresentação por uma célula de um antígeno estranho ligado ao complexo principal de histocompatibilidade de classe I (MHC I) resultará em:
A) Produção de anticorpos
B) Ativação de células T citotóxicas
C) Aumento da fagocitose
D) Liberação de histamina pelos mastócitos

29. As regiões variáveis e hipervariáveis das imunoglobulinas que são responsáveis pela ligação de antígeno e especificidade residem em qual(ais) parte(s) da molécula de imunoglobulina?
A) Cadeias pesadas
B) Cadeias leves
C) Região da dobradiça
D) Tanto nas cadeias pesadas quanto nas cadeias leves
E) Região FC

30. A exsudação de líquido no tecido em uma reação inflamatória aguda ocorre em virtude de:
A) Diminuição da pressão arterial
B) Diminuição das proteínas no interstício
C) Obstrução dos vasos linfáticos
D) Aumento dos fatores da coagulação
E) Aumento da permeabilidade vascular

31. Quais moléculas imunes podem se ligar ao antígeno intacto?
A) Receptores de células T
B) MHC de classe I
C) MHC de classe II
D) Imunoglobulinas

32. Quais dos seguintes mecanismos são principalmente responsáveis pela produção da úlcera nos lábios causada pelo herpes-vírus simples?
A) Ativação da bradicinina por anticorpos dirigidos contra antígenos do herpes
B) Rápido influxo de neutrófilos e células dendríticas em resposta a fatores quimiotáticos derivados do vírus
C) Apresentação de antígenos virais pelo MHC classe I e participação das células T citotóxicas
D) Apresentação de antígenos virais pelo MHC classe II e participação das células T citotóxicas

33. Qual é a função da IL-2 na resposta imune?
A) Ligar-se ao antígeno e o apresentar
B) Estimular a proliferação das células T
C) Matar as células infectadas por vírus
D) É necessária para a resposta anafilática

34. Qual das alternativas a seguir sobre as células T auxiliares está correta?
A) São ativadas pela apresentação de antígeno por uma célula infectada
B) Necessitam da presença de um sistema de células B competentes
C) Destroem bactérias por fagocitose
D) São ativadas pela apresentação de antígeno por macrófagos ou células dendríticas

35. Qual das alternativas a seguir se aplica às células T citotóxicas?
A) Necessitam da presença de um sistema de linfócitos B competentes
B) Necessitam da presença de um sistema de linfócitos T supressores competentes
C) São ativadas pela apresentação de um antígeno estranho por uma célula infectada
D) Destroem as bactérias ao iniciar a fagocitose pelos macrófagos

36. Uma menina de 9 anos de idade apresenta corrimento nasal e prurido nos olhos todos os anos durante a primavera. Um alergologista realiza um teste cutâneo utilizando uma mistura de polens de gramíneas. Em poucos minutos, a menina apresenta vermelhidão focal e edema no local do teste. Essa resposta ocorre provavelmente devido à:
A) Formação de complexos antígeno-anticorpo nos vasos sanguíneos da pele
B) Ativação dos neutrófilos em virtude dos antígenos injetados
C) Ativação das células auxiliares CD4 e produção resultante de anticorpos específicos
D) Ativação de linfócitos T citotóxicos para destruir os antígenos

37. A ativação do sistema complemento resulta em qual das seguintes ações?
A) Ligação do micróbio invasor à imunoglobulina G (IgG)
B) Inativação dos eosinófilos
C) Diminuição dos níveis teciduais do complemento
D) Produção de substâncias quimiotáticas

38. Qual das alternativas a seguir sobre a eritroblastose fetal (doença hemolítica do recém-nascido [DHRN]) está correta?
A) A DHRN ocorre quando uma mãe Rh-positivo tem um filho Rh-negativo
B) A DHRN é evitada pela administração de transfusão sanguínea à mãe
C) A transfusão de sangue completa após o primeiro nascimento evitará a DHRN
D) O pai da criança precisa ser Rh-positivo

39. Um casal solicita a tipagem sanguínea de um recém-nascido do sexo masculino (o pai é AB Rh-positivo; a mãe é A Rh-negativa). Os resultados dos ensaios de

hemaglutinação revelam que a criança é do tipo O Rh-positiva. Qual das seguintes conclusões sobre os pais da criança é válida?

A) O recém-nascido poderia ser filho biológico desse casal
B) A mãe poderia ser a mãe biológica, mas o pai não poderia ser o pai biológico
C) O pai poderia ser o pai biológico, mas a mãe não poderia ser a mãe biológica
D) Nem o pai nem a mãe poderiam ser os pais biológicos

40. A mulher cujo tipo sanguíneo é A Rh-positivo e um homem cujo tipo sanguíneo é B Rh-positivo chegam à clínica com uma menina de 3 anos de idade cujo tipo sanguíneo é O Rh-negativo. O que pode ser deduzido sobre a relação desses dois adultos com essa criança?

A) A mulher poderia ser a mãe biológica da criança, porém o homem não poderia ser o pai biológico
B) O homem poderia ser o pai biológico da criança, mas a mulher não poderia ser a mãe biológica
C) Nem o homem nem a mulher poderiam ser os pais biológicos dessa criança
D) Esse casal poderia ser os pais biológicos dessa criança

41. Qual é o tratamento adequado para um lactente nascido com DHRN (eritroblastose fetal) grave?

A) Imunização passiva com imunoglobulina anti-Rh(D)
B) Imunização com antígeno Rh(D)
C) Exsanguinotransfusão com sangue Rh(D)-positivo
D) Exsanguinotransfusão com sangue Rh(D)-negativo

42. A rejeição crônica de aloenxerto resulta principalmente das ações de quais células efetoras?

A) Macrófagos ativados
B) Linfócitos T auxiliares
C) Linfócitos T citotóxicos
D) Células dendríticas

43. Qual das seguintes transfusões resultará em uma reação transfusional imediata?

A) Sangue total O Rh-negativo para um paciente O Rh-positivo
B) Sangue total A Rh-negativo para um paciente B Rh-negativo
C) Sangue total AB Rh-negativo para um paciente AB Rh-positivo
D) Sangue total B Rh-negativo para um paciente B Rh-negativo

44. Pressupondo uma técnica de transplante ótima, pode-se esperar o sucesso de qual dos seguintes tipos de enxertos, com aceitação do enxerto a longo prazo?

A) Aloenxertos e xenoenxertos
B) Autoenxertos e aloenxertos
C) Isoenxertos e autoenxertos
D) Aloenxertos e isoenxertos
E) Enxertos com pelo menos 3/6 de tipagem do antígeno leucocitário humano (HLA)

45. Após sofrer traumatismo, um indivíduo cujo tipo sanguíneo é AB, Rh-negativo, e que nunca recebeu transfusão recebe quatro unidades de sangue tipo A, Rh-positivo, adequadamente tipado. Qual é o provável resultado?

A) Febre, calafrios, dispneia, choque circulatório e falência renal
B) Hemólise rápida das células transfundidas
C) Hemólise intracelular moderada durante o período de algumas semanas
D) Choque anafilático

46. Qual das seguintes transfusões resultará em reação transfusional imediata? Pressuponha que o paciente nunca recebeu transfusão.

A) Concentrado de hemácias tipo O Rh-negativo para um paciente AB Rh-positivo
B) Concentrado de hemácias tipo A Rh-positivo para um paciente A Rh-negativo
C) Concentrado de hemácias tipo AB Rh-positivo para um paciente AB Rh-positivo
D) Concentrado de hemácias tipo A Rh-positivo para um paciente O Rh-positivo

47. Quais antígenos precisam ser tipados de maneira ótima entre doadores e receptores de transplante de órgãos sólidos?

A) Apenas antígenos HLA classe I
B) Apenas antígenos HLA classe II
C) Apenas antígenos HLA classes I e II
D) Antígenos HLA classes I e II e antígenos ABO

48. Uma mulher com tipo sanguíneo A positivo que sempre foi saudável acabou de ter o segundo filho. O pai é do tipo sanguíneo O negativo. Como a criança é de tipo O negativo (O, Rh negativo), o que você espera encontrar nela?

A) Eritroblastose fetal, devido à incompatibilidade *rhesus*
B) Eritroblastose fetal, devido à incompatibilidade do grupo sanguíneo ABO
C) Tanto A quanto B
D) Não se deve esperar que a criança tenha DHRN

49. Um homem de 55 anos de idade que tem sido submetido à anticoagulação estável e bem-sucedida com varfarina para trombose venosa profunda recorrente é tratado para pneumonia e, 8 dias depois, apresenta sangramento intestinal inferior. O tempo de protrombina está muito prolongado. Qual é a terapia adequada?

A) Tratamento com ativador do plasminogênio tecidual

B) Infusão de citrato de cálcio
C) Tratamento com plasma fresco congelado e vitamina K
D) Infusão rápida de protamina

50. Um menino de 2 anos de idade apresenta sangramento excessivo devido a lesões mínimas e anteriormente teve sangramento das gengivas. O avô materno tem uma doença hemorrágica. O exame físico da criança revela uma leve hipersensibilidade do joelho, com acúmulo de líquido na articulação. Você suspeita que esse paciente tenha deficiência de qual dos seguintes fatores da coagulação?
    A) Ativador da protrombina
    B) Fator II
    C) Fator VIII ou fator IX
    D) Fator X

51. Um veterano da Guerra do Vietnã com hepatite C crônica grave desenvolveu uma epistaxe intratável. A contagem de plaquetas é de 180.000, e a relação normatizada internacional (RNI) está acentuadamente aumentada em 7,0. Além da compressão no local de sangramento, qual é a terapia adequada?
    A) Cumarínico
    B) Plasma fresco congelado
    C) Transfusão de plaquetas
    D) Infusão de fibrinogênio

52. Qual dos seguintes agentes não é efetivo como anticoagulante *in vitro*?
    A) Heparina
    B) Varfarina
    C) Ácido etilenodiaminotetracético (EDTA)
    D) Citrato de sódio

53. A hemofilia A afeta qual das seguintes vias da coagulação sanguínea?
    A) Apenas a via intrínseca
    B) Apenas a via extrínseca
    C) Apenas as vias intrínseca e extrínseca
    D) Vias intrínseca, extrínseca e comum

54. Um morador de rua é encontrado em um terreno baldio com sinais de sepse e sangramento persistente das gengivas, locais de flebotomia e cateteres intravenosos (IV). A contagem de leucócitos é de 15.000, com morfologia celular normal e alguns neutrófilos imaturos (bastões), ao passo que a contagem de plaquetas está ligeiramente reduzida em 95.000. Qual é o diagnóstico mais provável?
    A) Redução da concentração de fibrinogênio devido à doença hepática
    B) Inibição da função plaquetária pela ingestão de álcool metílico
    C) Deficiência dietética de vitamina B$_{12}$ é ácido fólico
    D) Coagulação intravascular disseminada (CIVD)

55. Qual das vias de coagulação começa com a tromboplastina tecidual?
    A) Via extrínseca
    B) Via intrínseca
    C) Via comum
    D) Estabilização da fibrina

56. Um eletricista de 56 anos de idade apresenta sensibilidade ao glúten grave, porém não diagnosticada, com diarreia persistente e perda de peso. Ele teve sangramento excessivo pós-extração dentária, e foi constatado um prolongamento acentuado do tempo de protrombina de 37 segundos. Qual é a causa mais provável do sangramento excessivo desse paciente?
    A) Doença hepatocelular
    B) Deficiência de vitamina K
    C) Desnutrição proteica com fibrinogênio inadequado
    D) Perda de fatores da coagulação através da mucosa gastrointestinal

57. Qual das alternativas a seguir explicaria melhor um teste de tempo de sangramento prolongado?
    A) Hemofilia A
    B) Hemofilia B
    C) Trombocitopenia
    D) Uso de varfarina

58. Qual das alternativas a seguir constitui o tratamento adequado para embolia pulmonar maciça?
    A) Plasma citratado
    B) Varfarina
    C) Ácido acetilsalicílico
    D) Ativador do plasminogênio tecidual

59. Qual é o principal mecanismo pelo qual a heparina evita a coagulação sanguínea?
    A) Ativação da antitrombina III
    B) Ligação ao fator tecidual e sua inibição
    C) Ligação ao cálcio disponível
    D) Inibição do fator ativador de plaquetas

60. Um adolescente de 14 anos de idade apresenta um longo histórico de sangramento excessivo, com frequência envolvendo hemorragia nas articulações (hemartrose). Obtém-se um histórico positivo de doença semelhante em vários parentes do sexo masculino. Você pode pressupor que esse paciente herdou a doença de qual dos seguintes genitores?
    A) Do pai
    B) Da mãe
    C) De ambos os genitores
    D) A penetrância dessa doença é variável e difícil de interpretar

RESPOSTAS

1. B) Essa paciente apresenta aumento da produção de hemácias, conforme indicado pela contagem de reticulócitos acentuadamente aumentada no contexto de anemia significativa (baixa contagem de hemácias e valores baixos de hemoglobina e hematócrito). As hemácias produzidas apresentam tamanho normal (VGM = 90); portanto, a paciente não tem esferocitose (hemácias pequenas) nem deficiência de vitamina B_{12} (hemácias grandes). A contagem de leucócitos normal e o aumento da contagem de reticulócitos sugerem que a medula óssea está funcionando. O aumento da contagem de reticulócitos indica a produção de um grande número de hemácias. Esses valores laboratoriais sustentam a presença de anemia, devido a algum tipo de perda de sangue – neste caso, anemia devido à hemólise.

2. B) A anidrase carbônica catalisa a reação do CO_2 com água para permitir o transporte de grandes quantidades de CO_2 no sangue na forma do íon bicarbonato solúvel.

3. C) Na doença renal terminal, os rins deixam de produzir eritropoetina, resultando em anemia grave. Os tipos de anemia nas outras três respostas possíveis levam à perda ou à destruição das hemácias e ao *aumento* da eritropoetina, devido à hipoxemia tecidual.

4. B) Na policitemia vera autônoma, a produção clonal de hemácias resulta no aumento da hemoglobina, do hematócrito e da contagem de hemácias e na diminuição da eritropoetina, visto que o estímulo hipoxêmico para a sua produção está reduzido. Tanto a exposição a grandes altitudes quanto a doença pulmonar obstrutiva crônica estão associadas à hipoxemia tecidual, que estimula a produção *aumentada* de eritropoetina. A hemocromatose é um distúrbio de sobrecarga sistêmica de ferro, com produção normal de hemácias.

5. A) A apresentação clínica é de anemia megaloblástica, que pode ser causada por deficiência de vitamina B_{12} ou de ácido fólico. Como os níveis de ácido fólico desse paciente estão normais, a causa deve consistir em deficiência de vitamina B_{12} causada por atrofia da mucosa gástrica, que resulta em produção insuficiente de fator intrínseco, necessário para a absorção gastrointestinal normal de vitamina B_{12}.

6. D) Os macrófagos convertem a porfirina da hemoglobina em bilirrubina.

7. C) Cada molécula de hemoglobina tem quatro cadeias de globina (na hemoglobina A, que é a forma predominante em adultos, a molécula de hemoglobina é composta por duas cadeias alfa e duas cadeias beta). Cada cadeia de globina está associada a um grupo heme, que contém um átomo de ferro. Cada um dos quatro átomos de ferro pode ligar-se frouxamente a uma molécula (dois átomos) de oxigênio. Por conseguinte, cada molécula de hemoglobina pode transportar oito átomos de oxigênio.

8. D) A produção de hemácias se inicia no saco vitelino durante o primeiro trimestre. A produção no saco vitelino diminui no início do segundo trimestre, e o fígado torna-se a fonte predominante de produção de hemácias. A produção de hemácias pela medula óssea aumenta durante o terceiro trimestre e continua durante toda a vida.

9. D) A proliferação celular exige a replicação do DNA, que necessita de um suprimento adequado de trifosfato de timidina. Tanto a vitamina B_{12} quanto o folato são necessários para produzir trifosfato de timidina.

10. B) Esse paciente apresenta policitemia vera: aumento das hemácias, dos leucócitos e das plaquetas. A saturação de oxigênio arterial normal mostra que não existe nenhuma razão para policitemia compensatória. O hematócrito elevado também aumenta a viscosidade do sangue, resultando em aumento da pós-carga do coração, que provavelmente é a razão da dor torácica desse paciente. Desse modo, há necessidade de flebotomia para diminuir a contagem elevada de células sanguíneas e a viscosidade do sangue.

11. C) Houve desenvolvimento de policitemia secundária, devido à exposição a baixos níveis de oxigênio. A paciente terá aumento do hematócrito e da contagem de hemácias, porém com contagem normal de leucócitos. As células estão normais, de modo que o VGM será normal.

12. B) Esse homem afro-americano apresenta anemia falciforme, conforme demonstrado pela concentração diminuída de hemoglobina, pela elevação moderada da contagem de reticulócitos e pelo histórico de crises dolorosas. A contagem de leucócitos elevada sugere uma resposta aos hormônios de estresse, com recrutamento de leucócitos maduros na circulação. O aumento da demanda de oxigênio devido à caminhada em terreno montanhoso provavelmente provocou isquemia tecidual, com consequente afoiçamento das hemácias.

13. **C)** Os níveis de eritropoetina aumentam em resposta à diminuição do nível de oxigênio arterial, com ocorrência de produção máxima de eritropoetina nas primeiras 24 horas. São necessários 3 dias para o aparecimento de novos reticulócitos na circulação, os quais, 5 dias após o início da hipoxemia, circularão como hemácias maduras. Como são necessários 1 a 2 dias para que um reticulócito se transforme em uma hemácia, a resposta correta é 3 dias, até haver o aumento do número de reticulócitos.

14. **C)** A contagem de células sanguíneas mostra que essa paciente está anêmica. A medula óssea está funcionando, e ela apresenta uma contagem normal de plaquetas, porém está produzindo um número diminuído de hemácias anormais. As hemácias microcíticas (pequenas) e hipocrômicas (hemoglobina intracelular diminuída) são um achado clássico da anemia ferropriva, que sugere que a perda de sangue foi sustentada o suficiente para levar à depleção de ferro. A redução da pressão arterial com a posição em pé (hipotensão postural) sugere a diminuição do volume intravascular, indicando que também pode existir um componente de perda aguda de sangue. Se a paciente tivesse insuficiência renal, ela seria anêmica, com hemácias normais. Os indivíduos com anemia falciforme apresentam hemácias deformadas. A anemia megaloblástica caracteriza-se por hemácias macrocíticas (grandes).

15. **C)** Os macrófagos tornam-se ativados e aumentados nos locais de inflamação e são capazes de ingerir até 100 bactérias por célula. Eles podem expulsar o material digerido e permanecer viáveis e ativos por muitos meses. Os basófilos não são fagocíticos, ao passo que os eosinófilos são fagócitos fracos. Os neutrófilos respondem rapidamente à infecção ou à inflamação e ingerem 3 a 20 bactérias ou outras partículas antes de morrer.

16. **D)** As células de Kupffer são macrófagos específicos de tecidos que residem nos sinusoides hepáticos.

17. **A)** Os eosinófilos normalmente constituem cerca de 2% da contagem total de leucócitos, porém são produzidos em grande número em indivíduos com infecções parasitárias.

18. **B)** A maioria dos leucócitos é armazenada na medula óssea, aguardando o aumento dos níveis de citocinas ou de hormônios do estresse (p. ex., adrenalina, corticosteroides) para estimular a sua liberação na circulação. O traumatismo ósseo pode resultar em liberação de leucócitos na circulação. Esse aumento na contagem de leucócitos não é primariamente devido a qualquer resposta inflamatória, porém é atribuído ao trauma mecânico e às respostas associadas ao estresse.

19. **B)** A contagem de leucócitos de 42.000 está acima da faixa comumente observada como resposta à infecção e sugere a presença de leucemia. A apresentação clínica característica do paciente indica um processo agudo, e os achados de valores normais no hemograma realizado há 3 meses confirmam que esse paciente tem leucemia aguda. Os granulócitos são células mieloides, e a constatação de sua presença na circulação enquanto ainda estão imaturos é totalmente compatível com leucemia. Portanto, o paciente apresenta leucemia mielocítica aguda (também conhecida como mielógena ou mieloide).

20. **B)** A ligação cruzada dos receptores de IgE na superfície dos basófilos e dos mastócitos resulta na sua desgranulação, liberando uma variedade de mediadores inflamatórios.

21. **B)** A contagem de leucócitos permaneceu elevada por mais de 1 ano, e as células presentes em números excessivos consistem em células de aparência madura, que claramente são linfócitos. Por conseguinte, trata-se de leucemia linfocítica crônica (LLC). Os pacientes com LLC com frequência permanecem assintomáticos durante longos períodos, estendendo-se geralmente por muitos anos.

22. **C)** A transmigração de leucócitos ocorre através de partes da vasculatura que têm paredes muito finas e camadas mínimas de músculo liso vascular. Isso inclui os capilares e as vênulas.

23. **C)** A destruição bacteriana nas infecções agudas é mediada, em grande parte, pelos neutrófilos, que produzem agentes bactericidas, incluindo espécies reativas de oxigênio. Para que a resposta imunológica adquirida funcione normalmente, são necessários linfócitos T e B e plasmócitos, juntamente a macrófagos.

24. **B)** Os macrófagos seguem o influxo inicial de neutrófilos para o local de inflamação. Enquanto os neutrófilos ingerem um número modesto de bactérias por célula antes de morrer, os macrófagos persistem no local, onde "ingerem" e "digerem" microrganismos infecciosos e material necrótico e produzem citocinas, que direcionam a remodelação tecidual por fibroblastos e outros tipos de células. As células dendríticas são células residentes apresentadoras de antígenos, ao passo que os eosinófilos são células fracamente fagocíticas, cujos produtos (p. ex., proteína básica principal) são capazes de matar parasitas sem a ingestão destes pelos eosinófilos.

25. **D)** A presença de reatividade normal ao teste cutâneo, que é mediada por células T, indica função normal dos macrófagos e de outras células apresentadoras de antígenos, células T auxiliares e células T citotóxicas. Essa informação e a redução da produção

de anticorpos indicam que o defeito está localizado na linhagem de células B.

26. **D)** Os pacientes com HIV apresentam perda específica de células T auxiliares, resultando em perda de auxílio das células T para a produção de anticorpos e para a ativação e proliferação de células T citotóxicas. Partindo-se do pressuposto de que os mastócitos podem ser adequadamente estimulados (*i. e.*, carregam IgE ligada à superfície residual o suficiente e são expostos ao antígeno relevante), seus processos para desgranulação permanecem intactos.

27. **B)** A fagocitose das bactérias é intensificada pela presença, em suas superfícies, de imunoglobulina e produtos da cascata do complemento, que, por sua vez, ligam-se a receptores de superfície nos fagócitos. Essa "marcação" das bactérias e de outras partículas para o aumento da fagocitose é denominada *opsonização*.

28. **B)** A apresentação de um antígeno estranho ligado ao MHC I em uma célula infectada resulta em ativação das células T citotóxicas para matar a célula infectada. A apresentação de um antígeno pelo MHC II nos macrófagos ativa as células T auxiliares, que promovem a produção de anticorpos e sustentam a proliferação das células T tanto auxiliares quanto citotóxicas.

29. **D)** As regiões variáveis e hipervariáveis estão presentes nas extremidades das cadeias pesadas e leves das imunoglobulinas, o que possibilita a participação de ambas as cadeias na ligação do antígeno.

30. **E)** O extravasamento de líquido no tecido ocorre devido ao aumento da permeabilidade capilar.

31. **D)** Apenas as imunoglobulinas ligam-se ao antígeno intacto. Os receptores de células T e as moléculas de MHC classes I e II ligam-se a peptídeos processados, mas não ao antígeno intacto.

32. **C)** As células labiais infectadas processam os antígenos virais e os apresentam ligados a moléculas do MHC classe I. Os antígenos virais em associação a moléculas do MHC classe I são reconhecidos por células T citotóxicas específicas de antígenos que, em seguida, destroem as células infectadas pelos vírus, produzindo uma úlcera nos lábios.

33. **B)** A IL-2 é secretada pelas células T auxiliares quando as células T são ativadas por antígenos específicos. Ela desempenha uma importante função na proliferação das células T auxiliares, citotóxicas e supressoras.

34. **D)** As células T auxiliares são ativadas pela apresentação de antígenos processados por moléculas do MHC classe II na superfície das células apresentadoras de antígenos (principalmente macrófagos e células dendríticas). As células T auxiliares ativam as células B, que formam anticorpos, porém as células B não são necessárias para a ativação das células T auxiliares. As células T auxiliares ajudam a intensificar a fagocitose pelos macrófagos, mas não têm a capacidade de fagocitar bactérias.

35. **C)** As células citotóxicas atuam sobre as células infectadas quando estas têm o antígeno apropriado localizado em sua superfície. As células T citotóxicas são estimuladas por linfocinas produzidas pela ativação das células T auxiliares. As células T citotóxicas destroem a célula infectada pela expressão de proteínas que perfuram grandes orifícios na membrana das células infectadas. Não existe nenhuma interação das células T citotóxicas com as células B normais.

36. **A)** Como a pessoa demonstrou previamente a ocorrência de reações alérgicas, a resposta cutânea inicial reflete a ligação do antígeno por IgE específica na superfície dos basófilos e dos mastócitos, resultando na liberação de uma variedade de mediadores inflamatórios. Além disso, a ativação do sistema complemento resulta na produção de C3a e C4a, que também ativam os basófilos e os mastócitos. O influxo de neutrófilos, a ativação das células T auxiliares e o acúmulo de linfócitos T específicos de antígenos necessitariam de mais tempo.

37. **D)** A ativação do sistema complemento resulta em uma série de ações, que incluem a opsonização e a fagocitose pelos neutrófilos, a lise das bactérias, a aglutinação dos microrganismos, a ativação de basófilos e mastócitos e a quimiotaxia. O fragmento C5a do sistema complemento provoca a quimiotaxia dos neutrófilos e macrófagos.

38. **D)** A DHRN ocorre quando uma mãe Rh-negativa dá à luz um segundo ou subsequente filho Rh-positivo. Desse modo, o pai precisa ser Rh-positivo. A mãe torna-se sensibilizada aos antígenos Rh durante os eventos que ocorrem próximo ao nascimento de uma criança Rh-positiva. Em futuras gestações, é possível prevenir a DHRN mediante o tratamento da mãe com anticorpos dirigidos contra o antígeno Rh próximo ao nascimento de cada bebê Rh-positivo. Esse tratamento destrói as hemácias fetais na mãe e impede que ela se torne sensibilizada ao antígeno Rh. A transfusão da criança após o nascimento não impede a ocorrência de DHRN em futuras gestações, visto que a mãe já foi exposta ao antígeno Rh durante o parto.

39. **B)** A mãe poderia ser heterozigota para os tipos sanguíneos A e O; portanto, poderia ter um filho tipo O. A Rh-positividade poderia ter sido determinada por um alelo do verdadeiro pai. Nesse casal, o homem é do tipo AB, de modo que não poderia ter contribuído com um alelo de tipo sanguíneo O (os indivíduos do tipo O precisam receber um alelo O de cada genitor).

Parte 6 Células Sanguíneas, Imunidade e Coagulação Sanguínea

40. D) Cada genitor necessita apenas de um único alelo para o antígeno A ou B ou para o antígeno Rh(D) para expressar esses antígenos nas células sanguíneas e em outros tipos de células. Por conseguinte, se cada genitor também apresenta um alelo para o tipo sanguíneo O, bem como um alelo nulo para o antígeno Rh(D), a criança poderá ser homozigota para o alelo O recessivo e o alelo Rh(D)-negativo.

41. D) O tratamento adequado consiste na remoção repetida de sangue Rh-positivo e na sua substituição por sangue Rh-negativo (uma troca de cerca de 400 mℓ durante 90 minutos). Esse tratamento pode ser repetido várias vezes durante algumas semanas. Os anticorpos maternos desaparecem no decorrer de 1 a 2 meses, de modo que as células endógenas Rh-positivas do recém-nascido deixam de ser um alvo. Na verdade, a exsanguinotransfusão pode ser iniciada *in utero* quando houver evidências de uma reação imunológica ativa contra as células sanguíneas do feto.

42. C) A rejeição de aloenxerto ocorre principalmente por meio das ações das células T citotóxicas. As células T auxiliares promovem essa reação, porém não são as células efetoras. Tanto os macrófagos quanto as células dendríticas podem apresentar o antígeno que promove a resposta imunológica, porém as células efetoras fundamentais são as células T citotóxicas.

43. B) O sangue tipo A tem o antígeno A na superfície das hemácias e anticorpos séricos contra o antígeno B. O sangue tipo B apresenta antígenos de superfície B e anticorpos anti-A. Por conseguinte, a transfusão de sangue tipo A em um indivíduo com sangue tipo B causará a reação dos anticorpos anti-A no receptor tipo B contra o sangue do doador. A transfusão de sangue Rh-negativo em um indivíduo Rh-positivo com o mesmo tipo ABO não resulta em nenhuma reação.

44. C) Os isoenxertos e os autoenxertos são derivados de doadores geneticamente idênticos ou dos próprios tecidos do receptor, respectivamente. Desse modo, pode-se esperar que sejam prontamente aceitos, visto que não apresentam nenhum antígeno estranho para o receptor. Os aloenxertos e xenoenxertos resultam na apresentação de antígenos estranhos. Qualquer incompatibilidade HLA indica que o tecido ou órgão transplantado é um aloenxerto que apresenta antígenos estranhos conhecidos.

45. C) Uma pessoa que nunca foi exposta anteriormente ao antígeno Rh não teria anticorpos anti-Rh; portanto, não apresentaria uma reação transfusional imediata. Na verdade, esses anticorpos desenvolvem-se em algumas semanas, resultando em opsonização gradual e fagocitose das células transfundidas, com hemólise intracelular moderada.

46. D) As células tipo A Rh-positivas expressam antígenos tanto A quanto Rh. Os indivíduos com sangue tipo O desenvolvem anticorpos contra o antígeno tipo A por meio das exposições dietética e ambiental. Por conseguinte, a transfusão de sangue tipo A em um receptor tipo O resulta em uma reação transfusional imediata. A reação a antígenos Rh exige exposição prévia por meio de transfusão de sangue Rh incompatível. As reações ocorrem entre os anticorpos do receptor e os antígenos do doador, de acordo com a tabela a seguir.

Doador	Antígeno do doador	Receptor	Anticorpo do receptor	Reação
O negativo	Nenhum	AB positivo	Nenhum	Nenhuma
A positivo	A, Rh	A negativo	B	Nenhuma
AB positivo	A, B, Rh	AB positivo	Nenhum	Nenhuma
A positivo	A, Rh	O positivo	A, B	A (antígeno) e A (anticorpo)

47. D) Os antígenos HLA de doador não tipado de ambas as classes são reconhecidos como estranhos pelas células T do receptor. Além disso, os antígenos de grupo sanguíneo (ABO) são expressos nas células de órgãos sólidos e podem levar à intensa rejeição imediata de órgãos.

48. D) A DHRN ocorre quando a mãe é Rh-negativa e o pai é Rh-positivo, resultando em uma criança Rh-positiva. Como a criança é O Rh-negativa, não se deve esperar o desenvolvimento de DHRN.

49. C) O tratamento antibiótico da pneumonia pode matar a flora do trato gastrointestinal, que é fundamental para a produção de vitamina K. A produção de vários fatores da coagulação ativos (protrombina e fatores VII, IX e X) foi suprimida nesse paciente pela inibição de VKOR c1 pela varfarina, que normalmente reduz quimicamente a vitamina K, de modo que possa ativar os fatores da coagulação listados. A redução quantitativa adicional da vitamina K em decorrência da morte da flora intestinal importante produziu anticoagulação excessiva e resultou em sangramento nesse paciente. O tratamento consiste em plasma fresco congelado, para fornecer imediatamente fatores da coagulação ativos, bem como na administração de vitamina K, para promover a produção endógena de fatores da coagulação ativos. Ambos são necessários nessa situação de hemorragia aguda.

50. C) A herança de uma doença hemorrágica do avô materno é clássica de um distúrbio ligado ao X – o avô transmite o alelo X afetado à filha que, por sua vez, o transmite ao filho. As hemofilias A e B, que resultam em deficiência dos fatores da coagulação VIII e IX, respectivamente, são doenças ligadas ao X que se manifestam da maneira descrita nesse menino de 2 anos de idade.

51. B) Nesse paciente com hepatite viral crônica grave, o dano ao fígado levou à insuficiência hepática, de modo que ele não é mais capaz de produzir quantidades suficientes de fatores de coagulação. Nessa situação de emergência, esses fatores precisam ser fornecidos por meio de tratamento com plasma fresco congelado. Em geral, a produção de fibrinogênio parece adequada em pacientes com insuficiência hepática.

52. B) A varfarina atua ao interferir na produção de fatores da coagulação ativos. Ela não é efetiva na inibição de fatores da coagulação *in vitro*.

53. A) A hemofilia A é causada pela deficiência do fator de coagulação VIII, que atua apenas na via intrínseca da coagulação.

54. D) Na sepse e, em particular, no choque séptico, as bactérias e toxinas bacterianas, como a endotoxina, juntamente à liberação de grandes quantidades de fator tecidual do tecido traumatizado ou em degeneração, provocam a ativação generalizada do sistema da coagulação. Isso produz inúmeros coágulos pequenos, que causam a oclusão dos pequenos vasos e exacerbam o dano aos tecidos. Paradoxalmente, isso consome os fatores da coagulação, de modo que o resultado clínico consiste em sangramento de múltiplos locais. Mesmo se uma toxina capaz de inibir a função plaquetária tivesse sido ingerida, ela comumente se manifestaria na forma de petéquias cutâneas (pequenas hemorragias puntiformes) e hematomas, em vez de sangramento disseminado.

55. A) A via extrínseca começa com a liberação de tromboplastina tecidual em resposta à lesão vascular ou ao contato entre o tecido extravascular traumatizado e o sangue. A tromboplastina tecidual é composta por fosfolipídios das membranas dos tecidos danificados.

56. B) A diarreia grave pode levar à má absorção de gordura. Como a vitamina K é lipossolúvel, isso pode resultar em deficiência de vitamina K. Essa vitamina é necessária para a produção de fatores de coagulação ativos. Por conseguinte, a deficiência de vitamina K pode causar coagulação sanguínea defeituosa e sangramento excessivo.

57. C) O tempo de sangramento, medido pelo tempo levado para a interrupção do sangramento de um pequeno corte padronizado, reflete a agregação plaquetária e a ativação e formação de tampões plaquetários nos pequenos vasos que foram danificados. A coagulação sanguínea que envolve a ativação da trombina e o acúmulo de fibrilas de fibrina leva muito mais tempo.

58. D) O tratamento da embolia pulmonar maciça é uma emergência que exige a lise de um coágulo existente. Isso pode ser obtido por meio da infusão do ativador do plasminogênio tecidual, que converte o plasminogênio em plasmina, que, em seguida, lisa ativamente o coágulo. Nesse contexto, as medidas que inibem a formação de coágulo são menos relevantes, visto que já existe um coágulo potencialmente fatal.

59. A) A principal função da heparina consiste em ligar-se à antitrombina III e ativá-la.

60. B) Um distúrbio familiar que ocorre em indivíduos do sexo masculino sugere apenas uma doença ligada ao X, visto que os homens apresentam um único cromossomo X, de modo que, se ele for defeituoso, o defeito será clinicamente expresso (em vez de ser mascarado por um cromossomo X de funcionamento normal, como ocorre em indivíduos do sexo feminino). Os indivíduos do sexo masculino recebem o cromossomo X da mãe e o cromossomo Y do pai. As doenças hemorrágicas ligadas ao X mais comuns são a hemofilia A e a hemofilia B, que apresentam alta penetrância.

PARTE 7

RESPIRAÇÃO

1. Um estudante de medicina de 25 anos de idade saudável participa de uma corrida beneficente de 10 km para a American Heart Association. Quais dos seguintes músculos esse estudante utiliza (contrai) durante a expiração?

   A) Diafragma e músculos intercostais externos
   B) Diafragma e músculos intercostais internos
   C) Apenas o diafragma
   D) Músculos intercostais internos e reto do abdome
   E) Músculos escalenos
   F) Músculos esternocleidomastóideos

2. Vários estudantes estão tentando descobrir quem consegue gerar o maior fluxo expiratório. Qual dos seguintes músculos é mais efetivo na produção de um esforço máximo?

   A) Diafragma
   B) Músculos intercostais internos
   C) Músculos intercostais externos
   D) Músculo reto do abdome
   E) Músculo esternocleidomastóideo

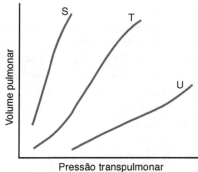

3. A figura anterior mostra três curvas de complacência diferentes (S, T e U) de pulmões isolados submetidos a várias pressões transpulmonares. Qual das alternativas a seguir descreve melhor as complacências relativas para as três curvas?

   A) S < T < U
   B) S < T > U
   C) S – T – U
   D) S > T < U
   E) S > T > U

Perguntas 4 e 5

Utilize a figura a seguir para responder às Perguntas 4 e 5.

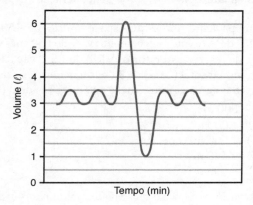

4. Pressupondo uma frequência respiratória de 12 incursões/min, calcule o volume minuto.

   A) 1 ℓ/min
   B) 2 ℓ/min
   C) 4 ℓ/min
   D) 5 ℓ/min
   E) 6 ℓ/min

5. Uma mulher de 22 anos de idade inala mais ar o possível e exala a maior quantidade de ar que consegue, produzindo o espirograma mostrado na figura. Um volume residual de 1,0 ℓ é determinado utilizando-se a técnica de diluição de hélio. Qual é a capacidade residual funcional (CRF) dessa mulher (em litros)?

   A) 2,0
   B) 2,5
   C) 3,0
   D) 3,5
   E) 4,0
   F) 5,0

6. Uma mulher de 22 anos de idade apresenta complacência pulmonar de 0,2 ℓ/cm H_2O e pressão pleural de –4 cmH_2O. Qual é a pressão pleural (em cmH_2O) quando a mulher inala 1,0 ℓ de ar?

   A) –6
   B) –7
   C) –8
   D) –9
   E) –10

7. Um lactente pré-termo apresenta deficiência de surfactante. Sem surfactante, muitos dos alvéolos colabam ao fim de cada expiração, o que, por sua vez, leva à insuficiência respiratória. Qual dos seguintes conjuntos de alterações é observado no lactente pré-termo em comparação com um lactente normal?

	Tensão superficial alveolar	Complacência pulmonar
A)	Diminuída	Diminuída
B)	Diminuída	Aumentada
C)	Diminuída	Sem alteração
D)	Aumentada	Diminuída
E)	Aumentada	Aumentada
F)	Aumentada	Sem alteração
G)	Sem alteração	Sem alteração

8. Um paciente apresenta espaço morto de 150 mℓ, CRF de 3 ℓ, volume corrente (VC) de 650 mℓ, volume de reserva expiratório (VRE) de 1,5 ℓ, capacidade pulmonar total (CPT) de 8 ℓ e frequência respiratória de 15 incursões/min. Qual é o volume residual (VR)?

A) 500 mℓ
B) 1.000 mℓ
C) 1.500 mℓ
D) 2.500 mℓ
E) 6.500 mℓ

9. Os vários volumes e capacidades pulmonares incluem a capacidade pulmonar total (CPT), a capacidade vital (CV), a capacidade inspiratória (CI), o volume corrente (VC), a capacidade expiratória (CE), o volume de reserva expiratório (VRE), o volume de reserva inspiratório (VRI), a capacidade residual funcional (CRF) e o volume residual (VR). Quais dos seguintes volumes e capacidades pulmonares podem ser medidos utilizando-se a espirometria direta sem métodos adicionais?

	CPT	CV	CI	VC	CE	VRE	VRI	CRF	VR
A)	Não	Não	Sim	Não	Sim	Não	Sim	Não	Não
B)	Não	Sim	Sim	Sim	Sim	Sim	Sim	Não	Não
C)	Não	Sim	Sim	Sim	Sim	Sim	Sim	Sim	Não
D)	Sim	Sim	Sim	Sim	Sim	Sim	Sim	Não	Sim
E)	Sim	Sim	Sim	Sim	Sim	Sim	Sim	Sim	Sim

10. Um homem de 34 anos de idade tem uma ferida no tórax por bala, que provoca pneumotórax. Qual das alternativas a seguir melhor descreve as alterações nos volumes pulmonar e torácico desse paciente em comparação com o normal?

	Volume pulmonar	Volume torácico
A)	Diminuído	Diminuído
B)	Diminuído	Aumentado
C)	Diminuído	Sem alteração
D)	Aumentado	Diminuído
E)	Aumentado	Aumentado
F)	Sem alteração	Diminuído

11. Um menino saudável de 10 anos de idade respira silenciosamente em condições de repouso. O volume corrente é de 400 mℓ, e a frequência de ventilação, de 12 incursões/min. Qual das seguintes alternativas descreve melhor a ventilação nas regiões superior, média e inferior dos pulmões nesse menino?

	Região superior (zona 1)	Região média (zona 2)	Região inferior (zona 3)
A)	Mais alta	Mais baixa	Intermediária
B)	Mais alta	Intermediária	Mais baixa
C)	Intermediária	Mais baixa	Mais alta
D)	Mais baixa	Intermediária	Mais alta
E)	A mesma	A mesma	A mesma

12. Um experimento é realizado em duas pessoas (indivíduos T e V) com VC (1.000 mℓ), volumes de espaço morto (200 mℓ) e frequências de ventilação (20 incursões/min) idênticos. O indivíduo T duplica o seu VC e reduz a sua frequência de ventilação em 50%. Já o indivíduo V duplica a sua frequência de ventilação e reduz o VC em 50%. Qual das alternativas a seguir melhor descreve a ventilação total (também denominada volume minuto) e a ventilação alveolar (V$_A$) dos indivíduos T e V?

	Volume minuto	V$_A$
A)	T < V	T – V
B)	T < V	T > V
C)	T – V	T < V
D)	T – V	T – V
E)	T – V	T > V
F)	T > V	T < V
G)	T > V	T – V

13. Uma pessoa com pulmões normais tem consumo de oxigênio (O$_2$) de 750 mℓ de O$_2$/min. A concentração de hemoglobina (Hb) é de 15 g/dℓ. A saturação venosa mista é de 25%. Qual é o débito cardíaco?

A) 2.500 mℓ/min
B) 5.000 mℓ/min
C) 7.500 mℓ/min
D) 10.000 mℓ/min
E) 20.000 mℓ/min

14. Um cateterismo cardíaco é realizado em um adulto saudável. A amostra de sangue coletada do cateter revela saturação de O$_2$ de 60%, e o registro da pressão mostra oscilações de um máximo de 27 mmHg até um mínimo de 12 mmHg. Onde estava localizada a ponta do cateter?

A) Canal arterial
B) Forame oval
C) Átrio esquerdo
D) Artéria pulmonar
E) Átrio direito

15. Um homem de 67 anos de idade é internado com emergência no hospital, devido a uma intensa dor torácica. Um cateter de Swan-Ganz é inserido na artéria pulmonar, o balão é insuflado e a pressão de oclusão da artéria pulmonar é medida. A pressão de oclusão da artéria pulmonar é utilizada clinicamente para monitorar qual das seguintes pressões?

A) Pressão atrial esquerda
B) Pressão ventricular esquerda
C) Pressão diastólica da artéria pulmonar
D) Pressão sistólica da artéria pulmonar
E) Pressão capilar pulmonar

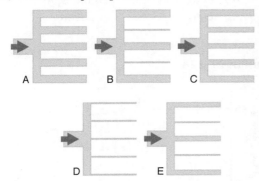

16. Qual dos diagramas na figura anterior ilustra melhor a vasculatura pulmonar quando o débito cardíaco aumenta até um valor máximo?

A) A
B) B
C) C
D) D
E) E

17. Um homem de 19 anos de idade sofre queimaduras de terceiro grau em mais de 60% de sua área de superfície corporal. Ocorre infecção sistêmica por *Pseudomonas aeruginosa* e há formação de edema pulmonar grave após 7 dias. São coletados os seguintes dados do paciente: pressão coloidosmótica do plasma de 19 mmHg; pressão hidrostática dos capilares pulmonares de 7 mmHg; e pressão hidrostática do líquido intersticial de 1 mmHg. Qual dos seguintes conjuntos de alterações ocorreu nos pulmões desse paciente como resultado da queimadura e da infecção subsequente?

	Fluxo linfático	Pressão coloidosmótica do plasma	Permeabilidade dos capilares pulmonares
A)	Diminuição	Diminuição	Diminuição
B)	Aumento	Diminuição	Diminuição
C)	Aumento	Diminuição	Aumento
D)	Aumento	Aumento	Diminuição
E)	Aumento	Aumento	Aumento

18. São efetuadas medições dos gases sanguíneos em um paciente em repouso que está respirando ar ambiente. O paciente apresenta conteúdo arterial de 19 mℓ de O_2/min, com PO_2 de 95 mmHg. O conteúdo de O_2 do sangue venoso misto é de 4 mℓ de O_2/100 mℓ de sangue. Qual das seguintes condições esse paciente apresenta?

A) Aumento do espaço morto fisiológico
B) Edema pulmonar
C) Baixa concentração de Hb
D) Baixo débito cardíaco

19. Um indivíduo do sexo masculino normal apresenta as seguintes condições iniciais (no estado estável):

PO_2 arterial = 92 mmHg
Saturação de O_2 arterial = 97%
Saturação de O_2 venoso = 20%
PO_2 venosa = 30 mmHg
Débito cardíaco = 5.600 mℓ/min
Consumo de O_2 = 256 mℓ/min
Concentração de Hb = 12 g/dℓ

Se você ignorar a contribuição do O_2 dissolvido para o conteúdo de O_2, qual é o conteúdo de O_2 venoso?

A) 2,2 mℓ de O_2/100 mℓ de sangue
B) 3,2 mℓ de O_2/100 mℓ de sangue
C) 4 mℓ de O_2/100 mℓ de sangue
D) 4,6 mℓ de O_2/100 mℓ de sangue
E) 6,2 mℓ de O_2/100 mℓ de sangue
F) 10,8 mℓ de O_2/100 mℓ de sangue
G) 16 mℓ de O_2/100 mℓ de sangue

20. Uma mulher de 30 anos de idade realiza uma manobra de Valsalva cerca de 30 minutos após o almoço. Qual das alternativas a seguir descreve melhor as alterações que ocorrem nos volumes sanguíneos pulmonar e sistêmico nessa mulher?

	Volume pulmonar	Volume sistêmico
A)	Diminuição	Diminuição
B)	Diminuição	Aumento
C)	Diminuição	Sem alteração
D)	Aumento	Diminuição
E)	Aumento	Aumento
F)	Aumento	Sem alteração
G)	Sem alteração	Diminuição
H)	Sem alteração	Aumento
I)	Sem alteração	Sem alteração

21. Uma criança que está comendo balas redondas de aproximadamente 1,5 cm de diâmetro aspira uma delas pela via respiratória, bloqueando o brônquio principal esquerdo. Qual das alternativas a seguir descreve as alterações que ocorrem?

	PCO_2 alveolar do pulmão esquerdo	PO_2 alveolar do pulmão esquerdo	PO_2 arterial sistêmica
A)	↑	↑	↔
B)	↑	↔	↑
C)	↓	↓	↓
D)	↑	↑	↑
E)	↑	↓	↓

Parte 7 Respiração

22. As forças que regem a difusão de um gás através de uma membrana biológica incluem a diferença de pressão através da membrana (ΔP), a área de seção transversa da membrana (A), a solubilidade do gás (S), a distância de difusão (D) e o peso molecular do gás (PM). Qual das seguintes alterações aumenta a difusão de gás através da membrana biológica?

	ΔP	A	S	D	PM
A)	Aumenta	Aumenta	Aumenta	Aumenta	Aumenta
B)	Aumenta	Aumenta	Aumenta	Aumenta	Diminui
C)	Aumenta	Diminui	Aumenta	Diminui	Diminui
D)	Aumenta	Aumenta	Aumenta	Diminui	Aumenta
E)	Aumenta	Aumenta	Aumenta	Diminui	Diminui

23. O VC normal de uma pessoa é de 400 mℓ, com espaço morto de 100 mℓ. A frequência respiratória é de 12 incursões/min. Essa pessoa é submetida à ventilação durante uma cirurgia, e o VC é de 700, com taxa de 12. Qual é a PCO_2 alveolar aproximada dessa pessoa?

   A) 10
   B) 20
   C) 30
   D) 40
   E) 45

24. Um homem de 45 anos de idade ao nível do mar apresenta pressão de O_2 inspirado de 149 mmHg, pressão de nitrogênio de 563 mmHg e pressão de vapor d'água de 47 mmHg. Um pequeno tumor empurra um vaso sanguíneo pulmonar, bloqueando por completo o fluxo sanguíneo para um pequeno grupo de alvéolos. Quais são as pressões de O_2 e de dióxido de carbono (CO_2) dos alvéolos que não são perfundidos (em mmHg)?

	CO_2	O_2
A)	0	0
B)	0	149
C)	40	104
D)	47	149
E)	45	149

25. Em quais das condições a seguir a PO_2 alveolar aumenta, enquanto a PCO_2 alveolar diminui?

   A) Aumento de VA e metabolismo inalterado
   B) Diminuição de VA e metabolismo inalterado
   C) Aumento de metabolismo e VA inalterada
   D) Aumento proporcional de metabolismo e de VA

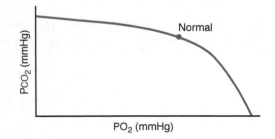

26. O diagrama O_2-CO_2 anterior mostra uma linha da relação ventilação-perfusão (V/Q) para o pulmão normal. Qual das alternativas a seguir descreve melhor o efeito da redução da relação V/Q sobre a PO_2 e a PCO_2 alveolares?

	Pressão de CO_2	Pressão de O_2
A)	Diminuição	Diminuição
B)	Diminuição	Aumento
C)	Diminuição	Sem alteração
D)	Aumento	Diminuição
E)	Aumento	Aumento

Perguntas 27 e 28

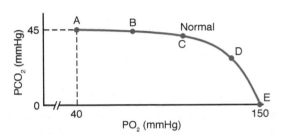

27. Um homem de 67 anos de idade apresenta tumor sólido que comprime uma via respiratória, resultando em obstrução parcial do fluxo de ar para os alvéolos distais. Qual ponto da linha V/Q do diagrama O_2-CO_2 anterior corresponde ao gás alveolar desses alvéolos distais?

   A) A
   B) B
   C) C
   D) D
   E) E

28. Um homem de 55 anos de idade apresenta embolia pulmonar, que bloqueia por completo o fluxo sanguíneo para o pulmão direito. Qual ponto na linha V/Q do diagrama O_2-CO_2 corresponde ao gás alveolar do pulmão direito?

   A) A
   B) B
   C) C
   D) D
   E) E

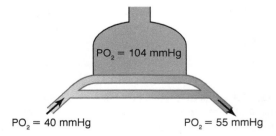

29. A figura anterior mostra um pulmão com grande desvio (*shunt*), em que o sangue venoso misto não passa pelas áreas de troca de O_2 do pulmão. A respiração do ar ambiente produz as pressões parciais de O_2 mostradas no diagrama. Qual é a pressão de O_2 do sangue arterial (em mmHg) quando a pessoa respira O_2 a 100% e a pressão parcial de O_2 inspirado é maior do que 600 mmHg?

A) 40
B) 55
C) 60
D) 175
E) 200
F) 400
G) 600

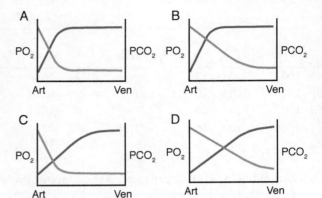

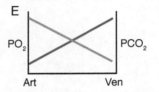

(Esta figura encontra-se reproduzida em cores no Encarte.)

A) A
B) B
C) C
D) D
E) E

32. Qual das alternativas a seguir é verdadeira se o sangue não tivesse hemácias, apenas plasma, e os pulmões tivessem função normal?

A) A PO_2 arterial seria normal
B) O conteúdo de O_2 do sangue arterial seria normal
C) As alternativas A e B estão corretas
D) Nem A nem B estão corretas

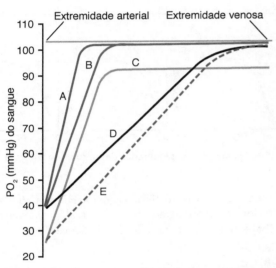

(Esta figura encontra-se reproduzida em cores no Encarte.)

30. Um estudante de medicina de 32 anos de idade apresenta aumento de quatro vezes no débito cardíaco durante exercício intenso. Qual curva na figura anterior representa mais provavelmente as mudanças na pressão de O_2 que ocorrem à medida que o sangue flui da extremidade arterial para a extremidade venosa dos capilares pulmonares nesse estudante?

A) A
B) B
C) C
D) D
E) E

31. A figura a seguir mostra as mudanças das pressões parciais de O_2 e de CO_2 à medida que o sangue flui da extremidade arterial (Art) para a extremidade venosa (Ven) dos capilares pulmonares. Qual diagrama demonstra melhor a relação normal entre a PO_2 (linha vermelha) e a PCO_2 (linha verde) em condições de repouso?

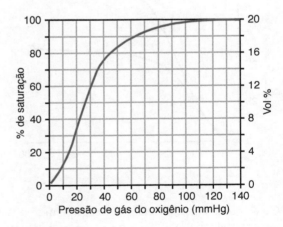

33. A figura anterior mostra uma curva de dissociação O_2-Hb normal. Quais são os valores aproximados da saturação de Hb (% Hb-O_2), PO_2 e conteúdo de O_2 do sangue oxigenado que deixa os pulmões e do sangue reduzido dos tecidos que retorna aos pulmões?

119

Parte 7 Respiração

	Sangue oxigenado			Sangue reduzido		
	% Hb-O_2	PO_2	Conteúdo de O_2	% Hb-O_2	PO_2	Conteúdo de O_2
A)	100	104	15	80	42	16
B)	100	104	20	30	20	6
C)	100	104	20	75	40	15
D)	90	100	16	60	30	12
E)	98	140	20	75	40	15

34. Um indivíduo com anemia apresenta concentração de Hb de 12 g/dℓ. Ele inicia um exercício físico e utiliza 12 mℓ de O_2/dℓ. Qual é a PO_2 venosa mista?
    A) 0 mmHg
    B) 10 mmHg
    C) 20 mmHg
    D) 40 mmHg
    E) 100 mmHg

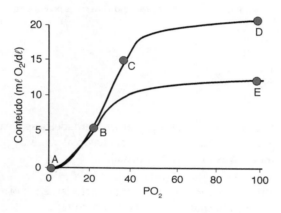

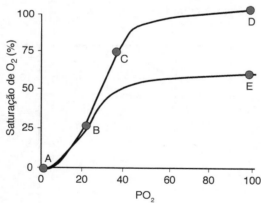

35. Quais pontos na figura anterior representam o sangue arterial em um indivíduo com anemia grave?

	Gráfico superior	Gráfico inferior
A)	D	D
B)	E	E
C)	D	E
D)	E	D

36. Qual das seguintes condições espera-se que ocorra como resultado de um acidente vascular encefálico que destrói a área respiratória do bulbo?
    A) Cessação imediata da respiração
    B) Respiração apnêustica
    C) Respiração atáxica
    D) Respiração rápida (hiperpneia)
    E) A respiração não se altera

Perguntas 37 e 38

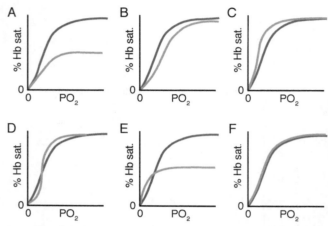

(Esta figura encontra-se reproduzida em cores no Encarte.)

37. Qual das curvas de dissociação O_2-Hb da figura anterior corresponde ao sangue normal (linha vermelha) e ao sangue contendo CO (linha verde)?
    A) A
    B) B
    C) C
    D) D
    E) E
    F) F

38. Qual das curvas de dissociação O_2-Hb corresponde ao sangue de um adulto (linha vermelha) e ao sangue de um feto (linha verde)?
    A) A
    B) B
    C) C
    D) D
    E) E
    F) F

39. Qual é a via *mais importante* para a resposta respiratória ao CO_2 arterial (PCO_2) sistêmico?
    A) Ativação dos corpos carotídeos pelo CO_2
    B) Ativação dos corpos carotídeos por íons hidrogênio (H^+)
    C) Ativação da área quimiossensível do bulbo pelo CO_2
    D) Ativação da área quimiossensível do bulbo por H^+
    E) Ativação dos receptores nos pulmões pelo CO_2

40. O ritmo básico da respiração é gerado por neurônios localizados no bulbo. O que limita a duração da inspiração e aumenta a frequência respiratória?
   A) Centro apnêustico
   B) Núcleo respiratório dorsal
   C) Núcleo do trato solitário
   D) Centro pneumotáxico
   E) Grupo respiratório ventral

41. Quando o impulso respiratório para o aumento da ventilação pulmonar torna-se maior do que o normal, um conjunto especial de neurônios respiratórios que são inativos durante a respiração silenciosa normal torna-se ativo, contribuindo para o impulso (*drive*) respiratório. Em qual das seguintes estruturas esses neurônios estão localizados?
   A) Centro apnêustico
   B) Grupo respiratório dorsal
   C) Núcleo do trato solitário
   D) Centro pneumotáxico
   E) Grupo respiratório ventral

42. O CO_2 é transportado dos tecidos para os pulmões predominantemente na forma de íon bicarbonato. Em comparação com as hemácias do sangue arterial, qual das alternativas a seguir descreve melhor as hemácias do sangue venoso?

	Concentração de cloreto intracelular	Volume celular
A)	Diminuída	Diminuído
B)	Diminuída	Aumentado
C)	Diminuída	Sem alteração
D)	Aumentada	Diminuído
E)	Aumentada	Sem alteração
F)	Aumentada	Aumentado
G)	Sem alteração	Diminuído
H)	Sem alteração	Aumentado
I)	Sem alteração	Sem alteração

43. Um homem anestesiado está respirando sem assistência. Em seguida, ele é submetido à ventilação artificial por 10 minutos com VC normal, porém com aumento de duas vezes da sua frequência normal. Ele recebe ventilação com uma mistura gasosa de 60% de O_2 e 40% de nitrogênio. A ventilação artificial é interrompida, e ele não consegue respirar por vários minutos. Esse episódio apneico ocorre em virtude de qual das seguintes opções?
   A) PO_2 arterial alta, que suprime a atividade dos quimiorreceptores periféricos
   B) Redução do pH arterial, que suprime a atividade dos quimiorreceptores periféricos
   C) PCO_2 arterial baixa, que suprime a atividade dos quimiorreceptores do bulbo
   D) PCO_2 arterial alta, que suprime a atividade dos quimiorreceptores do bulbo
   E) PCO_2 arterial baixa, que suprime a atividade dos quimiorreceptores periféricos

44. Qual das alternativas a seguir descreve um paciente com atelectasia pulmonar (pulmões colabados), em comparação com um paciente normal?

	CPT	VR	Fluxo expiratório máximo
A)	Normal	Normal	Normal
B)	Normal	Normal	Reduzido
C)	Normal	Reduzido	Reduzido
D)	Reduzida	Normal	Normal
E)	Reduzida	Reduzido	Normal
F)	Reduzida	Reduzido	Reduzido

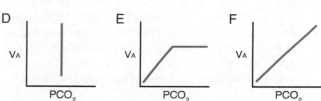

45. Qual diagrama na figura anterior descreve melhor a relação entre a V_A e a pressão parcial de CO_2 (PCO_2) arterial quando a PCO_2 sofre mudança aguda ao longo de uma faixa de 35 a 75 mmHg?
   A) A
   B) B
   C) C
   D) D
   E) E
   F) F

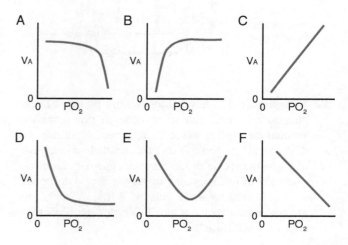

46. Qual diagrama da figura anterior descreve melhor a relação entre a V_A e a pressão parcial de O_2 (PO_2) arterial quando a PO_2 sofre mudança aguda ao longo de uma faixa de 0 a 160 mmHg e a PCO_2 arterial e a concentração de H+ permanecem normais?

A) A
B) B
C) C
D) D
E) E
F) F

47. A V_A aumenta várias vezes durante o exercício intenso. Qual dos seguintes fatores tem maior probabilidade de estimular a ventilação durante o exercício intenso?

A) Impulsos colaterais dos centros cerebrais superiores
B) Diminuição do pH médio arterial
C) Diminuição da PO_2 média arterial
D) Diminuição da PO_2 média venosa
E) Aumento da PCO_2 média arterial

48. Durante o exercício intenso, o consumo de O_2 e a formação de CO_2 podem aumentar em até 20 vezes. A V_A aumenta quase exatamente na etapa de aumento do consumo de O_2. Qual das alternativas a seguir descreve melhor o que ocorre com a pressão parcial de O_2 (PO_2), a pressão parcial de CO_2 (PCO_2) e o pH arteriais em um atleta saudável durante um exercício intenso?

	PO_2 arterial	PCO_2 arterial	pH arterial
A)	Diminuição	Diminuição	Diminuição
B)	Diminuição	Aumento	Diminuição
C)	Aumento	Diminuição	Aumento
D)	Aumento	Aumento	Aumento
E)	Sem alteração	Sem alteração	Sem alteração

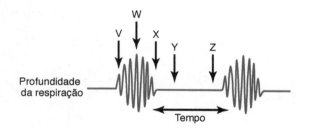

49. A respiração de Cheyne-Stokes é um padrão de respiração anormal, que se caracteriza por aumento gradual da profundidade da respiração, seguido de diminuição progressiva da profundidade da respiração, que ocorre de modo repetido, aproximadamente a cada minuto. Quais pontos no tempo da figura anterior (V-Z) estão associados à maior PCO_2 do sangue pulmonar e à maior PCO_2 dos neurônios no centro respiratório?

	Sangue pulmonar	Centro respiratório
A)	V	V
B)	V	W
C)	W	W
D)	X	Z
E)	Y	Z

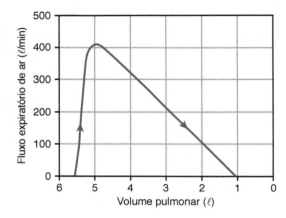

50. Um homem de 45 anos de idade inspirou o máximo possível de ar e, em seguida, expirou com esforço máximo até que nenhum ar pudesse ser expirado. Essa ação produziu a curva de fluxo expiratório máximo-volume (FEMV) mostrada na figura anterior. Qual é a capacidade vital forçada (CVF) desse homem (em litros)?

A) 1,5
B) 2,5
C) 3,5
D) 4,5
E) 5,5
E) 6,5

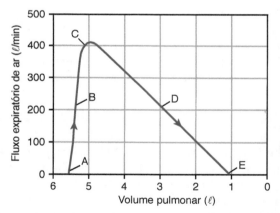

51. A curva de FEMV mostrada na figura anterior é utilizada como ferramenta de diagnóstico para identificar doenças pulmonares obstrutivas e restritivas. Em que ponto da curva o colapso das vias respiratórias limita o fluxo expiratório máximo de ar?

A) A
B) B
C) C
D) D
E) E

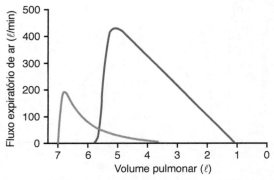

(Esta figura encontra-se reproduzida em cores no Encarte.)

52. As curvas de FEMV mostradas na figura acima foram obtidas de uma pessoa saudável (curva vermelha) e de um homem de 57 anos de idade com dispneia (curva verde). Qual dos seguintes distúrbios provavelmente afeta o homem com dispneia?
    A) Asbestose
    B) Enfisema pulmonar
    C) Cifose
    D) Escoliose
    e) Silicose
    F) Tuberculose pulmonar

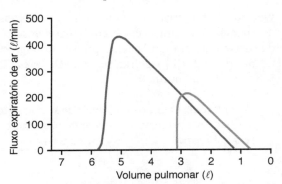

(Esta figura encontra-se reproduzida em cores no Encarte.)

53. Um homem de 62 anos de idade queixa-se de dificuldade para respirar. A figura anterior mostra uma curva de FEMV do paciente (linha verde) e de um indivíduo saudável normal (curva vermelha). Qual das alternativas a seguir explica melhor a curva de FEMV do paciente?
    A) Asbestose
    B) Asma
    C) Broncospasmo
    D) Enfisema pulmonar
    E) Idade avançada (pulmão senil)

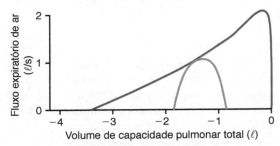

(Esta figura encontra-se reproduzida em cores no Encarte.)

54. A curva de FEMV mostrada na figura anterior (linha vermelha) foi obtida de um homem de 75 anos de idade que fumou 40 cigarros por dia durante 60 anos. A curva de fluxo-volume em verde foi obtida desse homem em condições de repouso. Qual dos seguintes conjuntos de alterações mais provavelmente se aplica a esse homem?

	Tolerância ao exercício	CPT	VR
A)	Diminuição	Diminuição	Diminuição
B)	Diminuição	Aumento	Aumento
C)	Diminuição	Normal	Normal
D)	Aumento	Aumento	Aumento
E)	Normal	Diminuição	Diminuição

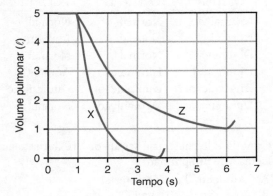

55. A figura anterior mostra uma expiração forçada de uma pessoa saudável (curva X) e de uma pessoa com doença pulmonar (curva Z). Qual é a relação (em porcentagem) de volume expiratório forçado no primeiro segundo de expiração (VEF$_1$)/capacidade vital forçada (CVF) nessas pessoas?

	Pessoa X	Pessoa Z
A)	80	50
B)	80	40
C)	100	80
D)	100	60
E)	90	50
F)	90	60

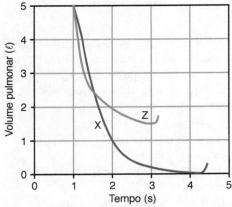

(Esta figura encontra-se reproduzida em cores no Encarte.)

56. A figura anterior mostra expirações forçadas de uma pessoa com pulmões saudáveis (curva X) e de um paciente (curva Z). Qual das seguintes condições o paciente mais provavelmente apresenta?

   A) Asma
   B) Broncospasmo
   C) Enfisema pulmonar
   D) Idade avançada
   E) Silicose

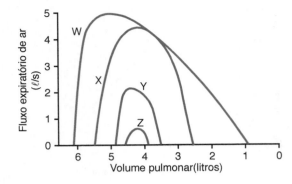

57. Qual das alternativas a seguir descreve os gases sanguíneos durante um episódio de pneumonia (que produz áreas de condensação pulmonar)?

	PO_2 arterial	Conteúdo de O_2 arterial	PCO_2 arterial
A)	Normal	Normal	Normal
B)	Normal	Normal	Aumento
C)	Diminuição	Normal	Normal
D)	Diminuição	Diminuição	Aumento
E)	Diminuição	Diminuição	Diminuição
F)	Diminuição	Diminuição	Normal

58. Qual das alternativas a seguir ocorre durante a atelectasia de um pulmão?

   A) Aumento da PCO_2 arterial
   B) Redução de 40% na PO_2
   C) Fluxo sanguíneo normal no pulmão com atelectasia
   D) Diminuição discreta do conteúdo arterial

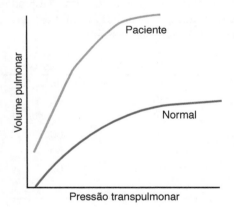

59. As curvas de volume-pressão na figura anterior foram obtidas de um indivíduo normal e de um paciente com doença pulmonar. Qual das seguintes anormalidades tem maior probabilidade de estar presente no paciente?

   A) Asbestose
   B) Enfisema pulmonar
   C) Estenose mitral
   D) Doença reumática (cardite reumática)
   E) Silicose
   F) Tuberculose pulmonar

60. Um estudante de medicina de 34 anos de idade gera as curvas de fluxo-volume mostradas na figura anterior. A curva W é uma curva de FEMV normal gerada quando o estudante estava saudável. Qual das alternativas a seguir explica melhor a curva X?

   A) Crise de asma
   B) Aspiração de alimento para a traqueia
   C) Exercício físico intenso
   D) Exercício físico leve
   E) Respiração normal em repouso
   F) Pneumonia
   G) Tuberculose pulmonar

61. Qual das alternativas a seguir descreve melhor a comparação da complacência pulmonar e dos níveis de surfactante em um lactente prematuro com síndrome da angústia respiratória infantil *versus* um lactente a termo normal?

	Complacência pulmonar (lactente prematuro *versus* a termo)	Níveis de surfactante (lactente prematuro *versus* a termo)
A)	↑	↓
B)	↑	↑
C)	↓	↓
D)	↓	↑
E)	↔	↑
F)	↔	↓

62. Em comparação com uma pessoa saudável normal, como a capacidade pulmonar total (CPT) e o fluxo expiratório máximo (FEM) modificam-se na doença pulmonar restritiva?

	CPT	FRM
A)	↑	↓
B)	↓	↓
C)	↑	↑
D)	↓	↑

63. Um homem de 78 anos de idade que fumou 60 cigarros por dia durante 65 anos queixa-se de dispneia. O paciente é diagnosticado com enfisema pulmonar crônico. Qual dos seguintes conjuntos de alterações está presente nesse homem, em comparação com uma pessoa não fumante saudável?

	Complacência pulmonar	Elastância pulmonar	CPT
A)	Diminuição	Diminuição	Diminuição
B)	Diminuição	Diminuição	Aumento
C)	Diminuição	Aumento	Aumento
D)	Aumento	Diminuição	Diminuição
E)	Aumento	Diminuição	Aumento
F)	Aumento	Aumento	Aumento

64. Enquanto respira ar ambiente, um paciente com doença pulmonar obstrutiva crônica apresenta PCO_2 arterial sistêmica de 65 mmHg e PO_2 de 40 mmHg. Administra-se oxigênio suplementar em uma concentração fracionada de 40% de oxigênio do gás inspirado (FIO_2), resultando em aumento da PO_2 para 55 mmHg e da PCO_2 para 70 mmHg. Qual das alternativas a seguir descreve o O_2 suplementar?

    A) Restaurou o O_2 arterial dissolvido para o normal
    B) Não modificou a respiração
    C) Reduziu a estimulação hipóxica da respiração
    D) Aumentou a excreção pulmonar de CO_2

65. Há 35 anos, um homem de 75 anos de idade trabalhou durante 5 anos em uma fábrica em que o asbesto (amianto) era utilizado como isolante. O homem é diagnosticado com asbestose. Qual dos seguintes conjuntos de alterações esse homem apresenta em comparação com uma pessoa com pulmões saudáveis?

	Complacência pulmonar	Elastância pulmonar	CPT
A)	Diminuição	Diminuição	Diminuição
B)	Diminuição	Aumento	Aumento
C)	Diminuição	Aumento	Diminuição
D)	Aumento	Diminuição	Diminuição
E)	Aumento	Diminuição	Aumento
F)	Aumento	Aumento	Aumento

66. Em relação à pressão atmosférica, a pressão pleural em repouso é de –5 cmH_2O. Qual deve ser a pressão alveolar ao fim de uma inspiração?

    A) –5 cmH_2O
    B) –2 cmH_2O
    C) 0 cmH_2O
    D) 2 cmH_2O
    E) 5 cmH_2O

67. Em comparação com condições normais, quais das seguintes condições estarão presentes em um indivíduo saudável que corre meia-maratona?

	Fluxo sanguíneo no ápice do pulmão	Condutância vascular pulmonar	Condutância das vias respiratórias	PO_2 venosa pulmonar	PO_2 do sangue venoso misto
A)	↔	↓	↓	↔	↔
B)	↔	↑	↓	↔	↑
C)	↑	↑	↑	↑	↔
D)	↑	↑	↑	↑	↓
E)	↑	↑	↓	↑	↓
F)	↔	↑	↓	↔	↑

68. Qual das alternativas a seguir deve aumentar a condutância das vias respiratórias?

    A) Estimulação dos nervos parassimpáticos que vão para os pulmões
    B) Baixos volumes pulmonares
    C) Liberação de histamina pelos mastócitos
    D) Inspiração até a CPT

69. Com o desenvolvimento de insuficiência cardíaca congestiva e a ausência de outras afecções, qual dos seguintes mecanismos é mais importante para a prevenção de edema pulmonar?

    A) Retenção de sal e de água pelos rins
    B) Aumento da pressão alveolar devido à ventilação forçada
    C) Aumento do surfactante
    D) Eliminação de proteínas intersticiais, devido ao aumento da filtração de líquido pelos capilares

70. Um paciente está deitado em repouso com um cateter em artéria e veia femorais. A PO_2 arterial é de 95 mmHg, e a PCO_2 arterial, de 38 mmHg. O fluxo sanguíneo total para os músculos da perna direita é de 350 mℓ/min. Como teste, administra-se acetilcolina, um vasodilatador, na artéria femoral direita. Qual das seguintes alterações deverá ocorrer no sangue venoso da perna direita desse paciente?

	PO_2 venosa	PCO_2 venosa
A)	↑	↓
B)	↓	↑
C)	↓	↔
D)	↔	↑
E)	↑	↑
F)	↓	↓
G)	↔	↔

71. Mulher de 54 anos com doença pulmonar obstrutiva crônica (DPOC) é admitida no hospital devido à dispneia. A gasometria arterial é a seguinte:

$PO_2 = 75$ mmHg
$PCO_2 = 45$ mmHg
pH = 7,29

Qual das seguintes alterações pulmonares ocorre nessa mulher?

A) Diminuição do impulso da ventilação, levando à gasometria anormal
B) Diminuição da resistência das vias respiratórias
C) Aprisionamento de ar nos alvéolos
D) Normalização da relação V/Q nos pulmões

72. Após 40 anos de tabagismo, mulher é diagnosticada com DPOC. Qual dos seguintes conjuntos de alterações essa mulher apresenta, em comparação com uma pessoa com pulmões saudáveis?

	Capacidade vital forçada	VEF_1	CPT
A)	Diminuição	Diminuição	Diminuição
B)	Diminuição	Aumento	Aumento
C)	Diminuição	Aumento	Diminuição
D)	Aumento	Diminuição	Diminuição
E)	Diminuição	Diminuição	Aumento
F)	Aumento	Aumento	Aumento

73. Se as pressões arterial pulmonar e atrial esquerda médias forem de 25 e 5 mmHg, respectivamente, e o fluxo sanguíneo total for de 5 ℓ/min, qual é a resistência vascular pulmonar?

A) 0,001 mmHg/mℓ/min
B) 0,002 mmHg/mℓ/min
C) 0,004 mmHg/mℓ/min
D) 0,005 mmHg/mℓ/min

74. Qual das afirmativas a seguir é verdadeira?

A) Os gases expirados são iguais aos gases alveolares
B) A PO_2 expirada é maior do que a PO_2 alveolar
C) A PCO_2 expirada é maior do que a PCO_2 alveolar
D) A PCO_2 expirada é menor do que a PCO_2 atmosférica
E) A PCO_2 expirada é menor do que a PCO_2 alveolar

75. Administra-se uma transfusão de 500 mℓ de sangue, que consiste em 90% de hemácias, a um paciente sem problemas respiratórios e com gasometria normal. O que ocorrerá?

A) Aumento da PO_2 arterial
B) Redução da PCO_2 arterial
C) Aumento da saturação arterial
D) Redução do conteúdo de oxigênio arterial
E) Aumento do conteúdo de oxigênio arterial

76. Um paciente apresenta lesão inflamatória nos nervos intercostais, que inervam os músculos intercostais externos. Qual das seguintes opções deve estar afetada?

A) Inspiração normal
B) Expiração normal
C) Inspiração forçada
D) Expiração forçada

77. Um banqueiro de 55 anos de idade começou a sentir desconforto torácico aos esforços há 3 anos. Ele não procurou ajuda médica. No entanto, recentemente, ele teve um episódio de dor torácica aguda e intensa e foi admitido no hospital. Ele apresentava dispneia e expectorava um líquido espumoso. A radiografia de tórax revelou congestão na vasculatura pulmonar, e o eletrocardiograma (ECG) evidenciou elevação do segmento ST. A PO_2 arterial era de 59 mmHg, a PCO_2, de 35 mmHg, e o pH, de 7,35. Administrou-se oxigênio a 100%, o que produziu um aumento da PO_2 arterial para 150 mmHg. Como estavam o espaço morto e o sangue desviado (de *shunt*) nos pulmões desse paciente em comparação com o fluxo sanguíneo normal?

	Espaço morto	Fluxo de sangue desviado
A)	↑	↑
B)	↑	↔
C)	↓	↓
D)	↔	↑
E)	↓	↑

78. Em um indivíduo normal ao nível do mar com respiração de 50% de O_2, qual dos seguintes compartimentos apresenta a menor pressão parcial de CO_2?

A) Veia pulmonar, na região basal dos pulmões
B) Ar alveolar, na zona II (região média)
C) Sangue arterial pulmonar
D) Espaço morto anatômico, ao fim da inspiração

79. Em comparação com uma curva de dissociação de O_2 normal, uma curva desviada para a direita:

A) Permite a liberação de mais O_2 do sangue para determinada PO_2
B) Permite a liberação de menos CO_2 do sangue para determinada queda da PO_2
C) Permite maior carga transportada de oxigênio do sangue nos pulmões
D) Reduz a quantidade máxima de oxigênio que pode ser transportada pelo sangue

80. Em uma pessoa anêmica com pulmões normais:

A) O CO_2 arterial sistêmico está normal
B) O O_2 venoso sistêmico está normal
C) O O_2 arterial sistêmico está acima do normal
D) O CO_2 venoso sistêmico está abaixo do normal

81. Um tabagista de longa data é encaminhado para você por um colega que já solicitou a realização de prova funcional pulmonar (PFP). Os resultados são os seguintes (* indica um valor fora do IC 95%):[1]

_____
[1]N.R.C.: IC 95% é um conceito estatístico que se refere ao intervalo de confiança de 95%, ou seja, espera-se que 95% dos indivíduos normais estejam dentro desse intervalo. Os que estão fora desse intervalo representam somente 5% da população, sendo, portanto, considerados anormais (ponto fora da curva).

	Previsto	Medido	% do previsto
CVF (ℓ)	6,0	3,8	63*
VEF$_1$ (ℓ)	5,0	2,2	44*
VEF$_1$/CVF (%)	83	58*	67*
CV	6,0	4,0	67*
CPT	7,5	8,8	117*
VR	1,8	2,2	122*
CRF	3,5	3,9	111

Qual é o diagnóstico?

A) Doença pulmonar obstrutiva
B) Pulmões colabados (atelectasia)
C) Obstrução e atelectasia combinadas
D) Doença vascular periférica

82. Os quimiorreceptores periféricos produzirão o maior aumento da ventilação em substituição a qual das seguintes opções?

A) Respiração de 30% de oxigênio
B) Anemia que diminui o hematócrito para 30%
C) Envenenamento moderado por monóxido de carbono
D) Infusão de ácido láctico

83. Em pacientes com hipercapnia (elevação da PCO$_2$) crônica, o impulso _____ para a respiração é substituído por um impulso _____.

A) Hipóxico; hipercápnico
B) Hipercápnico; hipóxico
C) Apnêustico; pneumotáxico
D) Pneumotáxico; apnêustico

84. Qual das seguintes alterações da PO$_2$ teria maior efeito sobre a saturação de O$_2$ do sangue?

A) De 0 mmHg para 20 mmHg
B) De 20 mmHg para 40 mmHg
C) de 40 mmHg para 70 mmHg
D) de 80 mmHg para 100 mmHg

85. O(A) _____ da concentração de _____ do líquido cefalorraquidiano (liquor) é considerado(a) um estímulo direto para o aumento da ventilação alveolar por meio dos quimiorreceptores centrais.

A) Aumento; CO$_2$
B) Diminuição; CO$_2$
C) Diminuição; H$^+$
D) Aumento; H$^+$

86. A hemorragia aguda provoca a redução da concentração de Hb para 60% do normal em um indivíduo saudável nos demais aspectos. Se a ventilação alveolar e a taxa de consumo de oxigênio permanecerem as mesmas de antes da hemorragia, qual das seguintes opções ocorrerá após a hemorragia?

A) PO$_2$ arterial normal, PO$_2$ venosa normal
B) PO$_2$ arterial baixa, PO$_2$ venosa normal
C) PO$_2$ arterial baixa, PO$_2$ venosa baixa
D) PO$_2$ arterial normal, PO$_2$ venosa baixa
E) PO$_2$ arterial alta, PO$_2$ venosa normal

87. Quando um pneumotórax é induzido, a parede torácica _____, ao passo que os pulmões _____.

A) Colapsa, se expandem
B) Se expande, colapsam
C) Não se altera, não se alteram
D) Colapsa, colapsam

RESPOSTAS

1. D) A contração dos músculos intercostais internos e do reto do abdome traciona a caixa torácica para baixo durante a expiração. O músculo reto do abdome e outros músculos abdominais comprimem o conteúdo abdominal para cima, em direção ao diafragma, o que também ajuda a eliminar o ar dos pulmões. O diafragma relaxa durante a expiração. Os músculos intercostais externos, os músculos esternocleidomastóideos e os músculos escalenos aumentam o diâmetro da cavidade torácica durante o exercício, de modo que ajudam na inspiração, porém apenas o diafragma é necessário para a inspiração durante a respiração em repouso.

2. D) O diafragma e os músculos intercostais externos são utilizados para a inspiração. O músculo esternocleidomastóideo é um músculo do pescoço e não é utilizado para a inspiração ou a expiração. O músculo reto do abdome e os músculos intercostais internos são utilizados para a expiração. A maior parte da força para a expiração é gerada pelo músculo reto do abdome.

3. E) A complacência (C) é a mudança do volume pulmonar (ΔV) que ocorre para determinada mudança na pressão transpulmonar (ΔP), isto é, $C = \Delta V/\Delta P$. (A pressão transpulmonar é a diferença entre a pressão intra-alveolar e a pressão intrapleural.) Como a complacência é igual à inclinação da relação volume-pressão, deve ficar claro que a curva S representa a maior complacência, ao passo que a curva U representa a menor complacência.

4. E) O volume minuto é dado pelo produto: VC × frequência respiratória. O VC a partir do gráfico é de 500 mℓ. Portanto, volume minuto = 500 × 12 = 6 ℓ/min.

5. C) A CRF é igual ao VRE (2,0 ℓ) mais o VR (1,0 ℓ). Essa é a quantidade de ar que permanece nos pulmões ao fim de uma expiração normal. A CRF é considerada o volume dos pulmões em repouso, visto que não há contração de nenhum dos músculos respiratórios na CRF. Esse problema ilustra um aspecto importante: o espirograma pode medir mudanças no volume pulmonar, mas não nos volumes pulmonares absolutos. Desse modo, não se pode utilizar um espirograma isoladamente para determinar o VR, a CRF ou a CPT.

6. D) Como a complacência é de 0,2 ℓ/cmH$_2$O, deve ficar claro que o aumento de 1,0 ℓ de volume provocará a redução de 5 cmH$_2$O na pressão pleural (1,0 ℓ/0,2 ℓ/cmH$_2$O = 5,0 cmH$_2$O). Como a pressão pleural inicial foi de −4 cmH$_2$O antes da inspiração, a pressão é reduzida em 5 cmH$_2$O (para −9 cmH$_2$O) quando 1,0 ℓ de ar é inalado.

7. D) O surfactante é formado relativamente tarde na vida fetal. Os lactentes prematuros nascidos sem quantidades adequadas de surfactante podem desenvolver insuficiência pulmonar e falecer. O surfactante é um agente tensoativo que reduz acentuadamente a tensão superficial da água que reveste os alvéolos. A água é normalmente atraída quimicamente para ela própria, razão pela qual as gotas de chuva são redondas. Ao se reduzir a tensão superficial da água que reveste os alvéolos (e, portanto, reduzir a tendência das moléculas de água a coalescerem), o surfactante diminui o trabalho da respiração – isto é, é necessária menor pressão transpulmonar para inspirar determinado volume de ar. Como a complacência é igual à mudança do volume pulmonar para determinada mudança na pressão transpulmonar, a complacência pulmonar estará diminuída na ausência de surfactante.

8. C) Volume residual = CRF − VRE = 3 ℓ − 1,5 ℓ = 1,5 ℓ.

9. B) Pode-se utilizar um espirômetro para medir as mudanças de volume pulmonar, mas não é possível determinar o volume absoluto. O espirômetro consiste em um cilindro preenchido de ar invertido em uma câmara de água. Quando a pessoa respira para dentro e para fora, o cilindro move-se para cima e para baixo, registrando as mudanças de volume pulmonar. O espirômetro não pode ser utilizado para medir o VR, visto que o VR de ar nos pulmões não pode ser exalado no espirômetro. A CRF é a quantidade de ar que permanece nos pulmões após uma expiração normal. A CRF não pode ser medida com um espirômetro, visto que contém um VR. A CPT é a quantidade total de ar que os pulmões podem conter após uma inspiração máxima. Como a CPT inclui o VR, ela não pode ser medida com o uso de um espirômetro. A CPT, a CRF e o VR podem ser determinados pelo método de diluição do hélio ou por um pletismógrafo de corpo.

10. B) Tanto o pulmão quanto a caixa torácica são elásticos. Em condições normais, a tendência elástica dos pulmões a colapsar é exatamente equilibrada pela tendência elástica da caixa torácica a se expandir. Quando o ar é introduzido no espaço pleural, a pressão pleural torna-se igual à pressão atmosférica – a parede torácica estende-se para fora, e os pulmões colapsam.

11. **D)** As regiões inferiores do pulmão ventilam melhor do que as regiões superiores, ao passo que as regiões médias apresentam ventilação intermediária. Essas diferenças de ventilação regional podem ser explicadas por diferenças regionais na pressão pleural. Em geral, a pressão pleural é de cerca de –10 cmH$_2$O nas regiões superiores e de cerca de –2,5 cmH$_2$O nas regiões inferiores. Uma pressão pleural menos negativa nas regiões inferiores da cavidade torácica produz menos expansão das regiões inferiores do pulmão em condições de repouso. Por conseguinte, a base do pulmão é relativamente comprimida durante o repouso, porém se expande melhor durante a inspiração, em comparação com o ápice.[2]

12. **E)** A ventilação total é igual ao volume corrente (VC) multiplicado pela frequência de ventilação. V$_A$ = (VC – VM) × frequência, em que VM é o volume de espaço morto. As duas pessoas apresentam a mesma ventilação total: indivíduo T, 1.000 × 10 = 10 ℓ/min; indivíduo V, 500 × 20 = 10 ℓ/min. Entretanto, o indivíduo T apresenta V$_A$ de 18 ℓ [i. e., (2.000 – 200) × 10], ao passo que o indivíduo V tem V$_A$ de apenas 12 ℓ [i. e., (500 – 200) × 40]. Esse problema também ilustra que a maneira mais efetiva de aumentar V$_A$ consiste em aumentar o VC, e não a frequência respiratória.

13. **B)** Conteúdo arterial = 15 g/dℓ × 1,34 mℓ O$_2$/g
    Hb = 20 mℓ O$_2$/dℓ (1 dℓ = 100 mℓ).
    A saturação venosa é de 25%, de modo que o conteúdo venoso é de 20 mℓ O$_2$/dℓ × 0,25 = 5 mℓ O$_2$/dℓ.
    O princípio de Fick é: consumo de O$_2$ = débito cardíaco (conteúdo arterial – conteúdo venoso).
    750 mℓ O$_2$/min = débito cardíaco × (20 mℓ O$_2$/dℓ – 5 mℓ O$_2$/dℓ).
    Débito cardíaco = (750 mℓ O$_2$/min)/(15 mℓ O$_2$/dℓ) = 5.000 mℓ/min.

14. **D)** O canal arterial está presente no feto, mas não no adulto saudável, no segmento que liga a artéria pulmonar à aorta. Ele não está presente no adulto, pois, caso contrário, as pressões seriam mais altas do que as medidas, visto que esse canal está conectado com a aorta. O forame oval é uma derivação (*shunt*) cardíaca no coração do feto, do átrio direito para o átrio esquerdo, de modo que as pressões seriam muito baixas. A pressão do átrio esquerdo estaria entre 1 e 5 mmHg. A pressão da artéria pulmonar varia de pressão sistólica de 25 para pressão diastólica de cerca de 12 a 14 mmHg. A pressão atrial direita é de cerca de 0 a 2 mmHg.

15. **A)** Em geral, não é viável medir diretamente a pressão atrial esquerda em um ser humano normal, visto que é difícil inserir um cateter através das câmaras cardíacas para o átrio esquerdo. O cateter com balão de fluxo dirigido (cateter de Swan-Ganz) foi desenvolvido há quase 30 anos para estimar a pressão atrial esquerda no manejo do infarto agudo do miocárdio. Quando o balão é inflado em um cateter de Swan-Ganz, a pressão medida através do cateter, denominada pressão de oclusão (em cunha), aproxima-se da pressão do átrio esquerdo pela seguinte razão: o fluxo sanguíneo distal à ponta do cateter foi interrompido em todo o seu trajeto até o átrio esquerdo, o que possibilita a estimativa da pressão atrial esquerda. A pressão de oclusão é, na verdade, alguns mmHg maior do que a pressão atrial esquerda, dependendo do local em que o cateter está localizado, porém isso ainda possibilita o monitoramento de alterações da pressão atrial esquerda em pacientes com insuficiência ventricular esquerda.

16. **A)** O fluxo sanguíneo pulmonar pode aumentar várias vezes sem causar elevação excessiva da pressão arterial pulmonar por duas razões: a) os vasos previamente fechados se abrem (recrutamento), e seu calibre aumenta (distensão); b) o recrutamento e a distensão dos vasos sanguíneos pulmonares servem para reduzir a resistência vascular pulmonar (mantendo, assim, a pressão arterial pulmonar baixa) quando o débito cardíaco aumenta.

17. **C)** A infecção por *P. aeruginosa* pode aumentar a permeabilidade capilar nos pulmões e em outras partes do corpo, levando à perda excessiva de proteínas plasmáticas nos espaços intersticiais. Esse extravasamento de proteínas plasmáticas da vasculatura provoca a diminuição da pressão coloidosmótica do plasma, de um valor normal de cerca de 28 mmHg para 19 mmHg. A pressão hidrostática capilar permaneceu em um valor normal de 7 mmHg, porém às vezes pode aumentar e alcançar níveis mais elevados, exacerbando a formação de edema. A pressão hidrostática do líquido intersticial aumentou de um valor normal de cerca de –5 mmHg para 1 mmHg, o que tende a diminuir a perda de líquido dos capilares. O excesso de líquido nos espaços intersticiais (edema) provoca o aumento do fluxo linfático.

18. **D)** Com PO$_2$ de 95 e conteúdo de 19 mℓ de O$_2$/dℓ no ar ambiente, o paciente não tem nenhum problema com a relação V/Q ou a formação de edema pulmonar. O conteúdo arterial de 19 mℓ de O$_2$/dℓ e a PO$_2$ de 95 sugerem uma concentração normal de Hb. O baixo débito cardíaco exigiria maior extração de O$_2$ do sangue para o fornecimento de O$_2$ aos tecidos, resultando em diminuição do conteúdo venoso misto.

19. **B)** Conteúdo arterial = 12 g Hb/dℓ × 1,34 mℓ de O$_2$/dℓ = 16 mℓ de O$_2$/dℓ.
    Saturação venosa = 20%, de modo que conteúdo venoso = 16 mℓ de O$_2$/dℓ × 0,2 = 3,2 mℓ de O$_2$/dℓ.

---

[2]N.R.C.: A pleura parietal na base do pulmão se encontra aderida ao diafragma, que, ao se contrair em direção ao abdome, aumenta o espaço para que as regiões inferiores possam se expandir mais do que as outras regiões pulmonares, em que pesa o fato de a pressão transpulmonar pré-inspiratória ser menor (já que a PIP é menor) nas regiões basais.

20. **B)** Quando uma pessoa realiza a manobra de Valsalva (forçando o ar contra a glote fechada), uma alta pressão é produzida nos pulmões, podendo forçar até 250 mℓ de sangue da circulação pulmonar para a circulação sistêmica. Os pulmões desempenham uma importante função como reservatório de sangue, deslocando automaticamente o sangue para a circulação sistêmica como resposta compensatória à hemorragia e a outras condições em que o volume de sangue sistêmico está muito baixo.

21. **E)** Quando uma via respiratória é bloqueada, não ocorre nenhum movimento de ar novo. Por conseguinte, o ar nos alvéolos alcança um equilíbrio com o sangue arterial pulmonar. Assim, a PO_2 diminuirá de 100 para 40, a PCO_2 aumentará de 40 para 45, e a PO_2 sistêmica diminuirá, visto que ocorre a redução da captação alveolar de O_2 e, portanto, a diminuição da difusão de O_2 dos alvéolos para o sangue.

22. **E)** De acordo com a lei de Fick da difusão, a velocidade de difusão (D) de um gás através de uma membrana biológica é proporcional à ΔP, A e S e inversamente proporcional a d e à raiz quadrada do PM do gás [i. e., D α ($\Delta P \times A \times S$)/(d $\times \sqrt{PM}$)]. Quanto maior for o gradiente de pressão, mais rápida será a difusão. Quanto maior for a área de seção transversa da membrana, maior será o número total de moléculas que podem se difundir através da membrana. Quanto maior for a solubilidade do gás, maior será o número de moléculas de gás disponíveis para difusão para determinada diferença de pressão. Quando a distância do percurso de difusão é mais curta, será necessário menos tempo para a difusão das moléculas por toda a distância a ser percorrida. Quando o PM da molécula de gás for reduzido, a velocidade de movimento cinético da molécula será maior, o que também aumenta a velocidade de difusão.

23. **B)** A PCO_2 alveolar normal é de 40 mmHg. A VA normal para essa pessoa é de 3,6 ℓ/min. Com ventilador, a VA é de 7,2 ℓ/min. A duplicação da VA resultará em diminuição da PCO_2 alveolar pela metade. Por conseguinte, a PCO_2 alveolar seria de 20.

24. **B)** Normalmente, o ar alveolar equilibra-se com o sangue venoso misto que perfunde os alvéolos; assim, a composição de gás do ar alveolar e do sangue dos capilares pulmonares é idêntica. Quando um grupo de alvéolos não é perfundido, a composição do ar alveolar torna-se igual à composição do gás inspirado, que apresenta pressão de O_2 de 149 mmHg e pressão de CO_2 de cerca de 0 mmHg.

25. **A)** A PO_2 alveolar depende do gás inspirado e da PCO_2 alveolar. A PCO_2 alveolar é um equilíbrio entre a VA e a produção de CO_2. Para diminuir a PCO_2 alveolar, é preciso um aumento da VA em relação ao metabolismo. A PO_2 baixa não afetará diretamente a PCO_2, mas pode estimular a respiração (se a PO_2 for baixa o suficiente), reduzindo, assim, a PCO_2. O aumento do metabolismo com VA inalterada aumentará a PCO_2. A duplicação no metabolismo com duplicação de VA não terá nenhum efeito sobre a PCO_2.

26. **D)** A diminuição da relação VA/Q é representada pelo deslocamento para a esquerda, ao longo da linha de ventilação-perfusão normal mostrada na figura. Sempre que a VA/Q estiver abaixo do normal, há uma ventilação inadequada para fornecer o O_2 necessário para uma oxigenação completa do sangue que flui através dos capilares alveolares (i. e., a PO_2 alveolar é baixa). Por conseguinte, determinada fração do sangue venoso que passa através dos capilares pulmonares não se torna oxigenada. As áreas pouco ventiladas do pulmão também acumulam CO_2, que se difunde nos alvéolos a partir do sangue venoso misto. O resultado da diminuição da VA/Q (deslocamento para a esquerda, ao longo da linha VA/Q) sobre PO_2 e PCO_2 alveolares é mostrado na figura, isto é, a PO_2 diminui, ao passo que a PCO_2 aumenta.

27. **B)** Quando a ventilação é reduzida para zero (VA/Q = 0), o ar alveolar equilibra-se com o sangue venoso misto que entra no pulmão, de modo que a composição do gás do ar alveolar se torna idêntica à do sangue. Isso ocorre no ponto A, em que a PO_2 alveolar é de 40 mmHg, e a PCO_2 alveolar, de 45 mmHg, como mostra a figura. A redução em VA/Q (causada pela obstrução *parcial* da via respiratória nesse problema) faz a PO_2 e a PCO_2 alveolares se aproximarem dos valores obtidos quando VA/Q = 0.

28. **E)** A embolia pulmonar diminui o fluxo sanguíneo para o pulmão afetado, o que faz a ventilação ultrapassar o fluxo sanguíneo. Quando a embolia bloqueia por completo todo o fluxo sanguíneo para uma área do pulmão, a composição de gás do ar inspirado que entra nos alvéolos equilibra-se com o sangue retido nos capilares alveolares, de modo que, dentro de um curto período, a composição de gás do ar alveolar torna-se idêntica à do ar inspirado. O aumento da VA/Q causado pela obstrução parcial do fluxo sanguíneo nesse problema faz a PO_2 e a PCO_2 alveolares se aproximarem dos valores obtidos quando VA/Q = ∞. O ponto em que VA/Q é igual ao infinito corresponde ao ponto E na figura (gás inspirado).

29. **C)** A respiração de O_2 a 100% tem um efeito limitado sobre a PO_2 arterial quando a causa da hipoxemia arterial é uma derivação (*shunt*) vascular. Entretanto, a respiração de O_2 a 100% eleva a PO_2 arterial para mais de 600 mmHg no indivíduo normal. Na presença de derivação vascular, a PO_2 arterial é determinada (a) pelo sangue capilar final altamente oxigenado (PO_2 > 600 mmHg) que passou através das partes ventiladas do pulmão e (b) pelo sangue desviado que não passou pelas porções ventiladas dos pulmões e

que, portanto, apresenta pressão parcial de O_2 igual à do sangue venoso misto (PO_2 = 40 mmHg). A mistura dos dois sangues provoca uma acentuada queda da PO_2, visto que a curva de dissociação do O_2 é plana em sua parte superior.

30. **E)** A PO_2 do sangue venoso misto que entra nos capilares pulmonares é normalmente de cerca de 40 mmHg, ao passo que a PO_2 na extremidade venosa dos capilares é normalmente igual à do gás alveolar (104 mmHg). A PO_2 do sangue pulmonar geralmente aumenta para se tornar igual à do ar alveolar no momento em que o sangue alcançou um terço da distância através dos capilares, tornando-se quase 104 mmHg. Assim, a curva B representa o estado de repouso normal. Durante o exercício, o débito cardíaco pode aumentar várias vezes, porém o sangue dos capilares pulmonares ainda se torna quase saturado com O_2 durante o seu percurso pelos pulmões. Todavia, devido ao fluxo mais rápido do sangue através dos pulmões durante o exercício, o O_2 tem menos tempo para se difundir no sangue dos capilares pulmonares, de modo que a PO_2 do sangue capilar não alcança o seu valor máximo até atingir a extremidade venosa dos capilares pulmonares. Embora as curvas D e E mostrem que a saturação de O_2 do sangue ocorre próximo à extremidade venosa, observe que apenas a curva E apresenta uma baixa PO_2 de 25 mmHg na extremidade arterial dos capilares pulmonares, o que é típico do sangue venoso misto durante o exercício intenso.

31. **A)** A PO_2 do sangue venoso misto que entra nos capilares pulmonares aumenta durante o seu trânsito através dos capilares pulmonares (de 40 para 104 mmHg), e a PCO_2 diminui simultaneamente de 45 para 40 mmHg. Assim, a PO_2 é representada pelas linhas vermelhas, ao passo que a PCO_2 é representada pelas linhas verdes nos vários diagramas. Em condições de repouso, o O_2 tem gradiente de pressão de 64 mmHg (104 − 40 = 64 mmHg), ao passo que o CO_2 tem gradiente de pressão de 5 mmHg (45 − 40 = 5 mmHg) entre o sangue na extremidade arterial dos capilares e o ar alveolar. Apesar dessa grande diferença nos gradientes de pressão entre o O_2 e o CO_2, ambos os gases entram em equilíbrio com o ar alveolar no momento em que o sangue percorreu um terço da distância através dos capilares no estado de repouso normal (alternativa A). Isso é possível porque o CO_2 pode se difundir cerca de 20 vezes mais rapidamente do que o O_2.

32. **A)** O O_2 difunde-se a partir do pulmão para o sangue e é dissolvido e ligado à Hb. Apesar de não haver hemácias, a PO_2 seria normal, visto que o O_2 é dissolvido no plasma. O conteúdo seria mínimo, devido ao O_2 dissolvido no plasma.

33. **C)** O sangue venoso pulmonar apresenta saturação com O_2 de quase 100% e tem PO_2 de cerca de 104 mmHg; cada 100 mℓ de sangue transportam cerca de 20 mℓ de O_2 (i. e., o conteúdo de O_2 é de cerca de 20 vol%). Aproximadamente 25% do O_2 transportado no sangue arterial são utilizados pelos tecidos em condições de repouso. Por conseguinte, o sangue no estado reduzido que retorna aos pulmões é cerca de 75% saturado com O_2 e apresenta PO_2 de cerca de 40 mmHg e conteúdo de O_2 de cerca de 15 vol%. Observe que é necessário conhecer apenas um valor para o sangue oxigenado e venoso, e os outros dois valores solicitados na pergunta podem ser obtidos a partir da leitura da curva de dissociação O_2-Hb.

34. **C)** Cada grama de Hb normalmente pode transportar 1,34 mℓ de O_2. Hb = 12 g/dℓ. Conteúdo de oxigênio arterial = 12 × 1,34 = 16 mℓ de O_2/dℓ. O uso de 12 mℓ de O_2/dℓ produz uma saturação venosa mista de 25%. Com uma saturação de 25%, a PO_2 venosa deve estar próximo a 20 mmHg.

35. **D)** Quando um indivíduo apresenta anemia, existe uma diminuição no conteúdo de O_2. A saturação de O_2 da Hb do sangue arterial e a pressão parcial de O_2 arterial não são afetadas pela concentração de Hb do sangue.

36. **A)** A área respiratória do bulbo controla todos os aspectos da respiração, de modo que a ocorrência de uma destruição dessa área causará a cessação da respiração.

37. **E)** O CO combina-se com a Hb no mesmo ponto de O_2 da molécula de Hb e, portanto, pode deslocar O_2 da Hb, reduzindo a sua saturação de O_2. Como o CO liga-se à Hb (para formar carboxi-hemoglobina) com cerca de 250 vezes mais afinidade que o O_2, até mesmo pequenas quantidades de CO no sangue podem limitar gravemente a capacidade de transporte de O_2 do sangue. A presença de carboxi-hemoglobina também desloca a curva de dissociação do O_2 para a esquerda (i. e., o O_2 se liga mais firmemente à Hb), o que limita ainda mais a transferência de O_2 para os tecidos.

38. **C)** As diferenças estruturais entre a Hb fetal e a Hb do adulto tornam a Hb fetal incapaz de reagir com o 2,3-difosfoglicerato (2,3-DPG) e, consequentemente, de ter maior afinidade pelo O_2 em determinada PO_2. Por conseguinte, a curva de dissociação fetal é deslocada para a esquerda em relação à curva do adulto. Normalmente, as pressões de O_2 arteriais do feto são baixas, de modo que o desvio para a esquerda aumenta a captação placentária de O_2.

39. **D)** O CO_2 é o principal controlador da respiração, devido ao efeito direto do H^+ sobre a área quimiossensível do bulbo. O H^+ não atravessa a barreira

hematoencefálica. Por conseguinte, o CO_2 difunde-se através da barreira hematoencefálica e, em seguida, é convertido em H^+, que atua sobre a área quimiossensível. A ativação dos corpos carotídeos pelo CO_2 e pelo H^+ é mínima sob condições normais.

40. D) O centro pneumotáxico transmite sinais para o grupo respiratório dorsal, os quais "desligam" os sinais inspiratórios, controlando, assim, a duração da fase de enchimento do ciclo pulmonar. Isso tem o efeito secundário de aumentar a frequência respiratória, visto que a limitação da inspiração também encurta a expiração e todo o período da respiração.

41. E) O ritmo básico da respiração é gerado no grupo respiratório dorsal de neurônios, localizado quase inteiramente dentro do núcleo do trato solitário. Quando o impulso respiratório para o aumento da ventilação pulmonar torna-se maior do que o normal, os sinais respiratórios alcançam os neurônios respiratórios ventrais, o que faz a área respiratória ventral contribuir para o impulso respiratório (também denominado *drive* respiratório). Entretanto, os neurônios do grupo respiratório ventral permanecem quase totalmente inativos durante a respiração silenciosa normal.

42. F) O CO_2 dissolvido combina-se com a água nas hemácias para formar ácido carbônico, que se dissocia para produzir bicarbonato e H^+. Muitos dos íons bicarbonato se difundem para fora das hemácias enquanto ocorre a difusão de íons cloreto dentro das hemácias para manter a neutralidade elétrica. Esse fenômeno, denominado desvio de cloreto, torna-se possível devido a uma proteína especial carreadora de bicarbonato-cloreto na membrana das hemácias, que transporta os íons em direções opostas. A água move-se para dentro das hemácias, de modo a manter o equilíbrio osmótico, o que resulta em ligeiro intumescimento das hemácias no sangue venoso.

43. C) Esse paciente deve apresentar aumento da V_A, o que resulta em diminuição da PCO_2 arterial. O efeito da redução da PCO_2 consiste em inibição da área quimiossensível e diminuição da ventilação até que a PCO_2 retorne ao normal. A respiração de uma grande quantidade de O_2 não diminui a atividade nervosa o suficiente para diminuir a respiração. A resposta dos quimiorreceptores periféricos ao CO_2 e ao pH é leve e não desempenha um importante papel no controle da respiração.

44. F) Uma pessoa com áreas colabadas nos pulmões (atelectasia) apresenta redução da CPT e do VR. Como o pulmão não pode se expandir até um tamanho normal, o FEM não pode apresentar valores normais, ficando, portanto, reduzido.

45. F) A V_A pode aumentar em mais de oito vezes quando a pressão parcial de CO_2 arterial é aumentada ao longo de uma faixa fisiológica de cerca de 35 a 75 mmHg. Isso demonstra o enorme efeito exercido pelas mudanças do CO_2 no controle da respiração. Em contrapartida, a mudança na respiração causada por uma alteração do pH do sangue ao longo de uma faixa normal de 7,3 a 7,5 é 10 vezes menos efetiva.

46. D) A pressão parcial de O_2 arterial essencialmente não tem efeito sobre a V_A quando é superior a cerca de 100 mmHg, porém a ventilação quase duplica quando a pressão parcial de O_2 arterial cai para 60 mmHg e pode aumentar em até cinco vezes na presença de pressões parciais de O_2 muito baixas. Essa relação quantitativa entre pressão parcial de O_2 arterial e V_A foi estabelecida em um ambiente experimental, no qual pressão parcial de CO_2 e pH arteriais foram mantidos constantes. O aluno pode imaginar que a resposta ventilatória à hipóxia seria atenuada se a pressão parcial de CO_2 pudesse diminuir.

47. A) Como o exercício intenso não modifica de maneira significativa PO_2, PCO_2 ou pH arteriais médios, é pouco provável que eles desempenhem um papel importante na estimulação do acentuado aumento da ventilação. Embora a PO_2 venosa média diminua durante o exercício, a vasculatura venosa não contém quimiorreceptores que possam detectar a PO_2. Acredita-se que o cérebro, ao transmitir impulsos motores para os músculos em contração, transmita impulsos colaterais para o tronco encefálico para excitar o centro respiratório. Além disso, acredita-se que o movimento de partes do corpo durante o exercício excite proprioceptores nas articulações e nos músculos, que, em seguida, transmitem impulsos excitatórios ao centro respiratório.

48. E) É notável que PO_2, PCO_2 e pH arteriais permaneçam quase exatamente normais em um atleta saudável durante o exercício intenso, apesar do aumento de 20 vezes no consumo de O_2 e da formação de CO_2. Esse fenômeno interessante levanta a seguinte questão: durante o exercício, o que realmente causa a ventilação intensa?

49. B) O mecanismo básico da respiração de Cheyne-Stokes pode ser atribuído ao acúmulo de CO_2 que estimula a hiperventilação, seguida de depressão do centro respiratório, devido à baixa PCO_2 dos neurônios respiratórios. Deve ficar claro que a maior profundidade da respiração ocorre quando os neurônios do centro respiratório são expostos aos níveis mais elevados de CO_2 (ponto W). Esse aumento da respiração provoca a eliminação do CO_2, de modo que a PCO_2 do sangue pulmonar alcança o seu valor mais baixo aproximadamente no ponto Y da figura. A PCO_2 do sangue pulmonar aumenta gradualmente do ponto Y até o ponto Z, alcançando o seu valor máximo no ponto V. Por conseguinte, é a fase de atraso entre a PCO_2 no centro respiratório e a PCO_2 do sangue pulmonar que leva a esse tipo de respiração. A fase de retardo com frequência ocorre na insuficiência cardíaca esquerda, devido ao aumento do ventrículo esquerdo, que aumenta o tempo necessário para que o sangue alcance o centro respiratório. Outra causa da respiração de Cheyne-Stokes é o aumento do ganho de *feedback* negativo nas áreas de controle respiratório, que pode ser causado por traumatismo craniano, acidente vascular encefálico e outros tipos de lesão cerebral.

50. **D)** A CVF é igual à diferença entre a CPT e o VR. A CPT e o VR são os pontos de interseção entre a abscissa e a curva de fluxo-volume, isto é, CPT = 5,5 ℓ e VR = 1,0 ℓ. Portanto, CVF = 5,5 − 1,0 = 4,5 ℓ.

51. **D)** A curva de FEMV é criada quando o indivíduo inala o máximo de ar possível (ponto A, capacidade pulmonar total = 5,5 ℓ) e, em seguida, expira o ar com esforço máximo até que nenhum ar possa ser expirado (ponto E, volume residual = 1,0 ℓ). A porção descendente da curva indicada pela seta que aponta para baixo representa o FEM em cada volume pulmonar. Essa porção descendente da curva às vezes é designada como porção independente de esforço da curva, visto que o paciente não pode aumentar o fluxo expiratório para um nível mais elevado, mesmo quando realiza maior esforço expiratório.

52. **B)** Nas doenças obstrutivas, como o enfisema pulmonar e a asma, a curva de FEMV começa e termina em volumes pulmonares anormalmente elevados, e as taxas de fluxo são mais baixas do que o normal para determinado volume pulmonar. A curva também pode ter uma aparência escavada, conforme mostrado na figura. As outras doenças listadas como alternativas são doenças pulmonares constritivas (com frequência, denominadas doenças pulmonares restritivas). Os volumes pulmonares são mais baixos do que o normal nas doenças pulmonares constritivas.

53. **A)** A asbestose é uma doença pulmonar constritiva caracterizada por fibrose intersticial difusa. Na doença pulmonar constritiva (mais comumente denominada doença pulmonar restritiva), a curva de FEMV começa e termina em volumes pulmonares anormalmente baixos, e, com frequência, as taxas de fluxo são mais altas do que o normal em qualquer volume pulmonar, como mostra a figura. São esperados volumes pulmonares maiores do que os normais na asma, no broncospasmo, no enfisema, na idade avançada e em outros casos nos quais as vias respiratórias estão estreitadas ou a tração radial das vias respiratórias é reduzida, facilitando o seu fechamento.

54. **B)** A figura mostra que o esforço respiratório máximo é necessário durante condições de repouso, visto que a taxa de FEM é alcançada durante essas condições. Deve ficar claro que a capacidade desse homem de realizar exercício está acentuadamente reduzida. Ele fumou durante 60 anos, e é provável que tenha enfisema. Portanto, pode-se deduzir que a CPT, a CRF e o VR são maiores do que o normal. A CV é de apenas cerca de 3,4 ℓ, como mostra a figura.

55. **A)** A CVF é a CV medida em uma expiração forçada. O VEF_1 é a quantidade de ar que pode ser expelida dos pulmões durante o primeiro segundo de uma expiração forçada. A relação VEF_1/CVF no indivíduo normal (curva X) é de 4 ℓ/5 ℓ = 80%, e, para o paciente (curva Z), de 2 ℓ/4 ℓ = 50%. A relação VEF_1/CVF tem valor diagnóstico para diferenciar os padrões normal, obstrutivo e constritivo de uma expiração forçada.

56. **E)** A CVF é a CV medida em uma expiração forçada. O VEF_1 é a quantidade de ar que pode ser expelida dos pulmões durante o primeiro segundo de uma expiração forçada. A relação VEF_1/CVF para o indivíduo saudável (X) é de 4 ℓ/5 ℓ = 80%, e a relação VEF_1/CVF para o paciente Z, de 3,0/3,5 = 86%. Com frequência, essa relação está aumentada na silicose e em outras doenças caracterizadas por fibrose intersticial, devido ao aumento de tração radial das vias respiratórias; isto é, as vias respiratórias são mantidas abertas em maior grau em determinado volume pulmonar, o que reduz a sua resistência ao fluxo de ar. A resistência das vias respiratórias está aumentada (portanto, a relação VEF_1/CVF está diminuída) na asma, no broncospasmo, no enfisema e na idade avançada.

57. **D)** Na condensação de áreas pulmonares causada pela pneumonia, o pulmão inflamado é preenchido com líquido e restos celulares, resultando em diminuição da área de difusão. Além disso, a relação V/Q está diminuída, levando a hipóxia (diminuição da PO_2 e do conteúdo de O_2) e hipercapnia (aumento da PCO_2).

58. **D)** Na atelectasia de um pulmão, ocorre colapso do tecido pulmonar, o que aumenta a resistência ao fluxo sanguíneo. Além disso, a hipóxia no pulmão colapsado provoca vasoconstrição adicional. O efeito final consiste em deslocamento de sangue para o pulmão ventilado oposto, resultando na maior parte do fluxo no pulmão ventilado. Ocorre leve comprometimento da proporção V/Q. Na presença de alterações mínimas da relação V/Q, ocorrerão mudanças mínimas da PO_2 e da PCO_2. Portanto, deve haver uma discreta redução da PO_2 arterial, da saturação e do conteúdo.

59. **B)** A perda das paredes alveolares, com destruição dos leitos capilares associados no pulmão enfisematoso, reduz a elastância (retração elástica) e aumenta a complacência. É importante ressaltar que a complacência é igual à mudança do volume pulmonar para determinada alteração da pressão transpulmonar;

isto é, a complacência é igual às inclinações das relações volume-pressão mostradas na figura. A asbestose, a silicose (pneumoconiose causada pelo pó de sílica) e a tuberculose estão associadas à deposição de tecido fibroso nos pulmões, com consequente diminuição da complacência. A estenose mitral e a doença cardíaca reumática (que afeta a valva mitral) podem causar edema pulmonar, o que também diminui a complacência pulmonar.

60. **C)** A curva X representa o exercício intenso, com VC de cerca de 3 ℓ. Observe que a taxa de fluxo expiratório alcançou o valor máximo de quase 4,5 ℓ/s durante o exercício intenso. Esse efeito ocorreu devido à necessidade de um fluxo expiratório máximo de ar para deslocar o ar pelas vias respiratórias em virtude da alta frequência ventilatória associada ao exercício intenso. A respiração normal em repouso é representada pela curva Z; observe que o VC é inferior a 1 ℓ em condições de repouso. A curva Y foi registrada durante o exercício leve. Uma crise de asma ou a aspiração de carne aumentariam a resistência ao fluxo de ar dos pulmões, tornando improvável que a taxa de fluxo expiratório de ar se aproxime de seu valor máximo em determinado volume pulmonar. O VC não deve aumentar acentuadamente na pneumonia ou na tuberculose, e não deve ser possível alcançar o fluxo expiratório máximo de ar em determinado volume pulmonar na presença dessas doenças.

61. **C)** Um lactente prematuro com síndrome da angústia respiratória apresenta ausência ou níveis reduzidos de surfactante. A perda do surfactante cria maior tensão superficial. Como a tensão superficial é responsável por grande parte da elasticidade pulmonar, o seu aumento causará o aumento da elasticidade pulmonar, tornando o pulmão mais rígido e menos complacente.

62. **B)** A capacidade pulmonar total e o FEM estão reduzidos na doença pulmonar restritiva.

63. **E)** A perda de tecido pulmonar no enfisema leva ao aumento da complacência e à diminuição da elastância dos pulmões. A complacência pulmonar e a elastância sempre mudam em direções opostas; isto é, a complacência é inversamente proporcional à elastância. A CPT, o VR e a CRF estão aumentados no enfisema, porém a CV está diminuída.

64. **C)** Houve o aumento da PO_2, mas não para níveis normais. O aumento da PCO_2 indica que ocorreu redução de VA. Nesse paciente, a VA foi impulsionada pela diminuição dos níveis de O_2. Se a PCO_2 estiver aumentada, não haverá aumento da excreção pulmonar de CO_2.

65. **C)** A asbestose é uma das doenças pulmonares ocupacionais (pneumoconioses) associadas à deposição de material fibroso (no caso da asbestose, poeira de amianto) nos pulmões (fibrose pulmonar), o que provoca diminuição da complacência pulmonar (*i. e.*, distensibilidade) e aumento da elastância. A complacência pulmonar e a elastância modificam-se em direções opostas, visto que a complacência é inversamente proporcional à elastância. É um tanto surpreendente saber que a elastância de uma rocha é maior do que a elastância de uma tira de borracha; isto é, quanto mais difícil for deformar um objeto, maior será a sua elastância. A CPT, a CRF, o VR e a CV estão diminuídos em todos os tipos de doença pulmonar fibrótica.

66. **C)** No fim da inspiração, não há nenhum fluxo de ar, de modo que o gradiente de pressão é igual a 0. Por conseguinte, a pressão alveolar deve ser de 0 cmH_2O em relação à pressão atmosférica.

67. **D)** Com o exercício, há o aumento do débito cardíaco, aumentando, portanto, o fluxo sanguíneo em toda a vasculatura pulmonar. Logo, há maior fluxo na base (zona 3) dos pulmões (por efeito da lei da gravidade), mas também ocorre o aumento de fluxo no ápice (zona 1), melhorando o processo de troca gasosa. Com o aumento do fluxo, ocorre o aumento do diâmetro dos vasos sanguíneos pulmonares, o que, consequentemente, lava ao aumento da condutância vascular. Com o aumento da ventilação, há maior pressão negativa no espaço pleural, com consequente abertura e aumento da condutância das vias respiratórias. A PO_2 venosa pulmonar corresponde ao sangue após a sua passagem pelos pulmões. Com o exercício, existe melhor relação V/Q, de modo que a PO_2 venosa pulmonar está elevada. A PO_2 do sangue venoso misto é a do sangue que chega dos tecidos, de modo que haverá uma queda, devido ao metabolismo aumentado.

68. **D)** A estimulação dos nervos parassimpáticos para o pulmão diminui o diâmetro das vias respiratórias, levando à diminuição da condutância e ao aumento da resistência. Com baixos volumes pulmonares, ocorre colapso das vias respiratórias, diminuindo a condutância. A histamina diminui diretamente o diâmetro das vias respiratórias, com diminuição da condutância. A inspiração até a CPT resulta em pressão torácica negativa, o que ajuda a abrir as vias respiratórias e aumenta a condutância, diminuindo a resistência.

69. **D)** À medida que a pressão capilar pulmonar aumenta, ocorre a filtração de líquido nos espaços intersticiais. Esse líquido é removido pelos vasos linfáticos, juntamente a proteínas, diminuindo, assim, a pressão osmótica intersticial e minimizando a filtração de líquido dos capilares.

70. A) O oxigênio venoso em um tecido depende do equilíbrio entre fluxo e metabolismo. Se houver aumento do fluxo, a PO_2 venosa aumentará. Se houver redução do fluxo, a PO_2 venosa diminuirá. A PCO_2 venosa é um equilíbrio entre o metabolismo tecidual e o fluxo. No metabolismo tecidual em repouso, a diminuição do fluxo resulta em aumento da PCO_2 venosa e diminuição da eliminação de CO_2. Se o fluxo aumentar, haverá maior eliminação da PCO_2, resultando em diminuição da PCO_2 venosa.

71. C) A DPOC indica a presença de ar em excesso nos pulmões, devido à infecção crônica, que inclui obstrução das vias respiratórias por muco, levando ao aumento da resistência das vias respiratórias, juntamente à destruição das paredes alveolares. A gasometria anormal deve-se a anormalidades na difusão e na relação V/Q. Ocorre diminuição da capacidade de difusão dos pulmões. Algumas partes do pulmão apresentam baixa relação V/Q e *shunt*, ao passo que outras têm alta relação V/Q e espaço morto.

72. E) Um paciente com DPOC apresenta obstrução das vias respiratórias, o que leva ao aprisionamento de ar e ao aumento da CPT. O indivíduo com obstrução das vias respiratórias expira menos ar no primeiro segundo e VEF_1, devido à maior resistência. A capacidade vital forçada é ligeiramente menor no indivíduo com DPOC em comparação com uma pessoa sem essa doença.

73. C) Fluxo = Δpressão/resistência

5 ℓ/min = 5.000 mℓ/min = (25 – 5 = 20 mmHg)/R

R = 20 mmHg/5.000 mℓ/min = 4 mmHg/1.000 mℓ/min = 0,004 mmHg/mℓ/min.

74. B) O ar expirado é uma combinação de cerca de 150 mℓ de espaço morto, PO_2 elevada (150 mmHg) e CO_2 baixo (1 mmHg) e 350 mℓ de ar alveolar, PO_2 = 100 e PCO_2 = 40. A PO_2 expirada é, portanto, mais alta que a PO_2 alveolar, e a PCO_2 expirada é menor que a PCO_2 alveolar.

75. E) A PO_2 e a PCO_2 arteriais fornecem uma medida do que está dissolvido no plasma e não se modificam com o hematócrito. Uma pessoa anêmica com pulmões normais apresentará gasometria normal. Se a PO_2 não se modificar, não haverá, portanto, alteração da saturação. A adição de hemácias apenas aumentará o hematócrito, o que aumentará o conteúdo de oxigênio arterial. Conteúdo = g de Hb/100 mℓ × 1,34 mℓ O_2/g de Hb.

76. C) Os músculos intercostais externos são utilizados para a inspiração quando há necessidade de respiração acima do normal (hiperventilação). Portanto, esse paciente teria um problema com a inspiração forçada.

77. D) A PCO_2 normal sugere que o controle ventilatório desse paciente está normal. Se a adição de 100% de PO_2 não aumentar a PO_2 arterial, isso mostra que existe uma quantidade de sangue que é incapaz de captar o oxigênio, devido a algum problema com a difusão. A condição desse paciente sugere edema pulmonar grave e difusão inadequada através dos pulmões. Portanto, o fluxo de sangue pelos alvéolos preenchidos com líquido (pneumonia) está atuando como *shunt*, de modo que não há difusão de oxigênio.

78. D) Mesmo com uma respiração de 50% de O_2, não haverá alteração dos níveis de CO_2 na artéria pulmonar (45 mmHg), na veia pulmonar (40 mmHg) e nos alvéolos (40 mmHg). O espaço morto anatômico no fim da inspiração é semelhante ao ar atmosférico e tem menos de 1 mmHg CO_2.

79. A) O desvio na curva resulta em diminuição da afinidade da hemoglobina pelo oxigênio. Esse desvio ocorre em resposta ao aumento da temperatura, dos íons hidrogênio e do CO_2. Normalmente, esses aumentos ocorrem no tecido metabolicamente ativo. O desvio na curva mantém um gradiente para a difusão, liberando mais O_2 para os tecidos, o que representa um efeito benéfico.

80. A) No indivíduo com anemia, os valores de CO_2 estarão normais. O conteúdo de oxigênio arterial e venoso estará diminuído.

81. A) A diminuição da CVF e do VEF_1 com aumento da CPT é classificada como obstrução das vias respiratórias.

82. D) O aumento do impulso de ventilação pelos quimiorreceptores periféricos deve-se, por ordem de importância, à diminuição da PO_2, ao aumento da PCO_2 ou da concentração de íons H^+ e à redução do pH. Com 30% de O_2, a PO_2 não diminui. Na anemia, não ocorre redução da PO_2 arterial. A respiração de CO resulta em diminuição da ligação do oxigênio à hemoglobina e diminuição de seu conteúdo, porém não ocorre redução da PO_2 arterial. A diminuição do pH e o aumento dos íons H^+ após a infusão de ácido láctico ativarão os quimiorreceptores periféricos para aumentar a ventilação.

83. B) Em geral, o impulso para a respiração ocorre por meio de mudanças do pH nos quimiorreceptores centrais. Entretanto, se a PCO_2 aumentar devido à presença de doença pulmonar grave, o impulso hipóxico dos quimiorreceptores periféricos torna-se mais importante.

84. B) Ao analisar a curva de dissociação da hemoglobina, constata-se que, em uma PO_2 de 0 mmHg, a saturação é de 0, e, em 20 mmHg, a saturação é de 25% (aumento de 25% na saturação). Em 40 mmHg, a saturação é de 75%, o que corresponde a um aumento de 50% na saturação a partir de 20 mmHg.

85. D) Os quimiorreceptores centrais respondem diretamente a mudanças do H⁺ em resposta ao aumento da PCO_2 do sangue.

86. D) A hemorragia provoca o enchimento de líquido a partir do espaço intersticial para manter o volume sanguíneo. Isso resulta em diminuição do hematócrito. Com a redução do hematócrito, haverá a diminuição do conteúdo arterial. Entretanto, a PO_2 arterial permanecerá normal. Como o metabolismo tecidual permanece inalterado, os tecidos utilizarão, em média, 5 mℓ de O_2/100 mℓ de sangue. Iniciando a partir de um conteúdo arterial mais baixo, causado pela hemorragia, o conteúdo de oxigênio venoso será menor, resultando em PO_2 venosa mais baixa.

87. B) A pressão negativa no espaço pleural tende a tracionar a parede torácica e a expandir os pulmões. Quando há uma abertura na parede torácica e o espaço pleural é atmosférico, a parede torácica se expande para fora, e os pulmões colapsam. No indivíduo saudável durante a respiração normal, a inspiração geralmente é considerada passiva, devido à tendência natural à expansão da caixa torácica.

PARTE 8

FISIOLOGIA DA AVIAÇÃO, DO VOO ESPACIAL E DO MERGULHO EM GRANDES PROFUNDIDADES

1. Um mergulhador está respirando 21% de oxigênio (O_2) a uma profundidade de 40 m. A temperatura corporal do mergulhador é de 37°C, e a pressão parcial de dióxido de carbono (PCO_2) é = 40 mmHg. Qual é a pressão parcial alveolar de oxigênio (PO_2)?

   A) 149 mmHg
   B) 380 mmHg
   C) 578 mmHg
   D) 738 mmHg
   E) 3.703 mmHg

2. Um homem planeja deixar Miami (nível do mar) e viajar para o Colorado para escalar o Monte Wilson (4.420 m, pressão barométrica = 450 mmHg). Antes de sua viagem, ele toma acetazolamida, um inibidor da anidrase carbônica que força os rins a excretarem bicarbonato. Qual é a resposta esperada antes de ele fazer essa viagem?

   A) Sangue alcalino
   B) Ventilação normal
   C) Ventilação elevada
   D) Gasometria arterial normal

3. Qual dos seguintes conjuntos de alterações descreve melhor um nativo da região da cordilheira dos Himalaias e que vive lá em comparação com um nativo da região ao nível do mar e que vive lá?

	Hematócrito	PO_2 arterial	Conteúdo de O_2 arterial
A)	Diminuído	Diminuída	Diminuído
B)	Diminuído	Diminuída	Sem nenhuma diferença
C)	Diminuído	Aumentada	Diminuído
D)	Diminuído	Aumentada	Sem nenhuma diferença
E)	Aumentado	Diminuída	Diminuído
F)	Aumentado	Aumentada	Diminuído
G)	Aumentado	Aumentada	Sem nenhuma diferença
H)	Aumentado	Diminuída	Sem nenhuma diferença

4. Um piloto está voando em um avião comercial pressurizado (730 mmHg) a 9.100 m; a pressão barométrica é de 226 mmHg. Se a temperatura corporal do piloto for normal e a PO_2 alveolar for de 90 mmHg, qual das alternativas a seguir é verdadeira?

   A) A PCO_2 arterial será de 40 mmHg
   B) Ocorrerá aumento da ventilação alveolar
   C) O pH arterial será de 7,6
   D) A PCO_2 alveolar será de 45 mmHg
   E) O piloto apresentará policitemia

5. Qual dos seguintes gases arteriais e pH foram obtidos de um indivíduo saudável uma hora após a sua chegada de uma altitude de 3.000 m? (Pressão barométrica = 523 mmHg.)

	PO_2	PCO_2	pH
A)	55	36	7,42
B)	70	20	7,42
C)	33	50	7,28
D)	70	15	7,53
E)	55	25	7,53

6. Um mergulhador com *scuba* a uma profundidade de 27,5 m deve apresentar:

   A) Volume corrente menor do que o normal
   B) PCO_2 arterial normal
   C) Redução da saturação de hemoglobina
   D) Diminuição do conteúdo de oxigênio arterial

7. Durante a aclimatação à altitude:

   A) A sensibilidade dos corpos carotídeos à hipóxia aumenta
   B) A sensibilidade dos quimiorreceptores centrais à hipóxia aumenta
   C) A sensibilidade dos seios carotídeos à hipóxia aumenta
   D) A concentração de HCO_3^- no sangue aumenta
   E) a concentração de HCO_3^- no cérebro diminui

RESPOSTAS

1. D) Quarenta metros são equivalentes a 5 atmosferas de pressão (4 atm da água e 1 atm do ar). A pressão barométrica total é de 760 × 5 = 3.800. A PCO_2 seria normal em 40. PO_2 alveolar = (3.800 − 47) × 0,21 − (40/0,8) ≈ 738 mmHg.

2. C) A acetazolamida é um medicamento que força os rins a excretarem bicarbonato HCO_3^-, que é a forma de base (alcalina) do CO_2. Essa excreção reacidifica o sangue, equilibrando os efeitos da hiperventilação que ocorre na altitude, em uma tentativa de obter O_2. A reacidificação atua como estimulante respiratório, particularmente à noite, reduzindo ou eliminando o padrão respiratório periódico comum em altitude elevada. Isso aumentará a ventilação, resultando em diminuição da PCO_2.

3. H) A aclimatação à hipóxia inclui aumento da ventilação pulmonar, aumento das hemácias, aumento da capacidade de difusão dos pulmões, aumento da vascularização dos tecidos e aumento da capacidade das células de utilizar o O_2 disponível. O aumento do hematócrito dos nativos em grandes altitudes permite que quantidades normais de O_2 (ou até maiores do que a quantidade normal de O_2) sejam transportadas no sangue, apesar de a pressão parcial de O_2 arterial ser menor do que o normal. Por exemplo, os nativos que vivem em altitudes de 4.570 m apresentam pressão parcial de O_2 arterial de apenas 40 mmHg; todavia, devido à maior quantidade de hemoglobina no sangue, a quantidade de O_2 transportada no sangue é, com frequência, maior do que a no sangue dos nativos ao nível do mar.

4. A) Como a cabine do avião é pressurizada, o piloto não fica exposto a uma pressão barométrica reduzida. A gasometria deve ser normal.

5. A) Observe que há um aumento da ventilação quando são alcançadas grandes altitudes, o que resulta em diminuição da PCO_2. Entretanto, lembre-se de que o íon H^+ no quimiorreceptor central é o principal estímulo para o controle da ventilação. Os quimiorreceptores periféricos responderão à diminuição da PO_2 por meio de aumento da ventilação; no entanto, a queda do íon H^+ limitará o aumento da ventilação. Desse modo, haverá uma pequena queda da PCO_2. Além disso, pode-se utilizar a seguinte equação:

PO_2 alveolar = (pressão barométrica − pressão de vapor d'água) × % de O_2 inspirado − (PCO_2 do sangue/0,8)

= (523 − 47) × 0,21 − (PCO_2 do sangue/0,8)

= 100 − (PCO_2 do sangue/0,8)

PO_2 prevista com base na PCO_2

	PO_2	PCO_2	pH	PO_2 prevista
A)	55	36	7,42	55
B)	70	20	7,42	75
C)	33	50	7,28	37,5
D)	70	15	7,53	81
E)	55	25	7,53	69

6. B) Um mergulhador com *scuba* está respirando gases em pressões parciais mais elevadas, o que resulta em PO_2 sistêmica elevada. Por conseguinte, a hemoglobina estará 100% saturada, ao passo que o conteúdo de oxigênio arterial estará aumentado (devido ao aumento dos níveis de oxigênio dissolvido). Para remover a quantidade normal de CO_2 produzida, o volume corrente precisa ser normal. A PCO_2 deve estar normal; caso contrário, ocorrerá mudança na ventilação.

7. E) Com grandes altitudes e baixa pressão barométrica, há uma diminuição da PO_2 atmosférica. Isso leva ao aumento da ventilação, que resulta na diminuição da PCO_2 e, consequentemente, no desenvolvimento de alcalose. A alcalose resulta em diminuição dos íons H^+ no quimiorreceptor central, impedindo, assim, o aumento da ventilação para aumentar a PO_2. Para normalizar o pH, o rim excreta HCO_3^-, de modo que o pH retorne a seu valor normal, o que permite que a PO_2 diminuída tenha maior efeito estimulador por meio dos quimiorreceptores periféricos.

PARTE 9

SISTEMA NERVOSO: A. PRINCÍPIOS GERAIS E FISIOLOGIA SENSORIAL

1. Um conjunto de neurônios pré-sinápticos inerva os dendritos de um neurônio pós-sináptico. Então, os potenciais pós-sinápticos são transferidos dos dendritos para o corpo celular (soma) do neurônio pós-sináptico por meio de qual dos seguintes processos?
   A) Potencial de ação
   B) Transporte ativo
   C) Descarga capacitiva
   D) Difusão
   E) Condução eletrotônica

2. Uma substância transmissora liberada de um neurônio pré-sináptico faz o potencial de membrana de um neurônio pós-sináptico passar de −60 milivolts para −62 milivolts. Qual das alternativas a seguir descreve melhor essa mudança no potencial de membrana (em milivolts)?
   A) Potencial pós-sináptico excitatório = +2
   B) Potencial pós-sináptico excitatório = −2
   C) Potencial pós-sináptico inibitório = +2
   D) Potencial pós-sináptico inibitório = −2

3. Todos os seguintes neurotransmissores são liberados de vesículas sinápticas, EXCETO um. Qual é a EXCEÇÃO?
   A) Acetilcolina
   B) Glutamato
   C) Glicina
   D) Óxido nítrico
   E) Noradrenalina

4. Qual das alternativas a seguir constitui o principal neurotransmissor inibitório na medula espinhal?
   A) Acetilcolina
   B) Glutamato
   C) Glicina
   D) Histamina
   E) Noradrenalina

5. Qual das alternativas a seguir descreve melhor o tipo de circuito neural mostrado?

   Aferente ——————○———— Eferente

   A) Circuito convergente
   B) Circuito divergente
   C) Circuito inibitório
   D) Circuito reverberatório

6. Qual das alternativas a seguir descreve melhor o principal transmissor inibitório no cérebro?
   A) Acetilcolina
   B) Ácido gama-aminobutírico (GABA)
   C) Noradrenalina
   D) Glutamato
   E) Serotonina

7. Os potenciais pós-sinápticos inibitórios (PPSI) são mais provavelmente causados pela abertura de qual dos seguintes tipos de canais de membrana?
   A) Canais de cálcio dependentes de ligante
   B) Canais de potássio dependentes de ligante
   C) Canais de sódio dependentes de ligante
   D) Canais de cálcio dependentes de voltagem
   E) Canais de potássio dependentes de voltagem
   F) Canais de sódio dependentes de voltagem

8. A fadiga da transmissão sináptica pode resultar de todas as alternativas, EXCETO uma. Qual é a EXCEÇÃO?
   A) Concentrações anormais de íons
   B) Potenciais eletrotônicos diminuídos
   C) Inativação dos receptores
   D) Depleção dos transmissores

9. A dor referida resulta de uma mistura de fibras nociceptivas viscerais e cutâneas em qual das seguintes estruturas?
   A) Sistema anterolateral
   B) Coluna dorsal da medula espinhal
   C) Substância cinzenta periaquedutal do mesencéfalo
   D) Córtex somatossensorial primário
   E) Núcleos da rafe

10. Qual das alternativas a seguir pode melhorar o limiar de discriminação de dois pontos nas pontas dos dedos das mãos de um ser humano típico?
    A) Inibição lateral
    B) Potencial de ação

139

C) Resolução espacial
D) Dor
E) Lesão

11. Qual das alternativas a seguir descreve melhor um distúrbio do nervo trigêmeo que leva à dor facial paroxística desencadeada por toque ou frio?
    A) Síndrome de Brown-Séquard
    B) Hiperalgesia
    C) Tique doloroso
    D) Heminegligência
    E) Astereognosia
    F) Agrafestesia

12. Uma mulher de 32 anos de idade se envolveu em um acidente automobilístico e sofreu lesão da coluna em C5, com transecção da metade esquerda da medula espinhal. Em que lado da paciente você espera haver ausência de sensação de dor e temperatura?
    A) Lado esquerdo
    B) Lado direito
    C) Nenhum dos lados
    D) Ambos os lados

13. A hiperventilação tem maior probabilidade de exercer qual dos seguintes efeitos sobre um neurônio típico no sistema nervoso central?
    A) Diminuição da atividade neuronal
    B) Aumento da atividade neuronal
    C) Aumento do retardo sináptico
    D) Diminuição do retardo sináptico

14. Todos os seguintes fatores contribuem para o retardo sináptico, EXCETO um. Qual é a EXCEÇÃO?
    A) Ação do receptor para aumentar a condutância do sódio
    B) Ação do transmissor sobre o receptor de membrana
    C) Difusão do transmissor para a membrana pós-sináptica
    D) Difusão de sódio para fora para causar um potencial pós-sináptico excitatório (PPSE)
    E) Descarga do transmissor do terminal pré-sináptico

15. A amplificação de sinal pode ser obtida por meio de qual dos seguintes grupos neuronais?
    A) Divergência no mesmo trato
    B) Convergência de múltiplas fontes
    C) Inibição lateral
    D) Circuito reverberatório

16. Qual dos íons a seguir apresenta maior força motriz eletroquímica em um neurônio típico com potencial de repouso da membrana de –65 milivolts?
    A) Cloreto
    B) Potássio
    C) Sódio

17. Uma menina de 10 anos de idade com febre está hiperventilando. Qual das alternativas a seguir tem maior probabilidade de ocorrer nessa menina?
    A) Somente diminuição da oxigenação do cérebro
    B) Diminuição da oxigenação do cérebro e aumento da atividade neuronal
    C) Somente diminuição da atividade neuronal
    D) Somente aumento da oxigenação do cérebro
    E) Aumento da oxigenação do cérebro e diminuição da atividade neuronal
    F) Somente aumento da atividade neuronal

18. Os receptores de dor na pele são normalmente classificados como:
    A) Terminações nervosas encapsuladas
    B) Uma única classe de receptores morfologicamente especializados
    C) O mesmo tipo de receptor que detecta o sentido de posição
    D) Terminações nervosas livres

19. Qual das seguintes estruturas descreve melhor um receptor tátil de extremidade expandida encontrado na derme da pele com pelos que é especializado na detecção de sensação de tato continuamente aplicada?
    A) Terminações nervosas livres
    B) Disco de Merkel
    C) Corpúsculo de Pacini
    D) Terminações de Ruffini

20. A liberação de neurotransmissores em uma sinapse química no sistema nervoso central depende de qual dos seguintes mecanismos?
    A) Síntese de acetilcolinesterase
    B) Hiperpolarização do terminal sináptico
    C) Abertura dos canais de cálcio dependentes de ligante
    D) Influxo de cálcio para dentro do terminal pré-sináptico

21. Uma substância transmissora liberada de um neurônio pré-sináptico ativa um sistema de proteína G de segundo mensageiro no neurônio pós-sináptico. Qual das seguintes respostas pós-sinápticas à substância transmissora NÃO é um resultado possível?
    A) Ativação do monofosfato de adenosina cíclico (AMPc)
    B) Ativação do monofosfato de guanosina cíclico (GMPc)
    C) Ativação da transcrição gênica
    D) Fechamento de um canal iônico
    E) Abertura de um canal iônico

22. Um homem de 75 anos de idade sofreu uma lesão lombar que provocou dor crônica intensa. O médico prescreve medicamentos sedativos à base de benzodiazepínico para ajudá-lo a dormir. Qual das alternativas a seguir descreve melhor a razão pela qual esse homem tem dificuldade para dormir sem medicação?

A) Depressão da amígdala
B) Depressão da formação reticular
C) Excitação da amígdala
D) Excitação da formação reticular
E) Perda das sensações somáticas
F) Perda das sensações viscerais

23. Uma menina de 13 anos de idade com epilepsia consulta um médico para realizar exames. O médico utiliza o eletroencefalograma (EEG) para examinar as ondas cerebrais dela durante várias atividades. Qual das alternativas a seguir tem maior probabilidade de estimular o aumento de atividade cerebral nessa menina?
A) Hiperventilação
B) Hipoventilação
C) Hiperventilação associada a luzes intermitentes
D) Hipoventilação associada a luzes intermitentes

24. Qual das alternativas a seguir descreve melhor o conceito de especificidade das fibras nervosas sensitivas que transmitem apenas uma modalidade de sensação?
A) Princípio de codificação de frequência
B) Conceito de energia nervosa específica
C) Princípio de singularidade
D) Princípio da linha rotulada

25. Qual das seguintes estruturas é um receptor encapsulado situado profundamente na pele por todo o corpo, bem como nas camadas fasciais, onde detecta a deformação na pele (pressão) e o movimento através da superfície (vibração)?
A) Corpúsculo de Pacini
B) Corpúsculo de Meissner
C) Terminações nervosas livres
D) Terminações de Ruffini

26. A ação excitatória ou inibitória de um neurotransmissor é determinada por qual das seguintes características?
A) Pela função de seu receptor pós-sináptico
B) Pela sua composição molecular
C) Pela forma da vesícula sináptica em que está contido
D) Pela distância entre as membranas pré e pós-sinápticas

27. Um neurocirurgião de 54 anos de idade pega um bisturi, o que ativa numerosos receptores sensoriais na mão dele. A ocorrência de aumento em qual das alternativas a seguir descreve melhor a base para a transdução dos estímulos sensoriais em impulsos nervosos?
A) Ativação da proteína G
B) Diminuição da permeabilidade a íons
C) Diminuição da liberação do transmissor
D) Aumento da permeabilidade a íons
E) Aumento da liberação do transmissor
F) Inibição da proteína G

28. Em um experimento de fisiologia, um microeletrodo de vidro é inserido em um corpúsculo de Pacini para registrar os potenciais receptores durante diferentes níveis de estimulação (de 0 a 100%). O aumento da força do estímulo de 10% do máximo para 30% do máximo produz um aumento de 40% na amplitude do potencial receptor. Um aumento do potencial de estímulo de 70% do máximo para 90% do máximo tem maior probabilidade de causar qual dos seguintes aumentos na amplitude do potencial receptor?
A) 10%
B) 40%
C) 60%
D) 80%

29. Os interneurônios que utilizam o neurotransmissor encefalina para inibir sinais de dor aferentes têm maior probabilidade de serem encontrados em qual das seguintes regiões do sistema nervoso central?
A) Coluna dorsal da medula espinhal
B) Giro pós-central
C) Giro pré-central
D) Fibra tipo A-δ
E) Fibra tipo C
F) Coluna anterior da medula espinhal

30. Qual dos seguintes sistemas transmite a informação somatossensorial com o grau mais elevado de fidelidade temporal e espacial?
A) Sistema anterolateral
B) Sistema coluna dorsal-lemnisco medial
C) Sistema corticoespinhal
D) Sistema espinocerebelar

31. Em qual dos seguintes sistemas a via cruza a comissura branca anterior da medula espinhal dentro de alguns segmentos de entrada e, em seguida, segue para o tálamo contralateral, em relação ao lado do corpo a partir do qual o sinal se originou?
A) Sistema anterolateral
B) Sistema coluna dorsal-lemnisco medial
C) Sistema corticoespinhal
D) Sistema espinocerebelar

32. Em qual das seguintes regiões os neurônios liberam serotonina como neurotransmissor?
A) Área cinzenta periaquedutal
B) Interneurônios da medula espinhal
C) Área periventricular
D) Núcleo magno da rafe

33. Qual dos seguintes sistemas transmite informações sobre a sensação de tato altamente localizada e a sensação de posição do corpo (proprioceptiva)?
A) Anterolateral
B) Coluna dorsal-lemnisco medial
C) Corticoespinhal
D) Espinocerebelar

34. Em qual das seguintes estruturas são encontrados os corpos celulares de primeira ordem (aferentes primários) do sistema coluna dorsal-lemnisco medial?
    A) Coluna dorsal da medula espinhal
    B) Coluna ventral da medula espinhal
    C) Gânglios da raiz posterior
    D) Núcleo cuneiforme

35. Que tipo de estrutura conduz os axônios do núcleo grácil até o hipotálamo?
    A) Fascículo grácil
    B) Fascículo lemniscal
    C) Trato espinotalâmico lateral
    D) Lemnisco medial

36. Um menino de 12 anos de idade corta o dedo com um canivete e imediatamente aplica pressão sobre a área lesionada com a outra mão para aliviar parcialmente a dor. A inibição dos sinais de dor pela estimulação tátil da pele é mediada por qual dos seguintes tipos de neurônios aferentes dos mecanorreceptores?
    A) A tipo α
    B) A tipo β
    C) A tipo δ
    D) Tipo C

37. Um grupo de neurônios pré-sinápticos inerva os dendritos de um neurônio pós-sináptico. Os sinais elétricos são transferidos dos dendritos para o corpo celular (soma) do neurônio pós-sináptico por qual dos seguintes processos?
    A) Potencial de ação
    B) Transporte ativo
    C) Descarga capacitiva
    D) Difusão
    E) Condução eletrotônica

38. Qual das seguintes estruturas conduz os axônios dos neurônios no núcleo ventral posterolateral do tálamo para o córtex somatossensorial primário?
    A) Lemnisco medial
    B) Cápsula externa
    C) Cápsula interna
    D) Cápsula extrema

39. Qual das alternativas a seguir é uma característica dos eventos que ocorrem em uma sinapse excitatória?
    A) Ocorre efluxo maciço de cálcio a partir do terminal pré-sináptico
    B) As vesículas sinápticas ligam-se à membrana pós-sináptica
    C) Os canais de potássio dependentes de voltagem são fechados
    D) Os canais dependentes de ligante são abertos para permitir a entrada de sódio no neurônio pós-sináptico

40. Qual é a área do cérebro cuja estimulação pode modular a sensação de dor?
    A) Complexo olivar superior
    B) *Locus ceruleus*
    C) Substância cinzenta periaquedutal
    D) Amígdala

41. Qual é a parte do corpo que está representada superior e medialmente no giro pós-central?
    A) Membro superior
    B) Membro inferior
    C) Abdome
    D) Genitália

42. Qual das alternativas a seguir constitui um grupo de neurônios na via de supressão da dor que utiliza a encefalina como neurotransmissor?
    A) Giro pós-central
    B) Núcleo magno da rafe
    C) Substância cinzenta periaquedutal
    D) Fibras sensitivas tipo A-β

Perguntas 43 e 44

Um homem de 19 anos de idade sofreu um acidente automobilístico que destruiu todas as vias nervosas na metade direita da sua medula espinhal, no nível de C2. Utilize essa informação para responder às próximas duas perguntas.

43. Qual das seguintes funções está mais provavelmente perdida na mão direita desse paciente?
    A) Tato grosseiro (protopático) e sensação de dor
    B) Tato grosseiro e sensação de temperatura
    C) Função motora e sensação de temperatura
    D) Função motora e sensação de vibração
    E) Sensação de vibração e tato grosseiro
    F) Sensação de vibração e sensação de dor

44. Qual das seguintes funções tem maior probabilidade de estar perdida na mão esquerda desse paciente?
    A) Tato protopático e sensação de dor
    B) Tato protopático e sensação de vibração
    C) Função motora e sensação de temperatura
    D) Função motora e sensação de vibração
    E) Sensação de vibração e sensação de dor
    F) Sensação de vibração e tato protopático

45. O grau mais elevado de localização da dor provém de qual das seguintes opções?
    A) Estimulação simultânea de terminações nervosas livres e fibras táteis
    B) Estimulação de terminações nervosas livres pela bradicinina
    C) Fibras nervosas que seguem o seu trajeto até o tálamo através do trato paleoespinotalâmico
    D) Estimulação das fibras do tipo A-δ

46. Acredita-se que a facilitação pós-tetânica seja o resultado de qual dos seguintes mecanismos?

A) Abertura dos canais de sódio dependentes de voltagem
B) Abertura dos canais de potássio dependentes de ligante
C) Acúmulo de cálcio no terminal pré-sináptico
D) Condução eletrotônica

47. No interior do córtex somatossensorial primário, as várias partes da superfície contralateral do corpo estão representadas em áreas de tamanho variável que refletem qual das seguintes características?
A) O tamanho relativo das partes do corpo
B) A densidade dos receptores periféricos especializados
C) O tamanho dos músculos na parte do corpo em questão
D) A velocidade de condução das fibras aferentes primárias

48. A substância cinzenta do córtex somatossensorial primário contém seis camadas de células. Qual(ais) camada(s) recebe(m) a maior parte dos sinais provenientes dos núcleos somatossensoriais do tálamo?
A) I
B) II e III
C) III apenas
D) IV

Perguntas 49 e 50
Cada um dos distúrbios apresentados nas próximas duas perguntas caracteriza-se pela produção de dor excessiva (hiperalgesia) ou pela perda da sensação de dor.

49. Qual dos seguintes distúrbios se caracteriza pela ocorrência de dor excessiva em uma distribuição do dermátomo da pele como resultado de uma infecção viral de um gânglio da raiz posterior?
A) Tique doloroso
B) Síndrome da dor talâmica
C) Síndrome de Brown-Séquard
D) Herpes-zóster

50. Qual dos seguintes distúrbios envolve a perda da sensação de dor em um lado do corpo, juntamente à perda da propriocepção, da localização tátil precisa (tato epicrítico) e da sensibilidade vibratória no lado contralateral?
A) Herpes-zóster
B) Síndrome da dor talâmica
C) Síndrome bulbar lateral
D) Síndrome de Brown-Séquard

51. Qual dos seguintes distúrbios é caracterizado pela parda da sensação de dor ao longo de um dos lados do corpo e no lado oposto da face?
A) Síndrome de Brown-Séquard
B) Síndrome da dor talâmica
C) Herpes-zóster
D) Síndrome bulbar lateral

52. A estimulação de qual das seguintes estruturas pelo toque ou por tração tem menor probabilidade de causar uma sensação dolorosa?
A) Giro pós-central
B) Dura-máter que recobre o giro pós-central
C) Ramos da artéria meníngea média que estão localizados superficialmente à dura-máter sobre o giro pós-central
D) Ramos da artéria cerebral média que suprem o giro pós-central

53. A sensibilidade vibratória depende da detecção de mudanças rápidas de sensações repetitivas. A extremidade de alta frequência da escala de estimulação repetitiva é detectada por qual das seguintes estruturas?
A) Discos de Merkel
B) Corpúsculos de Meissner
C) Corpúsculos de Pacini
D) Terminações nervosas livres

54. Uma ginasta de 23 anos de idade na posição ereta levanta a perna direita acima do nível da cabeça. A ativação de uma única célula piramidal no córtex motor leva à estimulação de 2 mil fibras musculares em seu músculo quadríceps direito. Qual dos seguintes circuitos descreve melhor o tipo de circuito neuronal ativado nessa mulher quando ela levanta a perna?
A) Convergente
B) Divergente
C) Inibitório
D) Reverberatório

55. Um neurônio aferente para um circuito divergente faz o potencial de membrana de um neurônio-alvo passar de –65 milivolts para –55 milivolts. Qual das alternativas a seguir descreve melhor essa mudança no potencial de membrana (em milivolts)?
A) Potencial pós-sináptico excitatório = +10
B) Potencial pós-sináptico excitatório = –10
C) Potencial pós-sináptico inibitório = +10
D) Potencial pós-sináptico inibitório = –10

56. As alterações prolongadas na atividade neuronal são geralmente obtidas por meio da ativação de qual dos seguintes canais?
A) Canais de cloreto dependentes de voltagem
B) Canais de sódio dependentes de transmissor
C) Canais acoplados à proteína G
D) Canais de potássio dependentes de voltagem

57. O sentido de posição, mais conhecido como sensação proprioceptiva, envolve os fusos musculares e qual das seguintes estruturas?
A) Receptores táteis da pele
B) Receptores profundos nas cápsulas articulares
C) Receptores táteis e receptores da cápsula articular
D) Corpúsculos de Pacini

58. As crises de enxaqueca frequentemente começam com um sintoma prodrômico, como náuseas, perda da visão, aura visual ou outras alucinações sensoriais. Qual das alternativas a seguir se acredita que seja a causa desses pródromos?

A) Aumento do fluxo sanguíneo para o tecido cerebral no córtex visual ou outro córtex sensorial
B) Perda seletiva de neurônios que liberam ácido gama-aminobutírico em várias áreas sensoriais do córtex
C) Constipação intestinal
D) Vasospasmo, que leva à isquemia e à ruptura da atividade neuronal em áreas sensoriais relevantes do córtex

59. Para uma fibra nervosa sensitiva que está ligada a um corpúsculo de Pacini localizado na face palmar da mão direita, a conexão sináptica com o neurônio subsequente na via sensorial correspondente está localizada em qual das seguintes estruturas?

A) Núcleo da coluna dorsal direita
B) Núcleo da coluna dorsal esquerda
C) Coluna dorsal do lado direito da medula espinhal
D) Coluna dorsal do lado esquerdo da medula espinhal

60. A sensação de temperatura é percebida principalmente por receptores de calor e de frio, cujas fibras sensoriais seguem o seu trajeto em associação às fibras sensoriais que conduzem os sinais de dor. Qual das alternativas a seguir caracteriza melhor a transmissão de sinais a partir dos receptores de calor?

A) Os receptores de calor são bem caracterizados histologicamente
B) Os sinais dos receptores de calor são transmitidos principalmente ao longo de fibras sensoriais tipo C de condução lenta
C) Os receptores de calor estão localizados bem abaixo da superfície da pele, no tecido conjuntivo subcutâneo
D) Existem três a dez vezes mais receptores de calor do que receptores de frio na maioria das áreas do corpo

RESPOSTAS

1. **E)** A maioria dos dendritos não consegue transmitir potenciais de ação, visto que as suas membranas têm relativamente poucos canais de sódio dependentes de voltagem e seus limiares de excitação são muito altos para que ocorram potenciais de ação. Contudo, eles transmitem uma *corrente eletrotônica*[1] ao longo dos dendritos até o corpo celular (soma). A transmissão dessa corrente indica a disseminação direta de corrente elétrica por meio de condução iônica nos líquidos dos dendritos, porém sem a geração de potenciais de ação.

2. **D)** A diminuição do potencial de membrana para um valor mais negativo é denominada potencial pós-sináptico inibitório (PPSI). Como o potencial de repouso da membrana é de −60 milivolts e o potencial final da membrana é de −62 milivolts, o PPSI é de −2 milivolts. Os PPSIs são sempre negativos. Os potenciais pós-sinápticos excitatórios (PPSEs) são sempre positivos, visto que ocorre aumento do potencial de membrana para um valor menos negativo.

3. **D)** Em virtude de se tratar de um gás, o óxido nítrico é diferente das outras pequenas moléculas transmissoras quanto ao seu mecanismo de formação no terminal pré-sináptico e às suas ações sobre o neurônio pós-sináptico. Ele não é pré-formado nem armazenado em vesículas no terminal pré-sináptico, como ocorre com outros transmissores. Em vez disso, ele é sintetizado quase instantaneamente quando necessário e, em seguida, difunde-se para fora dos terminais pré-sinápticos em questão de segundos, em vez de ser liberado em vesículas sinápticas.

4. **C)** A glicina é um neurotransmissor inibitório secretado principalmente em sinapses na medula espinhal. Quando os receptores de glicina são ativados, os íons cloreto entram no neurônio por meio de receptores ionotrópicos, desencadeando um potencial pós-sináptico inibitório.

5. **D)** Um dos circuitos do sistema nervoso mais importantes é o circuito *reverberatório*, ou *oscilatório*. Os circuitos reverberatórios são causados por *feedback* positivo dentro do circuito neuronal, que excita novamente o sinal aferente do mesmo circuito. Em consequência, uma vez estimulado, o circuito pode disparar repetidamente por um longo período. O circuito reverberatório mais simples envolve um único neurônio mostrado. Nesse caso, o neurônio eferente envia uma fibra nervosa colateral aos seus próprios dendritos ou ao corpo celular para reestimular a si próprio.

6. **B)** O ácido gama-aminobutírico (GABA) é secretado por terminais nervosos na medula espinhal, no cerebelo, nos núcleos da base e em muitas áreas do córtex. O GABA é um neurotransmissor inibitório, visto que bloqueia ou inibe certos sinais cerebrais e diminui a atividade do sistema nervoso.

7. **B)** Os potenciais pós-sinápticos tanto excitatórios quanto inibitórios são causados por transmissores químicos (ligantes) liberados a partir de neurônios pré-sinápticos, que se ligam a receptores dependentes de ligantes; isso elimina as alternativas D a F. A abertura dos canais de cálcio ou de sódio faz o potencial de membrana se aproximar mais dos potenciais de equilíbrio dos íons, que são positivos para ambos os íons, de modo que a abertura dos canais de sódio ou de cálcio deve causar um PPSE. O aumento da condutância para os canais de potássio (*i. e.*, abertura dos canais de potássio) faria o potencial de membrana se aproximar mais do potencial de equilíbrio do potássio, que geralmente é de cerca de −94 mV. Por conseguinte, a abertura dos canais de potássio causa um PPSI.

8. **B)** Quando as sinapses excitatórias são repetidamente estimuladas em uma taxa rápida, o número de disparos pelo neurônio pós-sináptico é, a princípio, muito grande, porém a taxa de disparo torna-se progressivamente menor nos sucessivos milissegundos ou segundos. Esse fenômeno é denominado *fadiga* da transmissão sináptica. O mecanismo da fadiga consiste principalmente em exaustão ou exaustão parcial dos estoques de substância transmissora dos terminais pré-sinápticos. Os terminais excitatórios de muitos neurônios podem armazenar transmissores excitatórios suficientes para causar apenas cerca de 10.000 potenciais de ação, de modo que os transmissores podem se esgotar em apenas alguns segundos a poucos minutos da estimulação rápida. Parte do processo de fadiga provavelmente também resulta de dois outros fatores: (1) inativação progressiva de muitos dos receptores de membrana pós-sinápticos; e (2) desenvolvimento lento de concentrações anormais de íons. Os potenciais eletrotônicos diminuídos (alternativa B) podem ser o resultado da fadiga, mas não a causa dela.

---

[1] N.R.C.: Condução eletrotônica é o nome que se dá à corrente elétrica clássica, determinada por fluxo de elétrons.

9. **B)** Com frequência, a dor sentida por uma pessoa em determinada parte do corpo está bastante distante do tecido causador da dor. Esse fenômeno é denominado *dor referida*. Por exemplo, a dor em um dos órgãos viscerais geralmente é referida para uma área da superfície do corpo. Ocorre dor referida quando as fibras nociceptivas viscerais são estimuladas e conduzidas através de pelo menos alguns dos mesmos neurônios que conduzem sinais de dor da pele; isso faz a pessoa ter a sensação de que a dor se origina da pele. A mistura de fibras nociceptivas viscerais e cutâneas ocorre na coluna dorsal da medula espinhal.

10. **A)** Um método comumente utilizado para testar a discriminação tátil consiste em determinar a denominada capacidade discriminatória entre dois pontos de uma pessoa. Nesse teste, duas agulhas são levemente pressionadas contra a pele ao mesmo tempo, e a pessoa determina se sentiu um ou dois pontos de estímulo. Nas extremidades dos dedos das mãos, a pessoa normalmente consegue distinguir dois pontos separados, mesmo quando as agulhas estão próximas entre si, a uma distância de 1 a 2 mm. A capacidade de distinguir dois pontos de estimulação é fortemente influenciada pela *inibição lateral*. A excitação de praticamente todas as vias sensoriais dá origem a sinais *inibitórios* laterais; esses sinais propagam-se para os lados do sinal excitatório e inibem os neurônios adjacentes. A *inibição lateral* é importante porque ela bloqueia a disseminação lateral dos sinais excitatórios e, portanto, aumenta o grau de contraste no padrão sensorial percebido no córtex cerebral.

11. **C)** Em certas ocasiões, ocorre um tipo de dor lancinante ou perfurante em algumas pessoas em um lado da face, na área de distribuição sensorial (ou parte da área) do quinto ou do nono nervo craniano; esse fenômeno é denominado *tique doloroso* (também chamado de *neuralgia do trigêmeo* ou *neuralgia do glossofaríngeo*). A dor lembra choques elétricos súbitos (i. e., paroxísticos) e pode aparecer por apenas alguns segundos por vez ou de maneira quase contínua. Com frequência, ela é provocada por áreas de gatilho extremamente sensíveis na superfície da face, na boca ou na garganta – quase sempre por um estímulo mecanoceptivo, como toque ou frio, em vez de por um estímulo doloroso.

12. **B)** As fibras nervosas que transmitem as sensações de dor e temperatura entram na medula espinhal e terminam nos colunas dorsais; aqui, elas excitam os neurônios de segunda ordem, que dão origem a fibras longas que, imediatamente, cruzam para o lado oposto da medula através da comissura anterior, dirigindo-se, em seguida, para cima, passando para o cérebro nas colunas anterolaterais. Assim, o lado esquerdo da medula espinhal transmite informações de dor do lado direito do corpo.

13. **B)** Os neurônios são, em sua maioria, altamente responsivos a mudanças no pH dos líquidos intersticiais circundantes. Em geral, a alcalose (causada por hiperventilação) aumenta acentuadamente a excitabilidade neuronal. Por exemplo, a elevação do pH do sangue arterial do valor normal de 7,4 para 7,8 a 8,0 frequentemente provoca crises epilépticas cerebrais, devido à excitabilidade aumentada de alguns dos neurônios cerebrais ou de todos eles. Em contrapartida, a acidose deprime acentuadamente a atividade neuronal; uma queda do pH de 7,4 para um valor abaixo de 7,0 geralmente provoca um estado comatoso. Por exemplo, no diabetes melito descompensado (cetoacidose diabética) ou na acidose urêmica, ocorre quase sempre desenvolvimento de coma.

14. **D)** O aumento da condutância da membrana para o sódio leva à difusão de sódio para dentro, causando um PPSE, e não à difusão para fora. A abertura dos canais de sódio na membrana permite o movimento de íons sódio ao longo do gradiente eletroquímico do sódio, que é direcionado do líquido extracelular para o líquido intracelular.

15. **A)** A amplificação da divergência indica simplesmente que um sinal aferente se propaga para um número crescente de neurônios à medida que passa por ordens sucessivas de neurônios em seu trajeto. Esse tipo de divergência é característico da via corticoespinhal, que controla os músculos esqueléticos, em que uma única grande célula piramidal no córtex motor é capaz de excitar até 10 mil fibras musculares em condições altamente facilitadas.

16. **C)** A força motriz eletroquímica (V_{FM}) para determinado íon pode ser calculada da seguinte forma: $V_{FM} = V_m - V_{eq}$, em que V_m é o potencial de membrana e V_{eq} é o potencial de equilíbrio do íon. Um valor positivo indica fluxo do íon para fora da célula, ao passo que um valor negativo indica fluxo do íon para dentro. O potencial de equilíbrio típico para o sódio (calculado utilizando-se a equação de Nernst) é de +62 milivolts, de modo que a força motriz eletroquímica para o sódio é de −65 − 62 = −127 milivolts. Ou seja, uma força de 127 milivolts procura impulsionar o sódio para dentro da célula. O potencial de equilíbrio para o potássio é de cerca de −86 milivolts, ao passo que o do cloreto é de −70 milivolts; por conseguinte, a força motriz eletroquímica para esses dois íons é de +21 e +5 milivolts, respectivamente (ambos os íons tendem a ser conduzidos para fora da célula).

17. **B)** A hiperventilação diminui a pressão parcial de dióxido de carbono do sangue, o que leva ao aumento do pH dos tecidos corporais, incluindo o cérebro. A alcalinidade aumenta a atividade neuronal no cérebro. O dióxido de carbono também tem o poderoso efeito de aumentar o fluxo sanguíneo cerebral; assim, a hiperventilação pode levar à diminuição do

fluxo sanguíneo cerebral, com diminuição subsequente da oxigenação do cérebro.

18. **D)** Os receptores de dor na pele são terminações nervosas livres.

19. **B)** Os discos de Merkel são encontrados na derme da pele com pelos e sinalizam um toque contínuo.

20. **D)** A liberação do neurotransmissor depende do influxo de cálcio através dos canais dependentes de voltagem. Quando esse influxo ocorre, as vesículas sinápticas se fundem com a membrana pré-sináptica e liberam o agente transmissor na fenda sináptica.

21. **D)** O denominado sistema de segundo mensageiro pode ser ativado por uma substância transmissora liberada por um neurônio inicial, causando, a princípio, a liberação de uma proteína G no interior do citoplasma do segundo neurônio. Não se sabe se a ativação das proteínas G pelo neurotransmissor pode causar o fechamento de um canal iônico. As proteínas G podem ativar canais iônicos dependentes de proteína G para o sódio e o potássio, bem como a transcrição gênica, o AMPc e o GMPc. As proteínas G também podem ativar as enzimas intracelulares, que desempenham uma variedade de diferentes funções.

22. **D)** Os indivíduos que apresentam dor crônica intensa têm dificuldade para dormir, visto que a via ascendente da dor fornece um estímulo aferente excitatório para elementos da formação reticular que constituem o sistema reticular ativador ascendente; esse sistema mantém o estado alerta de vigília. Acredita-se que a função global da amígdala seja fazer a resposta comportamental do indivíduo ser apropriada para cada ocasião; ela não desempenha um importante papel no estabelecimento do estado de vigília. A perda das sensações viscerais ou das sensações somáticas provavelmente ajudaria o homem a dormir.

23. **C)** A hiperventilação associada a luzes intermitentes às vezes pode iniciar uma crise epiléptica no indivíduo suscetível que esteja mal medicado. A exposição a luzes intermitentes de modo isolado ativa neurônios no córtex occipital, o que algumas vezes pode levar ao aumento da atividade elétrica em todo o cérebro. A hiperventilação forçada (respirações longas e profundas) diminui os níveis de dióxido de carbono no sangue, causando alcalose no cérebro; esse método de ativação é comumente utilizado para aumentar a atividade cerebral durante a eletroencefalografia.

24. **D)** A associação de uma modalidade sensorial com um tipo de fibra nervosa constitui a base do princípio da via rotulada.

25. **A)** Os corpúsculos de Pacini detectam a pressão e o movimento através da superfície da pele e são receptores encapsulados de localização profunda na pele de todo o corpo.

26. **A)** A função de um agente transmissor depende exclusivamente do receptor pós-sináptico ao qual ele se liga.

27. **D)** Praticamente todos os estímulos mecânicos provocam o aumento da permeabilidade aos íons (geralmente ao sódio) nos mecanorreceptores. Se o potencial de membrana do mecanorreceptor alcançar um valor limiar crítico, um potencial de ação é iniciado. O sistema de segundo mensageiro associado à proteína G está normalmente envolvido na excitação ou na inibição neuronal pós-sináptica prolongada; a transdução nos mecanorreceptores é rápida e transitória. Não ocorre liberação de transmissor no nível do mecanorreceptor; entretanto, se um mecanorreceptor for ativado, os impulsos nervosos aferentes estimulam a liberação do transmissor no terminal do neurônio no sistema nervoso central.

28. **A)** A amplitude do potencial receptor do corpúsculo de Pacini aumenta acentuadamente com o aumento escalonado da intensidade do estímulo em níveis mais baixos da força do estímulo e em menor grau com o aumento semelhante em níveis mais elevados da força do estímulo, conforme mostrado na figura. Essa relação entre a força do estímulo e a amplitude do potencial do receptor permite que os corpúsculos de Pacini sejam capazes de distinguir pequenas mudanças na força do estímulo em baixos níveis de estimulação e, ainda assim, responder a mudanças na força do estímulo quando a intensidade de estimulação for alta.

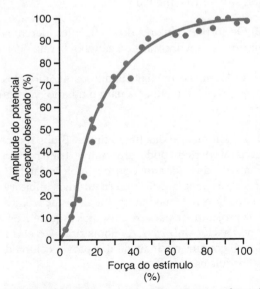

Relação entre a amplitude do potencial receptor e a força de um estímulo mecânico aplicado a um corpúsculo de Pacini. Dados de Loëwenstein WR: Excitation and inactivation in a receptor membrane. *Ann N Y Acad Sci* 94:510, 1961.

29. **A)** Os interneurônios na coluna dorsal da medula espinhal utilizam a encefalina como substância transmissora, a qual inibe efetivamente a transmissão da dor proveniente dos tecidos do corpo. O córtex somatossensorial está localizado no giro pós-central, ao passo que o córtex motor primário está localizado no giro pré-central; acredita-se que nenhum deles utilize a encefalina para inibir a transmissão da dor. As fibras mielínicas tipo A-δ e as fibras amielínicas tipo C não são interneurônios. Fisicamente, os interneurônios são neurônios curtos que formam uma conexão entre outros neurônios, que geralmente estão próximos. Eles são diferenciados dos neurônios de projeção, que se projetam para regiões mais distantes do cérebro e da medula espinhal.

30. **B)** A fidelidade temporal e espacial é aumentada no sistema coluna dorsal-lemnisco medial, em comparação com o sistema anterolateral.

31. **A)** As fibras do sistema anterolateral cruzam na comissura branca anterior em alguns segmentos de sua entrada, antes de ascender para o lado contralateral. Os sinais ascendentes no sistema coluna dorsal-lemnisco medial não cruzam até alcançar os núcleos da coluna dorsal no bulbo.

32. **D)** Os neurônios do núcleo magno da rafe liberam serotonina em suas terminações nervosas. No sistema de supressão da dor endógena, a terminação desses neurônios está localizada na medula espinhal, em interneurônios, que, por sua vez, liberam encefalina e bloqueiam os sinais de entrada das fibras nociceptivas.

33. **B)** As sensações de tato altamente localizadas e de posição do corpo são conduzidas no sistema coluna dorsal-lemnisco medial.

34. **C)** Os corpos celulares dos neurônios aferentes primários são encontrados no gânglio da raiz posterior.

35. **D)** O lemnisco medial conduz os axônios dos núcleos grácil e cuneiforme para o tálamo (ver figura à direita).

36. **B)** A estimulação das fibras tipo A-β dos receptores táteis periféricos pode diminuir a transmissão dos sinais de dor por um tipo de inibição lateral; esse processo é mediado por interneurônios inibitórios na coluna dorsal da medula espinhal. Os neurônios tipo A-α projetam-se para os músculos esqueléticos, causando a sua contração. As fibras tipo A-δ e as fibras tipo C conduzem sinais de dor para a coluna dorsal da medula espinhal.

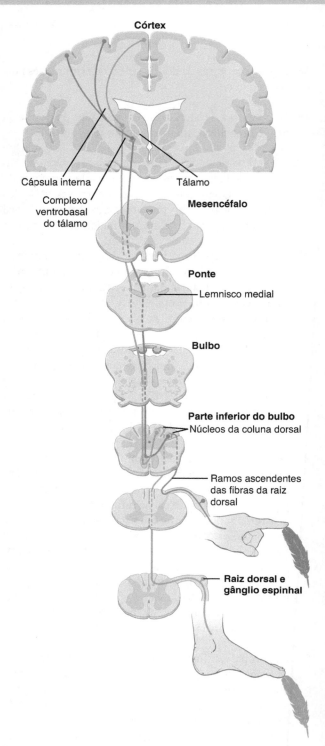

Via da coluna dorsal-lemnisco medial para a transmissão de tipos críticos de sinais táteis. (Esta figura encontra-se reproduzida em cores no Encarte.)

37. **E)** A transmissão de sinais elétricos nos dendritos ocorre por condução eletrotônica. Os dendritos têm poucos canais de sódio dependentes de voltagem, o

que torna impossível a geração de potenciais de ação nessa porção de um neurônio típico. Um neurônio pode ser considerado um tipo de capacitor que descarrega durante um potencial de ação, porém esse processo ocorre no axônio, e não nos dendritos. A condução eletrotônica não ocorre por difusão nem por transporte ativo.

38. **C)** A cápsula interna conduz os axônios do núcleo ventral posterolateral do tálamo para o córtex somatossensorial primário.

39. **D)** Os canais dependentes de ligante abrem-se e permitem a entrada de sódio. Essa entrada é acompanhada por influxo de cálcio, ligação das vesículas sinápticas à membrana pré-sináptica e mudanças elétricas na membrana pós-sináptica.

40. **C)** A substância cinzenta periaquedutal (também chamada de grísea periaquedutal) do mesencéfalo contém neurônios que contribuem para o sistema descendente da supressão da dor.

41. **B)** A representação dos membros inferiores é encontrada nas porções superior e medial do giro pós-central (ver figura).

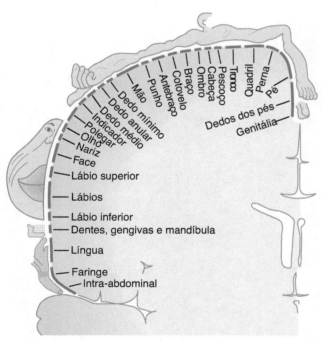

Representação das diferentes áreas do corpo na área somatossensorial I do córtex. De Penfield W, Rasmussen T: *Cerebral Cortex of Man: A Clinical Study of Localization of Function*. New York: Hafner, 1968.

42. **C)** Os neurônios na área da substância cinzenta periaquedutal utilizam a encefalina como agente neurotransmissor.

43. **D)** A maior parte dos neurônios motores cruza para o lado contralateral na decussação das pirâmides do bulbo, que é proximal à área danificada. Os estímulos sensoriais finos (sentido de vibração, tato fino, propriocepção e discriminação de dois pontos) transmitidos no sistema coluna dorsal-lemnisco medial cruzam para o lado contralateral do bulbo. Por conseguinte, tanto a função motora quanto a sensação de vibração estão perdidas no mesmo lado (ipsilateral) da lesão da medula espinhal.

44. **A)** O tato protopático (grosseiro), as sensações de dor e as sensações de temperatura seguem o seu trajeto pela via anterolateral da medula espinhal; os neurônios aferentes dos órgãos receptores decussam na medula espinhal, próximo ao ponto de entrada. Por conseguinte, ocorre perda dessas sensações no lado oposto da lesão.

45. **A)** Em geral, a sensação de dor é mal localizada. Todavia, quando um receptor tátil e um receptor de dor são estimulados simultaneamente, a sensação de dor é localizada com maior acurácia.

46. **C)** A facilitação pós-tetânica é o fenômeno neuronal em que um neurônio é excitado com mais facilidade depois de um breve período de atividade. Acredita-se que esse fenômeno ocorra devido ao acúmulo de cálcio na membrana pré-sináptica, causado pela atividade neuronal prévia. Os impulsos neuronais subsequentes liberam mais prontamente o neurotransmissor, como resultado do cálcio armazenado no estímulo prévio.

47. **B)** O tamanho da representação de várias partes do corpo no córtex somatossensorial primário está correlacionado com a densidade de receptores cutâneos naquela parte do corpo.

48. **D)** A camada IV do córtex somatossensorial recebe a maior parte do estímulo aferente dos núcleos somatossensoriais do tálamo.

49. **D)** O herpes-zóster é um distúrbio caracterizado por dor excessiva em uma distribuição do dermátomo, que resulta de uma infecção viral de um gânglio da raiz dorsal.

50. **D)** A síndrome de Brown-Séquard caracteriza-se pela perda da sensação de dor em um dos lados do corpo, juntamente à perda de sensações discriminativas, como propriocepção e sensibilidade vibratória, no lado oposto do corpo.

51. **D)** A síndrome bulbar lateral exibe um dos padrões mais característicos de perda sensorial na clínica neurológica; ocorre perda da sensação de dor em um dos lados do corpo, dos pés até o pescoço, e no lado oposto da face. Além disso, o lado da perda da sensação de dor facial indica o lado da lesão.

52. A) O toque ou tração no giro pós-central tem menor probabilidade de produzir uma sensação dolorosa, visto que o tecido cerebral carece de receptores de dor.

53. C) A estimulação repetitiva de alta frequência (deformação/pressão) da pele é detectada pelos corpúsculos de Pacini.

54. B) Uma via neuronal divergente amplifica os sinais neurais; a ativação de uma única célula piramidal no córtex motor pode estimular até 10 mil fibras nervosas. Em um circuito convergente, múltiplas fibras aferentes convergem para um único neurônio pós-sináptico, que permite a somação de informações de diversas fontes. Com frequência, um circuito inibitório tem interneurônios inibitórios, que interrompem a propagação de um sinal nervoso. Os circuitos reverberatórios têm elementos de *feedback* positivo, que permitem que um impulso nervoso continue por tempo prolongado.

55. A) O aumento positivo do potencial de membrana para um valor menos negativo é denominado potencial pós-sináptico excitatório (PPSE). Como o potencial de repouso da membrana é de −65 milivolts e o potencial final de membrana é de −55 milivolts, o PPSE é de +10 milivolts. Os PPSE são sempre positivos. Os PPSI são sempre negativos, visto que o potencial de membrana é reduzido para um valor mais negativo.

56. C) Em geral, a ativação das proteínas G altera as características das respostas a longo prazo do neurônio.

57. C) A sensação proprioceptiva depende dos receptores táteis e da cápsula articular.

58. D) Acredita-se que o vasospasmo e, eventualmente, a isquemia em uma área sensitiva do córtex cerebral constituam a base dos sintomas prodrômicos apresentados por pacientes com enxaqueca.

59. A) O corpúsculo de Pacini transmite uma modalidade de sensação (vibração) que é transmitida no sistema coluna dorsal-lemnisco medial. A primeira conexão sináptica nessa via sensitiva encontra-se nos núcleos da coluna dorsal, no lado ipsilateral do corpo.

60. B) Os receptores de calor transmitem principalmente sinais ao longo de fibras tipo C de condução relativamente lenta.

PARTE 10

SISTEMA NERVOSO: B. OS ÓRGÃOS ESPECIAIS DOS SENTIDOS

1. Qual das alternativas a seguir descreve melhor a potência refrativa de uma lente que focaliza raios de luz paralelos em um ponto situado a uma distância de 2 m do centro de refração da lente (em dioptrias)?
   A) 0,5
   B) 1,0
   C) 2,0
   D) 10,0
   E) 20,0

2. Um homem de 62 anos de idade consulta o seu médico devido à dificuldade de enxergar enquanto dirige à noite. O homem apresenta, com frequência, fezes de odor fétido. A análise das fezes revela alto conteúdo de gordura digerida. A diminuição dos níveis de qual das seguintes substâncias tem maior probabilidade de causar a cegueira noturna desse homem?
   A) 2-Monoglicerídios
   B) Aminoácidos
   C) Ácidos graxos livres
   D) Glicose
   E) Vitamina A
   F) Vitamina C

Perguntas 3 e 4

Uma mulher de 42 anos de idade visita o oftalmologista com queixa de dificuldade de enxergar. Os exames mostram que o olho direito dela apresenta pressão intraocular de 34 mmHg, ao passo que o olho esquerdo tem pressão intraocular de 38 mmHg (faixa de referência, 12 a 20 mmHg).

3. Qual das alternativas a seguir é a causa mais provável do aumento da pressão intraocular dos dois olhos dessa mulher?
   A) Diminuição da resistência hidráulica dos espaços trabeculares
   B) Diminuição da produção de humor aquoso
   C) Aumento da resistência hidráulica dos espaços trabeculares
   D) Aumento da produção de humor aquoso

4. Todas as alternativas a seguir têm probabilidade de ocorrer nos olhos dessa paciente, EXCETO uma. Qual é a EXCEÇÃO?
   A) Compressão dos axônios
   B) Bloqueio do fluxo axonal do citoplasma
   C) Nutrição diminuída dos corpos celulares neuronais
   D) Diminuição da nutrição da retina
   E) Hipertrofia da lente
   F) Isquemia da retina

5. Uma menina de 14 anos de idade está sentada em uma sala de cinema escura durante 2 horas e, em seguida, sai do local. Qual das alternativas a seguir descreve melhor a permeabilidade aos íons sódio e potássio nos bastonetes em resposta ao início das condições fotópicas?
   A) Diminuição da permeabilidade ao sódio, diminuição da permeabilidade ao potássio
   B) Diminuição da permeabilidade ao sódio, aumento da permeabilidade ao potássio
   C) Diminuição da permeabilidade ao sódio, sem alteração na permeabilidade ao potássio
   D) Aumento da permeabilidade ao sódio, diminuição da permeabilidade ao potássio
   E) Aumento da permeabilidade ao sódio, aumento da permeabilidade ao potássio
   F) Aumento da permeabilidade ao sódio, sem alteração na permeabilidade ao potássio

6. Uma estudante de 32 anos de idade com visão 6/6 redireciona o seu olhar de um prédio distante para a tela do seu computador. Qual das seguintes mudanças descreve mais adequadamente as respostas da lente, do músculo ciliar e do sistema parassimpático à mudança de olhar para a tela do computador?
   A) Lente mais espessa, contração do músculo ciliar, aumento da estimulação parassimpática
   B) Lente mais espessa, contração do músculo ciliar, diminuição da estimulação parassimpática
   C) Lente mais espessa, relaxamento do músculo ciliar, aumento da estimulação parassimpática
   D) Lente mais espessa, relaxamento do músculo ciliar, diminuição da estimulação parassimpática
   E) Lente mais fina, contração do músculo ciliar, aumento da estimulação parassimpática
   F) Lente mais fina, contração do músculo ciliar, diminuição da estimulação parassimpática
   G) Lente mais espessa, relaxamento do músculo ciliar, aumento da estimulação parassimpática

151

H) Lente mais fina, contração do músculo ciliar, diminuição da estimulação parassimpática

7. Normalmente, a língua humana tem aproximadamente quantas papilas gustativas?
   A) 30 a 100
   B) 100 a 3.000
   C) 3.000 a 10.000
   D) 10.000 a 30.000
   E) 30.000 a 100.000

8. Um operário de fábrica de 25 anos de idade desenvolve perda da audição induzida por ruídos no decorrer de um período de 6 meses, devido à exposição prolongada e repetida a sons intensos. A perda física de qual das seguintes estruturas tem maior probabilidade de contribuir para o déficit auditivo?
   A) Cóclea
   B) Célula ciliada
   C) Órgão de Corti
   D) Rampa do vestíbulo
   E) Reflexo de atenuação

9. Qual das seguintes estruturas desempenha uma função de portão de controle para a transmissão do sinal visual da retina para o sistema nervoso central?
   A) Núcleo geniculado lateral
   B) Radiação óptica
   C) Quiasma óptico
   D) Nervo óptico
   E) Córtex visual

10. Qual dos seguintes fatores descreve melhor a resposta elétrica dos bastonetes na retina a condições fotópicas?
    A) Potencial de ação
    B) Descarga capacitiva
    C) Despolarização
    D) Hiperpolarização

11. Um homem de 43 anos de idade desperta à noite e acende a luz. Qual das seguintes substâncias tem maior probabilidade de aumentar nos bastonetes da retina quando o homem é exposto a condições de visão fotópica?
    A) AMPc
    B) GMPc
    C) Metarrodopsina II
    D) Rodopsina
    E) Vitamina A

12. Uma mulher de 30 anos de idade é admitida no serviço de emergência do hospital universitário devido a uma dor súbita e intensa no olho direito. Os exames revelam pressão intraocular de 60 mmHg no olho direito e de 15 mmHg (faixa de referência: 12 a 20 mmHg) no olho esquerdo. Qual das seguintes condições é a causa mais provável da dor ocular aguda dessa mulher?

    A) Glaucoma de ângulo fechado
    B) Glaucoma crônico
    C) Conjuntivite
    D) Abrasão da córnea
    E) Glaucoma de ângulo aberto
    F) Neurite óptica

13. Uma mulher de 90 anos de idade consulta o oftalmologista devido à dificuldade de enxergar. Após o exame dos olhos, o oftalmologista prescreve o uso de lentes bifocais. A mulher enxerga bem com os novos óculos prescritos. Qual é o problema visual mais provável nessa mulher?
    A) Cataratas
    B) Emetropia
    C) Glaucoma
    D) Hiperopia (hipermetropia)
    E) Miopia
    F) Presbiopia

14. Qual dos seguintes tipos de célula tem maior probabilidade de desempenhar uma função central na inibição lateral para acentuar o contraste visual?
    A) Células amácrinas
    B) Células bipolares
    C) Cones
    D) Células ganglionares
    E) Células horizontais
    F) Bastonetes

15. As células ganglionares fixadas aos bastonetes ou cones localizados na parte nasal de cada retina terminam (ou fazem sinapse) em qual das seguintes estruturas?
    A) Fissura calcarina do córtex occipital
    B) Núcleo geniculado lateral contralateral
    C) Córtex visual contralateral
    D) Núcleo geniculado lateral ipsilateral
    E) Córtex visual ipsilateral

16. Qual das seguintes condições é a principal causa de cegueira em todo o mundo?
    A) Albinismo
    B) Catarata
    C) Glaucoma
    D) Presbiopia

17. Quais são os efeitos da aplicação tópica de atropina no olho?
    A) Miose, inibição da acomodação
    B) Miose, estimulação da acomodação
    C) Midríase, inibição da acomodação
    D) Midríase, estimulação da acomodação

18. Qual das alternativas a seguir descreve melhor a miopia e a hipermetropia (hiperopia)?
    A) Miopia: bulbo do olho longo, visão distante; hipermetropia: bulbo do olho curto, visão curta

B) Miopia: bulbo do olho longo, visão curta; hipermetropia: bulbo do olho curto, visão distante
C) Miopia: bulbo do olho curto, visão distante; hipermetropia: bulbo do olho longo, visão curta
D) Miopia: bulbo do olho curto, visão curta; hipermetropia: bulbo do olho longo, visão distante

19. O som de baixa frequência provoca vibração máxima em qual parte da membrana basilar?
    A) Próximo à janela do vestíbulo
    B) Porção média
    C) Ao longo de toda a extensão
    D) Próximo ao helicotrema

20. Uma menina de 9 anos de idade olha para uma flor com o uso de uma lupa. Ela descobre que a flor deve estar a 10 cm da lente convexa para ficar focalizada. Qual dos seguintes valores descreve melhor a potência refrativa da lente (em dioptrias)?
    A) 0,1
    B) 1,0
    C) 10
    D) 100
    E) 1.000

21. Qual das alternativas a seguir descreve melhor o ponto cego do olho?
    A) Está localizado 5 graus lateralmente ao ponto central da visão
    B) É o ponto de saída do nervo óptico
    C) Contém apenas bastonetes e, portanto, apresenta visão monocromática
    D) Não contém vasos sanguíneos
    E) Trata-se de uma área em que a aberração cromática da lente é maior

22. Uma menina de 10 anos de idade com albinismo é levada ao oftalmologista devido à dificuldade de enxergar. O exame revela redução da acuidade visual. Qual das seguintes condições é a causa mais provável da diminuição da acuidade visual nessa menina?
    A) Cataratas
    B) Hipermetropia
    C) Miopia
    D) Fotofobia
    E) Presbiopia

23. Qual das seguintes substâncias tem maior probabilidade de produzir a sensação de sabor amargo?
    A) Aldeídos
    B) Alcaloides
    C) Aminoácidos
    D) Íons hidrogênio
    E) Cetonas

24. O dano ao VI par craniano tem maior probabilidade de provocar qual dos seguintes déficits nos movimentos oculares?

A) Incapacidade de movimentar os olhos em um movimento vertical de cima para baixo
B) Incapacidade de realizar a rotação dos olhos no interior da órbita
C) Incapacidade de mover os olhos lateralmente em direção à linha média
D) Incapacidade de mover os olhos lateralmente, afastando-se da linha média
E) Estrabismo vertical

25. Qual dos seguintes processos ou condições comumente resulta na ocorrência de catarata?
    A) Desnaturação das proteínas da lente do olho (cristalino)
    B) Alongamento do bulbo do olho
    C) Pupila fixa (irresponsiva) e dilatada
    D) Coagulação das proteínas da lente do olho
    E) Aumento da pressão intraocular

26. Qual das seguintes substâncias tem maior probabilidade de produzir a sensação de sabor azedo?
    A) Aldeídos
    B) Alcaloides
    C) Aminoácidos
    D) Íons hidrogênio
    E) Cetonas

27. Qual das seguintes sensações de sabores tem maior probabilidade de ser mais sensível (i. e., ter o menor limiar de estimulação)?
    A) Ácido
    B) Amargo
    C) Salgado
    D) Azedo
    E) Doce

28. Qual das seguintes estruturas descreve melhor o ossículo do ouvido médio que está ligado à membrana timpânica?
    A) Columela
    B) Bigorna
    C) Martelo
    D) Modíolo
    E) Estribo

29. A luz que entra no olho passa primeiro através de qual das seguintes camadas da retina?
    A) Camada nuclear interna
    B) Camada nuclear externa
    C) Camada plexiforme externa
    D) Camada de fotorreceptores
    E) Camada ganglionar da retina

30. As células ganglionares ligadas aos fotorreceptores localizados na parte temporal da retina projetam-se para qual das seguintes estruturas?
    A) Núcleo geniculado lateral contralateral
    B) Núcleo geniculado lateral ipsilateral
    C) Núcleo geniculado medial ipsilateral

D) Fissura calcarina
E) Núcleo geniculado medial contralateral

31. Qual dos seguintes efeitos tem maior probabilidade de ocorrer quando os raios de luz paralelos passam através de uma lente côncava?

    A) Os raios convergem uns em direção aos outros
    B) Os raios divergem, afastando-se uns dos outros
    C) Os raios mantêm uma relação paralela
    D) Os raios refletem-se de volta à direção de onde vieram
    E) Os raios refratam-se até um ponto focal

32. Qual dos seguintes compartimentos da cóclea contém o órgão de Corti?

    A) Ampola
    B) Sáculo
    C) Rampa média
    D) Rampa do tímpano
    E) Rampa do vestíbulo

33. Quais das seguintes moléculas se combinam para formar a rodopsina?

    A) Batorrodopsina e 11-*cis*-retinal
    B) Batorrodopsina e todo-*trans*-retinal
    C) Batorrodopsina e escotopsina
    D) Escotopsina e 11-*cis*-retinal
    E) Escotopsina e todo-*trans*-retinal

34. Em qual área visual secundária ocorre a análise dos detalhes visuais?

    A) Área 18 de Brodmann
    B) Regiões anteriores inferior e medial do córtex occipital e do córtex temporal
    C) Lobo frontal
    D) Córtex occipitoparietal
    E) Área mediotemporal posterior

35. Qual das seguintes substâncias tem maior probabilidade de estimular a sensação do sabor umami?

    A) Ácido acético
    B) Tartarato de potássio
    C) Substâncias orgânicas de cadeia longa que contêm nitrogênio
    D) Frutose
    E) Glutamato

36. Quais células apresentam potenciais de ação na retina do olho humano?

    A) Células bipolares e células ganglionares
    B) Apenas as células bipolares
    C) Células bipolares, células horizontais e células ganglionares
    D) Células ganglionares e células horizontais
    E) Apenas células ganglionares
    F) Apenas células horizontais

37. As células receptoras olfatórias pertencem a qual grupo de células?

    A) Neurônios bipolares
    B) Fibroblastos
    C) Células epiteliais modificadas
    D) Neurônios multipolares
    E) Neurônios pseudounipolares

38. Em condições de baixa luminosidade ou de luz reduzida, qual é o composto químico responsável pela corrente de sódio de direção interna nos segmentos externos dos fotorreceptores?

    A) Metarrodopsina II
    B) GMPc
    C) 11-*cis*-retinal
    D) AMPc
    E) 11-*trans*-retinal

39. Quais das seguintes células na camada IV do córtex visual primário detectam a orientação de linhas e bordas?

    A) Células da margem
    B) Células complexas
    C) Células ganglionares
    D) Células hipercomplexas
    E) Células simples

40. Qual dos seguintes eventos ocorre nos fotorreceptores durante a fototransdução em resposta à luz?

    A) Diminuição da atividade da fosfodiesterase
    B) Diminuição da atividade da transducina
    C) Aumento da hidrólise do GMPc
    D) Aumento da liberação de neurotransmissor
    E) Aumento do número de canais de cálcio dependentes de voltagem abertos

Perguntas 41 e 42

Uma mulher de 50 anos de idade consulta um otorrinolaringologista com queixa de episódios súbitos de tontura, que desaparecem depois de cerca de 20 minutos. Ela também apresenta perdas auditivas temporárias e sensação de plenitude no ouvido direito, no qual ocorrem sons de zumbido de baixa intensidade intermitentemente. O exame físico revela nistagmo durante uma crise de tontura. Utilize essas informações para responder às próximas duas perguntas.

41. Qual das seguintes condições é o diagnóstico mais provável?

    A) Neuroma acústico
    B) Pólipo aural
    C) Exostose
    D) Erosão do estribo
    E) Doença de Ménière

42. O aumento em qual dos seguintes volumes ou pressões tem maior probabilidade de causar a condição dessa paciente?

    A) Apenas a pressão da endolinfa
    B) Apenas o volume da endolinfa
    C) Volume e pressão da endolinfa

D) Apenas a pressão da perilinfa
E) Apenas o volume da perilinfa
F) Volume e pressão da perilinfa

43. A miopia é geralmente corrigida com qual tipo de lente?
    A) Lente composta
    B) Lente convexa
    C) Lente esférica
    D) Lente côncava
    E) Lente cilíndrica

44. Qual dos seguintes lobos do córtex cerebral contém a pequena área cortical bilateral que controla os movimentos de fixação voluntários?
    A) Frontal
    B) Límbico
    C) Occipital
    D) Parietal
    E) Temporal

45. Qual dos seguintes sistemas sensoriais tem maior probabilidade de apresentar a menor faixa de discriminação de intensidade?
    A) Auditivo
    B) Gustatório
    C) Olfatório
    D) Somatossensorial
    E) Visual

46. Quais das seguintes moléculas se movem da endolinfa para os estereocílios e despolarizam a célula ciliada?
    A) Íons cálcio
    B) Íons cloreto
    C) Íons hidrogênio
    D) Íons potássio
    E) Íons sódio

47. Os estereocílios das células ciliadas estão inseridos em qual das seguintes membranas?
    A) Basilar
    B) De Reissner
    C) Tectória
    D) Timpânica
    E) Vestibular

48. Qual dos seguintes nervos cranianos está corretamente pareado com o músculo extraocular que ele inerva?
    A) Nervo abducente – músculo reto medial do bulbo do olho
    B) Nervo oculomotor – músculo oblíquo inferior do bulbo do olho
    C) Nervo oculomotor – músculo reto lateral do bulbo do olho
    D) Nervo oculomotor – músculo oblíquo superior do bulbo do olho
    E) Nervo troclear – músculo reto superior do bulbo do olho

49. Após a ligação das células receptoras olfatórias às moléculas odoríferas, ocorre uma sequência de eventos intracelulares, que culmina com a entrada de íons específicos que despolarizam a célula receptora olfatória. Qual dos seguintes íons tem maior probabilidade de estar envolvido?
    A) Cálcio
    B) Cloreto
    C) Hidrogênio
    D) Potássio
    E) Sódio

50. Qual dos seguintes eventos tem maior probabilidade de ocorrer quando o olho se adapta à luz intensa?
    A) As células bipolares transmitem sinais continuamente em uma taxa máxima possível
    B) As substâncias fotoquímicas nos bastonetes e nos cones são reduzidas a retinal e opsinas
    C) Os níveis de rodopsina tornam-se muito elevados
    D) O tamanho da pupila aumenta
    E) A vitamina A é convertida em retinal

51. Qual das alternativas a seguir representa a sequência correta de estruturas encontradas na via auditiva central?
    A) Núcleos cocleares – oliva superior – colículo inferior por meio do lemnisco lateral – corpo geniculado medial – córtex auditivo
    B) Núcleos cocleares – oliva inferior – colículo inferior por meio do lemnisco medial – corpo geniculado medial – córtex auditivo
    C) Núcleos cocleares – oliva superior – colículo superior por meio do lemnisco lateral – corpo geniculado lateral – córtex auditivo
    D) Núcleos cocleares – oliva inferior – colículo inferior por meio do lemnisco lateral – corpo geniculado lateral – córtex auditivo
    E) Núcleos cocleares – corpo trapezoide – estria coclear posterior – colículo inferior por meio do lemnisco lateral – corpo geniculado medial – córtex auditivo

52. Qual dos seguintes eventos leva o sistema auditivo a interpretar um som como intenso?
    A) Um número diminuído de células ciliadas internas torna-se estimulado
    B) Um número diminuído de células ciliadas externas torna-se estimulado
    C) As células ciliadas excitam terminações nervosas em uma frequência diminuída
    D) A amplitude de vibração da membrana basilar diminui
    E) A amplitude de vibração da membrana basilar aumenta

53. Qual das seguintes anormalidades do olho comumente causa hipermetropia?

A) Diminuição da produção de melanina
B) Curvatura desigual da córnea
C) Bulbo do olho mais curto do que o normal
D) Bulbo do olho mais longo do que o normal
E) Um sistema de lentes que é muito poderoso e focaliza o objeto na frente da retina

54. Quando uma pessoa vira a cabeça para a esquerda em torno do eixo do pescoço, o movimento começa quando o queixo está diretamente sobre o ombro direito e termina com o queixo diretamente apoiado sobre o ombro esquerdo. Qual das alternativas a seguir descreve melhor os movimentos oculares associados a esse tipo de rotação da cabeça em uma pessoa normal?
    A) Enquanto a cabeça está rodando, os olhos estarão se movendo para a direita, e o movimento sacádico dos olhos será para a esquerda
    B) Enquanto a cabeça está rodando, os olhos estarão se movendo na mesma direção que a rotação da cabeça, e o movimento sacádico dos olhos será para a esquerda
    C) Enquanto a cabeça está rodando, os olhos estarão se movendo para a direita, e o movimento sacádico dos olhos será para a direita
    D) Enquanto a cabeça está rodando, os olhos permanecerão estacionários dentro das órbitas, e o movimento sacádico dos olhos será para a direita
    E) Enquanto a cabeça está rodando, os olhos estarão se movendo para a esquerda, e o movimento sacádico dos olhos será para a direita

55. A informação olfatória transmitida ao córtex orbitofrontal passa através de qual dos seguintes núcleos talâmicos?
    A) Dorsomedial
    B) Geniculado lateral
    C) Geniculado medial
    D) Ventral posterolateral
    E) Ventral posteromedial

56. Um estudante de 29 anos de idade com visão 6/6 olha para uma cena bonita. Os axônios das células ganglionares que transmitem sinais visuais na forma de potenciais de ação para o córtex visual primário têm maior probabilidade de fazer sinapse com qual das seguintes estruturas?
    A) Núcleo geniculado lateral
    B) Núcleo geniculado medial
    C) Quiasma óptico
    D) Radiação óptica
    E) Gânglio cervical superior
    F) Colículo superior

57. Qual dos seguintes músculos é contraído como parte do reflexo pupilar à luz?
    A) Músculo ciliar
    B) Músculo dilatador da pupila
    C) Músculo esfíncter da pupila
    D) Fibras radiais da íris
    E) Músculo oblíquo superior

Perguntas 58 e 59

Uma mulher de 24 anos de idade sofre laceração no lado direito do pescoço em um acidente de automóvel. O exame físico revela constrição da pupila direita, queda da pálpebra direita, pele seca no lado direito da face e conjuntiva avermelhada do olho direito. Utilize essas informações para responder às próximas duas perguntas.

58. Qual é o diagnóstico mais provável?
    A) Distrofia dos cones-bastonetes
    B) Síndrome de Horner
    C) Heterocromia da íris
    D) Retinoblastoma
    E) Xeroftalmia

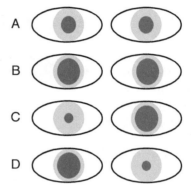

59. Qual dos resultados do exame mostrado na figura anterior é mais provável após o tratamento tópico em ambos os olhos com cocaína?
    A) A
    B) B
    C) C
    D) D

60. Qual dos seguintes neurotransmissores é liberado pelos bastonetes e pelos cones em suas sinapses com as células bipolares?
    A) Acetilcolina
    B) Dopamina
    C) Glutamato
    D) Glicina
    E) Serotonina

61. Qual das alternativas a seguir permite que o aparelho visual determine de maneira acurada a distância de um objeto a partir do olho (percepção de profundidade)?
    A) Visão monocular
    B) Localização da imagem retiniana na retina
    C) Fenômeno de paralaxe estacionária
    D) Fenômeno de estereopsia
    E) O tamanho da imagem na retina se o tamanho do objeto for desconhecido

62. Qual das seguintes estruturas contribui com cerca de dois terços das 59 dioptrias de potência refrativa do olho?
    A) Superfície anterior da córnea
    B) Superfície anterior da lente
    C) Íris
    D) Superfície posterior da córnea
    E) Superfície posterior da lente

63. Qual receptor responde ao espectro mais amplo de comprimentos de onda da luz?
    A) Bastonetes
    B) Cones verdes
    C) Cones azuis
    D) Cones vermelhos
    E) Células que contêm melanina na camada pigmentar

64. Qual das seguintes estruturas secreta o líquido intraocular do olho?
    A) Processos ciliares
    B) Córnea
    C) Íris
    D) Lente
    E) Trabéculas

65. Quais papilas são encontradas na parte posterior da língua?
    A) Circunvaladas
    B) Folhadas
    C) Fungiformes
    D) Fungiformes e circunvaladas
    E) Papila de Vater

66. A informação auditiva é retransmitida por meio de qual núcleo talâmico?
    A) Dorsomedial
    B) Geniculado lateral
    C) Geniculado medial
    D) Ventral posterolateral
    E) Ventral posteromedial

67. Qual das alternativas a seguir descreve o fenômeno da preferência de sabor?
    A) Um processo do sistema nervoso central
    B) O resultado da estimulação neonatal das papilas circunvaladas
    C) Um comportamento aprendido nos animais
    D) O resultado da maturação das papilas gustativas
    E) O resultado da proliferação das papilas gustativas após a exposição ao ácido glutâmico

68. O córtex auditivo primário está situado principalmente em qual lobo do córtex cerebral?
    A) Frontal
    B) Límbico
    C) Occipital
    D) Parietal
    E) Temporal

69. A primeira sinapse central para neurônios que transmitem a sensação do sabor doce ocorre em qual das seguintes estruturas?
    A) Núcleo sensitivo dorsal do nervo vago
    B) Núcleo do trato solitário
    C) Núcleo do nervo olfatório
    D) Núcleo do nervo hipoglosso
    E) Núcleo do nervo facial

70. Qual das seguintes estruturas assegura que cada um dos três conjuntos de músculos extraoculares seja reciprocamente inervado, de modo que um músculo do par relaxa, ao passo que o outro se contrai?
    A) Núcleo de Edinger-Westphal
    B) Fascículo longitudinal medial
    C) Núcleo pré-tetal
    D) Colículo superior
    E) Núcleo supraquiasmático

71. O líquido intraocular do olho flui do canal de Schlemm (seio venoso escleral) para qual das seguintes localizações?
    A) Câmara anterior
    B) Veias aquosas
    C) Lente
    D) Câmara posterior
    E) Trabécula

72. Quais células da retina têm maior probabilidade de apresentar potenciais de ação?
    A) Células bipolares
    B) Células ganglionares
    C) Células horizontais
    D) Fotorreceptores

73. Qual é a estrutura do tronco encefálico que desempenha um importante papel na determinação da direção a partir da qual o som se origina?
    A) Núcleo coclear
    B) Colículo inferior
    C) Lemnisco lateral
    D) Núcleo olivar superior
    E) Corpo trapezoide

74. Um estudante de 25 anos de idade estuda para uma prova de fisiologia médica. O contraste visual do objeto é reforçado devido à inibição lateral da entrada visual de que tipo de célula da retina?
    A) Células amácrinas
    B) Células bipolares
    C) Células ganglionares
    D) Células horizontais

75. Quais papilas estão localizadas nas dobras ao longo das superfícies laterais da língua?
    A) Papilas circunvaladas
    B) Papilas folhadas
    C) Papilas fungiformes
    D) Papilas fungiformes e circunvaladas
    E) Papila de Vater

RESPOSTAS

PARTE 10

1. **A)** A potência refrativa de uma lente é medida em *dioptrias*. A potência refrativa em dioptrias de uma lente convexa é igual a 1 m dividido pela sua distância focal. Assim, uma lente esférica que converge raios de luz paralelos para um ponto focal a 1 m além da lente tem potência refrativa de 1,0 dioptria. Se a lente focalizar raios de luz paralelos em um ponto situado a uma distância de 2 m do centro de refração da lente, a lente tem potência refrativa de 0,5 dioptria (alternativa A). Além disso, uma lente capaz de convergir os raios de luz paralelos para um ponto focal a apenas 10 cm (0,10 m) além da lente tem potência refrativa de +10 dioptrias.

2. **E)** A cegueira à noite ocorre em indivíduos com grave deficiência de vitamina A, visto que, na ausência dessa vitamina, as quantidades de retinal e de rodopsina que podem ser formadas estão acentuadamente diminuídas. Essa condição é denominada cegueira noturna, uma vez que a quantidade de luz disponível à noite é muito pequena para possibilitar a visão em pessoas com deficiência de vitamina A. Esse homem está perdendo gordura nas fezes, e a vitamina A é uma vitamina lipossolúvel que também é perdida nas fezes.

3. **C)** O glaucoma, uma das causas mais comuns de cegueira, é uma doença dos olhos em que a pressão intraocular se torna patologicamente alta, apresentando, às vezes, elevação aguda de até 60 a 70 mmHg. Pressões superiores a 25 a 30 mmHg podem causar perda da visão quando mantidas por longos períodos. Na maioria dos casos, a pressão anormalmente alta resulta do aumento da resistência ao fluxo de líquido através dos espaços trabeculares (alternativa C) para o canal de Schlemm, na junção iridocorneal. Por exemplo, na inflamação ocular aguda, os leucócitos e restos teciduais podem bloquear os espaços trabeculares e causar elevação aguda da pressão intraocular. Nas condições crônicas, particularmente em indivíduos idosos, a oclusão fibrosa dos espaços trabeculares parece constituir a causa mais provável.

4. **E)** As pressões intraoculares extremamente altas podem causar cegueira em dias ou horas. À medida que a pressão se eleva, os axônios do nervo óptico sofrem compressão, saindo do bulbo do olho no disco óptico. Acredita-se que essa compressão bloqueie o fluxo axônico de citoplasma dos corpos celulares neuronais da retina nas fibras do nervo óptico que levam ao cérebro. O resultado consiste em falta de nutrição adequada das fibras, o que provoca a morte das fibras envolvidas. É possível que a compressão da artéria da retina, que entra no bulbo do olho pelo disco óptico, também contribua para o dano neuronal ao reduzir a nutrição da retina (*i. e.*, ocorre isquemia da retina). Não há motivo para suspeitar de hipertrofia da lente (alternativa E) nessa paciente com glaucoma.

5. **C)** Quando a rodopsina no segmento externo do bastonete é exposta à luz, ela é ativada e começa a se decompor. Em seguida, ocorre o fechamento dos canais de sódio dependentes de GMPc, com consequente diminuição da permeabilidade ao sódio (alternativa C). Os canais de potássio não são dependentes de GMPc, de modo que permanecem abertos em condições tanto fotópicas quanto escotópicas.

6. **A)** O músculo ciliar é controlado quase totalmente por sinais nervosos parassimpáticos, transmitidos ao olho por meio do terceiro nervo craniano a partir do terceiro núcleo no tronco encefálico, conforme explicado no Capítulo 52 do *Tratado de Fisiologia Médica*. A estimulação dos nervos parassimpáticos contrai ambos os conjuntos de fibras musculares ciliares, o que relaxa os ligamentos da lente, permitindo, assim, que ela se torne mais fina e aumente a sua potência refrativa. Com esse aumento, o olho focaliza objetos mais próximos do que quando o olho tem menos potência refrativa.

7. **C)** Os adultos apresentam 3.000 a 10.000 papilas gustativas, ao passo que as crianças têm um número um pouco maior. Depois dos 45 anos de idade, muitas papilas gustativas se degeneram, causando a diminuição da sensibilidade gustativa na velhice.

8. **B)** Cílios minúsculos, ou *estereocílios*, projetam-se para cima a partir das células ciliadas (alternativa B) e tocam ou são incorporados na superfície de revestimento de gel da *membrana tectória*, que está situada acima dos estereocílios na rampa média. A curvatura dos cílios em uma direção despolariza as células ciliadas, ao passo que a curvatura na direção oposta as hiperpolariza. Isso excita as fibras nervosas auditivas, que fazem sinapse com as suas bases. As células ciliadas são danificadas quando expostas a sons intensos e prolongados; a perda é permanente.

9. **A)** As fibras do nervo óptico do sistema visual terminam no núcleo geniculado dorsolateral (alternativa A), localizado na extremidade dorsal do tálamo. O núcleo geniculado dorsolateral desempenha duas funções principais: em primeiro lugar, ele retransmite a informação visual do trato óptico para o córtex

visual por meio da radiação óptica; em segundo lugar, ele age como "portão de controle" da transmissão de sinais para o córtex visual – isto é, controla a quantidade de sinal que pode passar para o córtex.

10. D) O potencial receptor dos bastonetes é hiperpolarizante, e não despolarizante. Quando o bastonete é exposto a condições fotópicas (luz), o potencial receptor resultante é diferente dos potenciais receptores em quase todos os outros receptores sensoriais, visto que a excitação dos bastonetes desencadeia o *aumento de negatividade* do potencial de membrana intrabastonete, que é um estado de *hiperpolarização*. Isso é exatamente o oposto da diminuição de negatividade (o processo de despolarização), que ocorre em quase todos os outros receptores sensoriais.

11. C) Quando a rodopsina no segmento interno do bastonete é exposta à luz, ela é ativada e transforma-se em metarrodopsina II (alternativa C), também denominada rodopsina ativada. A rodopsina ativada estimula uma proteína G, denominada transducina, que, em seguida, ativa a GMPc fosfodiesterase, uma enzima que catalisa a degradação do GMPc em 5′-GMPc. A redução do GMPc fecha os canais de sódio dependentes de GMPc e diminui a corrente de sódio de entrada.

12. A) No glaucoma de ângulo fechado, o ângulo iridocorneal é totalmente fechado, devido ao deslocamento da íris para a frente contra a córnea, resultando na incapacidade de fluxo do líquido aquoso da câmara posterior para a câmara anterior e, em seguida, através da rede trabecular. O rápido acúmulo de humor aquoso no glaucoma de ângulo fechado provoca aumento agudo da pressão e dor. O glaucoma de ângulo fechado é uma emergência médica, pois pode ocorrer cegueira rapidamente se não for tratado.

13. F) À medida que uma pessoa envelhece, a lente fica maior e mais espessa, tornando-se muito menos elástica, em parte devido à desnaturação progressiva de suas proteínas. A capacidade da lente de modificar o seu formato diminui com a idade. O poder de acomodação é reduzido de cerca de 14 dioptrias em uma criança para menos de 2 dioptrias quando a pessoa alcança 45 a 50 anos de idade, chegando a praticamente 0 dioptria aos 70 anos. A partir dessa idade, a lente permanece quase totalmente sem acomodação, condição conhecida como presbiopia (alternativa F).

14. E) As células horizontais conectam-se lateralmente entre os corpos sinápticos dos bastonetes e dos cones, além de se conectarem com os dendritos das células bipolares. Os sinais eferentes das células horizontais são sempre inibitórios. Por conseguinte, a conexão lateral proporciona o mesmo fenômeno da inibição lateral, que é importante em outros sistemas sensoriais – isto é, ajudar a assegurar a transmissão de padrões visuais com contraste visual apropriado.

15. B) Os sinais nervosos visuais partem das retinas através dos nervos ópticos. No quiasma óptico, as fibras do nervo óptico das metades nasais das retinas cruzam para o lado oposto, onde se unem às fibras das retinas temporais opostas para formar os tratos ópticos. Em seguida, as fibras de cada trato óptico fazem sinapse no núcleo geniculado dorsolateral do tálamo; a partir desse ponto, as fibras geniculocalcarinas passam por meio da radiação óptica para o córtex visual primário, na área da fissura calcarina do lobo occipital medial.

16. B) As *cataratas* constituem uma anormalidade ocular particularmente comum, que ocorre principalmente em pessoas idosas. A catarata é uma área enevoada ou opaca na lente. No estágio inicial de formação da catarata, as proteínas em algumas fibras da lente sofrem desnaturação. Posteriormente, essas mesmas proteínas coagulam, formando áreas opacas no local das fibras de proteína transparentes normais. Quando a catarata obscurece a transmissão de luz de maneira tão intensa a ponto de comprometer gravemente a visão, a condição pode ser corrigida por meio de remoção cirúrgica da lente. Quando a lente é removida, o olho perde grande parte de sua potência refrativa, que deve ser substituída pela colocação de uma lente convexa plástica implantada na frente do olho.

17. C) O mecanismo de acomodação (*i. e.*, o mecanismo de focalização do sistema da lente do olho) é controlado pelos nervos parassimpáticos. Portanto, a acomodação é inibida quando os receptores muscarínicos de acetilcolina são bloqueados pela atropina. A estimulação dos nervos parassimpáticos também excita o músculo esfíncter da pupila, diminuindo, assim, a abertura pupilar; esse processo é denominado miose. Desse modo, quando os receptores de acetilcolina são bloqueados pela atropina, ocorre dilatação das pupilas, processo denominado midríase.

18. B) A hipermetropia, também conhecida como hiperopia, geralmente é causada por um bulbo do olho muito curto ou, em certas ocasiões, por um sistema de lentes muito fraco. Na miopia, ou visão curta, quando o músculo ciliar está completamente relaxado, os raios de luz provenientes de objetos distantes são focalizados na frente da retina. Em geral, essa condição deve-se a um bulbo do olho muito alongado, mas também pode resultar de uma potência refrativa excessiva no sistema de lentes do olho.

19. D) A ressonância de alta frequência da membrana basilar ocorre próximo à base, onde as ondas sonoras entram na cóclea pela janela do vestíbulo. Entretanto, a ressonância de baixa frequência ocorre próximo ao helicotrema (alternativa D), principalmente devido às fibras menos rígidas, mas também devido à carga aumentada com massas extras de líquido, que precisam vibrar ao longo da cóclea.

20. **C)** Potência refrativa de uma lente (em dioptrias) = 1 m/distância focal; se o objeto estiver em foco quando uma lente convexa estiver a 1 m de distância, a lente tem potência refrativa de 1 m/1 m = 1 dioptria. Assim, existe uma relação inversa entre a distância focal e a potência refrativa; uma lente convexa mais espessa tem distância focal mais curta e maior potência refrativa. Nesse problema, a lente precisa estar a uma distância de 10 cm do objeto para estar em foco (distância focal = 100 mm); por conseguinte, 1.000 mm/100 mm = 10 dioptrias. Como a retina do olho está situada a cerca de 17 mm atrás da lente, a potência refrativa da lente do olho é de cerca de 59 dioptrias.

21. **B)** O ponto cego do olho está localizado 15 graus laterais ao ponto central de visão. Esse é o local onde as fibras que compõem o nervo óptico saem do bulbo do olho. Não há fotorreceptores nessa localização.

22. **D)** A fotofobia é um desconforto ou dor nos olhos devido à exposição à luz; trata-se de uma condição médica, e não de um medo ou fobia. A falta de melanina (pigmento preto) na íris dos olhos torna essa estrutura ligeiramente translúcida, de modo que ela não consegue bloquear efetivamente a luz. A ausência de melanina na camada pigmentar da retina faz a luz se dispersar dentro do bulbo do olho, diminuindo o contraste e a acuidade visual.

23. **B)** A sensação do sabor amargo é causada por muitas substâncias orgânicas que contêm nitrogênio, bem como pelos alcaloides.

24. **D)** O VI par craniano, também conhecido como *nervo abducente*, inerva o músculo reto lateral, que está ligado à superfície lateral do bulbo do olho. A contração desse músculo resulta em movimento lateral do bulbo do olho, que se afasta da linha média da face em abdução – daí o nome *nervo abducente*.

25. **D)** A catarata é uma condição que faz a lente do olho se tornar opaca e se assemelhar ao aspecto da água em uma cachoeira ou corredeira de um rio, daí o seu nome. A catarata resulta da coagulação progressiva das proteínas que compõem a lente. Pode-se pensar nessa coagulação como semelhante à clara de um ovo, que se torna opaca quando é cozida. O aquecimento da clara do ovo resulta na coagulação das proteínas contidas nele.

26. **D)** A sensação do sabor azedo é proporcional ao logaritmo da concentração de íons hidrogênio causada pelos ácidos. A sensação do sabor doce é produzida por uma longa lista de substâncias químicas, incluindo açúcares, álcoois, aldeídos, cetonas e aminoácidos.

27. **B)** A sensação do sabor amargo é muito mais sensível do que as outras sensações, visto que desempenha uma importante função protetora contra muitas toxinas perigosas presentes nos alimentos.

28. **C)** O martelo está ligado à membrana timpânica, ao passo que o estribo está ligado à janela do vestíbulo. A bigorna tem articulações com ambos os ossos.

29. **E)** A luz atravessa o olho e alcança a retina na parte posterior do olho. A camada mais anterior da retina, através da qual a luz passa em primeiro lugar, é a camada ganglionar da retina. Em seguida, a luz passa através das outras camadas de células da retina, até alcançar os fotorreceptores na região posterior da retina.

30. **B)** Os axônios das células ganglionares compõem as fibras do nervo óptico. A primeira sinapse no sistema visual ocorre no núcleo geniculado lateral. As células ganglionares ligadas aos fotorreceptores no lado temporal da retina projetam-se ao núcleo geniculado lateral ipsilateral. As fibras do lado nasal da retina cruzam no quiasma óptico para o núcleo geniculado lateral oposto ou contralateral. O núcleo geniculado medial é um retransmissor sensorial para o sistema auditivo.

31. **B)** Uma lente côncava diverge os raios de luz; em contrapartida, uma lente convexa converge os raios de luz uns para os outros. Se uma lente convexa tiver a curvatura apropriada, os raios de luz paralelos serão inclinados, de modo que todos passarão através de um único ponto, denominado *ponto focal*.

32. **C)** A ampola e o sáculo fazem parte do aparelho vestibular, e não do aparelho coclear. A cóclea tem três compartimentos principais, e o movimento de líquido ocorre na rampa do vestíbulo e na rampa média em resposta às vibrações sonoras. O órgão de Corti está contido dentro da rampa média.

33. **D)** A rodopsina é a substância química sensível à luz nos bastonetes. A escotopsina e o todo-*trans*-retinal são os produtos de degradação da rodopsina, que absorveu a energia luminosa. O todo-*trans*-retinal é convertido em 11-*cis*-retinal, que pode se recombinar com a escotopsina para formar a rodopsina.

34. **B)** A informação visual do córtex visual primário (área 16 de Brodmann) é retransmitida para a área 18 de Brodmann e, em seguida, para outras áreas do córtex cerebral para processamento adicional. A análise da posição tridimensional do formato grosseiro e do movimento dos objetos ocorre na área mediotemporal posterior e no córtex occipitoparietal.

A análise dos detalhes visuais e da cor ocorre nas regiões inferiores ventral e medial do córtex occipital e do córtex temporal.

35. **E)** O termo *umami* é derivado da palavra japonesa que significa saboroso ou delicioso, e é frequentemente descrito como semelhante ao sabor da carne. Acredita-se que o glutamato seja a substância química que provoca a sensação do sabor umami.

36. **E)** As células ganglionares são as únicas células na retina que apresentam potenciais de ação. Os axônios das células ganglionares compõem o nervo óptico. As células bipolares, os cones, os bastonetes, as células horizontais e outros tipos de células na retina sinalizam a informação por meio de condução eletrotônica, que possibilita uma resposta graduada e proporcional à intensidade da luz.

37. **A)** As células receptoras para a sensação do olfato são células nervosas bipolares, originalmente derivadas do próprio sistema nervoso central.

38. **B)** Em condições de pouca luminosidade, o nível de GMPc apresenta-se elevado. Os canais de sódio dependentes de GMPc nas porções externas dos bastonetes e dos cones possibilitam a passagem de íons sódio do espaço extracelular para o espaço intracelular do fotorreceptor. Essa passagem resulta em um potencial de membrana que é ligeiramente menor do que o potencial de membrana de repouso de um neurônio típico. O movimento dos íons sódio, com a consequente alteração no potencial elétrico devido a esse aumento de permeabilidade, é conhecido como *corrente de escuro*.

39. **E)** As células simples do córtex visual primário detectam a orientação de linhas e bordas, ao passo que as células complexas detectam linhas orientadas na mesma direção, porém sem posição específica. Ou seja, a linha pode ser deslocada por distâncias moderadas lateral ou verticalmente, e os mesmos neurônios serão estimulados enquanto a linha estiver na mesma direção.

40. **C)** Em condições de baixa luminosidade, o GMPc ajuda a manter o estado aberto dos canais de sódio na membrana externa dos bastonetes. A hidrólise do GMPc pela luz provoca o fechamento dos canais de sódio. Uma quantidade menor de sódio consegue entrar no segmento externo dos bastonetes, hiperpolarizando, assim, o bastonete.

41. **E)** Essa mulher apresenta doença de Ménière, um distúrbio do ouvido interno que afeta a audição e o equilíbrio. A doença resulta do excesso de endolinfa na rampa média e no labirinto membranáceo. A causa não é conhecida, mas parece ter um componente genético. Os sintomas consistem em vertigem, nistagmo, zumbido de baixo timbre e perda auditiva súbita, porém temporária; a perda da audição pode se tornar permanente. O neuroma acústico é um tumor benigno de crescimento lento que se desenvolve no nervo coclear. O pólipo aural é um crescimento do meato acústico, que pode estar ligado à membrana timpânica ou crescer a partir do ouvido médio. A exostose consiste na formação de um novo osso na superfície de um osso existente; às vezes, ela ocorre no meato acústico de nadadores após a exposição prolongada à água fria, motivo pelo qual também é denominada "ouvido de surfista". A bigorna é um dos três ossículos do ouvido médio e tem formato característico.

42. **C)** A ocorrência de aumento tanto do volume quanto da pressão da endolinfa no labirinto membranáceo produz os sintomas da doença de Ménière; a razão para esse acúmulo de endolinfa não é conhecida. O labirinto membranáceo é composto principalmente pela cóclea e pelos órgãos do equilíbrio (canais semicirculares, utrículo e sáculo). A ruptura e a cicatrização repetidas do saco endolinfático do labirinto membranáceo podem ser responsáveis pelos sintomas intermitentes da doença de Ménière. Acredita-se que o saco endolinfático regule a pressão hidrostática da endolinfa por simples expansão ou colapso; além disso, ele pode ter funções secretoras e de absorção.

43. **D)** Na miopia, o ponto focal do sistema de lentes do olho está situado na frente da retina. Uma lente côncava diverge os raios de luz. Ao colocar uma lente côncava adequada na frente do olho, a divergência dos raios de luz moverá o ponto focal da frente da retina para uma posição sobre a retina.

44. **A)** A região cortical pré-motora bilateral dos lobos frontais controla os movimentos de fixação voluntários. Uma lesão nessa região faz a pessoa ter dificuldade de desviar os olhos de um ponto de fixação e movimentá-los para outro ponto.

45. **C)** Concentrações que são apenas 10 a 50 vezes acima dos valores limiares produzem intensidade máxima do olfato, o que contrasta com a maioria dos outros sistemas sensoriais do corpo, em que a faixa de discriminação de intensidade pode alcançar 1 trilhão para 1. Esse fenômeno talvez possa ser explicado pelo fato de que o olfato está mais relacionado com a detecção ou a presença de odores do que com a detecção quantitativa de suas intensidades.

46. **D)** Embora a maioria das células do sistema nervoso despolarize em resposta à entrada de sódio, as células ciliadas constituem um grupo de células que despolarizam em resposta à entrada de potássio.

47. **C)** A rampa média é delimitada pela membrana basilar e pela membrana de Reissner e contém uma membrana tectória. A margem apical das células ciliadas tem estereocílios, que estão incorporados à membrana tectória.

48. B) O nervo abducente inerva o músculo reto lateral do bulbo do olho. O nervo troclear inerva o músculo oblíquo superior. O nervo oculomotor inerva os músculos reto medial, oblíquo inferior, reto superior e reto inferior do bulbo do olho.

49. E) Mesmo a concentração mínima de uma substância odorífera específica inicia um efeito de cascata, que abre um número extremamente alto de canais de sódio. Esse fenômeno é responsável pela notável sensibilidade dos neurônios olfatórios e até mesmo pelas quantidades mínimas de substâncias odoríferas.

50. B) A redução da rodopsina e dos pigmentos dos cones pela luz diminui as concentrações de substâncias químicas fotossensíveis nos bastonetes e nos cones. Por conseguinte, a sensibilidade do olho à luz é correspondentemente reduzida. Esse fenômeno é denominado *adaptação à luz*.

51. A) As fibras auditivas entram no núcleo coclear. As fibras do núcleo coclear passam para o colículo inferior por meio do lemnisco lateral. As fibras do colículo inferior seguem o seu trajeto para o núcleo geniculado medial e, em seguida, para o córtex auditivo primário.

52. E) O sistema auditivo determina a intensidade em pelo menos três formas. Na primeira, a amplitude de vibração da membrana basilar aumenta, de modo que as células ciliadas excitam as terminações nervosas em frequências mais rápidas. Na segunda forma, um número cada vez maior de células ciliadas nas margens da porção ressonante da membrana basilar são estimuladas. Por fim, as células ciliadas externas são recrutadas em uma taxa significativa.

53. C) Na hipermetropia, o ponto focal do sistema de lentes do olho está situado atrás da retina. Em geral, isso resulta de um bulbo do olho muito curto na direção anteroposterior.

54. A) Na situação descrita, os olhos fixam um objeto no campo visual e permanecem nesse objeto enquanto a cabeça vira para a esquerda, resultando em um movimento ocular para a direita enquanto a cabeça é rodada para a esquerda. Quando o objeto não está mais no campo central da visão, os olhos passam a exibir um rápido movimento de salto para a esquerda (*i. e.*, na direção da rotação da cabeça) e fixam um novo objeto no campo visual. Esse salto é denominado *sacada*. Esse processo se repete até que a cabeça tenha rodado totalmente para a esquerda. Durante o movimento sacádico dos olhos, a visão é suprimida.

55. A) Foi descrita uma nova via olfatória que se projeta para o núcleo dorsomedial do tálamo e, em seguida, para o córtex orbitofrontal. Entretanto, as vias olfatórias mais antigas não passam pelo hipotálamo para alcançar o córtex, diferentemente de outros sistemas sensoriais, que apresentam retransmissão talâmica.

56. A) As células ganglionares da retina têm conexões sinápticas com o núcleo geniculado lateral (NGL); a partir desse local, os sinais visuais (potenciais de ação) são transmitidos para o córtex visual primário. As células ganglionares na metade nasal da retina fazem sinapse no NGL contralateral, ao passo que as células ganglionares da metade temporal da retina fazem sinapse no NGL ipsilateral. A decussação ocorre no quiasma óptico. Os neurônios pós-sinápticos no NGL seguem nas radiações ópticas e fazem sinapse em forma de leque no córtex visual primário.

57. C) No indivíduo normal, a exposição de um dos olhos à luz brilhante resulta em constrição de ambas as pupilas, devido à contração dos músculos esfíncteres da pupila. Em contrapartida, o músculo dilatador da pupila a dilata. O músculo ciliar está envolvido na focalização do olho (acomodação).

58. B) Essa mulher apresenta síndrome de Horner, que não é uma doença, mas sim um sintoma de uma doença ou de outro problema. Nesse caso, as lacerações no lado direito do pescoço danificaram os nervos simpáticos para o olho direito e o lado direito da face. Outras causas de síndrome de Horner incluem dissecção da aorta que comprime tecidos adjacentes, dissecção da carótida, tumor de Pancoast do pulmão e tuberculose; além disso, ela pode ser congênita. A ruptura dos nervos simpáticos para o olho provoca miose ipsilateral, ptose e dilatação dos vasos sanguíneos na conjuntiva. A distrofia de cones-bastonetes é uma doença crônica em que os bastonetes e os cones sofrem deterioração ao longo do tempo. A heterocromia da íris é uma diferença na cor da íris entre os dois olhos, o que frequentemente ocorre em indivíduos com síndrome de Horner antes de 2 anos de idade, mas não em adultos, nos quais a cor dos olhos já está estabelecida. O retinoblastoma é um câncer de olho em crianças. A xeroftalmia (também denominada *síndrome do olho seco*) é uma doença causada pelo ressecamento dos olhos.

59. C) A cocaína bloqueia a recaptação de noradrenalina, aumentando a sua concentração no terminal do nervo. A noradrenalina relaxa o músculo dilatador da pupila (também denominado *esfíncter pupilar*), fazendo a pupila se tornar maior. A incapacidade da cocaína de causar dilatação da pupila indica ruptura dos nervos simpáticos para o músculo dilatador da pupila, visto que a noradrenalina não está sendo liberada na junção neuromuscular. Uma abordagem mais recente consiste na aplicação de um agonista alfa-adrenérgico (como apraclonidina) a ambos os olhos. O músculo dilatador da pupila responde à denervação, aumentando o número de receptores α-1. As propriedades α-1 adrenérgicas fracas da apraclonidina não têm nenhum efeito sobre o músculo dilatador da pupila normal, porém causam uma extensa dilatação do músculo dilatador da pupila desnervado hipersensível. Por conseguinte, com a aplicação de apraclonidina, a resposta correta seria C, visto que o olho direito está desnervado e, portanto, hipersensível à estimulação α-1 adrenérgica.

60. **C)** Foram identificados pelo menos oito tipos de substâncias neurotransmissoras para as células amácrinas. Os neurotransmissores utilizados para as células bipolares e horizontais não estão bem esclarecidos, porém sabe-se que os bastonetes e os cones liberam glutamato em suas sinapses com as células bipolares (ver figura a seguir).

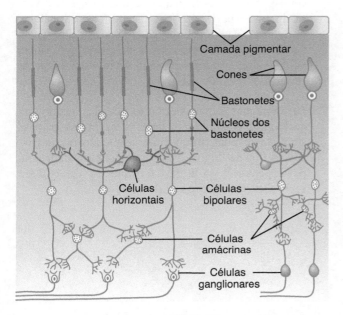

(Esta figura encontra-se reproduzida em cores no Encarte.)

61. **D)** Como um olho fica situado a uma distância de pouco mais de 5 centímetros em relação ao outro, as imagens sobre as duas retinas diferem uma da outra. A paralaxe binocular (estereopsia) permite que uma pessoa com dois olhos tenha capacidade muito maior do que uma pessoa com apenas um olho de avaliar distâncias relativas quando os objetos estão próximos.

62. **A)** A principal razão pela qual a superfície anterior da córnea fornece a maior parte da potência refrativa do olho é que o índice de refração da córnea é acentuadamente diferente daquele do ar.

63. **D)** De modo intuitivo, poderíamos supor que o bastonete tem a maior amplitude de sensibilidade espectral. Entretanto, é o cone vermelho que tem a sensibilidade espectral mais ampla, seguido dos bastonetes, dos cones verdes e, por fim, dos cones azuis, os quais apresentam a faixa mais estreita de sensibilidade espectral.

64. **A)** Os processos ciliares secretam todo o humor aquoso do líquido intraocular a uma taxa média de 2 a 3 μℓ/min. Esses processos consistem em dobras lineares, que se projetam a partir do músculo ciliar para dentro do espaço atrás da íris. O líquido intraocular flui da região atrás da íris, através da pupila, para a câmara anterior do olho.

65. **A)** As papilas circunvaladas estão localizadas na parte posterior da língua, ao passo que as papilas fungiformes se encontram na parte anterior da língua, e as papilas folhadas, na parte lateral da língua. A papila de Vater libera secreções pancreáticas e bile no duodeno.

66. **C)** O núcleo geniculado medial é o núcleo do tálamo que transmite a informação auditiva do tronco encefálico para o córtex auditivo primário.

67. **A)** Acredita-se que a preferência de sabor, embora não seja totalmente compreendida, envolva um processo central.

68. **E)** A maior parte do córtex auditivo primário encontra-se no lobo temporal, porém os córtices auditivos de associação estendem-se por grande parte do lobo insular e até mesmo da porção lateral do lobo parietal.

69. **B)** A terminação das fibras gustativas para todas as sensações de sabores está situada no núcleo do trato solitário, no bulbo.

70. **B)** O fascículo longitudinal medial é uma via para as fibras nervosas que entram e saem dos núcleos oculomotores, trocleares e abducentes do tronco encefálico, possibilitando, assim, uma comunicação para coordenar a contração dos vários músculos extraoculares.

71. **B)** O líquido intraocular flui da câmara anterior do olho, entre a córnea e a íris, através de uma rede de trabéculas, no interior do canal de Schlemm, que desemboca nas veias aquosas extraoculares (ver figura a seguir).

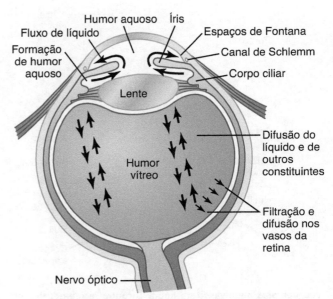

(Esta figura encontra-se reproduzida em cores no Encarte.)

72. **B)** Apenas as células ganglionares têm potenciais de ação. Os fotorreceptores, as células bipolares e as células horizontais parecem operar por meio de potenciais graduados.

73. **D)** Os núcleos olivares superiores (ver figura a seguir) recebem informações auditivas de ambos os ouvidos e iniciam o processo de detecção da direção a partir do local de origem do som. A parte lateral do núcleo olivar superior desempenha essa função ao comparar a diferença de intensidade do som que alcança os dois ouvidos, ao passo que a parte medial do núcleo olivar superior detecta o intervalo de tempo entre os sinais que entram nos dois ouvidos.

74. **D)** Os sinais eferentes das células horizontais são sempre inibitórios; as suas conexões laterais com os corpos sinápticos dos fotorreceptores (bastonetes e cones) e com os dendritos das células bipolares fornecem uma inibição lateral, a fim de assegurar a transmissão dos padrões visuais com contraste visual adequado. A inibição lateral é de importância crítica em todos os sistemas sensoriais para refinar os sinais sensoriais. Existem muitos tipos de células amácrinas com pelo menos seis tipos de funções; elas transmitem sinais tanto horizontal quanto verticalmente, formando conexões com muitos tipos diferentes de células. As células bipolares transmitem sinais verticalmente a partir dos fotorreceptores e das células horizontais para as células ganglionares e amácrinas na camada plexiforme interna da retina. As células ganglionares transmitem sinais eferentes a partir da retina, por meio do nervo óptico, até o cérebro.

75. **B)** As papilas folhadas estão localizadas nas dobras ao longo das superfícies laterais da língua, ao passo que as papilas fungiformes se encontram na parte anterior da língua, e as papilas circunvaladas, na parte posterior da língua. A papila de Vater libera secreções pancreáticas e bile no duodeno.

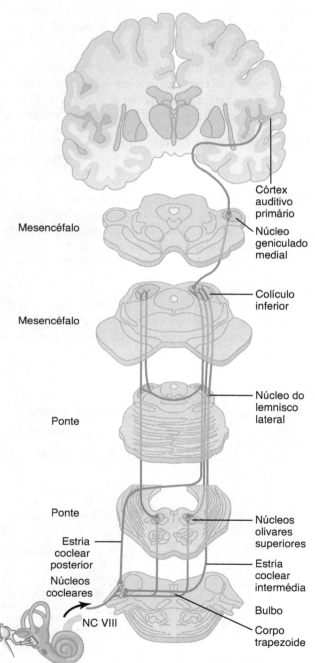

Vias nervosas auditivas. (Esta figura encontra-se reproduzida em cores no Encarte.)

PARTE 11

SISTEMA NERVOSO: C. NEUROFISIOLOGIA MOTORA E INTEGRATIVA

1. Qual das alternativas a seguir descreve melhor os neurônios motores anteriores e seus alvos de inervação?
   A) Fibras extrafusais alfa; fibras intrafusais gama
   B) Fibras intrafusais alfa; fibras extrafusais gama
   C) Fibras extrafusais alfa; fibras extrafusais gama
   D) Fibras intrafusais alfa; fibras intrafusais gama

2. Qual das alternativas a seguir descreve melhor o transmissor liberado pelas células de Renshaw e a principal ação dessas células em condições fisiológicas normais?
   A) Glicina – inibitória
   B) Glicina – excitatória
   C) Acetilcolina – inibitória
   D) Acetilcolina – excitatória
   E) Estricnina – excitatória
   F) Estricnina – inibitória

3. Qual das alternativas a seguir descreve melhor o arco reflexo e a resposta muscular do órgão tendinoso de Golgi?
   A) Arco reflexo monossináptico; relaxamento do músculo
   B) Arco reflexo monossináptico; contração do músculo
   C) Arco reflexo dissináptico; relaxamento do músculo
   D) Arco reflexo dissináptico; contração do músculo
   E) Arco reflexo polissináptico; relaxamento do músculo
   F) Arco reflexo polissináptico; contração do músculo

4. Qual das alternativas a seguir descreve melhor as capacidades sensoriais do fuso neuromuscular em condições fisiológicas normais?
   A) Apenas comprimento
   B) Apenas tensão
   C) Apenas taxa de alteração de comprimento
   D) Apenas comprimento e tensão
   E) Comprimento e taxa de alteração de comprimento
   F) Tensão e taxa de alteração de comprimento

5. Qual dos seguintes tipos de fibras musculares é responsável pela resposta dinâmica em um receptor do fuso neuromuscular?
   A) Fibra muscular extrafusal
   B) Fibra de bolsa nuclear estática
   C) Fibra de cadeia nuclear
   D) Fibra de bolsa nuclear
   E) Fibra de cadeia nuclear estática

6. Qual das alternativas a seguir descreve melhor o tipo de arco reflexo e o receptor sensorial para o reflexo de retirada flexor?
   A) Arco reflexo: receptor sensorial dissináptico: corpúsculo de Pacini
   B) Arco reflexo: receptor sensorial dissináptico: nociceptor
   C) Arco reflexo: receptor sensorial monossináptico: corpúsculo de Pacini
   D) Arco reflexo: receptor sensorial monossináptico: órgão tendinoso de Golgi
   E) Arco reflexo: receptor sensorial polissináptico: nociceptor
   F) Arco reflexo: receptor sensorial polissináptico: fuso neuromuscular

7. Qual das alternativas a seguir tem a maior área de representação no córtex motor primário?
   A) Quadril
   B) Joelho
   C) Polegar
   D) Dedos do pé
   E) Tronco

8. Em qual dos seguintes tratos nervosos os sinais aferentes provenientes da periferia do corpo seguem o seu trajeto até o cerebelo?
   A) Trato espinocerebelar ventral
   B) Trato fastigiorreticular
   C) Trato vestibulocerebelar
   D) Trato reticulocerebelar

9. A doença neurológica associada ao cerebelo produz qual dos seguintes tipos de sintomas?
   A) Apenas tremor de repouso
   B) Atetose e tremor de repouso

165

C) Rigidez e tremor de repouso
D) Ataxia e dismetria

10. Qual das alternativas a seguir descreve melhor o impulso aferente das células de Purkinje para as células nucleares profundas do cerebelo?
    A) Sempre estimulador
    B) Sempre inibitório
    C) Estimulador apenas quando se origina do complexo olivar inferior
    D) Estimulador apenas quando se origina das fibras musgosas

11. A doença neurológica associada ao globo pálido produz qual dos seguintes sintomas?
    A) Rigidez
    B) Coreia
    C) Hemibalismo
    D) Atetose

12. Todas as seguintes estruturas fazem parte do núcleo da base, EXCETO uma. Qual é a EXCEÇÃO?
    A) Núcleo caudado
    B) Núcleo rubro
    C) Substância negra
    D) Putame

13. O hemibalismo está associado ao dano ou à disfunção de qual das seguintes estruturas?
    A) Tálamo
    B) Núcleo caudado
    C) Subtálamo
    D) Núcleo rubro

14. A amnésia retrógrada geralmente resulta de dano ou disfunção em qual das seguintes estruturas?
    A) Hipocampo
    B) Subtálamo
    C) Hipotálamo
    D) Tálamo

15. O dano à área de Broca no lado dominante do cérebro resulta em qual dos seguintes sintomas neurológicos?
    A) Amnésia anterógrada
    B) Tremor intencional
    C) Ataxia
    D) Afasia motora

16. Qual das seguintes estruturas fornece a conexão entre a área de Wernicke e a área de Broca no córtex cerebral?
    A) Lemnisco medial
    B) Fascículo prosencefálico medial
    C) Corpo caloso
    D) Fascículo arqueado

17. A estimulação fraca de qual das seguintes áreas do cérebro proporciona a um animal senso de recompensa?
    A) Amígdala
    B) Núcleo dorsal da rafe
    C) Substância cinzenta periaquedutal
    D) Tecido ao redor do fascículo prosencefálico medial

18. Os neurônios localizados na substância negra liberam qual dos seguintes neurotransmissores?
    A) Noradrenalina
    B) Serotonina
    C) Dopamina
    D) Acetilcolina

19. Qual das alternativas a seguir descreve melhor as alterações nos padrões de sono que ocorrem durante o processo de envelhecimento, da infância até a velhice?
    A) A quantidade de tempo que se passa no estágio IV do sono aumenta
    B) A quantidade de tempo que se passa no sono REM aumenta
    C) A quantidade de tempo em que podem ser registradas ondas delta no eletroencefalograma (EEG) durante o sono diminui
    D) A incidência de despertar noturno diminui

20. Qual dos seguintes neurotransmissores em excesso tem maior probabilidade de causar mania?
    A) Dopamina
    B) Serotonina
    C) Ácido gama-aminobutírico (GABA)
    D) Acetilcolina

21. Qual das seguintes estruturas é inervada quase totalmente pela divisão simpática, mas não pela divisão parassimpática do sistema nervoso autônomo?
    A) Vasos sanguíneos
    B) Trato gastrointestinal
    C) Coração
    D) Órgãos reprodutores
    E) Bexiga urinária

22. Qual dos seguintes tipos de estimulação autonômica está mais corretamente associado à sua função?
    A) Estimulação simpática – ejaculação
    B) Estimulação simpática – dilatação dos vasos sanguíneos
    C) Estimulação simpática – constrição pupilar
    D) Estimulação parassimpática – aumento da frequência cardíaca
    E) Estimulação parassimpática – constrição da artéria coronária
    F) Estimulação parassimpática – dilatação dos brônquios

23. A destruição seletiva do gânglio cervical superior direito tem maior probabilidade de resultar em qual dos seguintes efeitos?
    A) Dilatação da pupila do olho direito
    B) Dilatação da pupila do olho esquerdo

C) Constrição da pupila do olho esquerdo
D) Constrição da pupila do olho direito

24. Qual dos seguintes neurotransmissores é encontrado nos gânglios autonômicos dos sistemas simpático e parassimpático?
    A) Acetilcolina
    B) Noradrenalina
    C) Adrenalina
    D) Dopamina

25. Foram realizados estudos fisiológicos em camundongos para descobrir novas formas de facilitar a entrada do metotrexato nos tecidos cerebrais para o controle de tumores. Foram administradas infusões de manitol hipertônico na artéria carótida interna em várias taxas. A taxa ideal de infusão de manitol que produziu uma ruptura temporária da barreira hematoencefálica sem causar sequelas neurológicas foi de 0,25 ml/kg/s durante 20 segundos. A duração da ruptura da barreira hematoencefálica foi máxima por aproximadamente 5 minutos e, em seguida, apresentou rápida reversão. Os níveis de metotrexato nos tecidos cerebrais foram quatro a cinco vezes maiores no cérebro dos camundongos aos quais foi administrada a infusão de manitol, em comparação com os tecidos cerebrais de camundongos de controle que receberam solução salina. Qual das alternativas a seguir representa o efeito mais provável do esquema de infusão de manitol ideal sobre o volume das células endoteliais e a permeabilidade dos capilares cerebrais nesse experimento?
    A) Diminuição do volume das células endoteliais; diminuição da permeabilidade capilar
    B) Diminuição do volume das células endoteliais; aumento da permeabilidade capilar
    C) Diminuição do volume das células endoteliais; sem alteração na permeabilidade capilar
    D) Aumento do volume das células endoteliais; diminuição da permeabilidade capilar
    E) Aumento do volume das células endoteliais; aumento da permeabilidade capilar
    F) Aumento do volume das células endoteliais; sem alteração da permeabilidade capilar

26. Um homem de 46 anos de idade é admitido no serviço de emergência após cair da varanda e bater a cabeça em um degrau da escada de cimento. A pontuação da escala de coma de Glasgow é de 10. O paciente é intubado, e a TC revela um grande hematoma subdural. O paciente apresenta papiledema bilateral. Qual das alternativas a seguir descreve melhor a pressão intracraniana (PIC), a pressão capilar (PC) cerebral e o volume venoso intracraniano (VVIC) mais prováveis nesse paciente durante um ciclo de *feedback* (retroalimentação) positivo que envolve todas as três variáveis?
    A) Diminuição da PIC, diminuição da PC, diminuição do VVIC
    B) Diminuição da PIC, diminuição da PC, aumento do VVIC
    C) Diminuição da PIC, aumento da PC, diminuição do VVIC
    D) Diminuição da PIC, aumento da PC, aumento do VVIC
    E) Aumento da PIC, diminuição da PC, diminuição do VVIC
    F) Aumento da PIC, diminuição da PC, aumento do VVIC
    G) Aumento da PIC, aumento da PC, diminuição do VVIC
    H) Aumento da PIC, aumento da PC, aumento do VVIC

27. Qual das alternativas a seguir descreve melhor o fluxo sanguíneo cerebral em níveis médios de pressão arterial entre 140 e 180 mmHg em um indivíduo normotenso?
    A) Varia de acordo com o nível de pressão arterial
    B) É constante e não depende da pressão
    C) É independente da pressão arterial
    D) É inversamente proporcional à pressão arterial

28. Qual das alternativas a seguir descreve melhor o volume total de líquido cefalorraquidiano no sistema nervoso humano adulto (em mililitros)?
    A) 150
    B) 500
    C) 50
    D) 300

29. O aumento em qual dos seguintes níveis ou concentrações tem ação direta no aumento do fluxo sanguíneo cerebral?
    A) Níveis de dióxido de carbono arterial
    B) Concentração arterial de íons hidrogênio
    C) Níveis intersticiais de dióxido de carbono no cérebro
    D) Concentração intersticial de íons hidrogênio no cérebro

30. Nos EUA, a maioria dos casos de acidente vascular encefálico (AVE) pode ser atribuída a qual das seguintes situações?
    A) Hemorragia devido à ruptura arterial
    B) Hemorragia devido a traumatismo venular
    C) Isquemia devido à hipotensão sistêmica
    D) Isquemia devido a tromboembolismo

31. Qual das alternativas a seguir descreve melhor a taxa de formação do líquido cefalorraquidiano em um ser humano adulto normal (em mililitros por dia)
    A) 50
    B) 100
    C) 300
    D) 500
    E) 1.000

Parte 11 Sistema Nervoso: C. Neurofisiologia Motora e Integrativa

32. Uma mulher de 98 anos de idade sofre um AVE que compromete gravemente a sua fala. Qual área do cérebro está mais provavelmente danificada?

    A) Córtex motor primário
    B) Área pré-motora
    C) Área de Broca
    D) Cerebelo

33. Uma mulher de 23 anos de idade sofre grave traumatismo na cabeça e no pescoço em um acidente de motocicleta. O exame físico revela sinal de Babinski positivo. Qual parte do cérebro tem maior probabilidade de ter sido danificada nessa mulher?

    A) Neurônios motores anteriores
    B) Cerebelo
    C) Trato corticoespinhal
    D) Córtex pré-motor

34. Qual das seguintes afirmativas descreve melhor o papel funcional dos hemisférios laterais do cerebelo?

    A) Controlam e coordenam os movimentos dos músculos axiais, bem como os ombros e o quadril
    B) Controlam os movimentos que envolvem a musculatura distal dos membros
    C) Funcionam com o córtex cerebral para planejar os movimentos
    D) Estimulam os neurônios motores por meio de suas conexões com a medula espinhal

35. Qual das alternativas a seguir produziria um aumento no fluxo sanguíneo cerebral?

    A) Aumento da tensão de dióxido de carbono
    B) Aumento da tensão de oxigênio
    C) Diminuição da atividade dos neurônios do córtex cerebral
    D) Diminuição da tensão de dióxido de carbono
    E) Diminuição da pressão arterial de 120 para 90 mmHg

36. À medida que os neurônios motores deixam a medula espinhal e seguem o seu trajeto perifericamente para o músculo esquelético, eles precisam passar através de qual das seguintes estruturas?

    A) Coluna posterior
    B) Raiz posterior
    C) Comissura branca anterior
    D) Funículo lateral
    E) Raiz anterior

37. Qual nível da medula espinhal contém toda a população de neurônios simpáticos pré-ganglionares?

    A) C5–T1
    B) C3–C5
    C) S2–S4
    D) T1–L2
    E) T6–L1

Perguntas 38 e 39

Ocorre formação de hematoma subdural do lado esquerdo em um homem de 23 anos de idade após um acidente automobilístico. O exame físico revela papiledema 3 dias após o acidente. Utilize essas informações para responder às próximas duas perguntas.

38. Qual das alternativas a seguir tem maior probabilidade de estar aumentada nesse paciente?

    A) Fluxo sanguíneo cerebral
    B) Produção de líquido cefalorraquidiano
    C) Volume de líquido cefalorraquidiano
    D) Pressão intracraniana
    E) Volume venoso intracraniano

39. O colapso de qual das seguintes estruturas tem maior probabilidade de levar à diminuição da oxigenação cerebral nesse paciente?

    A) Artérias
    B) Capilares
    C) Ventrículos laterais
    D) Espaço subaracnoide
    E) Veias

40. Os axônios simpáticos pré-ganglionares passam através de qual das seguintes estruturas?

    A) Raiz posterior
    B) Ramos primários posteriores
    C) Ramos brancos
    D) Ramos cinzentos
    E) Ramos primários anteriores

41. Os neurônios gigantocelulares da formação reticular liberam qual neurotransmissor?

    A) Noradrenalina
    B) Serotonina
    C) Dopamina
    D) Acetilcolina
    E) Glutamato

42. Os astrócitos que participam do controle metabólico do fluxo sanguíneo cerebral exibem os seguintes três eventos associados ao processo: (1) liberação de prostaglandina, (2) onda de cálcio e (3) transbordamento de glutamato. Qual das sequências a seguir descreve melhor a ordem temporal correta desses três eventos?

    A) 2, 1, 3
    B) 1, 2, 3
    C) 3, 1, 2
    D) 1, 3, 2
    E) 3, 2, 1
    F) 2, 3, 1

43. Uma jovem de 15 anos de idade é levada para uma consulta médica devido à faringite. O médico prescreve um antibiótico que pode penetrar a maioria dos tecidos, mas não a barreira hematoencefálica.

A barreira hematoencefálica pode ser atribuída principalmente a qual dos seguintes tipos de células?

A) Astrócito
B) Célula endotelial
C) Célula da glia
D) Macrófago
E) Pericito
F) Célula muscular lisa

44. Em qual tipo de neurônio o axônio forma junções sinápticas com as células musculares esqueléticas (fibras intrafusais) dentro dos fusos neuromusculares?

A) Neurônio motor alfa
B) Neurônio piramidal
C) Neurônio motor gama
D) Célula granulosa
E) Célula de Purkinje

45. Qual sistema de projeção está contido no pedúnculo cerebelar superior?

A) Pontocerebelar
B) Cerebelotalâmico
C) Espinocerebelar posterior
D) Corticoespinhal

Perguntas 46 e 47

Um homem de 54 anos de idade pisa em uma garrafa quebrada com o pé direito descalço. A perna direita dele levanta-se imediatamente, ao passo que a perna esquerda se estende antes que ele possa reagir conscientemente à dor. Utilize essa informação para responder às próximas duas perguntas.

46. Essa ação é atribuível a qual dos seguintes reflexos?

A) Reflexo de locomoção
B) Reflexo de estiramento
C) Reflexo patelar
D) Reflexo tendinoso de Golgi
E) Reflexo flexor de retirada

47. Qual das alternativas a seguir descreve melhor o tipo de arco reflexo e o receptor sensorial para esse reflexo?

	Arco reflexo	Receptor sensorial
A)	Dissináptico	Corpúsculo de Pacini
B)	Dissináptico	Nociceptor
C)	Monossináptico	Corpúsculo de Pacini
D)	Monossináptico	Órgão tendinoso de Golgi
E)	Polissináptico	Nociceptor
F)	Polissináptico	Fuso neuromuscular

48. Qual estrutura cerebral serve como principal controlador do sistema límbico?

A) Hipotálamo
B) Hipocampo
C) Amígdala
D) Corpo mamilar
E) Fórnice

49. Grande parte do córtex cerebral não se encaixa na definição convencional de córtex motor ou sensorial. Qual termo se refere ao tipo de córtex que recebe estímulos principalmente de várias outras regiões do córtex cerebral?

A) Córtex agranular
B) Córtex somatossensorial secundário
C) Córtex de associação
D) Córtex motor suplementar
E) Córtex visual secundário

50. Os dois hemisférios do cérebro estão ligados por qual das seguintes fibras ou vias nervosas?

A) Lemnisco lateral
B) Fibras corticofugais
C) Corpo caloso
D) Fascículo arqueado
E) Fascículo longitudinal medial

51. As fibras do trato corticoespinhal passam através de qual das seguintes estruturas?

A) Lemnisco medial
B) Pirâmide bulbar
C) Funículo posterior
D) Fascículo longitudinal medial
E) Raízes anteriores

52. A condição de prosopagnosia geralmente resulta da disfunção ou da lesão de qual área do córtex cerebral?

A) Área pré-frontal
B) Junção dos lobos parietal e temporal no lado não dominante do cérebro
C) Campos visuais frontais
D) Lado inferior dos lobos occipital medial e temporal
E) Áreas de associação límbicas dos lobos frontal e temporal anterior

53. As lesões de que área do cérebro teriam o efeito mais devastador sobre as inteligências verbal e simbólica?

A) Hipocampo
B) Amígdala
C) Área de Wernicke no lado não dominante do cérebro
D) Área de Broca
E) Área de Wernicke no lado dominante do cérebro

54. Um AVE que envolve a artéria cerebral média no lado esquerdo tem maior probabilidade de causar qual dos seguintes sintomas?

A) Paralisia do lado esquerdo do rosto e do membro superior esquerdo
B) Paralisia do membro inferior esquerdo
C) Perda completa da visão em ambos os olhos
D) Perda da capacidade de compreensão da fala
E) Perda da visão na metade esquerda de ambos os olhos

Parte 11 Sistema Nervoso: C. Neurofisiologia Motora e Integrativa

55. A criação de memória pode ser interrompida por qual das seguintes atividades?
    A) Fosforilação de um canal de potássio para bloquear a atividade
    B) Ativação da adenilato ciclase
    C) Perda não natural da consciência
    D) Aumento na síntese de proteínas
    E) Ativação da fosfodiesterase do monofosfato de guanosina cíclico (GMPc)

56. Qual das seguintes estruturas é inervada quase totalmente pela divisão simpática, mas não pela divisão parassimpática do sistema nervoso autônomo?
    A) Vasos sanguíneos
    B) Trato gastrointestinal
    C) Coração
    D) Pulmões
    E) Bexiga urinária

57. Qual sistema de projeção está contido no pedúnculo cerebelar inferior?
    A) Pontocerebelar
    B) Cerebelotalâmico
    C) Espinocerebelar posterior
    D) Corticoespinhal
    E) Dorsoespinocerebelar

58. Os sinais das áreas motoras do córtex alcançam o cerebelo contralateral após passar primeiro por qual das seguintes estruturas?
    A) Tálamo
    B) Núcleo caudado
    C) Núcleo rubro
    D) Núcleos pontinos basilares
    E) Núcleos da coluna dorsal

59. O líquido cefalorraquidiano (LCR) proporciona o efeito de amortecimento tanto dentro quanto fora do cérebro. Qual espaço localizado fora do cérebro ou da medula espinhal contém LCR?
    A) Ventrículo lateral
    B) Terceiro ventrículo
    C) Cisterna magna
    D) Espaço epidural
    E) Aqueduto de Sylvius

Perguntas 60 e 61

Uma mulher de 34 anos de idade consulta o médico devido a movimentos descontrolados dos braços, das pernas, da cabeça, do rosto e da parte superior do corpo. Esses sintomas aumentaram progressivamente durante os últimos 12 meses. Ela também está deprimida e irritável e repete a mesma pergunta seis vezes durante a visita de 30 minutos ao consultório. As análises genéticas revelam expansão de uma repetição de trinca CAG no cromossomo 4. Utilize essas informações para responder às próximas duas perguntas.

60. Qual é o diagnóstico mais provável?
    A) Doença de Alzheimer
    B) Transtorno bipolar
    C) Tumor cerebral
    D) Doença de Huntington
    E) Doença de Parkinson

61. Quais dos seguintes neurônios têm maior probabilidade de estarem diminuídos nessa mulher?
    A) Neurônios de acetilcolina, no núcleo magnocelular do prosencéfalo
    B) Neurônios dopaminérgicos, na substância negra
    C) Neurônios de ácido gama-aminobutírico (GABA), no núcleo caudado e no putame
    D) Neurônios serotoninérgicos, nos núcleos da rafe

62. Qual sistema de projeção está contido no pedúnculo cerebelar médio?
    A) Pontocerebelar
    B) Cerebelotalâmico
    C) Espinocerebelar posterior
    D) Corticoespinhal
    E) Ventrospinocerebelar

63. O estímulo sensorial periférico que ativa os elementos excitatórios ascendentes da formação reticular provém principalmente de qual das seguintes alternativas?
    A) Sinais de dor
    B) Informação sensorial proprioceptiva
    C) Sistema corticoespinhal
    D) Lemnisco medial
    E) Estímulo dos corpúsculos de Pacini

64. As células da medula adrenal recebem estímulos sinápticos de qual tipo de neurônio?
    A) Simpático pré-ganglionar
    B) Simpático pós-ganglionar
    C) Parassimpático pré-ganglionar
    D) Parassimpático pós-sináptico
    E) Parassimpático pré-sináptico

65. Qual atividade aumentará a sensibilidade do reflexo de estiramento?
    A) Corte das fibras da raiz dorsal associadas ao músculo em que o reflexo de estiramento está sendo examinado
    B) Aumento da atividade dos músculos reticulares bulbares
    C) Inclinação da cabeça para a frente
    D) Aumento da atividade do sistema fusimotor (neurônio motor gama)
    E) Estimulação dos hemisférios laterais do cerebelo

66. Um complexo padrão de picos nas células de Purkinje do cerebelo pode ser iniciado pela estimulação de qual área do cérebro?
    A) Complexo olivar inferior
    B) Núcleos reticulares do tronco encefálico

C) Neurônios no núcleo rubro
D) Complexo olivar superior
E) Núcleo vestibular dorsal

67. Qual das seguintes estruturas serve como via alternativa para os sinais do córtex motor para a medula espinhal?
A) Núcleo rubro
B) Núcleos pontinos basilares
C) Núcleo caudado
D) Tálamo
E) Núcleos da coluna dorsal

68. O fenômeno de rigidez por descerebração pode ser explicado, pelo menos em parte, por qual das seguintes opções?
A) Estimulação dos neurônios sensoriais tipo 1b
B) Perda dos sinais cerebelares para o núcleo rubro
C) Atividade excessiva dos núcleos reticulares do bulbo envolvidos no controle motor
D) Atividade dos núcleos reticulares pontinos sem oposição
E) Degeneração da via nigroestriatal

69. O córtex motor primário é organizado em colunas verticais, compostas por células ligadas entre si em todas as seis camadas do córtex. As células que contribuem com axônios para o trato corticoespinhal estão concentradas em qual das seguintes camadas corticais?
A) Camada I
B) Camada II
C) Camada III
D) Camada IV
E) Camada V

Perguntas 70 e 71

Um homem de 77 anos de idade é levado ao médico devido a tremor nas mãos, sono inadequado, constipação intestinal e tontura. O exame físico mostra tremor de repouso, rigidez e bradicinesia. O homem está alerta, participativo e otimista. Ele fala com voz baixa e suave. Utilize essas informações para responder às próximas duas perguntas.

70. Qual é o diagnóstico mais provável?
A) Doença de Alzheimer
B) Transtorno bipolar
C) Tumor cerebral
D) Doença de Huntington
E) Doença de Parkinson

71. Quais dos seguintes neurônios têm maior probabilidade de estarem diminuídos nesse homem?
A) Neurônios serotoninérgicos, nos núcleos da rafe
B) Neurônios GABA, no núcleo caudado e no putame
C) Neurônios dopaminérgicos, na substância negra
D) Neurônios de acetilcolina, no núcleo magnocelular do prosencéfalo

72. Os neurônios do córtex motor recebem *feedback* dos músculos ativados do sistema corticoespinhal. Esse *feedback* surge de qual das seguintes estruturas?
A) Núcleo rubro
B) Tratos espinocerebelares
C) Superfície cutânea dos dedos das mãos utilizados para agarrar um objeto
D) Fusos neuromusculares nos músculos antagonistas aos utilizados para executar o movimento
E) Núcleos vestibulares

73. As glândulas sudoríparas e os músculos piloeretores da pele com pelos são inervados com qual tipo de fibras?
A) Parassimpático pós-ganglionar colinérgico
B) Simpático pós-ganglionar colinérgico
C) Parassimpático pré-ganglionar adrenérgico
D) Simpático pós-ganglionar adrenérgico
E) Simpático pré-ganglionar adrenérgico

74. Em um experimento neurofisiológico conduzido com macacos, realizou-se uma cirurgia de ablação bilateral das amígdalas. Qual das seguintes opções tem maior probabilidade de estar aumentada 6 meses após a retirada da amígdala?
A) Prostração
B) Memória
C) Paranoia
D) Impulso sexual
E) Tremores

75. No controle dos músculos finos das mãos e dos dedos, os axônios corticoespinhais podem fazer sinapse principalmente com qual das seguintes opções?
A) Neurônios do corno posterior
B) Interneurônios da medula espinhal
C) Neurônios motores da medula espinhal
D) Células de Purkinje
E) Células de Renshaw

76. Qual dos seguintes forames permite a passagem direta do líquido cefalorraquidiano do sistema ventricular para o espaço subaracnoide?
A) Forame de Magendie
B) Aqueduto de Sylvius
C) Terceiro ventrículo
D) Ventrículo lateral
E) Vilosidades aracnoides

77. Qual condição epiléptica envolve um período de depressão pós-ictal cuja duração é de vários minutos a várias horas?
A) Crise tônico-clônica generalizada
B) Crise de ausência
C) Crise jacksoniana
D) Crise epiléptica focal
E) Epilepsia do lobo temporal

78. Quais das seguintes células recebem estímulo sináptico direto dos órgãos tendinosos de Golgi?

    A) Interneurônios inibitórios tipo Ia
    B) Neurônios motores gama dinâmicos
    C) Neurônios motores alfa
    D) Interneurônios inibitórios tipo Ib
    E) Interneurônios excitatórios tipo II

79. Qual dos seguintes neurotransmissores é amplamente distribuído no cérebro e utilizado pelos axônios dos neurônios do *locus ceruleus*?

    A) Noradrenalina
    B) Dopamina
    C) Serotonina
    D) Acetilcolina

Perguntas 80 e 81

Uma mulher de 41 anos de idade consulta o médico devido a dificuldades na execução de tarefas simples que envolvem movimentos repetitivos. O médico pede à paciente que vire uma das mãos para cima e para baixo em uma velocidade rápida. A mulher rapidamente perde toda a percepção da posição instantânea da mão, o que resulta em uma série de tentativas interrompidas e movimentos confusos. Utilize essa informação para responder às próximas duas perguntas.

80. Qual termo descreve melhor os movimentos dessa paciente?

    A) Agrafestesia
    B) Astereognosia
    C) Disartria
    D) Disdiadococinesia
    E) Heminegligência

81. Qual área do cérebro dessa paciente tem maior probabilidade de apresentar lesão?

    A) Cerebelo
    B) Sistema límbico
    C) Bulbo
    D) Córtex pré-motor
    E) Córtex motor primário

82. O efeito excitatório ou inibitório de uma fibra simpática pós-ganglionar é determinado por qual característica ou estrutura?

    A) Função do receptor pós-sináptico ao qual ela se liga
    B) Órgão específico inervado
    C) Gânglio a partir do qual se origina a fibra pós-ganglionar
    D) Gânglio que contém a fibra pré-ganglionar
    E) Estado emocional do indivíduo

83. Uma lesão vascular que provoca degeneração dos axônios corticoespinhais na ponte basilar tem maior probabilidade de causar qual das seguintes condições?

    A) Paralisia envolvendo principalmente os músculos ao redor do ombro contralateral e as articulações do quadril
    B) Paralisia dos músculos da mastigação
    C) Perda do controle voluntário dos movimentos distintos da mão e dos dedos contralaterais
    D) Incapacidade de falar claramente
    E) Incapacidade de converter a memória de curto prazo em memória de longo prazo

84. O movimento motor fino do dedo médio pode ser induzido pela estimulação de qual área do cérebro?

    A) Córtex motor primário
    B) Hemisfério cerebelar lateral
    C) Córtex pré-motor
    D) Área motora suplementar
    E) Núcleo rubro

85. Qual tipo de receptor colinérgico é encontrado nas sinapses entre os neurônios pré-ganglionares e pós-ganglionares do sistema simpático?

    A) Muscarínico
    B) Nicotínico
    C) Alfa
    D) Beta-1
    E) Beta-2

86. Um jogador de basquete de 23 anos de idade treina mentalmente lances livres enquanto está deitado na cama. Qual das alternativas a seguir descreve melhor a área do cérebro que está envolvida na geração da imagem motora dessa ação, na ausência do movimento real?

    A) Núcleos da base
    B) Cerebelo
    C) Sistema límbico
    D) Córtex pré-motor
    E) Córtex motor primário

87. A formação de líquido cefalorraquidiano pelo plexo corioide inclui (1) osmose de água, (2) transporte ativo de sódio e (3) difusão passiva de cloreto. Qual das seguintes sequências descreve melhor a ordem temporal correta desses processos?

    A) 2, 3, 1
    B) 3, 2, 1
    C) 1, 3, 2
    D) 3, 1, 2
    E) 1, 2, 3
    F) 2, 1, 3

Perguntas 88 e 89

Um menino de 12 anos de idade é levado ao médico devido à dificuldade de andar. O exame físico revela perda dos reflexos tendíneos nos joelhos e nos tornozelos e diminuição da discriminação de dois pontos nas mãos e nos pés. As consultas repetidas ao médico mostram agravamento progressivo desses sintomas no decorrer dos 2 anos seguintes. Todavia, o menino sempre está alerta e parece ter uma capacidade de raciocínio normal. A tia dele teve problemas semelhantes aos 12 anos de idade e, posteriormente, desenvolveu escoliose, seguida de perda da audição e da visão. Utilize essas informações para responder às próximas duas perguntas.

88. Qual é o diagnóstico mais provável?
    A) Ataxia de Friedreich
    B) Doença de Huntington
    C) Esclerose múltipla
    D) Doença de Parkinson
    E) Poliomielite

89. Qual é a causa mais provável desses sintomas no menino?
    A) Lesão no córtex pré-motor
    B) Lesão no córtex motor primário
    C) Malformação do cerebelo
    D) Malformação do lobo frontal
    E) Degeneração nervosa
    F) Proliferação nervosa

90. Qual dos seguintes neurotransmissores é utilizado pelos axônios dos neurônios da substância negra que se projetam para o caudado e o putame?
    A) Noradrenalina
    B) Dopamina
    C) Serotonina
    D) Acetilcolina
    E) GABA

91. Acredita-se que o dano limitado ao córtex motor primário (área 4 de Brodman) cause hipotonia nos músculos afetados. Entretanto, a maioria das lesões corticais, particularmente as causadas por infartos vasculares, geralmente envolve o córtex motor primário, além de áreas circundantes do córtex ou axônios eferentes corticais. Este último tipo de lesão cortical causará qual das seguintes condições?
    A) Paralisia muscular espástica
    B) Paralisia muscular flácida
    C) Ausência de paralisia; apenas movimentos bruscos e rápidos
    D) Cegueira completa do olho contralateral
    E) Perda de sensibilidade no pé contralateral

92. Qual das seguintes substâncias ativa igualmente bem os receptores alfa e beta-adrenérgicos?
    A) Acetilcolina
    B) Noradrenalina
    C) Adrenalina
    D) Serotonina
    E) Dopamina

93. As partes posterior e lateral do hipotálamo, em combinação com a área pré-óptica, estão envolvidas no controle de qual das seguintes funções?
    A) Funções cardiovasculares que envolvem a pressão arterial e a frequência cardíaca
    B) Regulação da sede e da ingestão de água
    C) Estimulação da contratilidade uterina e da ejeção de leite da mama
    D) Sinalização de que a ingestão de alimentos é suficiente (saciedade)
    E) Secreção de hormônios do lobo anterior da hipófise

94. No reflexo tendinoso patelar, qual dos seguintes itens faz sinapse diretamente nos neurônios motores alfa que inervam o músculo que está sendo estendido?
    A) Fibra sensorial Ia
    B) Fibra sensorial Ib
    C) Interneurônios excitatórios
    D) Neurônios motores gama
    E) Interneurônios inibitórios

95. A oclusão de qual das seguintes estruturas causaria hidrocefalia comunicante?
    A) Aqueduto de Sylvius
    B) Ventrículo lateral
    C) Forame de Luschka
    D) Forame de Magendie
    E) Vilosidades aracnoides

96. A avaliação de um paciente revela os seguintes déficits: (1) diminuição da agressividade, ambição e respostas sociais inapropriadas; (2) incapacidade de processar pensamentos sequenciais para a resolução de problemas; e (3) incapacidade de processar múltiplos segmentos de informação que, então, poderiam ser recuperados instantaneamente para completar um pensamento ou resolver um problema. O dano a qual das seguintes regiões do cérebro poderia ser responsável por esses déficits?
    A) Córtex pré-motor
    B) Córtex parieto-occipital do hemisfério não dominante
    C) Área de Broca
    D) Córtex de associação límbico
    E) Córtex de associação pré-frontal

97. Uma mulher de 23 anos de idade é instrumentista destra de talento considerável. Qual das seguintes estruturas cerebrais tem maior probabilidade de ser fisicamente maior no hemisfério dominante, em comparação com o hemisfério não dominante ao nascimento?
    A) Lobo temporal anterior
    B) Lobo temporal posterior
    C) Córtex pré-motor
    D) Córtex motor primário
    E) Área somatossensorial primária
    F) Área de associação sensorial

98. Os neurônios localizados no *locus ceruleus* liberam qual dos seguintes neurotransmissores em seus terminais sinápticos?

    A) Noradrenalina
    B) Dopamina
    C) GABA
    D) Acetilcolina
    E) Serotonina

99. Qual parte do cerebelo atua no planejamento do movimento sequencial?

    A) *Vermis* e núcleo fastigial
    B) Zona intermediária e núcleo fastigial
    C) Hemisfério lateral e núcleo interpósito
    D) Cerebrocerebelo e núcleo denteado
    E) Espinocerebelo e núcleo interpósito

100. Qual dos seguintes reflexos está corretamente emparelhado com a estrutura sensorial que o medeia?

    A) Inibição autógena – fuso neuromuscular
    B) Inibição recíproca – órgão tendinoso de Golgi
    C) Inibição recíproca – corpúsculo de Pacini
    D) Reflexo do estiramento – fuso neuromuscular
    E) Reflexo tendinoso de Golgi – corpúsculo de Meissner

101. O dano a qual das seguintes áreas do cérebro leva à incapacidade de compreender a palavra escrita ou falada?

    A) Córtex insular no lado dominante do cérebro
    B) Lobo occipital anterior
    C) Junção dos lobos parietal, temporal e occipital
    D) Porção medial do giro pré-central
    E) Parte mais anterior do lobo temporal

102. A tomografia computadorizada de um menino recém-nascido revela agenesia do corpo caloso. Qual das alternativas a seguir tem maior probabilidade de ocorrer nessa criança durante os próximos 5 anos durante o seu crescimento?

    A) Incapacidade de formar novas memórias
    B) Incapacidade de compreender as palavras faladas
    C) Incapacidade de expressar verbalmente as palavras
    D) Redução da comunicação entre os dois hemisférios
    E) Docilidade e incapacidade de reconhecer expressões de medo

103. Um homem de 32 anos de idade sofre AVE. Uma semana depois, ele apresenta movimentos balísticos bruscos, súbitos e descontrolados de seus membros. Qual parte do cérebro desse homem tem maior probabilidade de ter sido danificada pelo AVE?

    A) Globo pálido
    B) Hipotálamo lateral
    C) Núcleo rubro
    D) Núcleo subtalâmico
    E) Complexo ventrobasal do tálamo

104. Em uma pessoa normal nos demais aspectos, a disfunção de qual das seguintes áreas do cérebro leva a um comportamento que não é apropriado para determinada ocasião social?

    A) Núcleos ventromediais do hipotálamo
    B) Amígdala
    C) Corpo caloso
    D) Fórnice
    E) Úncus

105. Acredita-se que a esquizofrenia seja causada, em parte, pela produção e liberação excessivas de qual dos seguintes neurotransmissores?

    A) Noradrenalina
    B) Serotonina
    C) Acetilcolina
    D) Substância P
    E) Dopamina

106. A estimulação de qual área subcortical pode levar à contração de um único músculo ou de pequenos grupos de músculos?

    A) Núcleo denteado do cerebelo
    B) Complexo ventrobasal do tálamo
    C) Núcleo rubro
    D) Núcleo subtalâmico
    E) Núcleo acumbente

107. As lesões bilaterais que afetam o hipotálamo ventromedial têm maior probabilidade de causar qual dos seguintes déficits?

    A) Diminuição da ingestão de alimentos e bebidas
    B) Perda do impulso sexual
    C) Excesso de ingestão de alimentos, raiva e agressão, hiperatividade
    D) Contratilidade uterina, aumento da glândula mamária
    E) Transtorno obsessivo-compulsivo

108. Qual das seguintes estruturas cerebelares tem uma representação topográfica do corpo?

    A) Núcleo denteado
    B) Hemisférios laterais
    C) Lobo floculonodular
    D) *Vermis* e hemisfério intermediário
    E) Pedúnculo cerebelar

109. Qual das seguintes estruturas é uma importante via para a comunicação entre o sistema límbico e o tronco encefálico?

    A) Trato mamilotalâmico
    B) Fórnice
    C) Comissura anterior
    D) Indúsio cinzento
    E) Feixe prosencefálico medial

110. Um homem de 77 anos de idade é levado ao médico devido ao agravamento do esquecimento. Recentemente, ele se perdeu durante uma caminhada no bairro onde vive há 35 anos. Qual das seguintes substâncias tem maior probabilidade de estar aumentada no cérebro desse homem?

   A) Alfa-1 antitripsina
   B) Alfa-amilase
   C) Peptídeo beta-amiloide
   D) Betaendorfina
   E) Gamaglutamil hidrolase
   F) Gamaglutamil transpeptidase

111. Qual das alternativas a seguir descreve melhor o déficit cerebelar em que há a incapacidade de executar movimentos alternados rápidos, indicando a falha de progressão de uma parte do movimento para a próxima?

   A) Passar do ponto (dismetria)
   B) Tremor intencional
   C) Disartria
   D) Nistagmo cerebelar
   E) Disdiadococinesia

112. Qual das seguintes estruturas no aparelho vestibular é responsável pela detecção da aceleração angular?

   A) Estatocônios
   B) Mácula
   C) Canais semicirculares
   D) Sáculo
   E) Ampolas

Perguntas 113 e 114

Um homem de 55 anos de idade é levado ao psiquiatra devido a comportamento delirante no local de trabalho. O homem acusou um colega de trabalho de planejar com seu vizinho plantar uma hera venenosa em seu quintal. Essa conspiração foi revelada ao homem por uma voz em sua cabeça. Existem muitos outros exemplos de pensamento delirante e vozes na mente desse homem. Utilize essas informações para responder às próximas duas perguntas.

113. Qual é o diagnóstico mais provável?

   A) Transtorno bipolar
   B) Transtorno dissociativo de identidade
   C) Transtorno de personalidade múltipla
   D) Esquizofrenia

114. Qual das seguintes estruturas cerebrais tem maior probabilidade de estar diminuída nesse homem?

   A) Globo pálido
   B) Hipocampo
   C) Hipotálamo lateral
   D) Núcleo rubro
   E) Núcleo subtalâmico

115. Qual das seguintes estruturas apresenta sensibilidade máxima ao movimento linear da cabeça no plano vertical?

   A) Mácula do utrículo
   B) Mácula do sáculo
   C) Crista ampular do ducto semicircular anterior
   D) Crista ampular do ducto semicircular horizontal

116. A amnésia retrógrada é a incapacidade de recordar memórias de longo prazo. O dano a qual das seguintes regiões do cérebro leva à amnésia retrógrada?

   A) Hipocampo
   B) Giro denteado
   C) Complexo amigdaloide
   D) Tálamo
   E) Núcleos mamilares do hipotálamo

117. Qual componente dos núcleos da base desempenha um importante papel no controle da atividade motora cognitiva (guiada pela memória)?

   A) Globo pálido
   B) Substância negra
   C) Núcleo caudado
   D) Putame
   E) Núcleo subtalâmico

118. Um menino de 9 meses de idade é levado ao serviço de emergência devido à ocorrência de irritabilidade e vômitos. A ressonância magnética mostra a presença de hemorragias na retina de ambos os olhos, hematoma subdural e edema cerebral. Qual das alternativas a seguir tem maior probabilidade de estar aumentada nesse lactente?

   A) Oxigenação cerebral
   B) Volume venoso cerebral
   C) Pressão intracraniana
   D) Acuidade visual

119. A estimulação do centro de punição pode inibir o centro de recompensa, demonstrando que o medo e a punição podem prevalecer sobre o prazer e a recompensa. Qual dos seguintes grupos de células é considerado o centro de punição?

   A) Núcleos hipotalâmicos laterais e ventromediais
   B) Hipotálamo periventricular e área cinzenta central do mesencéfalo
   C) Núcleos supraópticos do hipotálamo
   D) Núcleo hipotalâmico anterior

120. Embora o sistema nervoso simpático seja frequentemente ativado de modo a resultar em ativação em massa das respostas simpáticas por todo o corpo, ele também pode ser ativado ou inibido para produzir respostas relativamente distintas. Qual das alternativas a seguir é um exemplo de ação simpática local ou distinta?

A) O aquecimento de uma área da pele provoca vasodilatação relativamente restrita na região aquecida
B) O alimento na boca provoca salivação
C) O esvaziamento da bexiga pode causar esvaziamento reflexo do intestino
D) Partículas de poeira no olho causam o aumento da liberação de lágrimas
E) A luz brilhante introduzida em um olho

121. Um fármaco experimental é administrado por via intravenosa a seis voluntários saudáveis. Em todos os voluntários, um achado unânime é a diminuição da indução do sono. Após o tratamento desses voluntários com fármaco experimental, qual é a substância que tem maior probabilidade de apresentar uma diminuição na sua produção?
    A) Acetilcolina
    B) Dopamina
    C) Glutamato
    D) Noradrenalina
    E) Serotonina

122. Um menino de 10 anos de idade pula do terraço e cai sobre a planta dos pés. O aumento da tensão muscular provoca o relaxamento súbito e completo dos músculos afetados. Qual é o receptor sensorial que mais provavelmente medeia esse relaxamento quando a tensão é aumentada?
    A) Terminação nervosa livre
    B) Órgão tendinoso de Golgi
    C) Corpúsculo de Krause
    D) Fuso neuromuscular
    E) Corpúsculo de Pacini

123. Foi identificada uma grande variedade de neurotransmissores nos corpos celulares e nos terminais sinápticos aferentes nos núcleos da base. A deficiência de qual dos seguintes transmissores está normalmente associada à doença de Parkinson?
    A) Noradrenalina
    B) Dopamina
    C) Serotonina
    D) GABA
    E) Substância P

124. Ocorre atetose quando há disfunção de qual das seguintes áreas do cérebro?
    A) Globo pálido
    B) Substância negra
    C) Putame
    D) Subtálamo

RESPOSTAS

1. **A)** Os neurônios motores alfa inervam as fibras musculares extrafusais que compõem o próprio músculo principal. Já os neurônios motores gama inervam as fibras musculares intrafusais menores, localizadas no fuso neuromuscular.

2. **A)** As células de Renshaw são células inibitórias que transmitem sinais inibitórios aos neurônios motores circundantes por meio da liberação de glicina, um neurotransmissor inibitório. A estimulação de cada neurônio motor tende a inibir os neurônios motores adjacentes, efeito denominado inibição lateral. Esse efeito é importante pela seguinte razão principal: o sistema motor utiliza a inibição lateral para focar ou ressaltar seus sinais, da mesma forma que o sistema sensorial utiliza o mesmo princípio para possibilitar a transmissão inalterada do sinal primário na direção desejada, enquanto suprime a tendência à propagação lateral dos sinais.

3. **C)** Os sinais do órgão tendinoso são transmitidos para a medula espinhal por meio de grandes fibras nervosas tipo Ib de condução rápida. Essas fibras fazem sinapse com um único interneurônio inibitório, que inibe o neurônio motor anterior por meio de uma segunda sinapse (arco reflexo dissináptico). Esse circuito local inibe diretamente o músculo de modo individual, sem afetar os músculos adjacentes.

4. **E)** Quando a porção receptora do fuso neuromuscular é estirada *lentamente*, o número de impulsos transmitidos pelas terminações primárias e secundárias aumenta quase em proporção direta com o grau de estiramento, e as terminações continuam transmitindo esses impulsos por vários minutos. Esse efeito, denominado *resposta estática* do receptor do fuso, estima o comprimento do músculo. Quando o comprimento do receptor do fuso aumenta rapidamente, a terminação primária (mas não a secundária) é fortemente estimulada. O estímulo da terminação primária é denominado *resposta dinâmica*, o que significa que a terminação primária responde de maneira extremamente ativa a uma rápida *taxa de alteração* no comprimento do fuso.

5. **D)** Existem dois tipos de fibras intrafusais do fuso neuromuscular: (1) as *fibras musculares de bolsa nuclear* e (2) as *fibras de cadeia nuclear*. As fibras de bolsa nuclear são responsáveis pela resposta dinâmica de um receptor do fuso neuromuscular. Já as fibras de cadeia nuclear são responsáveis pela resposta estática de um receptor do fuso neuromuscular. As fibras musculares extrafusais compõem a maior parte de um músculo esquelético e não são parte do fuso neuromuscular.

6. **E)** O reflexo flexor é desencadeado com mais intensidade pela estimulação das terminações de dor, razão pela qual é denominado *reflexo nociceptivo*, ou simplesmente *reflexo de dor*. Um estímulo doloroso aplicado à mão provoca a excitação dos músculos flexores do braço, retirando, assim, a mão do estímulo doloroso. As vias que desencadeiam o reflexo flexor não passam diretamente para os neurônios motores anteriores; em vez disso, elas passam primeiro por um conjunto de interneurônios na medula espinhal e apenas secundariamente para os neurônios motores. O circuito mais curto possível é uma via de três ou quatro neurônios com múltiplas sinapses (polissináptica), como mostra a figura a seguir.

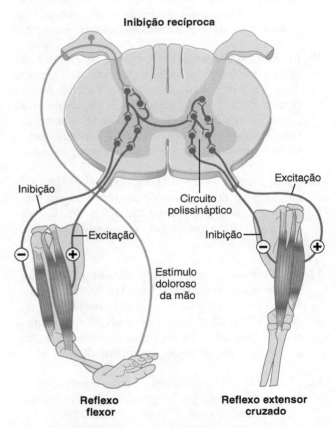

Reflexo flexor, reflexo extensor cruzado e inibição recíproca. (Esta figura encontra-se reproduzida em cores no Encarte.)

7. **C)** A representação topográfica das diferentes áreas motoras do corpo no córtex motor primário mostra que mais da metade de todo o córtex motor primário

está envolvida com o controle dos músculos das mãos e da fala; o polegar está particularmente bem representado no córtex motor primário.

8. **A)** O cerebelo recebe sinais sensoriais diretamente das partes periféricas do corpo, principalmente por meio de quatro tratos de cada lado, em que dois estão localizados posteriormente na medula espinhal, e os outros dois, anteriormente. Desses tratos, os dois mais importantes são o *trato espinocerebelar dorsal* e o *trato espinocerebelar ventral* (alternativa A). O trato dorsal entra no cerebelo através do pedúnculo cerebelar inferior e termina no *vermis* e nas zonas intermediárias do cerebelo, no mesmo lado de sua origem. O trato ventral entra no cerebelo através do pedúnculo cerebelar superior, porém termina em ambos os lados do cerebelo.

9. **D)** Dois dos sintomas mais importantes da doença cerebelar são a *dismetria* e a *ataxia*. Na ausência do cerebelo, o sistema de controle motor subconsciente é incapaz de prever a distância que os movimentos irão percorrer. Portanto, os movimentos geralmente ultrapassam a marca pretendida; em seguida, a porção consciente do cérebro hipercompensa na direção oposta para o movimento compensatório subsequente. Esse efeito é denominado *dismetria* e resulta em movimentos descoordenados, denominados ataxia.

10. **B)** Uma característica das células de Purkinje e das células nucleares profundas é que elas normalmente disparam continuamente; a célula de Purkinje dispara cerca de 50 a 100 potenciais de ação por segundo, ao passo que as células nucleares profundas o fazem em taxas muito mais altas. As células de Purkinje enviam sinais inibitórios para as células nucleares profundas.

11. **D)** Em geral, as lesões no globo pálido levam a movimentos de contorção espontâneos e, com frequência, contínuos de uma das mãos, um dos braços, do pescoço e do rosto. Esses movimentos são denominados atetose.

12. **B)** Os núcleos da base estão localizados em cada lado do cérebro, principalmente lateral ao tálamo e em torno dele; eles consistem em: núcleo caudado, putame, globo pálido, substância negra e núcleo subtalâmico. O núcleo rubro está localizado na parte rostral do mesencéfalo e está envolvido na coordenação motora.

13. **C)** Uma lesão no subtálamo frequentemente leva a movimentos bruscos e repentinos de um membro inteiro, condição denominada hemibalismo.

14. **D)** A lesão em algumas áreas talâmicas pode levar especificamente à amnésia retrógrada, sem causar amnésia anterógrada significativa. Uma possível explicação para isso é que o hipotálamo pode desempenhar o papel de ajudar a pessoa a *procurar* os depósitos de memórias para *lê-las*. Ou seja, o processo de memória não apenas requer o armazenamento de memórias, mas também a capacidade de evocá-las (buscar e encontrar) posteriormente.

15. **D)** Às vezes, uma pessoa é capaz de decidir o que dizer ou o que ela quer dizer, porém não consegue fazer o sistema vocal emitir palavras; em vez disso, a pessoa emite ruídos incompreensíveis. Esse efeito, denominado *afasia motora*, resulta de dano à *área da fala de Broca*, que está localizada na região facial *pré-frontal* e *pré-motora* do córtex cerebral – cerca de 95% das vezes, no hemisfério esquerdo.

16. **D)** A transmissão de sinais da área de Wernicke para a área de Broca ocorre por meio do *fascículo arqueado*.

17. **D)** Os principais centros de recompensa foram encontrados *ao longo do fascículo prosencefálico medial*, particularmente nos núcleos lateral e ventromedial do hipotálamo.

18. **C)** A substância negra situa-se anteriormente, na parte posterior do mesencéfalo; ela envia neurônios secretores de dopamina principalmente para o núcleo caudado e o putame.

19. **C)** As ondas delta incluem todas as ondas do EEG com frequências inferiores a 3,5 ciclos/s e, em geral, apresentam voltagens duas a quatro vezes maiores do que a maioria dos outros tipos de ondas cerebrais. Essas ondas ocorrem durante o sono muito profundo, na lactância e em pessoas com doença cerebral orgânica grave.

20. **B)** Alguns pacientes com depressão mental alternam entre depressão e mania, condição denominada transtorno bipolar ou psicose maníaco-depressiva, e um número menor de pacientes apresenta apenas mania, sem os episódios depressivos. Os fármacos que diminuem a formação ou a ação da noradrenalina e da serotonina, como os compostos de lítio, podem ser efetivos no tratamento da fase maníaca do transtorno.

21. **A)** Os vasos sanguíneos sistêmicos, particularmente os das vísceras abdominais e da pele dos membros, são, em sua maioria, contraídos por estimulação simpática. A estimulação parassimpática quase não tem efeito sobre a maioria dos vasos sanguíneos.

22. **A)** Os reflexos sexuais são iniciados tanto por estímulos psíquicos do cérebro quanto por estímulos dos órgãos sexuais. Os impulsos dessas fontes convergem para a medula sacral e, nos homens, resultam inicialmente em ereção, que é uma função principalmente parassimpática e, em seguida, em ejaculação, que é uma função parcialmente simpática.

23. **D)** A estimulação das fibras simpáticas no gânglio cervical superior direito leva à contração das fibras meridionais da íris, que dilatam a pupila. Por conseguinte, a destruição do gânglio cervical superior direito causará a constrição da pupila do olho no mesmo lado.

24. **A)** Todos os neurônios pré-ganglionares são colinérgicos tanto no sistema nervoso simpático quanto no parassimpático. Quando aplicadas aos gânglio, a acetilcolina e as substâncias do tipo acetilcolina excitam os neurônios pós-ganglionares tanto simpáticos quanto parassimpáticos.

25. **B)** A causa da baixa permeabilidade da barreira hematoencefálica é a maneira pela qual as células endoteliais dos capilares do tecido cerebral são unidas umas às outras. Essas células são unidas pelas denominadas zônulas de oclusão. Isto é, as membranas das células endoteliais adjacentes são firmemente unidas, em vez de apresentar grandes poros em fenda entre elas, como ocorre na maioria dos outros capilares do corpo. Soluções hipertônicas de manitol provocam a retração das células endoteliais (diminuição do volume das células endoteliais) no cérebro, o que, por sua vez, afasta as células endoteliais adjacentes, com consequente aumento da permeabilidade endotelial.

26. **G)** Uma das complicações mais graves da dinâmica anormal do líquido cerebral é o desenvolvimento de edema cerebral. Como o cérebro está envolto em uma calota craniana sólida, o acúmulo de líquido de edema extra comprime os vasos sanguíneos, causando, com frequência, uma grave redução do fluxo sanguíneo e a destruição do tecido cerebral. Uma causa comum é a ocorrência de um forte golpe na cabeça, levando à concussão cerebral, em que os tecidos e os capilares cerebrais são traumatizados e o líquido capilar extravasa nos tecidos traumatizados. Quando o edema cerebral começa, as veias são comprimidas (com consequente redução do volume venoso). A compressão venosa leva ao aumento da pressão capilar, o que aumenta ainda mais a formação de edema e, portanto, a pressão intracraniana.

27. **A)** Durante as atividades diárias normais, a pressão arterial pode flutuar amplamente, aumentando para níveis elevados durante estados de excitação ou atividade extenuante e caindo para baixos níveis durante o sono. Entretanto, o fluxo sanguíneo cerebral é autorregulado extremamente bem entre os limites de pressão arterial de 60 e 140 mmHg. Ou seja, a pressão arterial média pode diminuir de forma aguda para valores tão baixos quanto 60 mmHg ou pode aumentar e alcançar 140 mmHg sem qualquer alteração significativa no fluxo sanguíneo cerebral. Quando ocorre elevação da pressão arterial acima de cerca de 140 mmHg em uma pessoa normotensa, o fluxo sanguíneo para o cérebro varia de acordo com o nível de pressão arterial, visto que isso excede os limites de autorregulação da vasculatura cerebral.

28. **A)** Toda a cavidade cerebral que envolve o cérebro e a medula espinhal tem a capacidade de cerca de 1.600 a 1.700 mℓ. Cerca de 150 mℓ (alternativa A) dessa capacidade são ocupados pelo líquido cefalorraquidiano, e o restante, pelo cérebro e pela medula espinhal.

29. **D)** Acredita-se que o dióxido de carbono aumente o fluxo sanguíneo cerebral, devido à sua combinação inicial com água nos líquidos corporais para formar ácido carbônico, com dissociação subsequente desse ácido, produzindo íons hidrogênio. Em seguida, os íons hidrogênio causam a vasodilatação dos vasos cerebrais, sendo a dilatação quase diretamente proporcional ao aumento da concentração de íons hidrogênio até um limite de fluxo sanguíneo de cerca de duas vezes o normal. Por conseguinte, os íons hidrogênio têm ação direta para aumentar o fluxo sanguíneo cerebral; o dióxido de carbono tem ação indireta para fazer o mesmo.

30. **D)** Os acidentes vasculares encefálicos são causados, em sua maioria, por placas arterioscleróticas que ocorrem em uma ou mais das artérias que nutrem o cérebro. Essas placas podem ativar o mecanismo de coagulação do sangue, com consequente formação de coágulo sanguíneo, que pode bloquear o fluxo sanguíneo na artéria (*i. e.*, isquemia), levando, assim, à perda aguda da função cerebral em uma área localizada. O tromboembolismo consiste na obstrução de um vaso sanguíneo por um coágulo sanguíneo que se desprendeu de outro local na circulação.

31. **D)** O líquido cefalorraquidiano é formado em uma taxa de cerca de 500 mℓ por dia.

32. **C)** A área de Broca é uma região da área pré-motora de um hemisfério (geralmente o esquerdo). As lesões nessa área não impedem que o indivíduo vocalize, porém o impossibilitam de falar palavras inteiras, com exceção de palavras simples ocasionais, como "sim" ou "não". O córtex motor primário atua com outras áreas do cérebro para o planejamento e a execução dos movimentos. O cerebelo desempenha um papel crítico no controle motor; ele não inicia o movimento, porém contribui para a coordenação, a precisão e a sincronização acurada dos movimentos.

33. **C)** O sinal de Babinski (também chamado de reflexo de Babinski) positivo ocorre normalmente em crianças de até 2 anos de idade. O reflexo ocorre quando a planta do pé é tocada com um instrumento rombo; o hálux move-se para cima, ao passo que os outros dedos se abrem. Nos adultos, o sinal de Babinski pode indicar dano ao trato corticoespinhal.

34. C) Os hemisférios cerebelares laterais funcionam com o córtex cerebral no planejamento de movimentos complexos.

35. A) O estimulador mais potente do fluxo sanguíneo cerebral é o aumento local da pressão de dióxido de carbono, seguido, por ordem, da diminuição da tensão de oxigênio e do aumento da atividade neuronal local.

36. E) Os axônios dos neurônios motores no corno anterior saem da medula espinhal por meio da raiz anterior. A raiz posterior serve como ponto de entrada para fibras sensoriais provenientes da região do corno posterior da medula espinhal. A coluna posterior e a comissura branca anterior são tratos fibrosos localizados exclusivamente na medula espinhal.

37. D) Todos os neurônios simpáticos pré-ganglionares estão localizados na coluna celular intermediolateral (corno lateral); esse grupo de células estende-se de T1 a L2.

38. D) Um hematoma subdural pode levar ao aumento da pressão intracraniana, visto que ele ocupa espaço no crânio; a presença de papiledema (tumefação do disco óptico) sugere aumento da pressão intracraniana. A elevação da pressão intracraniana não afeta a produção de líquido cefalorraquidiano (LCR), mas pode causar a diminuição do volume de LCR, visto que a alta pressão empurra o LCR para o sangue venoso através das vilosidades aracnoides e comprime o volume das estruturas cerebrais que contêm LCR. O fluxo sanguíneo cerebral deve permanecer normal, com pequenos aumentos da pressão intracraniana; todavia, aumentos maiores podem diminuir esse fluxo.

39. E) As veias apresentam pressões mais baixas em comparação com as artérias e os capilares, o que torna mais fácil a sua compressão. Quando as veias são comprimidas, a pressão capilar aumenta, o que incrementa a ultrafiltração de líquido a partir dos capilares para os espaços intersticiais, elevando ainda mais a pressão intracraniana. A elevação da pressão intracraniana pode causar a compressão dos ventrículos laterais do espaço subaracnoide, porém esse mecanismo é compensatório, e não a causa de deterioração do fluxo sanguíneo e da oxigenação do cérebro.

40. C) Os axônios simpáticos pré-ganglionares passam através dos ramos comunicantes brancos para entrar no tronco simpático. Os axônios simpáticos pós-ganglionares seguem o seu trajeto através dos ramos cinzentos e podem ser encontrados nos ramos primários posterior e anterior.

41. D) Os neurônios gigantocelulares da formação reticular residem na ponte e no mesencéfalo. Esses neurônios liberam acetilcolina, que atua como neurotransmissor excitatório na maioria das áreas do cérebro.

42. E) O aumento da atividade neuronal no cérebro provoca a difusão do neurotransmissor glutamato do seu local de liberação nas sinapses para os tecidos adjacentes. O glutamato desencadeia uma onda de cálcio nos astrócitos, o que leva à liberação, pelos astrócitos, de prostaglandinas vasodilatadoras, que causam a dilatação das arteríolas. Dessa forma, o fluxo sanguíneo local para os tecidos pode estar associado à atividade metabólica dos neurônios.

43. B) As células endoteliais que revestem todos os vasos sanguíneos no cérebro constituem a barreira hematoencefálica. O propósito dessa barreira é proteger o ambiente químico do cérebro de mudanças rápidas na composição, que normalmente ocorrem no restante dos líquidos corporais. As células endoteliais dos capilares do cérebro têm atributos estruturais e bioquímicos especiais, que impedem a difusão de íons, nutrientes e substâncias lipossolúveis; essas substâncias podem se difundir através da barreira de células endoteliais e, assim, entrar em todos os outros tecidos do corpo.

44. C) Os neurônios motores gama formam um contato sináptico direto com as fibras musculares esqueléticas, conhecidas como fibras intrafusais. As fibras musculares extrafusais são inervadas por neurônios motores alfa, ao passo que os neurônios de Purkinje, granulosos e piramidais não estabelecem nenhum contato sináptico com os músculos na periferia.

45. B) As projeções cerebelotalâmicas estão contidas no pedúnculo cerebelar superior.

46. E) Nesse exemplo, o reflexo flexor de retirada é ativado pelo estímulo doloroso no pé direito. Os músculos flexores na perna direita e os músculos extensores na perna esquerda são simultaneamente estimulados para se contrair, causando a retirada reflexa do pé do estímulo doloroso, enquanto o peso corporal é deslocado para a outra perna. O reflexo patelar, que é ativado pela percussão do tendão patelar, é um tipo de reflexo de estiramento. O reflexo tendinoso de Golgi fornece um mecanismo de *feedback* negativo, que impede o desenvolvimento de tensão excessiva em um músculo.

47. E) O reflexo flexor de retirada é um arco reflexo polissináptico, ativado pela estimulação de nociceptores na pele. Diversos interneurônios excitatórios e inibitórios na medula espinhal estão envolvidos. O reflexo de estiramento é um arco reflexo monossináptico que envolve dois neurônios. O reflexo tendinoso de Golgi é um arco reflexo dissináptico, visto que o reflexo envolve duas sinapses – um neurônio aferente e um neurônio eferente fazem sinapse com um interneurônio inibitório na medula espinhal.

48. A) O hipotálamo, apesar de seu tamanho pequeno, é o centro de controle mais importante para o sistema límbico. Ele controla a maioria das funções vegetativas e endócrinas do corpo e muitos aspectos do comportamento.

49. C) O córtex de associação é definido pelo fato de que ele recebe múltiplos sinais aferentes de uma ampla variedade de áreas sensoriais do córtex. É o verdadeiro córtex multimodal.

50. C) O corpo caloso é a principal via de comunicação entre os dois hemisférios do cérebro.

51. B) As fibras corticoespinhais passam através da pirâmide do bulbo.

52. D) A prosopagnosia refere-se à incapacidade de reconhecer rostos. Essa incapacidade ocorre em indivíduos que apresentam extenso dano nos lados inferiores mediais de ambos os lobos occipitais e ao longo das superfícies medioventrais dos lobos temporais.

53. E) As áreas de associação somática, visual e auditiva encontram-se na junção dos lobos parietal, temporal e occipital. Essa área é conhecida como *área de Wernicke*. Essa região, localizada no lado dominante do cérebro, desempenha o papel mais importante para os altos níveis de compreensão, chamados de inteligência.

54. D) Um AVE envolvendo a artéria cerebral média esquerda tem maior probabilidade de provocar síndrome afásica, que pode causar a perda da compreensão da fala e/ou da capacidade de produzir sons da fala. Qualquer paralisia resultante da lesão afetará o lado direito do corpo; de modo semelhante, qualquer déficit no campo visual afetará o campo visual direito de cada olho.

55. C) Para que um evento ou experiência sensorial seja lembrado, ele primeiro precisa ser consolidado. A consolidação da memória leva tempo. A interrupção da consciência durante o processo de consolidação impedirá o desenvolvimento da memória para o evento ou a experiência sensorial.

56. A) A estimulação simpática dos vasos sanguíneos normalmente provoca vasoconstrição; a estimulação parassimpática tem pouco ou nenhum efeito direto sobre os vasos sanguíneos. O coração, os pulmões, o trato gastrointestinal e a bexiga são afetados de maneira significativa por ambas as divisões do sistema nervoso autônomo.

57. C) A fibras espinocerebelares posteriores passam pelo pedúnculo cerebelar inferior.

58. D) A principal via que liga o córtex cerebral e o cerebelo envolve projeções corticais para os núcleos pontinos basilares ipsilaterais, cujas células se projetam, em seguida, para o cerebelo contralateral.

59. C) O líquido cefalorraquidiano fora do cérebro e da medula espinhal está localizado dentro do espaço subaracnoide. As regiões dilatadas do espaço subaracnoide são identificadas como cisternas. A cisterna magna é uma das maiores cisternas, a qual está posicionada na extremidade caudal do quarto ventrículo, entre o cerebelo e a superfície posterior do bulbo.

60. D) Essa mulher apresenta doença de Huntington. Essa doença hereditária resulta da expansão da repetição da trinca do CAG no gene da huntigtina, no cromossomo 4. Os sintomas típicos estão listados na descrição do problema. A doença da huntigtina é um distúrbio neurodegenerativo que, inicialmente, provoca movimentos agitados em músculos individuais e, em seguida, progride para movimentos de distorção de todo o corpo; ocorre desenvolvimento de demência grave juntamente às disfunções motoras.

61. C) Acredita-se que os movimentos anormais da doença de Huntington sejam causados pela perda dos neurônios secretores de GABA no núcleo caudado e no putame; acredita-se que os neurônios secretores de acetilcolina em muitas partes do cérebro também sejam afetados. Os terminais dos axônios dos neurônios secretores de GABA normalmente inibem porções do globo pálido e da substância negra. Acredita-se que essa perda de inibição possibilite explosões espontâneas de atividade do globo pálido e da substância negra, que causam movimentos de distorção.

62. A) Os axônios pontocerebelares estão contidos no pedúnculo cerebelar médio.

63. A) Os sinais de dor que seguem o seu trajeto do sistema anterolateral, mas não quaisquer das sensações discriminativas que seguem pelo sistema do lemnisco medial, fornecem o estímulo aferente para as células na formação reticular, que dão origem às projeções ascendentes nos núcleos intralaminares do tálamo.

64. A) Os axônios simpáticos pré-ganglionares fazem sinapse com células na medula adrenal, que atuam como neurônios simpáticos pós-ganglionares.

65. D) Os neurônios motores gama inervam as terminações contráteis do receptor do fuso neuromuscular. A estimulação dos neurônios motores gama provocará a contração das extremidades do fuso, o que, por sua vez, causa o estiramento do centro do receptor do fuso embutido no músculo no qual está inserido o receptor do fuso. A atividade dos neurônios motores gama é influenciada pelo sistema fusimotor. O aumento da atividade desse sistema leva ao aumento do tônus motor gama e da sensibilidade do fuso neuromuscular como receptor de estiramento.

66. **A)** O pico complexo a partir das células de Purkinje do cerebelo é uma resposta à ativação das fibras trepadeiras no circuito neural do cerebelo. Todas as fibras trepadeiras originam-se no núcleo olivar inferior.

67. **A)** As projeções corticais para o núcleo rubro fornecem uma via alternativa para que o córtex cerebral controle os músculos flexores por meio do trato rubroespinhal.

68. **D)** Os núcleos reticulares pontinos são tonicamente ativos. Esses núcleos têm um efeito estimulador sobre os músculos antigravitacionais do corpo. Normalmente, os núcleos pontinos são opostos pelos núcleos reticulares medulares. Os núcleos medulares não são tonicamente ativos e exigem a estimulação dos centros cerebrais superiores para contrabalançar o sinal proveniente dos núcleos pontinos. A rigidez por descerebração ocorre quando o sinal estimulador de áreas cerebrais superiores para os núcleos medulares está ausente. Essa ausência permite a ativação vigorosa e sem oposição dos músculos antigravitacionais, resultando na extensão dos braços e das pernas e na contração dos músculos axiais da coluna vertebral.

69. **E)** Os axônios corticoespinhais originam-se dos corpos celulares (neurônios piramidais) na camada V das áreas motoras do córtex.

70. **E)** Esse homem apresenta doença de Parkinson. Não existe biomarcador laboratorial para a doença de Parkinson, e os resultados dos exames de imagem são inespecíficos. O diagnóstico exige dois dos três sinais cardinais a seguir: (1) tremor de repouso, (2) rigidez e (3) bradicinesia (ou movimento lento). Esse homem apresenta todos os três sinais. A doença de Parkinson afeta cerca de 1% dos indivíduos com idade superior a 60 anos. A incapacidade progressiva pode ser retardada pelo tratamento, porém não interrompida.

71. **C)** Esse homem com doença de Parkinson apresenta perda de neurônios dopaminérgicos pigmentados da *pars compacta* da substância negra, que envia fibras nervosas secretoras de dopamina para o núcleo caudado e para o putame. As causas dos movimentos motores anormais não estão bem compreendidas; entretanto, a dopamina é um transmissor inibitório no núcleo caudado e no putame. Desse modo, é possível que a hiperatividade do núcleo caudado e do putame possa resultar da diminuição dos níveis de dopamina nesse paciente com doença de Parkinson; essas estruturas cerebrais são, em grande parte, responsáveis pelo movimento voluntário.

72. **C)** As superfícies palmares (volares) da pele contêm receptores que se projetam pelo sistema do lemnisco medial para o córtex somatossensorial primário. Quando os dedos estão flexionados e agarram um objeto, os receptores cutâneos enviam sinais para o córtex somatossensorial primário. Em seguida, esses neurônios corticais projetam-se para o córtex motor adjacente e os neurônios piramidais, que enviam a mensagem original para baixo pelo trato corticoespinhal, causando a contração dos flexores dos dedos. Diz-se, então, que os neurônios do córtex motor são informados das contrações musculares que são causadas pelos sinais vindos do próprio córtex motor.

73. **B)** As glândulas sudoríparas e o músculo liso piloeretor da pele com pelos são inervados pela população de neurônios simpáticos pós-ganglionares colinérgicos.

74. **D)** A ablação bilateral da amígdala provoca alterações no comportamento, denominadas *síndrome de Klüver-Bucy*. Essas alterações incluem ausência de medo, extrema curiosidade, esquecimento, fixação oral e forte impulso sexual. O impulso sexual pode ser tão forte que os macacos tentam copular com animais imaturos, animais do mesmo sexo ou até mesmo animais de outras espécies. Embora lesões cerebrais semelhantes sejam raras em seres humanos, os indivíduos afetados apresentam sintomas similares. Acredita-se que a amígdala torne a resposta comportamental da pessoa adequada para cada ocasião.

75. **C)** Embora a maioria dos axônios corticoespinhais faça sinapse com o conjunto de interneurônios da medula espinhal, alguns fazem sinapse diretamente com os neurônios motores que inervam os músculos que controlam os flexores do punho e dos dedos.

76. **A)** O forame de Magendie e os dois forames de Luschka formam os canais de comunicação entre o sistema ventricular, no cérebro, e o espaço subaracnoide, situado fora do cérebro e da medula espinhal.

77. **A)** A crise epiléptica tônico-clônica generalizada está associada ao início súbito de inconsciência e à contratura uniforme geral, porém descoordenada, de muitos músculos do corpo, seguida de contrações alternadas dos músculos flexores e extensores – isto é, atividade tônico-clônica. Esse efeito resulta da atividade generalizada e descontrolada em muitas partes do cérebro. O cérebro leva desde alguns minutos a algumas horas para se recuperar dessa atividade vigorosa.

78. **D)** Os órgãos tendinosos de Golgi fornecem um estímulo sináptico direto para os interneurônios inibitórios tipo Ib. Os interneurônios tipo Ia e os neurônios motores alfa recebem estímulos aferentes do fuso neuromuscular, ao passo que os neurônios motores gama dinâmicos e os interneurônios excitatórios recebem seu estímulo de sistemas supraespinhais.

79. **A)** Os neurônios no *locus ceruleus* utilizam o neurotransmissor noradrenalina em suas projeções, disseminadas em todo o cérebro.

80. **D)** A disdiadococinesia refere-se à incapacidade de executar movimentos alternados rápidos. Os pacientes com heminegligência não têm consciência de objetos de um lado do espaço. A astereognosia é a incapacidade de reconhecer objetos pelo tato. A agrafestesia é uma desorientação da sensação da pele através de seu espaço (p. ex., é difícil identificar um número ou uma letra traçado na mão). A disartria é a incapacidade de progressão na fala.

81. **A)** O cerebelo desempenha funções importantes para a sincronização de atividades motoras e a rápida progressão uniforme de um movimento muscular para outro. As lesões do cerebelo também podem causar dismetria, ataxia, passar do ponto (*past-pointing*), nistagmo, disartria, tremor intencional e hipotonia. O córtex pré-motor e o córtex motor primário planejam e executam movimentos. O sistema límbico está envolvido no comportamento, na motivação, na emoção, na memória de longo prazo e no olfato.

82. **A)** O efeito excitatório ou inibitório de uma fibra simpática pós-ganglionar é determinado exclusivamente pelo tipo de receptor ao qual ela se liga.

83. **C)** O déficit mais característico após o dano aos neurônios do trato corticoespinhal envolve o movimento voluntário distinto da mão e dos dedos contralaterais.

84. **A)** Uma grande área do córtex motor primário é dedicada à ativação dos músculos que controlam o movimento dos dedos das mãos. A estimulação do córtex motor primário geralmente resulta em contrações muito distintas de pequenos grupos de músculos. A estimulação do córtex pré-motor resulta na contração de grandes grupos de músculos, ao passo que a estimulação da área motora suplementar resulta em movimentos bilaterais.

85. **B)** Os receptores colinérgicos nicotínicos são encontrados nas sinapses entre os neurônios simpáticos pré-ganglionares e pós-ganglionares.

86. **D)** O córtex pré-motor gera sinais nervosos para padrões complexos de movimento, em vez de padrões distintos gerados no córtex motor primário. A parte mais anterior da área pré-motora desenvolve, em primeiro lugar, uma imagem motora do movimento muscular total a ser executado. Em seguida, o padrão sucessivo de atividade muscular necessário para obter a imagem excita os neurônios no córtex pré-motor posterior; a partir desse local, os sinais são enviados diretamente para o córtex motor primário, de modo a excitar músculos específicos, ou para os núcleos da base e do tálamo e, em seguida, para o córtex motor primário.

87. **A)** O transporte ativo de íons sódio através das células epiteliais que revestem o plexo corioide é seguido de difusão passiva de íons cloreto, para manter a eletroneutralidade. O gradiente osmótico criado pelos íons sódio e cloreto provoca a osmose imediata de água para dentro do LCR. A osmolaridade do LCR é idêntica à do plasma sanguíneo.

88. **A)** Esse paciente apresenta ataxia de Friedreich, uma ataxia autossômica recessiva que resulta de mutação no cromossomo 9. É responsável por cerca de 50% de todos os casos de ataxia hereditária. A doença de Huntington é uma doença neurodegenerativa que afeta a coordenação muscular provoca o declínio da função cognitiva e problemas psiquiátricos. A esclerose múltipla é uma doença inflamatória, em que a mielina que recobre as células nervosas do cérebro e da medula espinhal está danificada, resultando em uma ampla variedade de sintomas, que incluem problemas físicos, mentais e psiquiátricos.

89. **E)** O principal achado patológico na ataxia de Friedreich é a degeneração e a perda de axônios, particularmente na medula espinhal e nas raízes espinhais; esse efeito aumenta com a idade e a duração da doença. A maioria dos principais tratos nervosos na medula espinhal apresenta desmielinização, e a própria medula espinhal torna-se fina. Não há lesões no córtex pré-motor nem no córtex motor primário, e o lobo frontal permanece normal. O distúrbio não afeta as funções cognitivas, e as fibras sensoriais amielínicas são poupadas.

90. **B)** As células na *pars compacta* da substância negra utilizam o neurotransmissor dopamina em suas projeções para o núcleo caudado e o putame.

91. **A)** As lesões que provocam dano ao córtex motor primário e a outras áreas corticais motoras circundantes levam à paralisia espástica dos músculos afetados.

92. **C)** A adrenalina ativa igualmente bem os receptores alfa e beta-adrenérgicos. A noradrenalina excita ambos os tipos de receptores, porém exerce um efeito acentuadamente maior nos receptores alfa.

93. **A)** As partes posterior e lateral do hipotálamo, em combinação com o hipotálamo pré-óptico, formam um importante grupo de células que controlam as funções cardiovasculares, como frequência cardíaca e pressão arterial.

94. **A)** As fibras sensoriais Ia fazem sinapse diretamente com os neurônios motores alfa, ao passo que as fibras sensoriais Ib fazem sinapse com os interneurônios

inibitórios. Os interneurônios excitatórios desempenham um importante papel no reflexo de retirada. Os neurônios motores gama recebem aferentes principalmente de sistemas supraespinhais.

95. E) Ocorre hidrocefalia não comunicante quando há bloqueio do fluxo de LCR dentro do sistema ventricular ou em locais de comunicação entre o sistema ventricular e o espaço subaracnoide. Ocorre hidrocefalia comunicante quando há bloqueio dentro do espaço subaracnoide ou nas vilosidades aracnoides, impedindo, assim, a comunicação entre o espaço subaracnoide e o seio sagital superior.

96. E) Os déficits comportamentais, as alterações da personalidade e a diminuição da capacidade de resolução de problemas são todos sinais de dano ao córtex de associação pré-frontal.

97. B) O lobo temporal posterior é maior ao nascimento no hemisfério dominante do cérebro, que é o hemisfério esquerdo em 95% das pessoas. Devido à tendência a dirigir a atenção para a região mais bem desenvolvida, a taxa de aprendizagem no hemisfério cerebral que é utilizado em primeiro lugar aumenta rapidamente, ao passo que a aprendizagem continua superficial no lado oposto menos utilizado. Por conseguinte, o hemisfério esquerdo com frequência torna-se dominante em relação ao direito.

98. A) Os neurônios localizados no *locus ceruleus* liberam noradrenalina em seus terminais nervosos.

99. D) O cerebrocerebelo e o núcleo denteado estão envolvidos com o tálamo e o córtex no planejamento de movimentos complexos.

100. D) O reflexo de estiramento é mediado por fusos musculares. A inibição autogênica envolve órgãos tendinosos de Golgi. A inibição recíproca também está relacionada com fusos neuromusculares.

101. C) A junção dos lobos parietal, temporal e occipital é comumente denominada área de Wernicke. Essa área do cérebro é responsável pela capacidade de compreender a palavra tanto escrita quanto falada.

102. D) O corpo caloso conecta os hemisférios cerebrais esquerdo e direito e, portanto, facilita a comunicação entre eles. Agenesia do corpo caloso é um defeito raro, em que ocorre ausência completa ou parcial do corpo caloso.

103. D) Lesões no núcleo subtalâmico dos núcleos da base com frequência levam a movimentos bruscos de todo um membro; essa condição é denominada *hemibalismo*. O AVE é a causa mais comum de hemibalismo em adultos, porém essa condição é rara. O globo pálido faz parte dos núcleos da base e está envolvido com o movimento; todavia, o dano ao globo pálido não provoca hemibalismo. A parte lateral do hipotálamo está principalmente relacionada com a fome. O núcleo rubro serve como via alternativa para a transmissão de sinais corticais para a medula espinhal; ele controla o engatinhamento de bebês e pode ser responsável pelo balanço dos braços durante a marcha. O complexo ventrobasal do tálamo é uma área de retransmissão sensorial do cérebro.

104. B) A amígdala parece atuar na atenção comportamental no nível semiconsciente. Acredita-se, também, que ela projete para o sistema límbico o estado atual do indivíduo em relação ao ambiente. Portanto, acredita-se que a amígdala ajude a produzir padrões de comportamento adequados para cada ocasião.

105. E) Acredita-se que a esquizofrenia seja causada, em parte, pela liberação excessiva de dopamina. Em certas ocasiões, pacientes com doença de Parkinson apresentam sintomas esquizofrênicos, devido à terapia não controlada com L-dopa e à produção subsequente de dopamina.

106. C) A parte magnocelular do núcleo rubro tem uma representação somatográfica de todos os músculos do corpo, de modo semelhante ao córtex motor. A estimulação dessa área no núcleo rubro resulta em contração de um único músculo ou de pequenos grupos de músculos.

107. C) As lesões que acometem o hipotálamo ventromedial levam à ingestão excessiva de alimentos (hiperfagia) e bebida, raiva e agressão e hiperatividade.

108. D) O *vermis* e a zona intermediária do hemisfério cerebelar têm uma representação topográfica distinta do corpo. Essas áreas são responsáveis pela coordenação da contração dos músculos do corpo para o movimento pretendido.

109. E) O feixe medial do prosencéfalo estende-se das regiões septais e orbitofrontais do córtex cerebral para baixo, através do centro do hipotálamo, até a área reticular do tronco encefálico. Essa estrutura atua como sistema de comunicação entre o sistema límbico e o tronco encefálico.

110. C) Esse homem apresenta doença de Alzheimer. São encontradas quantidades aumentadas de peptídeo beta-amiloide no cérebro de pacientes com doença de Alzheimer. O peptídeo acumula-se em placas amiloides, com diâmetros de até várias centenas de milímetros em áreas disseminadas do cérebro, incluindo o córtex cerebral, o hipocampo, os núcleos da base, o tálamo e o cerebelo. O papel fundamental do acúmulo excessivo de peptídeo beta-amiloide na patogênese da doença de Alzheimer é sugerido pelas múltiplas observações.

111. **E)** A disdiadococinesia é um déficit cerebelar que envolve a falta de progressão de uma parte de um movimento para o seguinte. Como consequência, os movimentos que incluem rápida alternância entre flexão e extensão são mais gravemente afetados.

112. **C)** A aceleração linear ocorre em linha reta; a aceleração angular ocorre durante o giro em torno de um ponto. Os canais semicirculares respondem a movimentos de rotação da cabeça e do corpo.

113. **D)** Esse homem apresenta esquizofrenia, que se caracteriza pela desagregação das respostas cognitivas e emocionais. O transtorno dissociativo de identidade era antigamente denominado *transtorno de personalidade múltipla*. O transtorno bipolar caracteriza-se por episódios de humor elevado (mania), alternados com episódios de depressão.

114. **B)** Um achado consistente na maioria dos indivíduos com esquizofrenia é a redução do tamanho do hipocampo. O hipocampo faz parte do sistema límbico. A informação sensorial aferente ativa várias partes do hipocampo que, por sua vez, inicia reações comportamentais para diferentes propósitos. A remoção do hipocampo torna impossível o aprendizado de novas informações com base no simbolismo verbal; todavia, as memórias do passado são preservadas.

115. **B)** As células ciliadas na mácula do sáculo apresentam sensibilidade máxima ao movimento linear da cabeça no plano vertical.

116. **D)** As lesões que afetam o tálamo provocam amnésia retrógrada, visto que se acredita que elas interfiram no processo de recuperação da memória de longo prazo armazenada em outras partes do cérebro.

117. **C)** O núcleo caudado está envolvido nos circuitos dos núcleos da base que controlam a atividade motora guiada pela memória.

118. **C)** Esse lactente apresenta síndrome do bebê sacudido. O hematoma subdural causou o aumento da pressão intracraniana, que, por sua vez, provocou o edema cerebral. A vasculatura venosa no cérebro está comprimida, devido à pressão intracraniana elevada. A compressão contínua das estruturas cerebrais pode levar ao agravamento do edema cerebral, com diminuição da oxigenação do cérebro.

119. **B)** O centro de punição está localizado principalmente no hipotálamo periventricular e na área cinzenta central do mesencéfalo.

120. **A)** Um exemplo de ação simpática relativamente restrita ou local é a vasodilatação ou vasoconstrição dos vasos sanguíneos que ocorrem com o aquecimento ou o esfriamento de uma área da pele. Quando uma luz brilhante é introduzida em um olho, ocorre a constrição das pupilas de ambos os olhos. O reflexo pupilar à luz é um evento de múltiplos neurônios e envolve o núcleo de Edinger-Westphal do tronco encefálico; não é um evento local.

121. **E)** A área de estimulação mais conhecida que causa o sono é constituída pelos núcleos da rafe na metade inferior da ponte e no bulbo. Muitas terminações nervosas de fibras de neurônios da rafe secretam serotonina. Quando a formação de serotonina é bloqueada por fármacos, o sono geralmente é interrompido por horas a dias. Por conseguinte, pressupõe-se que a serotonina seja um transmissor associado à produção de sono.

122. **B)** O órgão tendinoso de Golgi avalia a tensão nos tendões. Quando essa tensão se torna extremamente alta, ocorre a ativação de um reflexo inibitório, que causa o relaxamento de um músculo inteiro, o que serve para proteger o músculo de uma ruptura. Entretanto, acredita-se, também, que o órgão tendinoso de Golgi desempenhe um papel fundamental na manutenção da tensão igual nas fibras musculares de um músculo esquelético, de modo que os desequilíbrios na tensão entre as diferentes fibras musculares possam ser igualados.

123. **B)** Acredita-se que a degeneração das células dopaminérgicas na *pars compacta* da substância negra seja o principal déficit na doença de Parkinson.

124. **A)** A atetose é um sintoma caracterizado por movimentos de contorção espontâneos e, com frequência, contínuos de uma das mãos, de um braço, do pescoço ou do rosto; é causada por lesões do globo pálido. Com frequência, uma lesão no subtálamo leva a movimentos bruscos e súbitos de todo um membro, condição denominada hemibalismo. As lesões da substância negra levam à doença comum e extremamente grave que causa rigidez, acinesia e tremores, conhecida como doença de Parkinson. A ocorrência de múltiplas lesões pequenas do putame leva a movimentos de sacudidela nas mãos, no rosto e em outras partes do corpo, denominados coreia.

PARTE 12

FISIOLOGIA DIGESTIVA

1. Um homem de 25 anos de idade sofre graves lesões em um acidente de carro. Após 6 semanas de nutrição parenteral total (alimentação intravenosa), o estômago e o intestino delgado dele apresentam atrofia substancial. A falta de qual dos seguintes hormônios gastrointestinais é mais provavelmente responsável pela atrofia observada nesse homem?
   A) Colecistoquinina
   B) Gastrina
   C) Peptídio insulinotrópico glicose-dependente (GIP)
   D) Motilina
   E) Secretina

2. Uma mulher de 43 anos de idade ingere uma refeição que consiste em 70% de carboidratos, 20% de proteínas e 10% de gordura. Seis horas após consumir a refeição, contrações peristálticas intensas movem-se do estômago dela em direção ao cólon durante um período de cerca de 90 minutos. Qual dos seguintes hormônios tem maior probabilidade de mediar as intensas contrações peristálticas nessa mulher?
   A) Colecistoquinina
   B) Gastrina
   C) Peptídio insulinotrópico glicose-dependente (GIP)
   D) Motilina
   E) Secretina

3. A gordura dietética pode causar a liberação de todos os seguintes hormônios gastrointestinais, EXCETO um. Qual é a EXCEÇÃO?
   A) Colecistoquinina
   B) Gastrina
   C) Peptídio insulinotrópico glicose-dependente (GIP)
   D) Motilina
   E) Secretina

4. Um homem de 90 anos de idade com insuficiência cardíaca congestiva explica ao seu médico que ele apresenta dor torácica surda e indistinta quando consome uma grande refeição. Qual dos seguintes mecanismos pode explicar mais adequadamente a causa da dor torácica isquêmica após uma grande refeição nesse paciente?

   A) Vasoconstrição das arteríolas do músculo esquelético
   B) Vasoconstrição das arteríolas intestinais
   C) Vasodilatação das arteríolas do músculo esquelético
   D) Vasodilatação das arteríolas intestinais

5. Um estudo clínico é realizado para testar um análogo da pilocarpina recém-desenvolvido. Os indivíduos do teste que recebem o análogo apresentam aumento muito acentuado do fluxo salivar. Quais das seguintes alterações têm maior probabilidade de ocorrer nos eletrólitos salivares após o tratamento com o análogo da pilocarpina?
   A) Diminuição da concentração de sódio; aumento da concentração de cloreto
   B) Diminuição da concentração de sódio; aumento da concentração de potássio
   C) Aumento da concentração de sódio; diminuição da concentração de cloreto
   D) Aumento da concentração de sódio; diminuição da concentração de potássio

6. Um estudante de 24 anos de idade com síndrome viral intestinal aguda apresenta intolerância a laticínios de início recente. O estudante nunca apresentou intolerância a produtos lácteos antes da infecção. Qual das seguintes recomendações você deve fornecer a esse estudante?
   A) Nenhuma recomendação dietética
   B) Evitar permanentemente o consumo de laticínios
   C) Evitar permanentemente o consumo de frutas
   D) Evitar temporariamente os laticínios
   E) Evitar temporariamente o consumo de frutas

7. Uma mulher de 46 anos de idade consome uma refeição que consiste em 60% de carboidratos, 30% de proteínas e 10% de gordura. A secreção de ácido gástrico aumenta 35 vezes nos primeiros 3 minutos após ela consumir a refeição, alcançando o valor máximo em 25 minutos, para, então, diminuir gradualmente no decorrer das próximas 4 horas. Qual substância tem maior probabilidade de mediar a diminuição da secreção de ácido gástrico nessa mulher?

A) Apenas gastrina
B) Apenas secretina
C) Apenas colecistoquinina
D) Apenas somatostatina
E) Secretina e colecistoquinina
F) Secretina e somatostatina
G) Secretina, gastrina e somatostatina

8. Uma mulher de 35 anos de idade é admitida no serviço de emergência devido à presença de dor intensa no quadrante direito superior e febre. A mulher evacua fezes cor de argila. O índice de massa corporal é de 51 kg/m² (faixa normal de 18,5 a 25 kg/m²). O exame físico revela sinal de Murphy positivo. A frequência cardíaca é de 105 batimentos por minuto (bpm) e a pressão arterial é de 102/65 mmHg. A tomografia computadorizada (TC) revela a presença de massa no esfíncter de Oddi. Essa mulher corre risco de desenvolver qual dos seguintes problemas agudos?
A) Ascite
B) Doença de Crohn
C) Câncer de esôfago
D) Gastrite
E) Pancreatite
F) Doença ulcerosa péptica

9. Qual das alternativas a seguir descreve melhor o mecanismo de movimento da frutose através da membrana celular luminal de um enterócito em um adulto normal?
A) Endocitose
B) Exocitose
C) Difusão facilitada
D) Difusão passiva
E) Transporte ativo primário
F) Transporte ativo secundário

10. Um homem de 65 anos de idade com histórico de 30 anos de alcoolismo e doença hepática consulta o médico devido à ocorrência de inchaço do abdome. Qual dos seguintes conjuntos de alterações tem maior probabilidade de ser observado na circulação esplâncnica desse homem?
A) Pressão hidrostática capilar elevada; pressão coloidosmótica do plasma baixa
B) Pressão hidrostática capilar baixa; pressão coloidosmótica do plasma elevada
C) Pressão hidrostática capilar elevada; pressão coloidosmótica do plasma elevada
D) Pressão hidrostática capilar baixa; pressão coloidosmótica do plasma baixa
E) Pressão hidrostática capilar normal; pressão coloidosmótica do plasma elevada
F) Pressão hidrostática capilar elevada; pressão coloidosmótica do plasma normal

11. A assimilação gastrointestinal de proteínas inclui: (1) absorção pelos enterócitos, (2) ações proteolíticas da pepsina, (3) liberação de colecistoquinina e (4) ações proteolíticas das enzimas pancreáticas. Qual das alternativas a seguir descreve melhor a ordem temporal correta dos eventos para a assimilação das proteínas?
A) 4, 3, 2, 1
B) 2, 3, 4, 1
C) 3, 4, 2, 1
D) 3, 4, 1, 2
E) 2, 1, 4, 3
F) 4, 2, 1, 3
G) 1, 2, 3, 4
H) 2, 3, 1, 4
I) 1, 3, 2, 4

12. Todos os seguintes eventos têm probabilidade de ocorrer durante o vômito, EXCETO um. Qual é a EXCEÇÃO?
A) Antiperistaltismo
B) Abertura do esfíncter esofágico inferior
C) Respiração profunda
D) Contração do diafragma
E) Abertura da glote

13. O único processo quantitativamente mais significativo para a absorção de nutrientes no intestino delgado é o estabelecimento de um gradiente eletroquímico para qual dos seguintes íons?
A) Cálcio
B) Cloreto
C) Magnésio
D) Potássio
E) Sódio

14. Qual parte da vilosidade ilustrada a seguir tem maior probabilidade de apresentar a menor pressão de oxigênio em condições fisiológicas normais?
A) A
B) C
C) C
D) D
E) E

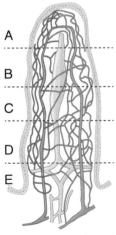

(Esta figura encontra-se reproduzida em cores no Encarte.)

15. Um estudante de 24 anos de idade consome uma refeição que consiste em 50% de carboidratos, 30% de proteínas e 20% de gordura. O estudante sente a necessidade de defecar 20 minutos após consumir a refeição. Qual das alternativas a seguir descreve melhor a ação direta que promove a necessidade de defecar nesse estudante?

    A) Relaxamento do piloro
    B) Relaxamento do duodeno
    C) Distensão do jejuno
    D) Distensão da parede retal
    E) Contração do esfíncter externo do ânus
    F) Contração do esfíncter interno do ânus

16. A regulação da secreção de ácido gástrico em resposta a uma refeição envolve os seguintes eventos: (1) diminuição do pH do conteúdo gástrico, (2) aumento do pH do conteúdo gástrico, (3) aumento da taxa de secreção de ácido e (4) diminuição da taxa de secreção de ácido. Qual das alternativas a seguir descreve melhor a ordem temporal correta dos eventos ao longo de um período de 4 ou 5 horas após a refeição?

    A) 4, 3, 2, 1
    B) 3, 1, 4, 2
    C) 3, 4, 1, 2
    D) 2, 1, 4, 3
    E) 4, 2, 1, 3
    F) 1, 2, 3, 4
    G) 2, 3, 1, 4
    H) 1, 3, 2, 4

17. São obtidas biópsias das mucosas antral e duodenal de uma mulher de 48 anos de idade. Qual dos seguintes hormônios pode ser encontrado em homogeneizados de tecido de ambos os locais?

    A) Secretina
    B) Gastrina
    C) Colecistoquinina (CCK)
    D) Motilina
    E) Peptídio insulinotrópico glicose-dependente (GIP)

18. A deglutição de um bolo alimentar envolve as seguintes etapas: (1) relaxamento do esfíncter esofágico superior, (2) contrações peristálticas da faringe, (3) movimento ascendente do palato mole e (4) posição medial das pregas palatofaríngeas. Qual das alternativas a seguir descreve melhor a ordem temporal correta dos eventos durante o processo da deglutição?

    A) 4, 1, 2, 3
    B) 3, 4, 2, 1
    C) 2, 1, 4, 3
    D) 2, 3, 1, 4
    E) 3, 4, 1, 2

19. A administração oral de um antagonista dos receptores H_2 de histamina têm maior probabilidade de causar quais das seguintes alterações na capacidade da gastrina, da acetilcolina e da histamina de estimular a secreção de ácido gástrico?

    A) Aumento da gastrina; aumento da acetilcolina; aumento da histamina
    B) Diminuição da gastrina; diminuição da acetilcolina; diminuição da histamina
    C) Sem alteração da gastrina; diminuição da acetilcolina; sem alteração da histamina
    D) Aumento da gastrina; diminuição da acetilcolina; diminuição da histamina
    E) Diminuição da gastrina; sem alteração da acetilcolina; diminuição da histamina

20. Um médico de 34 anos de idade consulta um gastroenterologista devido a náuseas, dor abdominal e diarreia. O médico foi exposto a águas residuais e água poluída em uma viagem missionária recente a uma região carente. O gastroenterologista receita um inibidor da bomba de prótons (IBP) e tetraciclina. Todos os sintomas desaparecem em 2 semanas. Qual das alternativas a seguir descreve melhor a condição para qual o médico foi tratado?

    A) Consumo excessivo de álcool
    B) Retocolite ulcerativa
    C) Diarreia psicogênica
    D) Síndrome de estresse pós-traumático
    E) Infecção por *Helicobacter pylori*

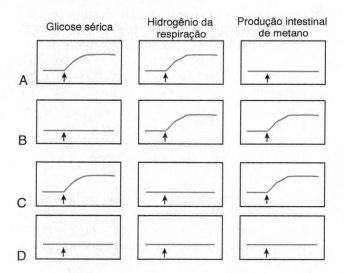

21. Uma mulher de 19 anos de idade consulta o seu médico devido a náuseas, diarreia, tontura e flatulência. Depois de um jejum noturno, o médico administra 50 g de lactose oral no tempo zero (indicando pelas setas nas figuras anteriores). Qual das seguintes combinações tem maior probabilidade de ocorrer nessa paciente durante as próximas 3 horas?

    A) A
    B) B
    C) C
    D) D

22. Um homem de 43 anos de idade ingere uma refeição que consiste em 40% de proteínas, 10% de gordura e 50% de carboidratos. Após 30 minutos, ele sente a

necessidade de defecar. Qual dos seguintes reflexos resulta na necessidade de defecar quando o duodeno sofre estiramento?

A) Duodenocólico
B) Enterogástrico
C) Intestino-intestinal
D) Retoesfincteriano

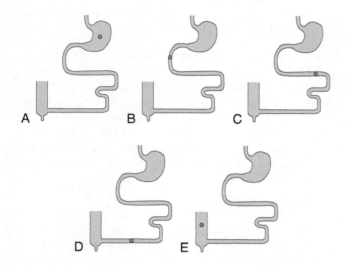

23. Um homem de 43 anos de idade ingere uma refeição que contém 30% de proteínas, 15% de gordura e 55% de carboidratos. Em qual dos locais mostrados na figura anterior os sais biliares têm maior probabilidade de serem absorvidos por um processo de transporte ativo?

A) A
B) B
C) C
D) D
E) E

24. O íleo e a parte distal do jejuno de um homem de 28 anos de idade sofrem ruptura em um acidente automobilístico. Todo o íleo e parte do jejuno são ressecados. O que ocorrerá mais provavelmente nesse homem?

A) Gastrite atrófica
B) Constipação intestinal
C) Úlcera gástrica
D) Doença do refluxo gastroesofágico (DRGE)
E) Deficiência de vitamina B_{12}

25. Um menino de 10 anos de idade consome *cheeseburger*, batatas fritas e *milkshake* de chocolate. A refeição estimula a liberação de vários hormônios gastrointestinais. A liberação de qual dos seguintes hormônios da mucosa duodenal é estimulada pela presença de gordura, carboidratos ou proteínas no duodeno?

A) Colecistoquinina (CCK)
B) Peptídio insulinotrópico glicose-dependente (GIP)
C) Gastrina
D) Motilina
E) Secretina

26. Em um experimento clínico, um grupo de indivíduos recebe 50 g de glicose por via intravenosa, e outro grupo, 50 g de glicose por via oral. Qual dos seguintes fatores pode explicar a razão pela qual a carga de glicose oral é depurada do sangue mais rapidamente em comparação com a carga de glicose intravenosa? (CCK, colecistoquinina; GIP, peptídio insulinotrópico glicose-dependente; VIP, peptídio intestinal vasoativo.)

A) Liberação de insulina induzida pela CCK
B) Liberação de VIP induzida pela CCK
C) Liberação de glucagon induzida pelo GIP
D) Liberação de insulina induzida pelo GIP
E) Liberação de GIP induzida pelo VIP

27. Qual dos seguintes alimentos tem a sua digestão prejudicada ao máximo em pacientes com acloridria?

A) Carboidratos
B) Gorduras
C) Proteínas

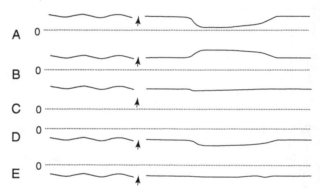

28. Um homem de 22 anos de idade consulta o médico devido à dor torácica quando se alimenta, particularmente quando ingere carne. Ele também apresenta eructação excessiva e pirose. O exame físico revela halitose. A radiografia mostra dilatação do esôfago. Qual dos traçados de pressão mostrados na figura anterior foi mais provavelmente obtido no esfíncter esofágico inferior (EEI) desse paciente antes e depois da deglutição (indicada por uma seta na figura anterior)? A linha tracejada representa uma pressão de 0 mmHg.

A) A
B) B
C) C
D) D
E) E

29. A proenzima pepsinogênio é secretada principalmente por qual das seguintes estruturas?

A) Células acinares do pâncreas
B) Células ductais do pâncreas
C) Células epiteliais do duodeno
D) Glândulas gástricas do estômago

30. Qual dos seguintes hormônios é liberado pela presença de gordura e de proteína no intestino delgado e tem um importante efeito na diminuição do esvaziamento gástrico?

    A) Colecistoquinina
    B) Peptídio insulinotrópico glicose-dependente (GIP)
    C) Gastrina
    D) Motilina
    E) Secretina

31. Qual das alternativas a seguir pode inibir a secreção de ácido gástrico?

	Somatostatina	Secretina	GIP	Enterogastronas	Reflexos nervosos
A)	Não	Não	Sim	Não	Sim
B)	Não	Sim	Não	Não	Não
C)	Não	Sim	Não	Sim	Não
D)	Sim	Não	Não	Sim	Sim
E)	Sim	Não	Sim	Não	Não
F)	Sim	Sim	Sim	Sim	Sim

32. Os hormônios gastrointestinais têm efeitos fisiológicos que podem ser induzidos em concentrações normais, bem como efeitos farmacológicos que exigem concentrações mais altas do que o normal. Qual é o efeito fisiológico direto dos vários hormônios sobre a secreção de ácido gástrico?

	Gastrina	Secretina	Colecistoquinina	GIP	Motilina
A)	Nenhum efeito	Estimulação	Estimulação	Nenhum efeito	Nenhum efeito
B)	Estimulação	Inibição	Nenhum efeito	Inibição	Nenhum efeito
C)	Estimulação	Inibição	Nenhum efeito	Nenhum efeito	Nenhum efeito
D)	Estimulação	Inibição	Inibição	Estimulação	Estimulação
E)	Estimulação	Estimulação	Inibição	Inibição	Nenhum efeito

33. A fase cefálica da secreção gástrica é responsável por cerca de 30% da resposta ácida a uma refeição. Qual das alternativas a seguir pode eliminar a fase cefálica da secreção gástrica?

    A) Antiácidos
    B) Anticorpo antigastrina
    C) Atropina
    D) Bloqueador dos receptores H_2 da histamina
    E) Vagotomia
    F) Simpatectomia

34. Ocorrem complexos migratórios de motilidade (CMM) aproximadamente a cada 90 minutos entre as refeições, e acredita-se que eles sejam estimulados pelo hormônio gastrointestinal, a motilina. O que aumenta em decorrência da ausência de CMM?

    A) Motilidade duodenal
    B) Esvaziamento gástrico
    C) Bactérias intestinais
    D) Movimentos em massa
    E) Deglutição

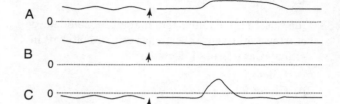
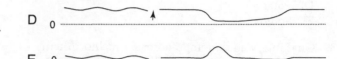

35. Qual dos registros manométricos na figura anterior ilustra a função normal do esôfago no nível torácico médio antes e depois da deglutição (indicada por uma seta na figura anterior)? As linhas tracejadas representam uma pressão de 0 mmHg.

    A) A
    B) B
    C) C
    D) D
    E) E

36. O esvaziamento gástrico é estreitamente regulado para assegurar a entrada do quimo no duodeno em uma velocidade adequada. Quais dos seguintes eventos promovem o esvaziamento gástrico em condições fisiológicas normais em um indivíduo saudável?

	Tônus da metade superior do estômago	Contrações de segmentação no intestino delgado	Tônus do esfíncter pilórico
A)	Diminuição	Diminuição	Diminuição
B)	Diminuição	Aumento	Diminuição
C)	Aumento	Diminuição	Diminuição
D)	Aumento	Diminuição	Aumento
E)	Aumento	Aumento	Aumento

Perguntas 37 a 39

Um furacão tropical atinge uma ilha do Caribe, e os habitantes são forçados a beber água poluída. Nos próximos dias, muitas pessoas apresentam diarreia, e cerca da metade delas morre. Amostras da água ingerida são positivas para a bactéria *Vibrio cholerae*. Utilize essa informação para responder às próximas três perguntas.

37. A toxina de *V. cholerae* tem maior probabilidade de estimular o aumento em qual das seguintes opções

nas células epiteliais das criptas de Lieberkühn das pessoas infectadas?

A) Monofosfato de adenosina cíclico (AMPc)
B) Monofosfato de guanosina cíclico (GMPc)
C) Absorção de cloreto
D) Absorção de sódio

38. Que tipo de canal iônico tem maior probabilidade de ser irreversivelmente aberto nas células epiteliais intestinais das pessoas infectadas?

A) Cálcio
B) Cloreto
C) Magnésio
D) Potássio
E) Sódio

39. Qual intervalo de tempo descreve melhor o tempo de sobrevivência (em dias) de um enterócito intestinal infectado por *V. cholerae* em uma pessoa que sobrevive?

A) 1 a 3
B) 3 a 6
C) 6 a 9
D) 9 a 12
E) 12 a 15

40. Os hormônios gastrointestinais têm efeitos fisiológicos que podem ser induzidos em concentrações normais, bem como efeitos farmacológicos que exigem concentrações mais altas do que o normal. Qual é o efeito fisiológico dos vários hormônios sobre o esvaziamento gástrico?

	Gastrina	Secretina	Colecistoquinina	GIP	Motilina
A)	Diminuição	Diminuição	Diminuição	Diminuição	Aumento
B)	Aumento	Diminuição	Nenhum	Diminuição	Aumento
C)	Aumento	Nenhum	Nenhum	Aumento	Aumento
D)	Nenhum	Nenhum	Diminuição	Aumento	Aumento
E)	Nenhum	Nenhum	Diminuição	Nenhum	Nenhum
F)	Nenhum	Nenhum	Aumento	Nenhum	Nenhum

41. Um menino saudável de 12 anos de idade ingere uma refeição que contém 20% de gordura, 50% de carboidratos e 30% de proteínas. Em quanto tempo (em horas) após a refeição o suco gástrico desse menino tem maior probabilidade de apresentar o menor pH?

A) 0,5
B) 1,0
C) 2,0
D) 3,0
E) 4,0

42. A CCK e a gastrina compartilham múltiplos efeitos em concentrações farmacológicas. Quais são os efeitos que a CCK e a gastrina compartilham (ou não compartilham) em concentrações fisiológicas?

	Estimulação da secreção ácida	Inibição do esvaziamento gástrico	Estimulação do crescimento da mucosa gástrica	Estimulação do crescimento pancreático
A)	Não compartilham	Não compartilham	Não compartilham	Não compartilham
B)	Não compartilham	Não compartilham	Compartilham	Não compartilham
C)	Não compartilham	Compartilham	Não compartilham	Não compartilham
D)	Compartilham	Compartilham	Não compartilham	Não compartilham
E)	Compartilham	Compartilham	Compartilham	Compartilham

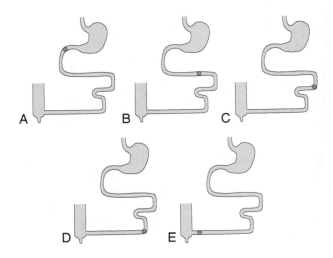

43. Uma mulher de 48 anos de idade consome uma refeição que consiste em 50% de carboidratos, 30% de proteínas e 20% de gorduras. Em qual local da figura anterior é mais provável que as contrações da musculatura lisa tenham a frequência mais alta?

A) A
B) B
C) C
D) D
E) E

44. A medula espinhal de uma mulher de 40 anos de idade é seccionada em T6 em um acidente automobilístico. A paciente desenvolve um método de distender o reto para iniciar o reflexo retoesfincteriano. A distensão retal provoca quais das seguintes respostas nessa mulher?

	Relaxamento do esfíncter interno do ânus	Contração do esfíncter externo do ânus	Contração do reto
A)	Não	Não	Não
B)	Não	Não	Sim
C)	Não	Sim	Sim
D)	Sim	Não	Sim
E)	Sim	Sim	Não
F)	Sim	Sim	Sim

45. Uma mulher de 91 anos de idade com dor na parte superior do abdome e sangue nas fezes tomou anti-inflamatórios não esteroides (AINE) para a artrite por um tempo. A endoscopia revela gastrite irregular em todo o estômago. As biópsias são negativas para *Helicobacter pylori*. A administração intravenosa de pentagastrina mais provavelmente levará ao aumento abaixo do normal em qual das seguintes opções?

A) Crescimento da mucosa duodenal
B) Secreção de ácido gástrico
C) Secreção de gastrina
D) Secreção de enzimas pancreáticas
E) Crescimento do pâncreas

46. Quais substâncias desempenham um papel fisiológico na estimulação da liberação de hormônios ou na estimulação de reflexos nervosos, que, por sua vez, podem inibir a secreção de ácido gástrico?

	Ácido	Ácidos graxos	Soluções hiperosmóticas	Soluções isotônicas
A)	Não	Não	Sim	Não
B)	Não	Não	Sim	Sim
C)	Sim	Sim	Não	Sim
D)	Sim	Sim	Sim	Sim
E)	Sim	Sim	Sim	Não

47. Um estudo clínico é conduzido para determinar o curso temporal da secreção de ácido gástrico e do pH gástrico em voluntários saudáveis após uma refeição que consiste em 10% de gordura, 30% de proteínas e 60% de carboidratos. Os resultados mostram aumento imediato do pH do suco gástrico após a refeição, que é seguido, vários minutos depois, de aumento secundário na taxa de secreção ácida. A diminuição em qual das seguintes substâncias tem maior probabilidade de facilitar o aumento secundário da taxa de secreção de ácido nesses voluntários?

A) Gastrina
B) Colecistoquinina
C) Somatostatina
D) Peptídio intestinal vasoativo

48. O vômito é um processo complexo que exige a coordenação de numerosos componentes pelo centro do vômito, localizado no bulbo. Quais eventos ocorrem durante o ato do vômito?

	Esfíncter esofágico inferior	Esfíncter esofágico superior	Músculos abdominais	Diafragma
A)	Contração	Contração	Contração	Contração
B)	Contração	Contração	Relaxamento	Relaxamento
C)	Relaxamento	Contração	Contração	Relaxamento
D)	Relaxamento	Relaxamento	Contração	Contração
E)	Relaxamento	Relaxamento	Relaxamento	Relaxamento

49. Uma mulher de 34 anos de idade apresenta histórico recorrente de úlceras duodenais associadas a diarreia, esteatorreia e hipopotassemia. O nível de gastrina em jejum é de 550 pg/mℓ, e a secreção ácida basal é de 18 mmol/hora. Administra-se secretina humana por via intravenosa, em uma dose de 0,4 µm/kg de peso corporal durante 1 minuto. São coletadas amostras de sangue após a injeção depois de 1, 2, 5, 10 e 30 minutos para a determinação das concentrações séricas de gastrina. Qual concentração sérica de gastrina é considerada diagnóstica para gastrinoma nessa mulher (em pg/mℓ)?

A) 450
B) 500
C) 550
D) 600
E) 700

50. Várias enzimas proteolíticas são secretadas na forma inativa no lúmen do trato gastrointestinal. Quais substâncias podem ativar uma ou mais enzimas proteolíticas, convertendo-as em uma forma ativa?

	Tripsina	Enteroquinase	Pepsina
A)	Não	Não	Não
B)	Não	Não	Sim
C)	Não	Sim	Não
D)	Sim	Sim	Não
E)	Sim	Sim	Sim

51. Um homem de 71 anos de idade com hematêmese e melena apresenta uma úlcera em forma de crescente no duodeno. Uma lavagem deslocou o coágulo, revelando um vaso sanguíneo subjacente elevado, que foi erradicado com sucesso por meio de cauterização com uma sonda bipolar de ouro. Quais dos seguintes fatores são diagnósticos para a úlcera duodenal?

	Endoscopia	Níveis plasmáticos de gastrina	Taxa de secreção de ácido
A)	Não	Não	Não
B)	Sim	Não	Não
C)	Sim	Não	Sim
D)	Sim	Sim	Não
E)	Sim	Sim	Sim

52. Um estudante de medicina de 23 anos de idade consome *cheeseburger*, batatas fritas e *milkshake* de chocolate. Quais hormônios produzem efeitos fisiológicos em algum ponto durante as próximas horas?

	Gastrina	Secretina	Colecistoquinina	GIP
A)	Não	Sim	Sim	Sim
B)	Sim	Não	Sim	Sim
C)	Sim	Sim	Não	Sim
D)	Sim	Sim	Sim	Sim
E)	Sim	Sim	Sim	Sim

53. Uma mulher de 68 anos de idade com hematêmese apresenta pirose e dor no estômago. A endoscopia revela inflamação que acomete o corpo gástrico e o antro, bem como uma pequena úlcera gástrica. As biópsias são positivas para *H. pylori*. O *H. pylori* causa danos à mucosa gástrica principalmente em virtude do aumento dos níveis de qual das seguintes sustâncias na mucosa?

A) Amônio
B) Sais biliares
C) Gastrina
D) AINEs
E) Pepsina

54. Um experimento de fisiologia é conduzido no intestino delgado isolado de um rato. O intestino é banhado com todos os nutrientes, íons e gases essenciais em uma placa de Petri mantida a uma temperatura de 37°C. Observa-se a contração da parte proximal do jejuno em uma frequência de cinco contrações por minuto. Então, uma micropipeta de vidro é inserida em uma célula intersticial de Cajal (célula marca-passo) no mesmo local no jejuno, e registra-se uma frequência de ondas lentas de 10 por minuto. Em seguida, acrescenta-se noradrenalina à solução do banho. Qual das alternativas a seguir descreve melhor a frequência de ondas lentas e a frequência de contrações mais prováveis após o tratamento com noradrenalina (em ocorrências por minuto)?

	Frequência de ondas lentas	Frequência de contrações
A)	0	0
B)	10	0
C)	10	10
D)	10	5
E)	5	10

55. Uma mulher saudável de 21 anos de idade ingere uma grande refeição e, em seguida, faz uma viagem de ônibus de 3 horas de duração que não tem banheiro. Vinte minutos após comer, ela sente uma forte necessidade de defecar, mas consegue se controlar. Quais mecanismos ocorreram nessa mulher?

	Relaxamento do esfíncter interno do ânus	Contração do esfíncter externo do ânus	Contração do reto
A)	Não	Não	Não
B)	Não	Sim	Sim
C)	Sim	Não	Sim
D)	Sim	Não	Não
E)	Sim	Sim	Sim

56. Um experimento de fisiologia é conduzido em um rato anestesiado. A parte distal do duodeno é aberta, sem comprometer o fluxo sanguíneo, e uma micropipeta para registro de oxigênio é inserida na ponta de uma vilosidade, que é submersa em óleo inerte. Registra-se um valor de oxigênio de 10 mmHg. A parte distal do duodeno no mesmo local é, então, tratada com o vasodilatador adenosina. Qual é o valor mais provável do oxigênio na ponta da vilosidade 2 minutos após o tratamento com adenosina (em mmHg)?

A) 0
B) 5
C) 7
D) 10
E) 12

57. Um dos seguintes hormônios é capaz de estimular o crescimento da mucosa intestinal, ao passo que os outros dois podem estimular o crescimento do pâncreas. Quais são esses três hormônios?

	Gastrina	Secretina	Colecistoquinina	GIP	Motilina
A)	Não	Sim	Sim	Sim	Não
B)	Sim	Não	Sim	Não	Sim
C)	Sim	Não	Sim	Sim	Não
D)	Sim	Não	Sim	Sim	Não
E)	Sim	Sim	Sim	Não	Não

58. Um homem de 65 anos de idade ingere uma refeição saudável, que consiste em 30% de carboidratos, 20% de gordura e 50% de proteínas. Aproximadamente 40 minutos depois, o esfíncter ileocecal dele relaxa, e o quimo move-se para o ceco. A distensão gástrica causa o relaxamento do esfíncter ileocecal por meio de qual dos seguintes reflexos?

A) Enterogástrico
B) Gastroileal
C) Gastrocólico
D) Intestino-intestinal
E) Retoesfincteriano

59. A barreira da mucosa gástrica tem bases fisiológica e anatômica para prevenir o acúmulo de íons hidrogênio na mucosa. Sabe-se que alguns fatores fortalecem a integridade da barreira da barreira gástrica, ao passo que outros podem enfraquecê-la. Que fatores fortalecem ou enfraquecem a barreira?

	Sais biliares	Mucosa	Ácido acetilsalicílico	Agentes AINEs	Gastrina	Etanol
A)	Fortalecem	Fortalece	Enfraquece	Enfraquecem	Fortalece	Fortalece
B)	Fortalecem	Fortalece	Enfraquece	Enfraquecem	Enfraquece	Fortalece
C)	Enfraquecem	Fortalece	Fortalece	Enfraquecem	Fortalece	Enfraquece
D)	Enfraquecem	Fortalece	Enfraquece	Enfraquecem	Fortalece	Enfraquece
E)	Enfraquecem	Enfraquece	Enfraquece	Fortalecem	Fortalece	Enfraquece

60. A assimilação das gorduras inclui (1) a formação de micelas, (2) a secreção de quilomícrons, (3) a emulsificação de gordura e (4) a absorção de gordura pelos enterócitos. Qual das seguintes sequências descreve melhor a ordem temporal correta desses eventos?

A) 4, 3, 2, 1
B) 3, 1, 4, 2
C) 3, 4, 1, 2
D) 2, 1, 4, 3
E) 4, 2, 1, 3
F) 2, 4, 1, 3
G) 1, 2, 3, 4
H) 1, 3, 2, 4

61. Um homem de 62 anos de idade com dispepsia e histórico de úlcera gástrica crônica apresenta dor abdominal. A endoscopia revela uma grande úlcera na parte proximal do corpo gástrico. As biópsias são positivas para *H. pylori*. Quais das seguintes substâncias são utilizadas clinicamente para o tratamento de úlceras gástricas de várias etiologias?

	Antibióticos	Agentes AINEs	Bloqueadores H$_2$	Inibidores da bomba de prótons
A)	Não	Não	Sim	Sim
B)	Sim	Não	Não	Sim
C)	Sim	Não	Sim	Sim
D)	Sim	Sim	Sim	Sim
E)	Não	Sim	Sim	Sim

62. A fibrose cística (FC) é uma doença hereditária das glândulas exócrinas que afeta crianças e pessoas jovens. O muco nas glândulas exócrinas torna-se espesso e pegajoso e, por fim, bloqueia os ductos dessas glândulas (principalmente no pâncreas, nos pulmões e no fígado), formando cistos. Na FC, a diminuição da secreção de líquido resulta de uma interrupção primária na transferência de qual dos seguintes íons através das membranas celulares?

A) Cálcio
B) Cloreto
C) Fosfato
D) Potássio
E) Sódio

63. Um homem de 43 anos de idade apresenta dor abdominal e hematêmese. O exame do abdome foi relativamente inespecífico, e as radiografias foram sugestivas de perfuração de víscera. A endoscopia revelou uma úlcera gástrica cronicamente perfurada, através da qual o fígado estava visível. Qual dos seguintes mecanismos é um precursor da formação de úlcera gástrica?

A) Extravasamento de íons hidrogênio
B) Secreção de muco
C) Inibição da bomba de prótons
D) Zônulas de oclusão (junções firmes) entre as células
E) Vagotomia

64. Uma menina de 12 anos de idade ingere um copo de leite e dois biscoitos. O esfíncter esofágico inferior (EEI) e o fundo gástrico dela relaxam, enquanto o alimento ainda se encontra no esôfago. Qual das seguintes substâncias tem maior probabilidade de causar relaxamento do EEI e do fundo gástrico nessa menina?

A) Gastrina
B) Histamina
C) Motilina
D) Óxido nítrico
E) Noradrenalina

65. Os movimentos de massa podem ser estimulados após uma refeição devido à distensão do estômago (reflexo gastrocólico) e à distensão do duodeno (reflexo duodenocólico). Os movimentos de massa frequentemente levam a qual das seguintes opções?

A) Movimentos intestinais
B) Movimentos gástricos
C) Haustrações
D) Contrações esofágicas
E) Peristaltismo faríngeo

66. Uma mulher de 45 anos de idade com diabetes melito tipo 1 apresenta sensação de plenitude precoce quando se alimenta. Com frequência, ela sente náuseas depois de uma refeição e vomita cerca de 1 vez/semana após se alimentar. O dano induzido pela glicose a qual das seguintes estruturas mais provavelmente explica o problema gastrointestinal dessa mulher?

A) Gânglios celíacos
B) Sistema nervoso entérico
C) Esôfago
D) Estômago
E) Nervo vago

67. Qual dos seguintes pares de estímulo-mediador normalmente inibe a liberação de gastrina?

	Estímulo	Mediador
A)	Ácido	CCK
B)	Ácido	GIP
C)	Ácido	Somatostatina
D)	Ácido graxo	Motilina
E)	Ácido graxo	Somatostatina

68. Um homem de 55 anos de idade consome uma refeição que consiste em 20% de gordura, 50% de carboidratos e 30% de proteínas. Os seguintes hormônios gastrointestinais são liberados várias vezes durante as próximas 6 horas: gastrina, secretina, motilina, peptídio insulinotrópico glicose-dependente (GIP) e colecistoquinina. Qual das seguintes estruturas tem maior probabilidade de liberar todos os cinco hormônios nesse homem?

A) Antro
B) Cólon
C) Duodeno
D) Esôfago
E) Íleo

69. Um homem de 79 anos de idade sofre um acidente vascular encefálico no bulbo e na ponte que elimina por completo todos os estímulos vagais para o trato gastrointestinal. Qual é a função que está mais provavelmente eliminada nesse homem?

A) Secreção de ácido gástrico
B) Liberação de gastrina
C) Secreção de bicarbonato pelo pâncreas
D) Peristaltismo esofágico primário
E) Peristaltismo esofágico secundário

70. Um homem de 74 anos de idade com hematêmese e melena é diagnosticado com úlcera duodenal. Qual das seguintes opções é mais provável nesse paciente?

	Densidade das células parietais	Secreção de ácido	Gastrina plasmática
A)	Diminuída	Diminuída	Diminuída
B)	Diminuída	Aumentada	Diminuída
C)	Aumentada	Diminuída	Aumentada
D)	Aumentada	Aumentada	Diminuída
E)	Aumentada	Aumentada	Aumentada

71. Um homem de 61 anos de idade com dor na parte superior do abdome e sangue nas fezes toma AINE para a dor e ingere o medicamento com vodca. A administração de pentagastrina produziu níveis de secreção de ácido gástrico mais baixos do que o previsto. Qual substância secretada tem maior tendência a estar diminuída nesse paciente com gastrite?

A) Fator intrínseco
B) Ptialina
C) Renina
D) Saliva
E) Tripsina

72. Ocorre secreção de ácido gástrico quando uma refeição é consumida. Quais dos seguintes fatores têm ação direta sobre as células parietais para estimular a secreção de ácido?

	Gastrina	Somatostatina	Acetilcolina	Histamina
A)	Não	Não	Sim	Sim
B)	Sim	Não	Não	Sim
C)	Sim	Não	Sim	Sim
D)	Sim	Sim	Sim	Sim
E)	Sim	Sim	Não	Sim

73. Uma mulher de 37 anos de idade acrescenta alimentos à base de trigo e farelo ricos em fibras à sua dieta para reduzir os seus níveis séricos de colesterol. Ela evitou o consumo de alimentos contendo trigo ou centeio desde criança, visto que a mãe dela dizia que eles a deixavam doente. A mulher perde 11 kg com essa nova dieta, porém apresenta cólicas estomacais, gases e diarreia frequentes. Ela também se sente mais fraca e tem dificuldade em terminar suas caminhadas matinais. O que mais provavelmente está aumentado nessa mulher?

A) Concentração de hemoglobina no sangue
B) Absorção de carboidrato
C) Gordura fecal
D) Absorção de proteínas
E) Cálcio sérico

74. Um recém-nascido do sexo masculino não eliminou mecônio nas primeiras 48 horas após o parto. O abdome dele está distendido, e ele começa a vomitar. Uma biópsia por sucção de um segmento do cólon distalmente estreitado revela a ausência de células nervosas ganglionares. Esse recém-nascido corre risco de desenvolver qual das seguintes condições?

A) Acalasia
B) Enterocolite
C) Halitose
D) Pancreatite
E) Úlcera péptica

75. Uma mulher obesa de 41 anos de idade com histórico de cálculos biliares é internada no serviço de emergência devido a uma dor excruciante no quadrante superior direito. A mulher apresenta icterícia, e a radiografia sugere obstrução do ducto colédoco. Quais dos seguintes valores da bilirrubina direta e indireta mais provavelmente devem ser encontrados no plasma dessa mulher (em miligramas por decilitro)?

	Direta	Indireta
A)	1,0	1,3
B)	2,3	2,4
C)	5,0	1,7
D)	1,8	6,4
E)	6,8	7,5

76. Qual dos seguintes mecanismos de transporte de substâncias através da membrana celular luminal de um enterócito duodenal é observado em recém-nascidos e lactentes, mas não em adultos?

   A) Endocitose
   B) Difusão facilitada
   C) Difusão passiva
   D) Transporte ativo primário
   E) Transporte ativo secundário

77. A fibrose cística é a causa mais comum de pancreatite em crianças. Qual das alternativas a seguir explica melhor o mecanismo da pancreatite induzida por fibrose cística?

   A) Ativação da enteroquinase
   B) Ativação do inibidor da tripsina
   C) Autodigestão do pâncreas
   D) Secreção excessiva de CCK
   E) Obstrução por cálculo biliar

RESPOSTAS

1. B) A gastrina é secretada principalmente pelas células G do antro do estômago. As principais ações da gastrina consistem em: (1) estimulação da secreção de ácido gástrico e (2) estimulação do crescimento da mucosa por todo o trato gastrointestinal.

2. D) A motilina é secretada pelo duodeno e pelo jejuno durante o jejum, e a única função conhecida desse hormônio consiste em aumentar a motilidade gastrointestinal. Ela é liberada de modo cíclico e estimula as ondas de motilidade gastrointestinal, denominadas complexos mioelétricos interdigestivos (ou complexos de motilidade migratória), que se movem pelo estômago e pelo intestino delgado a cada 90 minutos em uma pessoa que esteve em jejum. O propósito dos complexos mioelétricos interdigestivos consiste em remover o resíduo alimentar do intestino, o que diminui o crescimento bacteriano. Por essa razão, os eles também são denominados contrações de manutenção.

3. B) A gastrina é secretada em resposta à estimulação vagal, bem como a estímulos associados à ingestão de uma refeição, como distensão do estômago e produtos de degradação das proteínas. Entretanto, a gordura não causa a liberação de gastrina, como o faz com outros hormônios gastrointestinais.

4. D) Em condições normais, o fluxo sanguíneo do trato gastrointestinal está diretamente relacionado com o nível de atividade local. Por exemplo, após uma refeição, a atividade motora, a atividade secretora e a atividade absortiva aumentam; de modo semelhante, o fluxo sanguíneo aumenta acentuadamente. O aumento do fluxo sanguíneo é produzido pela vasodilatação dos vasos sanguíneos intestinais. O aumento do débito cardíaco associado ao consumo de uma grande refeição é a causa da dor torácica isquêmica nesse homem.

5. D) Os íons sódio são ativamente reabsorvidos dos ductos salivares, ao passo que os íons potássio são ativamente secretados em troca do sódio. Quando há elevação do fluxo salivar, cada unidade de saliva permanece menos tempo nos ductos salivares. Portanto, há menos tempo para a absorção de sódio (aumento da concentração de sódio) e menos tempo para a secreção de potássio (diminuição da concentração de potássio).

6. D) Esse estudante apresenta intolerância à lactose temporária, devido à perda temporária da enzima lactase. A lactase é uma enzima da borda em escova, cuja produção pode ficar temporariamente deprimida após uma infecção viral intestinal (gastroenterite viral).

7. F) A presença de ácido, gordura, produtos de degradação das proteínas, líquidos hiperosmóticos ou hiposmóticos ou qualquer fator irritante na parte superior do intestino delgado provoca a liberação de vários hormônios intestinais. Um deles é a secretina, que é particularmente importante para a estimulação da secreção pancreática de bicarbonato. Entretanto, a secretina opõe-se à secreção de ácido gástrico. Três outros hormônios – peptídeo insulinotrópico glicose-dependente (GIP) (anteriormente denominado peptídeo inibidor gástrico), peptídeo intestinal vasoativo e somatostatina – também têm efeitos discretos a moderados na inibição da secreção de ácido gástrico.

8. E) As mesmas células que secretam enzimas proteolíticas nos ácinos do pâncreas secretam simultaneamente outra substância, denominada inibidor da tripsina; essa substância impede a ativação da tripsina tanto no interior das células secretoras quanto nos ácinos e ductos do pâncreas. Quando o pâncreas sofre uma lesão grave, ou quando ocorre bloqueio de um ducto, pode haver acúmulo de grandes quantidades de suco pancreático. Nessas condições, o efeito do inibidor da tripsina é frequentemente suplantado, e, nesse caso, as secreções pancreáticas tornam-se ativadas muito rápido e, literalmente, podem digerir grandes porções do pâncreas em poucas horas, produzindo a condição denominada *pancreatite aguda*. A mulher obesa descrita nessa pergunta apresenta obstrução do esfíncter de Oddi por cálculos biliares, o que provoca o acúmulo de suco pancreático no pâncreas, levando à autodigestão do pâncreas.

9. C) O transporte de frutose não ocorre pelo mecanismo de cotransporte de sódio utilizado para a absorção de glicose e de galactose. Em vez disso, a frutose é transportada por difusão facilitada ao longo de todo o epitélio intestinal, e não está acoplada com o transporte de sódio.

10. A) Quando as células do parênquima hepático são destruídas, elas são substituídas por tecido fibroso, que, por fim, se contrai ao redor dos vasos sanguíneos, elevando a pressão em todo o sistema vascular portal do trato gastrointestinal, com consequente aumento da pressão hidrostática capilar. A pressão capilar elevada provoca a transdução de líquido na cavidade abdominal, com formação de ascite. A formação de líquido ascítico é ainda mais aumentada pelos níveis de albumina mais baixos do que o normal (diminuição da pressão coloidosmótica do plasma), visto que a produção de albumina é menor do que o normal na presença de doença hepática.

11. **B)** A assimilação de proteínas significa a sua digestão e absorção. A digestão das proteínas começa no estômago, com a ação da pepsina (item 2). Em seguida, a presença de gordura e de proteína no intestino delgado estimula a liberação de colecistoquinina (item 3). Então, a colecistoquinina provoca liberação de enzimas proteolíticas do pâncreas (item 4). Por fim, os produtos de digestão das proteínas são absorvidos pelos enterócitos da parede intestinal (item 1).

12. **E)** Uma vez que o centro do vômito foi estimulado o suficiente e o ato do vômito foi iniciado, os primeiros efeitos são os seguintes: (1) respiração profunda; (2) elevação do osso hioide e da laringe, para tracionar o esfíncter esofágico superior aberto; (3) fechamento da glote, para evitar o fluxo de vômito para dentro dos pulmões; e (4) elevação do palato mole, para fechar as narinas posteriores. Em seguida, ocorre uma forte contração do diafragma para baixo, juntamente à contração simultânea de todos os músculos da parede abdominal, que comprime o estômago entre o diafragma e os músculos abdominais, elevando a pressão intragástrica até um alto nível. Por fim, o esfíncter esofágico inferior relaxa por completo, possibilitando a expulsão do conteúdo gástrico para cima, através do esôfago e da boca.

13. **E)** O gradiente eletroquímico para o sódio resulta do transporte ativo de íons sódio através das membranas basolaterais dos enterócitos e dos espaços intersticiais adjacentes. Esse gradiente eletroquímico para o sódio impulsiona o transporte ativo secundário de muitos nutrientes diferentes nas células epiteliais da parede intestinal, incluindo glicose, galactose e vários aminoácidos.

14. **A)** O fluxo arterial na vilosidade e o fluxo venoso para fora da vilosidade seguem em direções opostas um em relação ao outro, e os vasos estão em estreita aposição uns com os outros. Em virtude desse arranjo vascular, uma grande parte do oxigênio do sangue difunde-se diretamente das arteríolas para as vênulas adjacentes, sem ser transportado no sangue até as pontas das vilosidades. Até 80% do oxigênio pode seguir essa via de curto-circuito e, portanto, não está disponível para as funções metabólicas locais das vilosidades.

15. **D)** Quando as fezes entram no reto, a distensão da parede retal inicia sinais aferentes, que se propagam pelo *plexo* mioentérico para iniciar as ondas peristálticas no cólon descendente, no sigmoide e no reto, forçando as fezes em direção ao ânus. À medida que a onda peristáltica se aproxima do ânus, o esfíncter *interno* do ânus é relaxado por sinais inibitórios do plexo mioentérico; se o esfíncter *externo* do ânus também for conscientemente relaxado de modo voluntário ao mesmo tempo, ocorre a defecação.

16. **G)** Quando o alimento entra no estômago, o pH do conteúdo gástrico aumenta, visto que o alimento tampona o ácido (item 2). O aumento do pH diminui a secreção de somatostatina pelas células delta na parede do estômago, o que leva ao aumento da taxa de secreção de ácido (item 3). O pH do conteúdo gástrico permanece elevado até que a capacidade de tamponamento do alimento seja saturada. Em seguida, o pH do conteúdo gástrico diminui (item 1), o que estimula a secreção de somatostatina. A somatostatina diminui a taxa de secreção de ácido (item 4) por uma ação direta sobre as células parietais, bem como pela diminuição da liberação de gastrina das células G.

17. **B)** A gastrina é o único hormônio gastrointestinal listado que é produzido e armazenado no antro do estômago. Todos os cinco hormônios gastrointestinais são produzidos e armazenados no duodeno e no jejuno.

18. **E)** Durante o processo de deglutição, o palato mole é puxado para cima para fechar as narinas posteriores, de modo a evitar o refluxo de alimento para as cavidades nasais (item 3). Em seguida, as pregas palatofaríngeas de cada lado da faringe são puxadas medialmente para se aproximarem (item 4). As cordas vocais da laringe aproximam-se fortemente, e a laringe é puxada para cima e anteriormente pelos músculos do pescoço. O esfíncter esofágico superior relaxa (item 1), e as contrações peristálticas das faringe (item 2) movem o bolo alimentar para dentro do esôfago.

19. **B)** Os três secretagogos para a secreção de ácido gástrico são a gastrina, a histamina e a acetilcolina. Eles têm uma ação sinérgica e multiplicativa sobre a secreção de ácido; ou seja, o bloqueio da ação de um secretagogo fará os outros secretagogos serem menos efetivos. Por conseguinte, o bloqueio das ações da histamina com um antagonista H_2 torna a gastrina e a acetilcolina menos efetivas na estimulação da secreção de ácido.

20. **E)** O *Helicobacter pylori* é endêmico em muitas áreas pobres do mundo. Foi constatado que pelo menos 75% dos indivíduos com úlceras pépticas apresentam infecção crônica das partes terminais da mucosa gástrica e das partes iniciais da mucosa duodenal, mais frequentemente causada pela bactéria *H. pylori*. Uma vez iniciada, essa infecção pode persistir por toda a vida, a não ser que seja erradicada por meio de terapia antibacteriana.

21. **B)** Os pacientes com deficiência de lactase são incapazes de digerir produtos lácteos que contêm lactose (açúcar do leite). Os óperons[1] das bactérias intestinais

---

[1] N.R.C.: Um óperon é um sistema genético que pode ser definido como um conjunto de genes estruturais, organizados sequencialmente, sob o comando de um único promotor (região do DNA que inicia a transcrição de determinado gene).

modificam rapidamente o metabolismo da lactose, resultando em fermentação, que produz quantidades copiosas de gás (uma mistura de hidrogênio, dióxido de carbono e metano). Por sua vez, esse gás pode causar uma variedade de sintomas abdominais, incluindo cólicas estomacais, distensão e flatulência. O gás é absorvido pelo sangue (particularmente no cólon) e eliminado pelos pulmões. Os níveis de glicemia não aumentam, visto que a lactose não é digerida em glicose e galactose nesses pacientes.

22. **A)** O aparecimento de movimentos de massa após as refeições é facilitado pelos reflexos gastrocólico e duodenocólico. Esses reflexos resultam da distensão do estômago e do duodeno. Eles são acentuadamente suprimidos quando os nervos autônomos extrínsecos para o cólon são removidos; por conseguinte, os reflexos são provavelmente transmitidos pelo sistema nervoso autônomo. Todos os reflexos viscerais recebem o seu nome com a origem anatômica do reflexo no prefixo, seguido do nome do segmento visceral em que se observa o resultado do reflexo. Por exemplo, o reflexo duodenocólico começa no duodeno e termina no cólon. Quando o duodeno é distendido, sinais nervosos são transmitidos ao cólon, o que estimula os movimentos de massa. O reflexo enterogástrico ocorre quando sinais que se originam nos intestinos inibem a motilidade e a secreção gástricas. O reflexo intestino-intestinal ocorre quando uma distensão excessiva ou lesão de um segmento intestinal envia sinais para o intestino relaxar. O reflexo retoesfincteriano, também denominado *reflexo de defecação*, é iniciado quando as fezes entram no reto e estimulam o desejo de defecar.

23. **D)** Cerca de 94% dos sais biliares são reabsorvidos no sangue a partir do intestino delgado. Cerca da metade ocorre por difusão através da mucosa nas porções iniciais do intestino delgado, e o restante, por um processo de transporte ativo através da mucosa intestinal, na parte distal do íleo.

24. **E)** A vitamina B_{12} é absorvida no íleo; essa absorção exige a presença do fator intrínseco, que é uma glicoproteína secretada pelas células parietais no estômago. A ligação do fator intrínseco à vitamina B_{12} alimentar é necessária para que ocorra a ligação a receptores específicos, localizados na borda em escova do íleo. A gastrite atrófica é um tipo de gastrite autoimune que é principalmente restrita à mucosa do corpo secretor de ácido. A gastrite é difusa, e, por fim, há o desenvolvimento de atrofia grave. A ressecção do íleo tende a causar diarreia, mas não constipação intestinal. Existe a possibilidade de úlcera gástrica, porém a sua ocorrência é relativamente improvável. A DRGE é causada por refluxo de ácido gástrico e bile no esôfago; o dano à mucosa e a transformação das células epiteliais levam ao esôfago de Barrett, um precursor do adenocarcinoma, câncer particularmente letal.

25. **B)** O GIP é o único hormônio gastrointestinal liberado por todos os três principais tipos de alimentos (gorduras, proteínas e carboidratos). A presença de gordura e de proteínas no intestino delgado estimula a liberação de CCK, porém os carboidratos não estimulam a sua liberação. A presença de proteínas no antro do estômago estimula a liberação de gastrina, porém a sua liberação não é estimulada pelas gorduras e pelos carboidratos. A gordura exerce um efeito mínimo na estimulação da liberação de motilina e secretina, porém nenhum desses hormônios é liberado pela presença de proteínas ou carboidratos no trato gastrointestinal.

26. **D)** O GIP é liberado pela presença de gorduras, carboidratos ou proteínas no trato gastrointestinal. Ele é um forte estimulador da liberação de insulina e é responsável pela observação de que uma carga de glicose oral libera mais insulina e é metabolizada mais rapidamente do que uma quantidade igual de glicose administrada por via intravenosa. A glicose administrada por via intravenosa não estimula a liberação de GIP. Nem a CCK nem o VIP estimulam a liberação de insulina. O GIP não estimula a liberação de glucagon, que tem o efeito oposto da insulina, aumentando os níveis de glicose do sangue. O VIP não estimula a liberação de GIP.

27. **C)** A acloridria indica simplesmente que o estômago não é capaz de secretar ácido clorídrico. Essa condição é diagnosticada quando o pH das secreções gástricas não diminui para menos de 4 após a estimulação pela pentagastrina. Quando o ácido não é secretado, a pepsina geralmente não é secretada. Mesmo quando ocorre secreção, a ausência de ácido impede que ela funcione, visto que a pepsina necessita de um meio ácido para a sua atividade. Como consequência, ocorre o comprometimento da digestão de proteínas.

28. **C)** A acalasia é uma condição em que o EEI não relaxa durante a deglutição. Como consequência, o alimento deglutido no esôfago não consegue passar do esôfago para o estômago. O traçado C mostra uma alta pressão positiva, que não diminui depois da deglutição, o que indica a presença de acalasia. O traçado A mostra pressão normal no nível do EEI, refletindo o relaxamento receptivo típico em resposta ao bolo alimentar. O traçado E é semelhante ao traçado C, porém as pressões são subatmosféricas. Ocorrem pressões subatmosféricas apenas na parte do esôfago em que ele atravessa a cavidade torácica.

29. **D)** O pepsinogênio é o precursor da enzima pepsina. O pepsinogênio é secretado pelas células pépticas ou principais da glândula gástrica (também denominada *glândula oxíntica*). Para ser convertido de sua forma precursora na forma ativa (pepsina), o pepsinogênio precisa entrar em contato com o ácido clorídrico ou com a própria pepsina. A pepsina é uma

enzima proteolítica que digere o colágeno e outros tipos de tecido conjuntivo nas carnes.

30. A) A colecistoquinina (CCK) é o único hormônio gastrointestinal que inibe o esvaziamento gástrico em condições fisiológicas. Essa inibição mantém o estômago cheio por um período prolongado, razão pela qual um desjejum que contém gordura e proteínas "sustenta" melhor do que um desjejum contendo principalmente carboidratos. A CCK também tem efeito direto sobre os centros de alimentação do cérebro, reduzindo ainda mais a ingestão de alimentos. Embora a CCK seja o único hormônio gastrointestinal que inibe o esvaziamento gástrico, todos os hormônios gastrointestinais, com exceção da gastrina, são liberados, em certo grau, pela presença de gordura no intestino.

31. F) Todos esses fatores podem inibir a secreção de ácido gástrico em condições fisiológicas normais. O ácido gástrico estimula a liberação de somatostatina (um fator parácrino), que tem efeito direto sobre as células parietais, inibindo a secreção de ácido, bem como efeito indireto, mediado pela supressão da secreção de gastrina. A secretina e o GIP inibem a secreção de ácido por meio de uma ação direta sobre as células parietais, bem como indiretamente, por meio da supressão da secreção de gastrina. As enterogastronas são substâncias não identificadas, liberadas pelo duodeno e pelo jejuno, que inibem diretamente a secreção de ácido. Quando soluções ácidas ou hipertônicas entram no duodeno, ocorre a diminuição neuromediada da secreção de ácido gástrico.

32. B) A gastrina estimula a secreção de ácido gástrico, ao passo que a secretina e o GIP a inibem em condições fisiológicas normais. É importante diferenciar os efeitos fisiológicos dos hormônios gastrointestinais de suas ações farmacológicas. Por exemplo, a gastrina e a CCK têm ações idênticas sobre a função gastrointestinal quando são administradas em grandes doses farmacológicas, porém não compartilham qualquer ação em concentrações fisiológicas normais. De modo semelhante, o GIP e a secretina compartilham múltiplas ações quando são administrados em doses farmacológicas, porém apenas uma ação compartilhada em condições fisiológicas: a inibição da secreção de ácido gástrico.

33. E) A fase cefálica da secreção gástrica ocorre antes da entrada do alimento no estômago. A visão, o cheiro, a mastigação e a antecipação do alimento são percebidos pelo cérebro, que envia sinais ao estômago para que este se prepare para receber uma refeição. Por conseguinte, os estímulos para a fase cefálica incluem mecanorreceptores na boca, quimiorreceptores (olfato e paladar), pensamento do alimento e hipoglicemia. Como a fase cefálica da secreção gástrica é totalmente mediada pelos nervos vagos, a vagotomia pode anular a resposta. Os antiácidos neutralizam o ácido gástrico, porém não inibem a secreção gástrica. Um anticorpo antigastrina atenuaria (mas não eliminaria) a fase cefálica, visto que isso não teria efeito direto sobre a estimulação da secreção de ácido pela histamina e pela acetilcolina. A atropina atenuaria a fase cefálica, ao bloquear os receptores de acetilcolina nas células parietais; entretanto, ela não anularia a estimulação da secreção de gastrina pela acetilcolina. Um bloqueador dos receptores H_2 de histamina atenuaria a fase cefálica da secreção gástrica, porém não a eliminaria.

34. C) Os CMM (às vezes denominados *complexos migratórios de motilidade*) são ondas peristálticas de contração que começam no estômago e migram lentamente em direção aboral ao longo de todo o intestino delgado, até o cólon. Ao remover os resíduos de alimentos não digeridos do estômago através do intestino delgado até o cólon, os CMM atuam para manter a baixa contagem de bactérias na parte superior do intestino. Pode ocorrer síndrome do supercrescimento bacteriano quando a colonização bacteriana, normalmente baixa no trato gastrointestinal superior, aumenta de modo significativo. Deve ficar claro que a ausência de CMM diminuiria a motilidade duodenal e o esvaziamento gástrico. Os CMMs não exercem efeito direto sobre os movimentos de massa e a deglutição.

35. C) O traçado C mostra uma pressão subatmosférica basal com uma onda de pressão positiva, causada pela passagem do bolo alimentar. O traçado A não corresponde a nenhum evento normal no esôfago. O traçado B pode representar o EEI de um paciente com acalasia. O traçado D representa o funcionamento normal do EEI. O traçado E mostra um traçado de pressão positiva basal, que não ocorre na parte do esôfago que atravessa a cavidade torácica.

36. C) O esvaziamento gástrico é realizado por atividades coordenadas do estômago, do piloro e do intestino delgado. As condições que favorecem o esvaziamento gástrico incluem: (a) aumento do tônus da metade superior do estômago, que ajuda a impulsionar o quimo para o piloro; (b) contrações peristálticas poderosas no estômago, que movem o quimo em direção ao piloro; (c) relaxamento do piloro, que possibilita a passagem do quimo no duodeno; e (d) a ausência de contrações de segmentação no intestino, que pode impedir a entrada do quimo no intestino.

37. A) A toxina do *V. cholerae* (toxina da cólera) provoca o aumento irreversível dos níveis de AMPc (mas não dos níveis de GMPc) nos enterócitos localizados nas criptas de Lieberkühn do intestino delgado. A elevação do AMPc causa a abertura irreversível dos canais de cloreto na membrana luminal. O movimento de íons cloreto para dentro do lúmen intestinal produz o movimento secundário de íons sódio para manter a neutralidade elétrica. A água acompanha o gradiente osmótico criado pelo sódio e pelo cloreto, causando um acentuado aumento da perda de líquido no lúmen intestinal. Como consequência, ocorre diarreia intensa.

38. **B)** A toxina da cólera provoca a abertura irreversível dos canais de cloreto nos enterócitos localizados nas criptas de Lieberkühn do intestino delgado, conforme indicado na explicação da resposta anterior. Embora os íons sódio penetrem o lúmen intestinal para manter a neutralidade elétrica após o fluxo de íons cloreto para dentro do lúmen intestinal, os íons sódio movem-se por vias paracelulares relativamente grandes, em vez de atravessar os canais de sódio. O cálcio, o potássio e o magnésio não desempenham um papel significativo na infecção por *V. cholerae*.

39. **B)** Os enterócitos originam-se de células-tronco localizadas nas criptas de Lieberkühn do intestino delgado. Eles amadurecem à medida que migram em direção à ponta da vilosidade, onde são expelidos no lúmen intestinal, tornando-se parte da ingesta. Nos seres humanos, toda a população de células epiteliais é substituída em 3 a 6 dias. A cólera geralmente também segue um curso de 3 a 6 dias. Como a toxina da cólera provoca a abertura irreversível dos canais de cloreto nos enterócitos, acredita-se que o curso da cólera seja determinado pelo tempo de sobrevida dos enterócitos.

40. **E)** A CCK é o único hormônio gastrointestinal que inibe o esvaziamento gástrico em condições fisiológicas normais. A CCK inibe o esvaziamento gástrico ao relaxar a metade superior do estômago, o que aumenta a sua complacência. Quando a complacência do estômago aumenta, ele pode manter maior volume de alimento sem gerar pressão excessiva no lúmen. Nenhum dos hormônios gastrointestinais aumenta o esvaziamento gástrico em condições fisiológicas; todavia, a gastrina, a secretina e o GIP podem inibir o esvaziamento gástrico quando são administrados experimentalmente em doses farmacológicas.

41. **E)** A figura a seguir mostra o curso temporal do pH gástrico, a taxa de secreção de ácido e o volume do estômago imediatamente antes e 4 horas depois de uma refeição. Observe que o pH do suco gástrico é mais baixo imediatamente antes da refeição (não é uma opção de resposta) e 4 horas após o consumo da refeição (resposta correta). É uma concepção errônea comum dizer que o pH do suco gástrico é mais baixo (mais ácido) após uma refeição, quando a secreção de ácido é mais elevada.

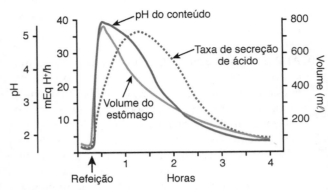

(Esta figura encontra-se reproduzida em cores no Encarte.)

42. **A)** A gastrina e a CCK não compartilham qualquer efeito sobre a função gastrointestinal em condições fisiológicas normais; entretanto, elas exercem ações idênticas sobre a função gastrointestinal quando administradas em doses farmacológicas. A gastrina estimula a secreção de ácido gástrico e o crescimento da mucosa em todo o estômago e o intestino em condições fisiológicas. A CCK estimula o crescimento do pâncreas exócrino e inibe o esvaziamento gástrico em condições normais. A CCK também estimula a contração da vesícula biliar, o relaxamento do esfíncter de Oddi e a secreção de bicarbonato e de enzimas pelo pâncreas exócrino.

43. **A)** A frequência das ondas lentas é fixa em várias partes do intestino. A frequência máxima das contrações do músculo liso não pode ultrapassar a frequência das ondas lentas. A frequência das ondas lentas é, em média, de cerca de 3 por minuto no estômago, 12 por minuto no duodeno, 10 por minuto no jejuno e 8 por minuto no íleo. Portanto, o duodeno tem maior tendência a apresentar a maior frequência de contrações do músculo liso.

44. **D)** Quando as fezes entram no reto, a distensão da parede retal gera sinais que se propagam pelo plexo mioentérico para iniciar ondas peristálticas no cólon descendente, no cólon sigmoide e no reto, impulsionando as fezes em direção ao ânus. Ao mesmo tempo, ocorre o relaxamento do esfíncter interno do ânus, permitindo a passagem das fezes. Em indivíduos com medula espinhal seccionada, os reflexos da defecação podem causar o esvaziamento automático do intestino, visto que o esfíncter externo do ânus é normalmente controlado pelo cérebro consciente por meio de sinais transmitidos na medula espinhal.

45. **B)** O uso de AINEs pode resultar em gastrite ou ulceração péptica associada a AINEs. Por definição, a gastrite crônica é uma entidade histopatológica, caracterizada por inflamação crônica da mucosa do

estômago. Quando a inflamação afeta o corpo gástrico, as células parietais são inibidas, levando à redução da secreção de ácido. Embora o diagnóstico de gastrite crônica só possa ser estabelecido histologicamente, a administração de pentagastrina deve produzir um aumento da secreção de ácido gástrico menor do que o esperado. A pentagastrina é uma gastrina sintética composta pelos quatro aminoácidos terminais da gastrina natural em associação com o aminoácido alanina. Ela tem todas as mesmas propriedades fisiológicas da gastrina natural. Embora a gastrina e a pentagastrina possam estimular o crescimento da mucosa duodenal, deve ficar claro que a pentagastrina por via intravenosa não causaria o aumento substancial no contexto de um ensaio clínico. Em qualquer caso, a administração crônica de pentagastrina não levaria ao crescimento da mucosa duodenal menor do que o esperado. Não há expectativa de que a pentagastrina aumente a secreção de gastrina, a secreção de enzimas pancreáticas ou o crescimento do pâncreas.

46. **E)** A presença de ácido, de ácidos graxos e de soluções hiperosmóticas no duodeno e no jejuno leva à supressão da secreção de ácido por uma variedade de mecanismos. O ácido estimula a secreção de secretina pelo intestino delgado, que, por sua vez, inibe a secreção de ácido pelas células parietais. A acidificação do antro e da região de glândulas oxínticas do estômago estimula a liberação de somatostatina que, por sua vez, inibe a secreção de ácido por meio de ação direta sobre as células parietais e de ação indireta mediada pela supressão da secreção de gastrina. A presença de ácidos graxos no intestino delgado estimula a liberação de GIP, que inibe a secreção de ácido tanto direta (inibição das células parietais) quanto indiretamente (pela diminuição da secreção de gastrina). As soluções hiperosmóticas no intestino delgado causam a liberação de enterogastronas não identificadas, que inibem diretamente a secreção de ácido pelas células parietais. As soluções isotônicas não têm efeito sobre a secreção de ácido.

47. **C)** Antes de uma refeição, quando o estômago está vazio, o pH do suco gástrico encontra-se em seu nível mais baixo, e a secreção de ácido está suprimida. A secreção de ácido é suprimida, em parte, pelas seguintes razões: (a) os íons hidrogênio concentrados no suco gástrico estimulam a liberação de somatostatina, que exerce uma ação direta para diminuir a secreção de gastrina e de ácido; e (b) o próprio ácido tem um efeito direto para suprimir as secreções das células parietais. Quando se ingere uma refeição, os efeitos de tamponamento dos alimentos causam o aumento do pH gástrico, o que, por sua vez, diminui a liberação de somatostatina. A colecistoquinina e o peptídio intestinal vasoativo não desempenham nenhuma função na regulação da secreção de ácido gástrico.

48. **D)** O ato de vomitar é precedido de antiperistaltismo, que pode iniciar em partes distantes do trato gastrointestinal, como o íleo. A distensão das porções superiores do trato gastrointestinal (particularmente o duodeno) torna-se o fator de excitação que inicia o verdadeiro ato de vomitar. No início do vômito, ocorrem fortes contrações no duodeno e no estômago, juntamente ao relaxamento parcial do esfíncter esofágico inferior. Em seguida, ocorre o ato específico do vômito, que envolve (a) respiração profunda, (b) relaxamento do esfíncter esofágico superior, (c) fechamento da glote e (d) contrações fortes dos músculos do abdome e do diafragma.

49. **E)** A secretina inibe a secreção de gastrina pelas células G normais no antro e no duodeno, porém a estimula nas células do gastrinoma. Qualquer aumento na concentração sérica de gastrina superior a 110 pg/mℓ acima do valor basal após a administração de secretina humana é diagnóstico de gastrinoma (também denominado *síndrome de Zollinger-Ellison*). O teste da secretina é considerado o método diagnóstico mais sensível e acurado para o gastrinoma.

50. **E)** Praticamente todas as enzimas proteolíticas são secretadas em forma inativa, o que evita a autodigestão do órgão secretor. A enteroquinase está fisicamente ligada à borda em escova dos enterócitos que revestem a superfície interna do intestino delgado. A enteroquinase ativa a conversão do tripsinogênio em tripsina no lúmen intestinal. Em seguida, a tripsina catalisa a formação de tripsina adicional a partir do tripsinogênio, bem como de várias outras proenzimas (p. ex., quimiotripsinogênio, procarboxipeptidase, proelastase). A pepsina é inicialmente secretada como pepsinogênio, que não tem atividade proteolítica. Entretanto, tão logo entra em contato com o ácido clorídrico e, em particular, com a pepsina previamente formada, juntamente ao ácido clorídrico, ele é ativado para formar pepsina.

51. **B)** Nem os níveis plasmáticos de gastrina nem a taxa de secreção de ácido são diagnósticos de úlcera duodenal. Entretanto, quando pacientes com úlcera duodenal são reunidos, eles apresentam aumento estatisticamente significativo da taxa de secreção de ácido e, igualmente significativa, redução dos níveis plasmáticos de gastrina. Como isso é possível? As taxas de secreção de ácido basal e máxima de indivíduos normais variam de 1 a 5 mEq/h e de 6 a 40 mEq/h, respectivamente, sobrepondo-se às taxas de secreção de ácido basal (2 a 10 mEq/h) e máxima (30 a 80 mEq/h) de indivíduos com úlcera duodenal. O aumento da secreção de ácido no indivíduo médio com úlcera duodenal suprime a secreção de gastrina pelo antro do estômago. É evidente que a endoscopia é diagnóstica para úlcera duodenal.

52. E) Todos os hormônios gastrointestinais são liberados depois de uma refeição, e todos têm efeitos fisiológicos.

53. A) O *H. pylori* é uma bactéria responsável por 95% dos pacientes com úlcera duodenal e por praticamente 100% dos pacientes com úlcera gástrica quando se elimina o uso crônico de ácido acetilsalicílico ou de outros AINEs. O *H. pylori* caracteriza-se por uma alta atividade de urease, que metaboliza a ureia a NH_3 (amônia). A amônia reage com H^+ para formar amônio (NH_4^+). Essa reação permite que a bactéria suporte o ambiente ácido do estômago. Acredita-se que a produção de amônio seja a principal causa de citotoxicidade, visto que o amônio provoca danos diretos às células epiteliais, aumentando a permeabilidade da barreira da mucosa gástrica. Os sais biliares e os AINEs também podem causar danos à barreira da mucosa gástrica, porém essas substâncias não estão diretamente relacionadas com a infecção pelo *H. pylori*. A pepsina pode exacerbar as lesões da mucosa causadas pela infecção por *H. pylori*, porém os níveis de pepsina não são aumentados pelo *H. pylori*. Deve ficar claro que a gastrina não medeia o dano à mucosa causado pelo *H. pylori*.

54. B) A frequência de ondas lentas não é afetada de maneira significativa pelo sistema nervoso autônomo ou por hormônios; ela é relativamente constante em qualquer local do intestino delgado. Quando uma onda lenta alcança um valor limiar, ocorre um potencial de pico (potencial de ação), e os íons cálcio entram nas células musculares lisas, causando a sua contração. A noradrenalina hiperpolariza as células da musculatura lisa no intestino e, portanto, diminui a probabilidade de o potencial de membrana alcançar um valor limiar. Por conseguinte, a noradrenalina não afeta a frequência basal de ondas lentas de 10 ocorrências por minuto, porém diminui a frequência de contração das células musculares lisas para zero ocorrência por minuto nesse problema.

55. E) O reflexo de defecação (também denominado *reflexo retoesfincteriano*) ocorre quando as fezes entram no reto. Quando o reto é distendido, o esfíncter interno do ânus relaxa, e ocorre a contração do reto, empurrando as fezes para o ânus. O esfíncter externo do ânus é controlado voluntariamente e pode ser contraído quando a defecação não é possível. Por conseguinte, quando um indivíduo sente desejo de defecar, o esfíncter interno do ânus está relaxado, o reto se contrai, e o esfíncter externo do ânus está contraído ou relaxado, dependendo das circunstâncias.

56. E) O sangue é desviado da artéria de uma vilosidade para a sua drenagem venosa, de modo que, quando o sangue arterial alcança a ponta da vilosidade, a pressão de oxigênio estará reduzida para cerca de 10 mmHg. A adenosina dilata a artéria da vilosidade, aumentando o fluxo sanguíneo para a ponta da vilosidade. O aumento do fluxo sanguíneo diminui o tempo de permanência do sangue na artéria, de modo que quantidades maiores de oxigênio podem alcançar a ponta da vilosidade, aumentando, assim, a pressão de oxigênio na ponta da vilosidade. Os fatores que diminuem o fluxo sanguíneo intestinal (p. ex., choque hemorrágico e grau intenso de exercício) podem levar à morte isquêmica das vilosidades, em virtude de seu baixo nível de oxigenação.

57. E) Uma das ações mais importantes dos hormônios gastrointestinais é a sua atividade trófica. A gastrina pode estimular o crescimento da mucosa em todo o trato gastrointestinal, bem como o crescimento do pâncreas exócrino. Se a maior parte da gastrina endógena for removida por antrectomia, ocorrerá a atrofia do trato gastrointestinal. A gastrina exógena impede a ocorrência de atrofia. A ressecção parcial do intestino delgado para a retirada de tumor, obesidade mórbida ou outro motivo resulta em hipertrofia da mucosa remanescente. O mecanismo dessa resposta adaptativa não está bem elucidado. Tanto a colecistoquinina quanto a secretina estimulam o crescimento do pâncreas exócrino. O GIP e a motilina não parecem ter ações tróficas sobre o trato gastrointestinal.

58. B) O relaxamento do esfíncter ileocecal ocorre com a ingestão de alimento ou pouco tempo depois. Esse reflexo foi denominado *reflexo gastroileal*. Não está claro se o reflexo é mediado por hormônios gastrointestinais (gastrina e colecistoquinina) ou por nervos autônomos extrínsecos para o intestino. Observe que o reflexo gastroileal é designado com o nome da origem do reflexo em primeiro lugar (gastro) e, em segundo lugar, o alvo do reflexo (ileal). Esse método de denominação é característico de todos os reflexos gastrointestinais. O reflexo enterogástrico envolve sinais provenientes do cólon e do intestino delgado, que inibem a motilidade e a secreção gástricas. O reflexo gastrocólico provoca o esvaziamento do cólon quando o estômago é distendido. O reflexo intestino-intestinal causa o relaxamento de um segmento intestinal quando está hiperdistendido. O reflexo retoesfincteriano também é denominado *reflexo de defecação*.

59. D) O dano à barreira da mucosa gástrica permite o extravasamento de íons hidrogênio na mucosa em troca de íons sódio. O pH baixo na mucosa provoca o extravasamento de histamina pelos mastócitos, a qual provoca danos à vasculatura, causando a isquemia. A mucosa isquêmica possibilita maior extravasamento de íons hidrogênio – levando à lesão e à morte de mais células –, o que resulta em um ciclo vicioso. Os fatores que normalmente fortalecem a barreira da mucosa gástrica incluem muco (que impede o influxo de íons hidrogênio), gastrina (que estimula o crescimento da mucosa), determinadas prostaglandinas (que podem estimular a secreção de muco) e vários fatores de crescimento, que podem estimular o crescimento dos vasos sanguíneos, da mucosa gástrica e de outros tecidos. Os fatores que enfraquecem a barreira da mucosa gástrica incluem o *H. pylori* (uma bactéria que produz níveis tóxicos de amônio), bem como ácido acetilsalicílico, AINEs, etanol e sais biliares.

60. **B)** A gordura que entra no intestino delgado é inicialmente emulsificada em glóbulos menores pela bile liberada pela vesícula biliar. A lipase pancreática, juntamente à coenzima colipase, digere, então, a gordura (constituída principalmente de triglicerídios) em monoglicerídios e ácidos graxos livres; em seguida, essas substâncias são envolvidas por sais biliares para formar agregados hidrossolúveis, denominados *micelas*. Quando uma micela entra em contato com um enterócito da parede intestinal, os monoglicerídios e os ácidos graxos livres difundem-se diretamente através da membrana celular para dentro dos enterócitos; os triglicerídios são muito grandes para serem absorvidos. Uma vez no interior do enterócito, os monoglicerídios e os ácidos graxos livres formam novas moléculas de triglicerídios, que são subsequentemente empacotadas pelo complexo de Golgi em quilomícrons. Os quilomícrons sofrem exocitose na membrana basolateral do enterócito e entram em um capilar linfático (lácteo central) na vilosidade.

61. **C)** O tratamento clínico das úlceras gástricas tem por objetivo restaurar o equilíbrio entre a secreção de ácido e os fatores protetores da mucosa. Os inibidores da bomba de prótons são medicamentos que se ligam de modo covalente e inibem irreversivelmente a bomba de H^+/K^+ adenosina trifosfatase (ATPase), inibindo de modo efetivo a liberação de ácido. A terapia também pode ser direcionada para a liberação de histamina, isto é, com bloqueadores H_2, como a cimetidina, a ranitidina, a famotidina e a nizatidina. Esses agentes bloqueiam seletivamente os receptores H_2 nas células parietais. A antibioticoterapia é utilizada na erradicação da infecção por *H. pylori*. Os AINEs podem causar dano à barreira da mucosa gástrica, que é um precursor da úlcera gástrica.

62. **B)** O movimento de íons cloreto para fora das células leva à secreção de líquido pelas células. A FC é causada pelo transporte anormal de íons cloreto na superfície apical das células epiteliais dos tecidos das glândulas exócrinas. A proteína reguladora da condutância transmembrana da fibrose cística (CFTR) atua como canal de Cl^- – regulado por AMPc e, como o próprio nome indica, como regulador de outros canais iônicos. A forma totalmente processada da CFTR é encontrada na membrana plasmática dos epitélios normais. A ausência de CFTR em locais celulares apropriados com frequência faz parte da fisiopatologia da FC. Entretanto, outras mutações no gene da FC produzem proteínas CFTR que são totalmente processadas, mas que não são funcionais ou são apenas parcialmente funcionais nos locais celulares apropriados.

63. **A)** Os íons hidrogênio extravasam na mucosa quando ela é danificada. À medida que ocorre o acúmulo de íons hidrogênio na mucosa, os tampões intracelulares tornam-se saturados, e o pH das células diminui, resultando em lesão e morte celular. Os íons hidrogênio também causam danos aos mastócitos, causando a secreção de quantidades excessivas de histamina por essas células. A histamina exacerba a doença, ao danificar os capilares sanguíneos dentro da mucosa. O resultado consiste em isquemia focal, hipóxia e estase vascular. A lesão da mucosa constitui um precursor da úlcera gástrica. A secreção de muco ajuda a fortalecer a barreira da mucosa gástrica, visto que o muco impede o extravasamento de íons hidrogênio na mucosa. Vários inibidores da bomba de prótons são utilizados como modalidade de tratamento para úlceras gástricas, pois esses fármacos podem diminuir a secreção de íons hidrogênio (prótons). As zônulas de oclusão entre as células na mucosa ajudam a impedir o extravasamento de íons hidrogênio. A vagotomia era antigamente utilizada para o tratamento da úlcera gástrica, visto que a secção ou a compressão do nervo vago diminui a secreção de ácido gástrico.

64. **D)** O fundo gástrico e o esfíncter esofágico inferior relaxam durante a deglutição, enquanto o bolo alimentar ainda se encontra na parte superior do esôfago. Esse fenômeno é denominado *relaxamento receptivo*. O relaxamento receptivo é mediado por vias aferentes e eferentes dos nervos vagos. Acredita-se que o óxido nítrico seja o neurotransmissor para mediar o relaxamento receptivo nas células musculares lisas. A motilina é um hormônio gastrointestinal que medeia os complexos migratórios da motricidade (também denominados *contrações de manutenção*); essas contrações ocorrem entre as refeições. A gastrina e a histamina não exercem efeitos significativos sobre a contração ou o relaxamento do músculo liso em níveis fisiológicos. A noradrenalina pode diminuir a contração do músculo liso no intestino delgado, porém não está envolvida no relaxamento receptivo.

65. **A)** Os movimentos de massa forçam as fezes para o reto. Quando as paredes do reto são distendidas pelas fezes, o reflexo de defecação é iniciado, e ocorre a evacuação, quando conveniente. Os movimentos de massa não afetam a motilidade gástrica. As haustrações são protuberâncias no intestino grosso, causadas pela contração dos músculos lisos circular e longitudinal adjacentes. Deve ficar claro que os movimentos de massa no cólon não afetam as contrações esofágicas nem o peristaltismo faríngeo.

66. E) Essa mulher apresenta gastroparesia (também denominada *esvaziamento gástrico tardio*). Essa doença diminui ou, às vezes, interrompe o movimento do quimo do estômago para o duodeno. O diabetes melito constitui a causa conhecida mais comum de gastroparesia, que ocorre em cerca de 20% dos indivíduos com diabetes tipo 1. Acredita-se que o elevado nível de glicemia provoque danos aos nervos vagos, causando, assim, o esvaziamento gástrico tardio.

67. C) O ácido atua diretamente sobre as células de somatostatina para estimular a liberação de somatostatina. A somatostatina diminui a secreção de ácido de modo direto, ao inibir as células parietais secretoras de ácido, e indireto, ao inibir a secreção de gastrina pelas células G do antro. O ácido representa um estímulo fraco para a liberação de CCK, porém a CCK não inibe (ou estimula) a liberação de gastrina. O ácido não estimula a liberação de GIP. Os ácidos graxos constituem um estímulo fraco para a motilina, porém esta não afeta a liberação de gastrina. Não se acredita que os ácidos graxos sejam capazes de estimular a liberação de somatostatina.

68. C) Todos os cinco hormônios gastrointestinais são liberados pelo duodeno e pelo jejuno. Apenas a gastrina é liberada pelo antro. Pequenas quantidades de colecistoquinina e de secretina também são liberadas pelo íleo. Nenhum hormônio gastrointestinal é liberado pelo cólon ou pelo esôfago.

69. D) O peristaltismo primário do esôfago é uma continuação do peristaltismo faríngeo; o controle central origina-se no centro da deglutição, localizado no bulbo e na ponte. As fibras somáticas viscerais dos nervos vagos inervam diretamente as fibras musculares lisas da faringe e da parte superior do esôfago, que coordenam o peristaltismo faríngeo e o peristaltismo primário do esôfago. As contrações esofágicas podem ocorrer independentemente da estimulação vagal pelo reflexo de estiramento local iniciado pelo próprio bolo alimentar; esse fenômeno é denominado *peristaltismo secundário*. Embora os nervos vagos possam estimular a secreção de ácido gástrico, a liberação de gastrina e a secreção pancreática de bicarbonato, esses processos podem ser ativados por outros mecanismos. Portanto, a eliminação da estimulação vagal não os elimina por completo.

70. D) Os indivíduos com úlceras duodenais têm cerca de 2 bilhões de células parietais e podem secretar cerca de 40 mEq de H^+ por hora. Os indivíduos não afetados têm cerca de 50% desses valores. Os níveis plasmáticos de gastrina estão inversamente relacionados com a capacidade de secreção de ácido, devido ao mecanismo de *feedback* (retroalimentação) por meio do qual a acidificação antral inibe a liberação de gastrina. Por conseguinte, os níveis plasmáticos de gastrina estão geralmente reduzidos em indivíduos com úlceras duodenais. Os níveis máximos de secreção de ácido e de gastrina plasmática não são diagnósticos de úlcera duodenal, devido à sobreposição significativa com a população normal entre indivíduos de cada grupo.

71. A) O fator intrínseco é uma glicoproteína secretada pelas células parietais (*i. e.*, células secretoras de ácido no estômago), o qual é necessário para a absorção da vitamina B_{12}. O paciente apresenta capacidade diminuída de secreção de ácido, devido à gastrite crônica. Como tanto o ácido quanto o fator intrínseco são secretados pelas células parietais, a capacidade diminuída de secreção de ácido geralmente está associada à redução da capacidade de secreção de fator intrínseco. A ptialina, também conhecida como *amilase salivar*, é uma enzima que inicia a digestão dos carboidratos na boca. A secreção de ptialina não é afetada pela gastrite. Em animais, a enzima renina, também conhecida como *quimosina*, é uma enzima proteolítica sintetizada pelas células principais do estômago. Seu papel na digestão consiste em coalhar ou coagular o leite no estômago, processo de considerável importância em animais muito jovens. Deve ficar claro que a secreção de saliva não é afetada pela gastrite. A tripsina é uma enzima proteolítica secretada pelo pâncreas.

72. C) As células parietais têm receptores para todas as quatro substâncias listadas. A estimulação dos receptores para gastrina, acetilcolina e histamina leva ao aumento da secreção de ácido gástrico; a estimulação dos receptores de somatostatina inibe a secreção de ácido gástrico.

73. C) Essa mulher apresenta doença celíaca, também denominada enteropatia sensível ao glúten, uma doença crônica do trato digestório que interfere na absorção de nutrientes dos alimentos. As lesões da mucosa observadas em amostras de biópsia do trato gastrointestinal superior resultam de uma resposta imune celular à gliadina anormal e geneticamente determinada. A gliadina é um constituinte do glúten encontrado no trigo. Ocorre uma resposta semelhante a proteínas comparáveis encontradas no centeio e na cevada. O glúten não ocorre na aveia, no arroz ou no milho. Quando indivíduos com doença celíaca ingerem glúten, a mucosa do intestino delgado é danificada por uma resposta inflamatória imunomediada, que resulta em má absorção e má digestão na borda em escova. A digestão de gordura é normal em indivíduos com doença celíaca, visto que a lipase secretada pelo pâncreas ainda funciona normalmente. A má absorção na doença celíaca aumenta o conteúdo de carboidratos, gordura e nitrogênio das fezes. Não existe cura para a doença celíaca, porém uma dieta rigorosa isenta de glúten pode ajudar a controlar os sintomas e promover a cicatrização intestinal.

74. B) Esse lactente apresenta doença de Hirschsprung, que se caracteriza pela ausência congênita de células ganglionares na parte distal do cólon, resultando em obstrução funcional. A estase fecal prolongada pode levar à enterocolite (*i. e.*, inflamação do cólon); nos casos graves, podem ocorrer necrose de toda a espessura e perfuração. Na acalasia, o esfíncter esofágico inferior não relaxa durante a deglutição. Pode ocorrer halitose (mau hálito) em indivíduos com doença de Hirschsprung, porém essa condição não é grave. A úlcera péptica e a pancreatite (inflamação do pâncreas) não são comuns em indivíduos com doença de Hirschsprung.

75. C) Cerca de 20% dos indivíduos com idade superior a 65 anos apresentam cálculos biliares (colelitíase) nos EUA, e, a cada ano, são relatados 1 milhão de casos recém-diagnosticados de cálculos biliares. Os cálculos biliares são a causa mais comum de obstrução biliar. Independentemente da causa da colelitíase, os níveis séricos de bilirrubina (particularmente direta ou conjugada) geralmente estão elevados. Os valores da bilirrubina indireta ou não conjugada com frequência estão normais ou apenas discretamente elevados. Apenas a resposta C mostra um nível elevado de bilirrubina direta (bilirrubina conjugada) em comparação com o nível de bilirrubina indireta (bilirrubina não conjugada).

76. A) A absorção intestinal de imunoglobulinas (presentes no colostro) no início da lactância ocorre por endocitose no duodeno e no jejuno. A capacidade de absorver grandes moléculas por endocitose ocorre durante os primeiros meses de vida, porém não ocorre posteriormente (exceto no íleo, para a absorção de vitamina B_{12}). A difusão facilitada, a difusão passiva e os transportes ativos primário e secundário são processos de transporte normais nos enterócitos.

77. C) A pancreatite é uma inflamação do pâncreas. O pâncreas secreta enzimas digestivas no intestino delgado, que são essenciais para a digestão das gorduras, das proteínas e dos carboidratos. A secreção reduzida de líquido nos ductos pancreáticos, que ocorre na fibrose cística (FC), provoca o acúmulo de enzimas digestivas nos ductos. Em seguida, as enzimas digestivas são ativadas nos ductos pancreáticos (o que normalmente não ocorre) e podem começar a digerir o próprio pâncreas, levando à inflamação e a uma série de outros problemas (cistos e sangramento interno). A enteroquinase está localizada na borda em escova dos enterócitos intestinais, onde ela normalmente ativa a tripsina a partir de seu precursor, o tripsinogênio. O inibidor da tripsina normalmente está presente nos ductos pancreáticos, onde impede a ativação da tripsina e, portanto, a autodigestão do pâncreas. Quando os ductos são bloqueados na fibrose cística, o inibidor da tripsina disponível não é suficiente para impedir a ativação da tripsina. Não ocorre secreção excessiva de CCK em indivíduos com FC. A obstrução por cálculos biliares pode levar à pancreatite (por autodigestão) quando a obstrução impede a entrada de suco pancreático no intestino, porém isso não está relacionado com a FC.

PARTE 13

METABOLISMO E REGULAÇÃO DA TEMPERATURA

1. Um homem de 54 anos de idade toma uma taça de sorvete. Cinquenta minutos depois, os quilomícrons entram no seu sistema venoso por meio do ducto torácico. Qual é o principal constituinte de um quilomícron típico nesse homem?

   A) Apoproteína B
   B) Colesterol
   C) Monoglicerídios
   D) Fosfolipídios
   E) Triglicerídios

2. Todos os seguintes tecidos são capazes de utilizar ácidos graxos para o consumo de energia, EXCETO um deles. Qual é essa EXCEÇÃO?

   A) Cérebro
   B) Coração
   C) Rins
   D) Fígado
   E) Músculo esquelético

3. Uma mulher de 56 anos de idade com doença hepática crônica é levada ao médico devido à ocorrência de confusão, nível deprimido de consciência, alterações da personalidade e comprometimento intelectual. Os exames laboratoriais sustentam o diagnóstico de encefalopatia hepática. Qual dos seguintes fatores no sangue é mais provavelmente a causa dessa condição?

   A) Amônia
   B) Arginina
   C) Citrulina
   D) Ornitina
   E) Ureia

4. A eliminação da bilirrubina do corpo exige várias etapas em condições normais, que incluem: (1) conjugação da bilirrubina com ácido glicurônico, (2) transporte da bilirrubina pela albumina no plasma, (3) excreção da bilirrubina na bile e (4) captação de bilirrubina livre pelos hepatócitos. Qual das alternativas a seguir descreve melhor a ordem temporal correta desses eventos?

   A) 4, 3, 2, 1
   B) 3, 1, 4, 2
   C) 3, 4, 1, 2
   D) 2, 1, 4, 3
   E) 4, 2, 1, 3
   F) 2, 4, 1, 3
   G) 1, 2, 3, 4
   H) 1, 3, 2, 4

5. Um médico de 45 anos de idade apresenta ingestão compulsiva de álcool 3 a 5 vezes/semana e não se alimenta durante o consumo. Quais das seguintes complicações a longo prazo são possíveis nesse homem?

	Icterícia	Ascite	Varizes esofágicas	Edema periférico
A)	Não	Sim	Sim	Não
B)	Não	Não	Sim	Sim
C)	Sim	Sim	Não	Sim
D)	Sim	Sim	Sim	Não
E)	Sim	Sim	Sim	Sim

6. Uma mulher de 54 anos de idade consulta o médico com queixa de dor na parte superior do abdome e vômitos. O exame físico revela hipersensibilidade da parte superior do abdome e diminuição dos sons intestinais. Os exames de sangue revelam aumento de três vezes nos níveis plasmáticos de amilase em comparação com os valores normais. A tomografia computadorizada (TC) mostra a presença de massa na papila de Vater. A ativação de qual das seguintes substâncias constitui a causa mais provável da condição dessa mulher?

   A) Quimiotripsina
   B) Enteroquinase
   C) Lipase
   D) Inibidor da tripsina
   E) Tripsinogênio

7. Um homem de 64 anos de idade não aclimatado trabalha fora de casa em um dia quente. Em comparação com uma pessoa aclimatada, esse homem tem maior probabilidade de apresentar qual das seguintes alterações?

   A) Apenas perda diminuída de cloreto de sódio no suor
   B) Apenas diminuição da produção de suor
   C) Produção diminuída de suor e aumento da perda de cloreto de sódio no suor

D) Apenas perda aumentada de cloreto de sódio no suor
E) Apenas aumento da produção de suor
F) Aumento da produção de suor e perda diminuída de cloreto de sódio no suor

8. Um homem de 29 anos de idade senta-se despido em uma sala cuja temperatura é de 21,5°C, com umidade relativa do ar de 50%. Ele tem 1,82 m de altura e pesa 93 kg (índice de massa corporal = 26,3). É mais provável que a maior quantidade de calor corporal seja perdida por qual dos seguintes mecanismos?
   A) Condução para o ar
   B) Condução para objeto
   C) Evaporação
   D) Irradiação

9. O ponto de ajuste hipotalâmico para o controle da temperatura é normalmente de cerca de 37°C, em média. Qual dos seguintes fatores pode alterar o nível do ponto de ajuste para o controle da temperatura interna?
   A) Apenas a temperatura da pele
   B) Apenas pirogênios
   C) Apenas tiroxina
   D) Apenas temperatura da pele e pirogênios
   E) Temperatura da pele, pirogênios e tiroxina

10. Qual é o neurotransmissor liberado dos neurônios que inervam as glândulas sudoríparas?
    A) Noradrenalina
    B) Acetilcolina
    C) Adrenalina
    D) Dopamina
    E) Glicina

11. Um estudante de 23 anos de idade se perde em uma tempestade de neve e não tem roupa apropriada ou suprimentos para fazer uma fogueira. A temperatura corporal dele diminui lentamente nas próximas 18 horas. Em qual das seguintes temperaturas a capacidade do hipotálamo de regular a temperatura corporal é totalmente perdida (em °C)?
    A) 35,0
    B) 33,6
    C) 32,2
    D) 30,8
    E) 29,4

12. Qual é a substância de dois carbonos produzida pela degradação dos ácidos graxos nas mitocôndrias?
    A) Acetilcoenzima A
    B) Carnitina
    C) Glicerol
    D) Glicerol 3-fosfato
    E) Ácido oxaloacético

13. Os seguintes eventos ocorreram durante o curso de febre em um menino de 12 anos de idade: (1) vasodilatação cutânea e sudorese; (2) retorno do ponto de ajuste da temperatura para o normal; (3) aumento do ponto de ajuste da temperatura para 39,4°C; e (4) tremores, calafrios e vasoconstrição cutânea. Qual das alternativas a seguir descreve melhor a ordem temporal correta dos eventos durante a febre que ocorreu nesse menino?
    A) 4, 3, 2, 1
    B) 3, 4, 2, 1
    C) 2, 1, 4, 3
    D) 4, 2, 1, 3
    E) 3, 4, 1, 2
    F) 1, 2, 3, 4
    G) 2, 3, 1, 4
    H) 1, 3, 2, 4

14. Um homem de 72 anos de idade com histórico de 25 anos de alcoolismo e doença hepática consulta o médico devido a um súbito ganho de peso. Há 1 ano, o homem tinha um índice de massa corporal (IMC) de 24,9 kg/m²; hoje, o seu IMC é e 28,5 kg/m². O exame físico mostra a presença de edema +3 nos pés e ascite moderada. Qual das seguintes condições tem maior probabilidade de ter promovido o desenvolvimento de ascite e de edema periférico nesse homem?
    A) Diminuição da pressão hidrostática capilar
    B) Diminuição da pressão coloidosmótica do plasma
    C) Aumento da pressão hidrostática capilar
    D) Aumento da pressão coloidosmótica do plasma

15. Um estudante de 24 anos de idade vai fazer uma caminhada no Deserto de Mojave durante as férias da primavera. A temperatura ambiental é de 40,55°C, e a umidade relativa do ar, de 20%. Qual das alternativas a seguir descreve melhor o principal mecanismo de perda de calor nesse estudante?
    A) Condução para o ar
    B) Condução para objetos
    C) Convecção
    D) Evaporação
    E) Irradiação

16. Um estudante de 32 anos de idade consome uma refeição que contém 10% de gordura, 50% de carboidratos e 40% de proteínas. Quatro horas depois, a taxa metabólica dele aumenta para cerca de 30%, embora ele esteja sentado em repouso. Qual das seguintes substâncias tem maior probabilidade de causar o maior aumento da taxa metabólica nesse estudante 4 horas após o consumo da refeição?
    A) Carboidratos
    B) Gordura
    C) Proteínas

17. Um homem de 90 anos de idade é encontrado sentado em seu jardim vomitando em um dia quente de verão, com o cortador de grama ligado. O homem está confuso e com tontura. É admitido no hospital como

paciente de emergência. A sua temperatura corporal é de 40,6°C, a sua frequência cardíaca é de 110 batimentos por minutos (bpm), e o turgor da pele é baixo. Qual é o sintoma de ocorrência improvável nesse homem?

A) Cefaleia
B) Pele quente
C) Hipotensão
D) Náuseas
E) Sudorese

18. Uma mulher de 43 anos de idade estava em uma viagem de acampamento, porém subestimou as temperaturas frias da noite. Assim, ela se enrola em uma folha fina de filme de poliéster com superfície refletiva (Mylar™), também conhecida como cobertor de emergência ou cobertor espacial. Ela imediatamente se sente aquecida. Qual dos seguintes mecanismos de perda de calor explica mais provavelmente a efetividade desse cobertor refletivo e fino como papel?

A) Condução para o ar
B) Condução para objeto
C) Convecção
D) Evaporação
E) Radiação

Perguntas 19 e 20

Consulte a figura a seguir para responder às próximas duas perguntas.

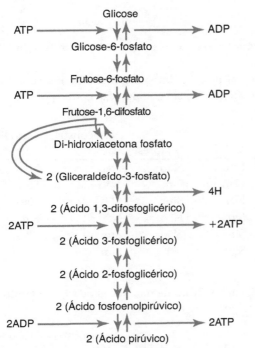

Reação final por molécula de glicose:

19. A presença de quantidades abundantes de trifosfato de adenosina (ATP) no citoplasma da célula inibe qual das seguintes etapas da glicólise?

A) Conversão da glicose em glicose-6-fosfato
B) Conversão da frutose-6-fosfato em frutose-1,6-difosfato
C) Conversão do ácido 1,3-difosfoglicérico em ácido 3-fosfoglicérico
D) Conversão do ácido fosfoenolpirúvico em ácido pirúvico

20. Quantidades abundantes de difosfato de adenosina (ADP) ou de monofosfato de adenosina (AMP) estimulam qual das seguintes etapas da glicólise?

A) Conversão da glicose em glicose-6-fosfato
B) Conversão da frutose-6-fosfato em frutose-1,6-difosfato
C) Conversão do ácido 1,3-difosfoglicérico em ácido 3-fosfoglicérico
D) Conversão do ácido fosfoenolpirúvico em ácido pirúvico

21. Uma mulher de 44 anos de idade com cirrose hepática procura o médico para realizar um exame de rotina. O exame físico mostra a presença de ascite. O tempo de protrombina da mulher duplicou desde a sua última consulta, há 3 meses, e o hematócrito é agora de 30%. Qual é a causa mais provável desse hematócrito baixo?

A) Câncer de cólon
B) Varizes esofágicas
C) Icterícia
D) Pancreatite aguda
E) Icterícia da esclera

22. Em condições de repouso, cerca de 75% do fluxo sanguíneo através do fígado provêm da veia porta, e o restante, da artéria hepática. Qual das alternativas a seguir descreve melhor a circulação hepática em termos de resistência, pressão e fluxo?

	Resistência	Pressão	Fluxo
A)	Alta	Alta	Alto
B)	Alta	Baixa	Alto
C)	Baixa	Alta	Baixo
D)	Baixa	Baixa	Alto
E)	Baixa	Baixa	Baixo

23. Um mergulhador explora o fluxo de lava subaquática, onde a temperatura da água é de 38,9°C. Qual perfil descreve melhor os mecanismos de perda de calor que são efetivos nesse homem?

	Evaporação	Radiação	Convecção	Condução
A)	Não	Não	Não	Sim
B)	Não	Não	Não	Não
C)	Sim	Sim	Não	Sim
D)	Não	Sim	Não	Sim
E)	Sim	Sim	Sim	Sim

Parte 13 Metabolismo e Regulação da Temperatura

24. Um homem afro-americano de 34 anos de idade é admitido no hospital devido a uma dor intensa e crescente no lado direito superior do abdome. O paciente apresenta náuseas e vômitos. O hematócrito é de 30. A ultrassonografia revela a presença de cálculos biliares. Qual das alternativas a seguir tem maior probabilidade de ser a principal composição dos cálculos biliares nesse homem?

    A) Pigmentos biliares
    B) Carbonato de cálcio
    C) Oxalato de cálcio
    D) Colesterol

25. A *desaminação* significa a retirada dos grupos amino dos aminoácidos. Qual é a substância produzida quando a desaminação ocorre por transaminação?

    A) Acetilcoenzima A
    B) Amônia
    C) Citrulina
    D) Ornitina
    E) Ácido α-cetoglutárico

26. A maior parte da energia liberada de uma molécula de glicose ocorre como resultado de qual dos seguintes processos?

    A) Ciclo do ácido cítrico
    B) Glicogênese
    C) Glicogenólise
    D) Glicólise
    E) Fosforilação oxidativa

27. Uma mulher de 32 anos de idade consulta o médico com queixa de perda de apetite, fadiga, náuseas e tontura. O exame físico mostra adelgaçamento dos cabelos. Os exames de sangue revelam hematócrito de 32. A mulher começou a seguir uma dieta vegetariana sugerida por uma amiga há 1 ano. O médico suspeita da deficiência dietética de qual das seguintes substâncias?

    A) Alanina
    B) Glicina
    C) Lisina
    D) Serina
    E) Tirosina

28. Um homem de 45 anos de idade é admitido no serviço de emergência após ser encontrado deitado na rua em um estado de embriaguez. Ele está acentuadamente pálido, com conjuntiva e pele ictéricas. O seu abdome está distendido e ele apresenta submacicez móvel, indicando a presença de ascite. O fígado está aumentado cerca de 5 cm abaixo da margem costal direita e está hipersensível. O baço não pode ser palpado. O paciente apresenta edema bilateral de grau 2 nas pernas e nos pés. Quais dos seguintes valores de bilirrubinas direta e indireta (em miligramas por decilitro) têm maior probabilidade de estar presentes no plasma desse homem?

	Direta	Indireta
A)	1,1	1,2
B)	1,7	5,4
C)	2,4	2,5
D)	5,2	1,8
E)	5,8	7,2

Perguntas 29 a 31

O diagrama a seguir mostra os efeitos de mudança do ponto de ajuste da temperatura do controlador hipotalâmico de temperatura. A linha vermelha indica a temperatura corporal, ao passo que a linha azul representa o ponto de ajuste hipotalâmico da temperatura. Utilize a figura para responder às próximas três perguntas.

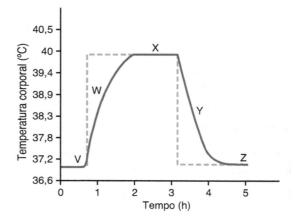

(Esta figura encontra-se reproduzida em cores no Encarte.)

29. Qual dos seguintes conjuntos de mudanças ocorre no ponto W, em comparação com o ponto V?

	Calafrio	Sudorese	Vasoconstrição	Vasodilatação
A)	Não	Não	Não	Não
B)	Não	Sim	Não	Sim
C)	Não	Sim	Sim	Não
D)	Sim	Não	Não	Sim
E)	Sim	Não	Sim	Não
F)	Sim	Sim	Sim	Sim

30. Qual conjunto de mudanças ocorre no ponto Y, em comparação com o ponto V?

	Calafrio	Sudorese	Vasoconstrição	Vasodilatação
A)	Não	Não	Não	Não
B)	Não	Sim	Não	Sim
C)	Não	Sim	Sim	Não
D)	Sim	Não	Não	Sim
E)	Sim	Não	Sim	Não
F)	Sim	Sim	Sim	Sim

31. Qual conjunto de mudanças ocorre no ponto X, em comparação com o ponto V?

	Calafrio	Sudorese	Vasoconstrição	Vasodilatação
A)	Não	Não	Não	Não
B)	Não	Sim	Não	Sim
C)	Não	Sim	Sim	Não
D)	Sim	Não	Não	Sim
E)	Sim	Não	Sim	Não
F)	Sim	Sim	Sim	Sim

32. Qual das alternativas a seguir constitui a fonte mais abundante de ligações de fosfato de alta energia nas células?

A) ATP
B) Fosfocreatina
C) ADP
D) Creatina
E) Creatinina

33. Um homem de 76 anos de idade é admitido no serviço de emergência após ser encontrado deitado no chão em um dia de calor no verão. A temperatura corporal dele é de 41,1°C, a pressão arterial está normal, e a frequência cardíaca é de 160 bpm. Quais conjuntos de alterações têm maior probabilidade de estar presentes nesse homem?

	Sudorese	Hiperventilação	Vasodilatação da pele
A)	Não	Não	Não
B)	Não	Sim	Sim
C)	Sim	Não	Sim
D)	Sim	Sim	Não
E)	Sim	Sim	Sim

34. A maior parte da energia para um exercício intenso de mais de 5 a 10 segundos de duração, porém menos de 1 a 2 minutos, provém de qual das seguintes fontes?

A) ATP
B) Glicólise anaeróbica
C) Oxidação dos carboidratos
D) Oxidação do ácido láctico
E) Conversão de ácido láctico em ácido pirúvico

35. As hemácias estão constantemente morrendo e sendo substituídas. O heme da hemoglobina é convertido em qual das seguintes substâncias antes de ser eliminado pelo organismo?

A) Bilirrubina
B) Colesterol
C) Ácido cólico
D) Globina
E) Ácido glicurônico

36. Uma mulher grávida de 32 anos de idade, que está no terceiro trimestre de gestação, é admitida no serviço de emergência devido à dor intensa no quadrante superior direito após consumir uma refeição com bagre frito. A pressão arterial dela é de 130/84 mmHg, a frequência cardíaca é de 105 bpm e a respiração é de 30/min. O IMC dela antes da gravidez era de 45 kg/m². O exame físico revela defesa abdominal e diaforese. Os níveis séricos de bilirrubina e a contagem de leucócitos estão normais. Qual das alternativas a seguir descreve melhor a condição dessa paciente?

A) Colelitíase
B) Constipação intestinal
C) Hepatite
D) Pancreatite
E) Peritonite

37. Um dispositivo experimental que contém hepatócitos é desenvolvido para fornecer um suporte efetivo a pacientes com insuficiência hepática que aguardam transplante de fígado. A viabilidade dos hepatócitos é mais bem documentada pelo aumento em qual das seguintes funções?

A) Captação de lactato desidrogenase
B) Produção de etanol
C) Produção de albumina
D) Captação de ácido glicurônico
E) Produção de oxigênio
F) Captação de dióxido de carbono

38. A taxa metabólica de uma pessoa é normalmente expressa em termos da taxa de liberação de calor que resulta das reações químicas do organismo. Quais dos seguintes fatores tendem a aumentar ou diminuir a taxa metabólica de uma pessoa?

	Hormônio do crescimento	Febre	Sono	Desnutrição
A)	Diminuição	Diminuição	Diminuição	Diminuição
B)	Diminuição	Aumento	Diminuição	Aumento
C)	Aumento	Aumento	Aumento	Aumento
D)	Aumento	Aumento	Diminuição	Aumento
E)	Aumento	Aumento	Diminuição	Diminuição

39. Uma menina de 8 anos de idade é levada ao médico devido à ocorrência de diarreia e exantema descamativo vermelho. O exame físico revela ataxia cerebelar leve. Com base nesses sintomas crônicos, a suspeita é de pelagra. Entretanto, a menina parece estar ingerindo quantidades adequadas de niacina na dieta, que é rica em carne. Um irmão dela apresenta um problema semelhante. A análise da urina mostra a presença de grandes quantidades de aminoácidos livres. Qual é o diagnóstico mais provável?

A) Alcaptonúria
B) Beribéri
C) Doença de Hartnup
D) Escorbuto
E) Síndrome de Stickler

40. Em uma pessoa com diabetes melito tipo 1 que não está recebendo terapia com insulina e cujo nível de glicemia em jejum é de 400 mg/100 mℓ, qual seria o coeficiente respiratório provável 2 horas após ingerir uma refeição leve contendo 60% carboidratos, 20% de proteínas e 20% de gordura?

    A) 0,5
    B) 0,7
    C) 0,9
    D) 1,0
    E) 1,2

41. Um menino branco de 3 anos de idade é extremamente obeso (37,5 kg), e os pais relatam que ele tem um apetite voraz. Qual é a causa mais provável da hiperfagia e da obesidade desse menino?

    A) Lesão ou destruição da parte lateral do hipotálamo
    B) Estimulação excessiva dos núcleos ventromediais do hipotálamo
    C) Mutação que produz uma proteína não funcional do receptor de melanocortina-4
    D) Estimulação excessiva dos neurônios de pró-opiomelanocortina (POMC)
    E) Secreção excessiva de leptina
    F) Mutação que impede a formação do neuropeptídeo Y (NPY) nos neurônios hipotalâmicos

42. A deficiência de qual das seguintes vitaminas causaria cegueira noturna em seres humanos?

    A) Vitamina A
    B) Vitamina B_1
    C) Vitamina B_6
    D) Vitamina B_{12}
    E) Vitamina C
    F) Niacina

43. Qual mudança seria esperada para estimular a fome em uma pessoa que não se alimentou por 24 horas?

    A) Aumento do NPY no hipotálamo
    B) Aumento da secreção de leptina
    C) Aumento da secreção de peptídeo YY (PYY)
    D) Diminuição da secreção de grelina
    E) Ativação dos neurônios de POMC hipotalâmicos
    F) Aumento da secreção de colecistoquinina

44. Qual das alternativas a seguir seria mais importante na contribuição para a saciedade após o consumo de uma grande refeição contendo carboidratos (50%), gordura (40%) e proteína (10%)?

    A) Liberação de colecistoquinina pelo duodeno
    B) Diminuição da secreção de leptina
    C) Aumento da liberação de endorfinas
    D) Aumento da liberação de grelina pelo estômago
    E) Diminuição da liberação de PYY pelo intestino

45. A deficiência de qual das seguintes vitaminas tem maior probabilidade de causar comprometimento da coagulação sanguínea?

    A) Vitamina A
    B) Vitamina B_6
    C) Vitamina C
    D) Vitamina D
    E) Vitamina K

46. A deficiência de qual das seguintes vitaminas constitui a principal causa do beribéri?

    A) Vitamina A
    B) Tiamina (vitamina B_1)
    C) Riboflavina (vitamina B_2)
    D) Vitamina B_{12}
    E) Piridoxina (vitamina B_6)

47. Qual das seguintes opções tende a diminuir a fome?

    A) Aumento da liberação de endorfinas
    B) Aumento da liberação de grelina pelo estômago
    C) Aumento da liberação de PYY pelo intestino
    D) Aumento da liberação de NPY pelo hipotálamo
    E) Aumento da liberação de cortisol pelas glândulas adrenais

48. Qual das seguintes substâncias poderia ser mais útil para estimular o apetite em um paciente com câncer que apresenta anorexia ou caquexia?

    A) Leptina
    B) Hormônio estimulador dos α-melanócitos
    C) PYY
    D) Antagonista do receptor de melanocortina-4
    E) Antagonista da grelina
    F) Antagonista do neuropeptídeo YY

49. O primeiro estágio no uso de triglicerídios para a obtenção de energia é a hidrólise dos triglicerídios em quais das seguintes substâncias?

    A) Acetilcoenzima A e glicerol
    B) Colesterol e ácidos graxos
    C) Glicerol-3-fosfato e colesterol
    D) Glicerol e ácidos graxos
    E) Fosfolipídios e glicerol

50. A excreção urinária de nitrogênio medida em um paciente é de 16,0 g em 24 horas. Qual é a quantidade aproximada de degradação de proteína em gramas por 24 horas nesse paciente?

    A) 16
    B) 18
    C) 100
    D) 110
    E) 120

RESPOSTAS

1. **E)** Durante a digestão, os triglicerídios são, em sua maioria, clivados em monoglicerídios e ácidos graxos. Em seguida, enquanto passam através das células epiteliais intestinais, os monoglicerídios e os ácidos graxos são ressintetizados em novas moléculas de triglicerídios, que entram na linfa na forma de minúsculas gotículas dispersas, denominadas quilomícrons.

2. **A)** O primeiro estágio da utilização de triglicerídios para fornecer energia é a sua hidrólise em ácidos graxos e glicerol. Em seguida, tanto os ácidos graxos quanto o glicerol são transportados no sangue até os tecidos ativos, onde serão oxidados para fornecer energia. Quase todas as células – com algumas exceções, como o tecido cerebral e as hemácias – podem utilizar os ácidos graxos para a obtenção de energia.

3. **A)** Praticamente toda a ureia formada no corpo humano é sintetizada no fígado a partir da amônia. Na ausência do fígado ou em indivíduos com doença hepática grave, a amônia acumula-se no sangue. Esse acúmulo é extremamente tóxico, particularmente para o cérebro, e pode levar a um estado denominado coma hepático, ou encefalopatia hepática.

4. **F)** A bilirrubina é formada durante a degradação das hemácias pelos macrófagos e liberada no plasma, onde se combina com a albumina (item 2). Em seguida, a bilirrubina livre é captada pelos hepatócitos (item 4), onde a maior parte é conjugada com ácido glicurônico (item 1). A bilirrubina conjugada é, então, excretada pelos hepatócitos por um processo de transporte ativo nos canalículos biliares e, em seguida, nos intestinos (item 3).

5. **E)** Quando as células do parênquima hepático são destruídas, elas são substituídas por tecido fibroso, que, por fim, se contrai ao redor dos vasos sanguíneos, impedindo acentuadamente o fluxo de sangue portal através do fígado. Esse processo patológico é conhecido como cirrose hepática, e constitui uma consequência comum do alcoolismo crônico. O bloqueio do fluxo sanguíneo através do fígado eleva a pressão arterial nos órgãos esplâncnicos a montante, causando o acúmulo de líquido ascítico no abdome e o desenvolvimento de varizes na parte inferior do esôfago. O edema periférico pode resultar da incapacidade dos hepatócitos de produzir quantidades normais de albumina (pressão coloidosmótica baixa). A icterícia (hiperbilirrubinemia) desenvolve-se devido à ocorrência de dano aos hepatócitos.

6. **E)** Essa mulher apresenta pancreatite aguda, causada pelo bloqueio da papila de Vater por um ou mais cálculos biliares. Quando um cálculo biliar bloqueia a papila de Vater, o ducto secretor principal do pâncreas e o ducto colédoco são bloqueados. As enzimas pancreáticas são, então, represadas nos ductos e nos ácinos pancreáticos. Por fim, ocorre o acúmulo de uma quantidade grande de tripsinogênio, a ponto de superar o inibidor da tripsina nas secreções, e uma pequena quantidade de tripsinogênio é ativada para formar tripsina. Quando isso ocorre, a tripsina ativa ainda mais tripsinogênio, bem como o quimiotripsinogênio e a carboxipeptidase, o que resulta em um círculo vicioso até que a maioria das enzimas proteolíticas nos ductos e nos ácinos pancreáticos seja ativada. Essas enzimas digerem rapidamente grandes porções do pâncreas, às vezes destruindo por completo e de forma permanente a capacidade do pâncreas de secretar enzimas digestivas.

7. **C)** Embora uma pessoa normal não aclimatada raramente produza mais do que cerca de 1 ℓ de suor por hora, quando essa pessoa é exposta ao tempo quente durante 1 a 6 semanas, ela começa a suar de maneira mais profusa, aumentando, com frequência, a produção máxima de suor para 2 a 3 ℓ/h. A aclimatação também está associada à redução adicional da concentração de cloreto de sódio no suor, o que permite uma conservação progressivamente melhor de sal corporal. A maior parte desse efeito é causada pelo aumento da secreção de aldosterona pelas glândulas adrenocorticais, o que resulta de uma ligeira diminuição da concentração de cloreto de sódio no líquido extracelular e no plasma. Uma pessoa não aclimatada que transpira profusamente perde, com frequência, 15 a 30 g de sal por dia durante os primeiros dias. Após 4 a 6 semanas de aclimatação, a perda é geralmente de apenas 3 a 5 g/dia.

8. **D)** Os vários métodos pelos quais o calor é perdido da pele para o ambiente incluem irradiação, evaporação e condução para o ar e condução para objetos. Em uma pessoa nua sentada em um ambiente interno com temperatura do ar normal, cerca de 60% da perda de calor total ocorrem por irradiação, 22%, por evaporação, 15%, por condução para o ar, e 3%, por condução para os objetos.

9. **D)** O ponto de ajuste da temperatura no hipotálamo é determinado principalmente pelo grau de atividade dos receptores de calor na área hipotalâmica anterior pré-óptica. Entretanto, os sinais de temperatura

das áreas periféricas do corpo, particularmente da pele e de certos tecidos corporais profundos (medula espinhal e vísceras abdominais), também contribuem ligeiramente para a regulação da temperatura corporal. Muitas proteínas, produtos de degradação das proteínas e algumas outras substâncias, especialmente toxinas lipopolissacarídicas liberadas das membranas celulares de bactérias, podem causar uma elevação no ponto de ajuste do termostato hipotalâmico. As substâncias que causam esse efeito são denominadas pirogênios.

10. **B)** A principal secreção do suor é um produto secretório ativo das células epiteliais que revestem a porção enovelada da glândula sudorípara. Fibras nervosas simpáticas colinérgicas que terminam sobre ou próximo às células glandulares desencadeiam a secreção. Trata-se de fibras simpáticas pós-ganglionares, que liberam acetilcolina e, portanto, são denominadas fibras simpáticas colinérgicas; elas inervam as glândulas sudoríparas e alguns vasos sanguíneos.

11. **E)** Quando a temperatura corporal cai abaixo de cerca de 29,4°C, o hipotálamo perde a sua capacidade de regular a temperatura; essa capacidade é gravemente comprometida até mesmo quando a temperatura corporal cai abaixo de cerca de 34,4°C. Em parte, a razão dessa diminuição da regulação da temperatura reside no fato de que a taxa de produção química de calor em cada célula está deprimida quase 2 vezes para cada diminuição de 5,5°C na temperatura corporal. Além disso, ocorre um estado de sonolência (seguido de coma), que deprime a atividade dos mecanismos de controle de calor do sistema nervoso central e evita os calafrios.

12. **A)** Os ácidos graxos são degradados nas mitocôndrias pela liberação progressiva de segmentos de dois carbonos na forma de acetilcoenzima A. Esse processo é conhecido como processo de betaoxidação para degradação de ácidos graxos.

13. **B)** A série típica de eventos que ocorrem durante um episódio de febre é mostrada na figura à direita. Quando os pirogênios aumentam o ponto de ajuste da temperatura acima de seu valor normal, o organismo ativa a conservação de calor e os mecanismos de produção de calor, que incluem vasoconstrição cutânea, piloereção, secreção de adrenalina e calafrio. Dentro de vários minutos, a temperatura corporal aumenta até o ponto de ajuste elevado de 39,4°C, nesse exemplo. Se o fator que está causando a temperatura elevada for removido, o ponto de ajuste hipotalâmico da temperatura retorna a um valor normal, de cerca de 37°C, o que leva à ativação dos mecanismos de perda de calor, como sudorese e vasodilatação cutânea. Em seguida, a temperatura corporal retorna ao seu nível basal.

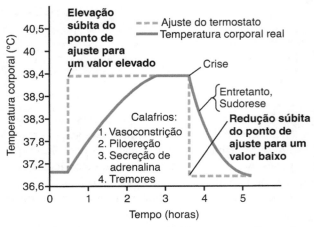

(Esta figura encontra-se reproduzida em cores no Encarte.)

14. **B)** Esse homem apresenta cirrose hepática. O acúmulo de líquido no abdome (ascite) tem duas razões principais: (1) diminuição da pressão coloidosmótica (PCO) plasmática e (2) aumento da pressão hidrostática capilar nos órgãos esplâncnicos. A diminuição da PCO plasmática resulta da produção diminuída de albumina pelos hepatócitos; a albumina é responsável por quase 80% da PCO do plasma. A PCO plasmática baixa também promove a formação de edema na periferia, particularmente nos pés. As células parenquimatosas hepáticas estão danificadas ou destruídas em indivíduos com cirrose hepática. As células são substituídas por tecido fibroso, que, por fim, se contrai ao redor dos vasos sanguíneos, impedindo acentuadamente o fluxo de sangue portal através do fígado. Esse aumento da resistência vascular leva ao aumento da pressão da veia porta, o que, por sua vez, eleva a pressão hidrostática capilar dos órgãos esplâncnicos. Não há nenhum motivo para pressupor que a pressão hidrostática capilar também esteja aumentada acima do normal nos pés desse homem.

15. **D)** A evaporação constitui o único mecanismo de perda de calor do corpo quando a temperatura ambiental é maior do que a temperatura corporal. Cada grama de água que evapora da superfície do corpo leva à perda de 0,58 kcal de calor do corpo. Mesmo quando uma pessoa não está suando, a água ainda evapora imperceptivelmente da pele e dos pulmões, em uma taxa de 450 a 600 mℓ/dia, o que corresponde a uma perda de calor de cerca de 12 a 16 kcal por hora. A irradiação, a convecção e a condução são mecanismos de perda de calor quando a temperatura corporal é maior do que a temperatura ambiental.

16. **C)** A taxa metabólica aumenta após uma refeição devido a várias reações químicas associadas à digestão, à absorção e ao armazenamento dos alimentos; esse fenômeno é conhecido como efeito termogênico do alimento. Depois de uma refeição contendo principalmente carboidratos e gorduras, a taxa metabólica aumenta geralmente em cerca de 4%. Entretanto,

uma refeição rica em proteínas com frequência aumenta a taxa metabólica em até 30%; esse efeito pode ter duração de 3 a 12 horas após a refeição e é denominado ação dinâmica específica das proteínas. Evidentemente, a assimilação de proteínas exige um gasto de energia muito maior em comparação com as gorduras e os carboidratos.

17. **E)** Esse homem teve insolação. Quando a temperatura corporal aumenta na faixa de 40,6 a 43,2°C, é provável que ocorra insolação. Os mecanismos de perda de calor são sobrepujados pela produção metabólica excessiva de calor e pelo calor ambiental excessivo. A insolação é geralmente acompanhada de desidratação (o turgor deficiente da pele é comum), que pode produzir náuseas, vômitos, hipotensão e desmaio ou tontura. Curiosamente, com frequência a pele está seca, visto que a área hipotalâmica anterior pré-óptica do cérebro, que normalmente inicia a sudorese, está geralmente comprometida pela elevação da temperatura corporal.

18. **E)** A maior parte da perda de calor do corpo ocorre por irradiação na forma de ondas de calor infravermelhas, um tipo de onda eletromagnética. As ondas de calor irradiam-se de todos os objetos em direção ao corpo, que, por sua vez, irradia as ondas de calor para todos os objetos ao redor. A superfície refletiva do cobertor Mylar™ impede a perda de calor ao refletir as ondas de calor infravermelhas do corpo de volta para ele mesmo, causando o aquecimento do organismo. Na temperatura ambiente, 60% da perda de calor ocorrem por radiação, 22%, por evaporação, 15%, por condução para o ar, e 3%, por condução para objetos. A convecção (*i. e.*, correntes de ar) pode aumentar a perda de calor ao remover a camada inerte de ar próxima à pele.

19. **B)** A liberação contínua de energia da glicose quando as células não necessitam de energia seria um processo que levaria a um extremo desperdício. Tanto o ATP quanto o ADP controlam a taxa de reações químicas na sequência do metabolismo energético. Quando o ATP está presente em quantidade abundante na célula, ele ajuda a controlar o metabolismo energético por meio da inibição da conversão da frutose-6-fosfato em frutose-1,6-difosfato. Ele atua dessa maneira ao inibir a enzima fosfofrutoquinase.

20. **B)** Tanto o ADP quanto o AMP aumentam a atividade da enzima fosfofrutoquinase e a conversão da frutose-6-fosfato em frutose-1,6-difosfato.

21. **B)** As varizes esofágicas são veias submucosas extremamente dilatadas no terço inferior do esôfago. As veias submucosas têm diâmetro normal de cerca de 1 mm, que pode aumentar até 1 a 2 cm na hipertensão portal prolongada, comum em indivíduos com cirrose hepática. A presença de ascite indica que o paciente tem hipertensão portal. As veias esofágicas dilatadas sangram com frequência e, portanto, reduzem o hematócrito. Embora o câncer de cólon também possa apresentar sangramento, não há nenhuma razão para pressupor a presença de câncer de cólon nessa mulher. Pode ocorrer pancreatite em indivíduos com alcoolismo crônico, porém não há evidência para essa condição, e não é comum haver sangramento substancial em indivíduos com pancreatite. A icterícia da pele e a icterícia da esclera (*i. e.*, esclera amarelada) são comuns em indivíduos com cirrose, porém é improvável que essas condições causem sangramento significativo.

22. **D)** O fígado tem alto fluxo sanguíneo, baixa resistência vascular e baixa pressão arterial. Em condições de repouso, cerca de 27% do débito cardíaco fluem através do fígado; contudo, a pressão na veia porta que leva ao fígado é, em média, de apenas 9 mmHg. O alto fluxo e a baixa pressão indicam que a resistência ao fluxo sanguíneo através dos sinusoides hepáticos é normalmente muito baixa.

23. **B)** Nenhum dos mecanismos de perda de calor é efetivo quando uma pessoa é colocada na água com temperatura maior do que a temperatura corporal. Em vez disso, o corpo continuará ganhando calor até que a temperatura corporal se torne igual à temperatura da água.

24. **A)** Esse homem apresenta doença falciforme, doença hemolítica que resulta em destruição prematura das hemácias. A liberação de hemoglobina das hemácias danificadas resulta em níveis elevados de bilirrubina no plasma sanguíneo. Esse aumento pode levar ao desenvolvimento de cálculos pigmentados na vesícula biliar, que são compostos principalmente de bilirrubina.

25. **B)** A degradação dos aminoácidos ocorre quase inteiramente no fígado e começa com a desaminação, que ocorre principalmente de acordo com o seguinte esquema de transaminação: o grupo amino do aminoácido é transferido para o ácido α-cetoglutárico, que, então, se transforma em ácido glutâmico. A seguir, o ácido glutâmico transfere o grupo amino para outras substâncias ou o libera na forma de amônia. No processo de perda do grupo amino, o ácido glutâmico transforma-se novamente em ácido α-cetoglutárico, de modo que o ciclo possa ser repetido mais uma vez.

26. **E)** Cerca de 90% do ATP total produzido pelo metabolismo da glicose são formados durante a oxidação dos átomos de hidrogênio liberados nos estágios iniciais da degradação de glicose. Esse processo é denominado *fosforilação oxidativa*. Apenas duas moléculas de ATP são formadas pela glicólise, e outras duas são produzidas no ciclo do ácido cítrico. O ATP não é formado por glicogênese ou glicogenólise.

27. C) A lisina é um aminoácido essencial, o que significa que ela precisa ser incluída na dieta, visto que o organismo é incapaz de sintetizá-la. A alanina, a glicina, a serina e a tirosina podem ser sintetizadas pelo organismo e, portanto, são consideradas aminoácidos não essenciais. Essa mulher apresenta deficiência de lisina, que é comum em dietas vegetarianas mal planejadas; os sintomas consistem em náuseas, fadiga, tontura, anemia, perda de apetite e adelgaçamento dos cabelos. As boas fontes dietéticas de lisina incluem ovos, carne, feijão, leguminosas, soja, laticínios e certos peixes (como bacalhau e sardinhas). A L-lisina é um elemento de construção para todas as proteínas no corpo.

28. D) Esse homem apresenta cirrose hepática. Nessa condição, a taxa de produção de bilirrubina é normal, e a bilirrubina livre ainda entra nas células hepáticas e sofre conjugação habitual. A bilirrubina conjugada (direta) retorna, em sua maior parte, para o sangue, provavelmente devido à ruptura dos canalículos biliares congestos, de modo que apenas pequenas quantidades entram na bile. O resultado consiste em níveis elevados de bilirrubina conjugada (direta) no plasma, com níveis normais ou quase normais de bilirrubina não conjugada (indireta).

29. E) Quando o ponto de ajuste de temperatura do hipotálamo é maior do que a temperatura corporal, a pessoa sente frio e apresenta respostas que levam à elevação da temperatura corporal. Essas respostas incluem tremor e vasoconstrição, bem como piloereção e secreção de adrenalina. Os tremores aumentam a produção de calor. O aumento da secreção de adrenalina provoca o aumento imediato da taxa de metabolismo celular, efeito denominado *termogênese química*. A vasoconstrição dos vasos sanguíneos da pele diminui a perda de calor pela pele.

30. B) Quando o ponto de ajuste de temperatura do hipotálamo é menor do que a temperatura corporal, o indivíduo sendo calor e apresenta respostas que causam a diminuição da temperatura corporal. Essas respostas consistem em sudorese e vasodilatação. A sudorese aumenta a perda de calor do corpo por evaporação. Já a vasodilatação dos vasos sanguíneos da pele facilita a perda de calor do organismo por meio do aumento do fluxo sanguíneo na pele.

31. A) Quando o ponto de ajuste de temperatura do hipotálamo é igual à temperatura corporal, o organismo não apresenta nenhum mecanismo de perda ou de conservação de calor, mesmo quando a temperatura corporal está muito acima do normal. Portanto, o indivíduo não sente calor mesmo quando a temperatura corporal alcança 40°C.

32. B) A fosfocreatina contém ligações de fosfato de alta energia e é três a oito vezes mais abundante do que o ATP ou o ADP em uma célula. A creatina não contém ligações de fosfato de alta energia. A creatinina é um produto de degradação de creatina fosfato no músculo.

33. B) Esse paciente apresenta insolação. Os pacientes com insolação exibem comumente taquipneia e hiperventilação, causadas pela estimulação direta do sistema nervoso central, acidose ou hipóxia. Os vasos sanguíneos na pele estão vasodilatados, e a pele é quente. Em pacientes com insolação verdadeira, a sudorese cessa, mais provavelmente pelo fato de que a alta temperatura, por si só, provoca danos à área hipotalâmica anterior pré-óptica. Os impulsos nervosos dessa área são transmitidos nas vias autonômicas para a medula espinhal e, em seguida, através do fluxo simpático para a pele, causando sudorese.

34. B) A maior parte da energia extra necessária para uma atividade intensa de mais de 5 a 10 segundos de duração, porém menos de 1 a 2 minutos, provém da glicólise anaeróbica. A liberação de energia pela glicólise ocorre muito mais rapidamente do que a liberação oxidativa de energia, que é muito lenta para suprir as necessidades do músculo nos primeiros minutos de exercício. O ATP e a fosfocreatina já presentes nas células sofrem rápida depleção, em menos de 5 a 10 segundos. Após o término da contração muscular, o metabolismo oxidativo é utilizado para reconverter uma grande parte do ácido láctico acumulado em glicose; o restante é transformado em ácido pirúvico, que é degradado e oxidado no ciclo do ácido cítrico.

35. A) A hemoglobina é metabolizada pelos macrófagos teciduais (cujo conjunto também é denominado *sistema reticuloendotelial*). Em primeiro lugar, a hemoglobina é clivada em globina e heme, e o anel heme é aberto para produzir ferro livre e uma cadeia linear de quatro núcleos pirrólicos, a partir dos quais a bilirrubina é finalmente formada. A bilirrubina livre é captada pelas células hepáticas, e a maior parte é conjugada com ácido glicurônico; a bilirrubina conjugada passa para os canalículos biliares e, em seguida, para os intestinos.

36. A) A colelitíase refere-se à presença de cálculos biliares (colélitos) na vesícula biliar ou nos ductos biliares. Essa paciente apresenta sintomas típicos causados por cálculos biliares.

37. C) Os hepatócitos produzem toda a albumina normalmente presente no sangue. Os hepatócitos viáveis utilizam oxigênio e produzem dióxido de carbono. O ácido glicurônico produzido pelos hepatócitos é utilizado para conjugar a bilirrubina, formando glicuronídio de bilirrubina. A lactato desidrogenase é uma enzima que converte o ácido pirúvico em ácido láctico em condições anaeróbicas.

38. **E)** O hormônio do crescimento pode aumentar a taxa metabólica em 15 a 20%, como resultado da estimulação direta do metabolismo celular. A febre, independentemente de sua causa, aumenta as reações químicas do corpo em cerca de 120%, em média, para cada aumento de 10°C na temperatura. A taxa metabólica diminui 10 a 15% abaixo do normal durante o sono. A desnutrição prolongada pode diminuir a taxa metabólica em 20 a 30%, presumivelmente devido à escassez de substâncias alimentares nas células.

39. **C)** Essa criança apresenta doença de Hartnup. Essa condição assemelha-se à pelagra (devido aos sintomas de demência, diarreia e dermatite) e pode ser diagnosticada incorretamente como deficiência nutricional de niacina. A doença de Hartnup é uma condição autossômica recessiva, causada por um gene defeituoso que codifica um transportador de aminoácidos neutros dependente de sódio e independente de cloreto, expresso principalmente nos rins e no epitélio intestinal. O transporte epitelial deficiente de aminoácidos neutros (como o triptofano) leva à absorção deficiente de aminoácidos da dieta, bem como à excreção excessiva de aminoácidos na urina. O triptofano é um precursor da niacina; trata-se de um aminoácido essencial que precisa ser incluído na dieta. A alcaptonúria, também denominada "doença da urina negra", é um distúrbio genético do metabolismo da fenilalanina e tirosina. O beribéri é causado por uma deficiência nutricional de tiamina. O escorbuto resulta da deficiência de vitamina C, que é necessária para a síntese de colágeno. A síndrome de Stickler é um grupo de distúrbios genéticos que afetam os tecidos conjuntivos; caracteriza-se por problemas oculares, perda da audição, problemas articulares e anormalidades faciais.

40. **B)** O diabetes melito tipo 1 caracteriza-se por falta de insulina. Na ausência de insulina adequada, pouco carboidrato consegue ser utilizado pelas células do corpo, e o quociente respiratório permanece próximo ao do metabolismo das gorduras (0,70).

41. **C)** As mutações que produzem um receptor de melanocortina-4 não funcional provocam obesidade extrema e podem ser responsáveis por até 5 a 6% dos casos de obesidade mórbida de início precoce em crianças. Todas as outras alterações tendem a reduzir a ingestão de alimento e/ou a aumentar o gasto energético; portanto, causam perda de peso, em vez de obesidade.

42. **A)** Uma das funções básicas da vitamina A consiste na formação de pigmentos da retina e, portanto, prevenção de cegueira noturna.

43. **A)** O NPY é um neurotransmissor orexigênico, que estimula a ingestão de alimento e está aumentado durante a privação de alimento. A leptina, o PYY, a colecistoquinina e a ativação dos neurônios de POMC são todos reduzidos pelo jejum. A grelina é aumentada com o jejum, e não diminuída.

44. **A)** A colecistoquinina é liberada principalmente em resposta à entrada de gorduras e proteínas no duodeno e ativa receptores sensoriais no duodeno, enviando mensagens para o tronco encefálico por meio de aferentes vagais, que contribuem para a saciedade e a interrupção da ingestão de alimento. Todas as outras mudanças tendem a aumentar a ingestão de alimento, em vez de diminuí-la.

45. **E)** A vitamina K é um cofator essencial de uma enzima hepática, pois adiciona um grupo carboxila aos fatores II (protrombina), VII (proconvertina), IX e X, todos importantes na coagulação do sangue. As outras vitaminas listadas não estão diretamente envolvidas na coagulação.

46. **B)** A tiamina é necessária para o metabolismo final dos carboidratos e dos aminoácidos. A utilização diminuída desses nutrientes secundariamente à deficiência de tiamina é responsável por muitas das características do beribéri, incluindo vasodilatação periférica e edema, lesões dos sistemas nervosos central e periférico e distúrbios do trato gastrointestinal.

47. **C)** O PYY é liberado pela maior parte do trato intestinal, porém especialmente pelo íleo e pelo cólon, em resposta à ingestão de alimentos. Foi constatado que os níveis elevados de PYY diminuem a ingestão de alimentos. Todas as outras alterações tendem a aumentar a ingestão alimentar.

48. **D)** Foi constatado que os antagonistas dos receptores e melanocortina-4 atenuam acentuadamente a anorexia (i. e., redução da ingestão de alimentos devido à diminuição do apetite) e a caquexia (i. e., aumento do gasto energético, bem como diminuição da ingestão alimentar) ao bloquear os receptores de melanocortina-4 hipotalâmicos. Todas as outras opções tendem a diminuir o apetite e/ou a aumentar o gasto energético, exacerbando a anorexia ou a caquexia de um paciente com câncer.

49. **D)** Os triglicérides (triglicerídios) são hidrolisados a glicerol e ácidos graxos, que, por sua vez, são oxidados para fornecer energia. Quase todas as células, com exceção de alguns tecidos cerebrais, podem utilizar os ácidos graxos quase que de maneira intercambiável com a glicose para o fornecimento de energia.

50. **D)** A taxa de metabolismo das proteínas pode ser estimada pela determinação do nitrogênio na urina, acrescentando-se, então, 10% (cerca de 90% do nitrogênio nas proteínas são excretados na urina) e multiplicando-se por 6,25 (100/16), visto que a proteína média contém cerca de 16% de nitrogênio.

PARTE 14

ENDOCRINOLOGIA E REPRODUÇÃO

1. Qual das alternativas a seguir se espera que apresente a maior atividade biológica?
   A) IGF-1 (fator de crescimento semelhante à insulina) livre no plasma
   B) Colecalciferol (vitamina D_3)
   C) Cortisol ligado à globulina de ligação de corticosteroides
   D) T_4 ligada à globulina de ligação da tiroxina (TBG)
   E) Aldosterona ligada à albumina plasmática

2. Qual dos seguintes receptores controla a liberação de óxido nítrico (NO) para causar vasodilatação durante a ereção peniana?
   A) Receptor de leptina
   B) Receptor de angiotensina AT1
   C) Receptor de endotelina ETA
   D) Receptor muscarínico

3. Após a menopausa, a terapia de reposição hormonal com compostos semelhantes ao estrogênio é efetiva para a prevenção da progressão da osteoporose. Qual é o mecanismo que esses compostos utilizam como efeito protetor?
   A) Estimulam a atividade dos osteoblastos
   B) Aumentam a absorção de cálcio pelo trato gastrointestinal
   C) Estimulam a reabsorção de cálcio pelos túbulos renais
   D) Estimulam a secreção de paratormônio (PTH) pelas glândulas paratireoides

4. Em qual das seguintes estruturas terminam os neurônios que secretam hormônio antidiurético (ADH) ou ocitocina?
   A) Neuro-hipófise
   B) Eminência mediana
   C) Corpo mamilar
   D) Núcleo paraventricular
   E) Núcleo supraóptico

5. Qual das alternativas a seguir representa uma ação fisiológica do hormônio de crescimento (GH)?
   A) Aumenta a decomposição da proteína muscular
   B) Aumenta a utilização da glicose nos músculos
   C) Diminui o armazenamento de lipídios nas células adiposas
   D) Diminui a transcrição gênica
   E) Diminui a gliconeogênese no fígado

6. Quais dos seguintes hormônios antagonizam o efeito do NO e fazem o pênis se tornar flácido após o orgasmo?
   A) Endotelina e noradrenalina
   B) Estrogênio e progesterona
   C) Hormônio luteinizante (LH) e hormônio foliculoestimulante (FSH)
   D) Progesterona e LH

Perguntas 7 a 9

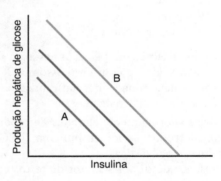

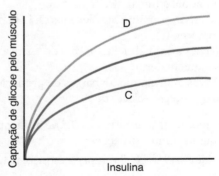

(Esta figura encontra-se reproduzida em cores no Encarte.)

As linhas vermelhas na figura anterior ilustram as relações normais entre a concentração plasmática de insulina e a produção de glicose pelo fígado e entre a concentração plasmática de insulina e a captação de glicose no músculo. Utilize esta figura para responder às Perguntas 7 a 9.

7. Quais das seguintes linhas têm maior probabilidade de ilustrar essas relações em um paciente com diabetes melito tipo 2?

221

A) A e C
B) A e D
C) B e C
D) B e D

8. Quais das seguintes linhas têm maior probabilidade de ilustrar essas relações em um paciente com acromegalia?
   A) A e C
   B) A e D
   C) B e C
   D) B e D

9. A linha D ilustra mais provavelmente a influência de qual das seguintes opções?
   A) Exercício
   B) Obesidade
   C) Hormônio de crescimento (GH)
   D) Cortisol
   E) Glucagon

10. As células da teca no folículo não são capazes de produzir qual dos seguintes esteroides sexuais?
    A) Estradiol
    B) Testosterona
    C) Progesterona
    D) Di-hidrotestosterona (DHT)

11. Um lactente nasceu com pênis, um escroto sem testículos, sem vagina e com cromossomos XX. Essa condição é denominada hermafroditismo. O que pode causar essa anormalidade?
    A) Níveis anormalmente elevados de produção de gonadotrofina coriônica humana (hCG) pelas células trofoblásticas
    B) Presença de tumor secretor de testosterona na glândula adrenal direita da mãe
    C) Níveis anormalmente elevados de LH no sangue materno
    D) Níveis anormalmente baixos de testosterona no sangue materno
    E) Taxas anormalmente baixas de produção de estrogênio pela placenta

12. O hormônio antidiurético (ADH) é aumentado por qual das seguintes situações?
    A) Líquido extracelular hiperosmótico no hipotálamo
    B) Líquido extracelular hiperosmótico na adeno-hipófise
    C) Líquido extracelular hiposmótico no hipotálamo
    D) Líquido extracelular hiposmótico na adeno-hipófise
    E) Líquido hiposmótico nos átrios do coração

13. Em um indivíduo com pan-hipopituitarismo, qual das alternativas a seguir descreve melhor as alterações hormonais plasmáticas que podem ocorrer?
    A) ↓GHRH, ↓somatostatina, ↓hormônio de crescimento, ↓somatomedina C
    B) ↓GHRH, ↓somatostatina, ↓hormônio de crescimento, ↑somatomedina C
    C) ↑GHRH, ↑somatostatina, ↑hormônio de crescimento, ↓somatomedina C
    D) ↑GHRH, ↑somatostatina, ↓hormônio de crescimento, ↓somatomedina C
    E) ↑GHRH, ↓somatostatina, ↓hormônio de crescimento, ↓somatomedina C

14. Qual das alternativas a seguir pode inibir o início do trabalho de parto?
    A) Administração de um antagonista das ações da progesterona
    B) Administração de LH
    C) Administração de um antagonista dos efeitos da prostaglandina E_2 (PGE_2)
    D) Dilatação mecânica e estimulação do colo do útero
    E) Administração de ocitocina

15. Um paciente apresenta diabetes insípido nefrogênico. Qual das alternativas a seguir se espera ou qual a intervenção sugerida?
    A) Diminuição da concentração plasmática de sódio
    B) Aumento da secreção de ADH pelos núcleos supraópticos
    C) Osmolaridade elevada na urina
    D) Aumento da função do AVPR2
    E) Diminuição da secreção de ADH pelos núcleos supraópticos e paraventriculares

16. Qual das alternativas a seguir tem maior probabilidade de causar redução da liberação do hormônio tireoestimulante?
    A) Diminuição da enzima iodinase
    B) Diminuição da atividade da bomba de iodo na glândula tireoide
    C) Aumento da temperatura corporal
    D) Aumento do hormônio de liberação da tireotrofina
    E) Aumento da tiroxina plasmática por meio de infusão venosa

17. O aumento do débito cardíaco causado por níveis circulantes elevados de hormônios tireoidianos é mais provavelmente causado por:
    A) Ações diretas do hormônio tireoestimulante sobre o coração
    B) Ações diretas do hormônio tireoestimulante sobre o cérebro
    C) Aumento da demanda metabólica dos tecidos
    D) Aumento dos níveis plasmáticos de colesterol e triglicerídios
    E) Aumento do peso corporal total

18. Se um radioimunoensaio for adequadamente conduzido e a quantidade de hormônio radioativo ligado ao anticorpo for baixa, o que esse resultado indica?

A) Os níveis plasmáticos de hormônio endógeno estão elevados
B) Os níveis plasmáticos de hormônio endógeno estão baixos
C) Há necessidade de mais anticorpos
D) Há necessidade menos hormônio radioativo

19. Quais das alternativas a seguir descreve a sequência mais provável de eventos em um indivíduo exposto ao frio?
A) ↑Hormônio liberador de tireotrofina, ↑hormônio tireoestimulante, ↑tiroxina
B) ↑Hormônio liberador de tireotrofina, ↓hormônio tireoestimulante, ↑tiroxina
C) ↑Hormônio tireoestimulante, ↑hormônio liberador de tireotrofina, ↑tiroxina
D) ↑Hormônio tireoestimulante, ↓hormônio liberador de tireotrofina, ↑tiroxina
E) ↑Tiroxina, ↑ hormônio liberador de tireotrofina, ↑ hormônio tireoestimulante

20. A espermatogênese é regulada por um sistema de controle de *feedback* (retroalimentação) negativo, em que o FSH estimula as etapas da formação de espermatozoides. Qual é o sinal de *feedback* negativo associado à produção de espermatozoides que inibe a formação de FSH pela hipófise?
A) Testosterona
B) Inibina
C) Estrogênio
D) LH

21. Em um indivíduo com adenoma produtor de hormônio tireoidiano, qual das seguintes opções se espera?
A) ↑ T_4, ↓ T_3, ↓ TRH, ↓ TSH
B) ↑ T_4, ↑ T_3, ↓ TRH, ↓ TSH
C) ↑ T_4, ↑ T_3, ↑ TRH, ↓ TSH
D) ↑ T_4, ↑ T_3, ↓ TRH, ↑ TSH
E) ↓ T_4, ↑ T_3, ↓ TRH, ↓ TSH

22. Quando ocorre a elevação dos níveis de progesterona até o seu ponto mais alto durante o ciclo hormonal feminino?
A) Entre a ovulação e o início da menstruação
B) Imediatamente antes da ovulação
C) Quando a concentração sanguínea de LH está em seu ponto mais alto
D) Quando 12 folículos primários estão se desenvolvendo até o estágio antral

23. Você suspeita de doença da tireoide em uma paciente. Com base nos valores plasmáticos fornecidos a seguir, qual desses diagnósticos você espera?

	[TSH]	[T_4] total	[TBG]
Faixa normal	0,4 a 5,5 mU/ℓ	5,6 a 14,7 μg/dℓ	1,7 a 3,6 μg/dℓ
Dados da paciente	9,3	2,3	3,0

A) Doença de Graves
B) Hipertireoidismo secundário
C) Tireoidite de Hashimoto
D) Hipotireoidismo secundário
E) Gestante eutireoidiana

24. Qual das seguintes enzimas catalisa a conversão do colesterol em pregnenolona?
A) Aldosterona sintase
B) Lipoproteína lipase
C) Lipase sensível ao hormônio
D) 11β-hidroxilase
E) Colesterol desmolase

25. Qual das alternativas a seguir tem maior probabilidade de ocorrer quando os níveis plasmáticos de aldosterona estão baixos?
A) Hiperpotassemia
B) Hipopotassemia
C) Hipernatremia
D) Hipertensão

26. Uma atleta profissional com cerca de 20 anos de idade não apresenta ciclo menstrual há 5 anos, embora a densitometria óssea revele mineralização normal do esqueleto. Qual dos seguintes fatos pode explicar essas observações?
A) Ela consome uma dieta rica em carboidratos
B) A avó dela sofreu uma fratura de quadril aos 79 anos de idade
C) A pressão arterial dela é mais alta do que o normal
D) A concentração plasmática de estrogênio dela está muito baixa
E) Ela tomou suplementos de esteroides anabólicos durante 5 anos

27. Durante uma infusão crônica de aldosterona em um modelo animal experimental, qual das alternativas a seguir você espera que ocorra?
A) ↑Pressão arterial, ↔volume de líquido extracelular, ↓excreção urinária de sódio
B) ↑Pressão arterial, ↓volume de líquido extracelular, ↔excreção urinária de sódio
C) ↑Pressão arterial, ↔volume de líquido extracelular, ↑excreção urinária de sódio
D) ↑Pressão arterial, ↑volume de líquido extracelular, ↔excreção urinária de sódio
E) ↑Pressão arterial, ↔volume de líquido extracelular, ↔excreção urinária de sódio

28. No sistema circulatório de um feto, qual das alternativas a seguir é maior antes do nascimento?
A) PO_2 arterial
B) Pressão atrial direita
C) Pressão aórtica
D) Pressão ventricular esquerda

29. Em resposta a um estímulo fisiológico, como o estresse de realizar um teste importante, qual das alternativas a seguir reflete a sequência mais provável de eventos?

    A) ↑Cortisol, ↑corticotrofina, ↑hormônio liberador de corticotrofina
    B) ↑Hormônio liberador de corticotrofina, ↑corticotrofina, ↑cortisol
    C) ↑Cortisol, ↓corticotrofina, ↑hormônio liberador de corticotrofina
    D) ↑Hormônio liberador de corticotrofina, ↑corticotrofina, ↓cortisol
    E) ↑Cortisol, ↑corticotrofina, ↓hormônio liberador de corticotrofina

30. Qual das alternativas a seguir caracteriza melhor as ações metabólicas do cortisol?

    A) ↑Captação de glicose pelo músculo, ↑captação de aminoácidos pelo músculo, ↑captação de gordura pelo tecido adiposo
    B) ↑Captação de glicose pelo músculo, ↓captação de aminoácidos pelo músculo, ↑captação de gordura pelo tecido adiposo
    C) ↓Captação de glicose pelo músculo, ↓captação de aminoácidos pelo músculo, ↑captação de gordura pelo tecido adiposo
    D) ↓Captação de glicose pelo músculo, ↑captação de aminoácidos pelo músculo, ↓captação de gordura pelo tecido adiposo
    E) ↓Captação de glicose pelo músculo, ↓captação de aminoácidos pelo músculo, ↓captação de gordura pelo tecido adiposo

31. Qual das alternativas a seguir tem maior probabilidade de ocorrer como resultado da hiperglicemia crônica associada ao diabetes melito tipo 1 não tratado?

    A) Aumento do volume de líquido intracelular
    B) Diminuição da glicose urinária
    C) Alcalose metabólica
    D) Diurese osmótica e poliúria
    E) Melhora da visão

32. Qual das seguintes enzimas na cascata de síntese de esteroides do citocromo P450 é diretamente responsável pela síntese de estradiol?

    A) 17-Beta-hidroxiesteroide desidrogenase
    B) 5-Alfarredutase
    C) Aromatase
    D) Enzima de clivagem da cadeia lateral

33. Qual das alternativas a seguir é maior depois do nascimento?

    A) Fluxo através do forame oval
    B) Pressão no átrio direito
    C) Fluxo através do canal arterial
    D) Pressão aórtica

34. Imediatamente após o consumo de uma refeição que consiste em hambúrguer grande, batatas fritas, anéis de cebola e refrigerante *diet*, em qual das seguintes alternativas se espera que ocorra uma DIMINUIÇÃO?

    A) Transporte de aminoácidos nas células
    B) Síntese de ácidos graxos
    C) Lipase sensível a hormônio
    D) Glicogênio hepático
    E) Permeabilidade celular à glicose

35. Em um indivíduo com diabetes melito insulinodependente (tipo 1) não tratado, quais das seguintes opções se espera observar?

    A) ↑Ácidos graxos livres no plasma, ↓glicogênio hepático, ↑massa muscular esquelética
    B) ↑Ácidos graxos livres no plasma, ↓glicogênio hepático, ↓massa muscular esquelética
    C) ↑Ácidos graxos livres no plasma, ↑glicogênio hepático, ↓massa muscular esquelética
    D) ↓Ácidos graxos livres no plasma, ↓glicogênio hepático, ↑massa muscular esquelética
    E) ↓Ácidos graxos livres no plasma, ↑glicogênio hepático, ↓massa muscular esquelética

36. Quais das seguintes alterações podem ajudar a manter a glicose plasmática no estado pós-absortivo?

    A) ↓Insulina, ↑glucagon, ↓hormônio de crescimento, ↓cortisol
    B) ↓Insulina, ↑glucagon, ↑hormônio de crescimento, ↓cortisol
    C) ↓Insulina, ↑glucagon, ↑hormônio de crescimento, ↑cortisol
    D) ↑Insulina, ↓glucagon, ↓hormônio de crescimento, ↑cortisol
    E) ↑Insulina, ↓glucagon, ↑hormônio de crescimento, ↑cortisol

37. Para que ocorra diferenciação masculina durante o desenvolvimento embrionário, a testosterona precisa ser secretada pelos testículos. O que estimula a secreção de testosterona durante o desenvolvimento embrionário?

    A) LH da hipófise materna
    B) hCG
    C) Inibina do corpo-lúteo
    D) LHRH (GnRH) do hipotálamo do embrião

38. Qual das afirmativas a seguir descreve melhor a insulina?

    A) Hormônio lipossolúvel firmemente ligado às proteínas plasmáticas
    B) Hormônio peptídico que ativa um receptor intracelular
    C) Hormônio peptídico que ativa um receptor acoplado à proteína G
    D) Hormônio peptídico que ativa um receptor ligado à enzima
    E) Hormônio esteroide que ativa um receptor ligado à enzima

39. Se houver uma súbita diminuição do cálcio do líquido extracelular, qual das alternativas a seguir tem maior probabilidade de ser a primeira resposta fisiológica para tamponar a alteração no cálcio?
    A) Aumento da reabsorção de cálcio no intestino
    B) Diminuição da absorção de fosfato no intestino
    C) Aumento do paratormônio pela adeno-hipófise
    D) Diminuição da excreção renal de fosfato
    E) Aumento da troca de cálcio com o líquido ósseo

40. Quando a menstruação termina, os níveis de estrogênio no sangue aumentam rapidamente. Qual é a fonte do estrogênio?
    A) Corpo-lúteo
    B) Folículos em desenvolvimento
    C) Endométrio
    D) Células estromais dos ovários
    E) Adeno-hipófise

41. Uma mulher de 30 anos de idade vai a uma clínica para fazer um exame físico de rotina. O exame revela que ela está grávida. Os níveis plasmáticos de TSH estão elevados, porém a concentração total de hormônio tireoidiano está normal. Qual das alternativas a seguir reflete melhor o estado clínico dessa paciente?
    A) Doença de Graves
    B) Doença de Hashimoto
    C) Tumor hipofisário secretor de TSH
    D) Tumor hipotalâmico secretor de hormônio liberador de tireotrofina (TRH)
    E) A paciente está tomando extrato de tireoide

42. Qual das alternativas a seguir se espera em um paciente com insuficiência renal crônica?

	[1,25-(OH)$_2$D] plasmática	[PTH] plasmática	Reabsorção óssea
A)	↑	↑	↑
B)	↑	↑	↓
C)	↑	↓	↓
D)	↓	↓	↑
E)	↓	↑	↓
F)	↓	↑	↑

43. Uma atleta que tomou esteroides do tipo testosterona por vários meses deixou de ter ciclos menstruais normais. Qual é a melhor explicação para essa observação?
    A) A testosterona estimula a produção de inibina pelo corpo-lúteo
    B) A testosterona liga-se a receptores no endométrio, o que resulta em incapacidade de desenvolvimento do endométrio durante o ciclo normal
    C) A testosterona liga-se a receptores na adeno-hipófise que estimulam a secreção de FSH e de LH
    D) A testosterona inibe a secreção hipotalâmica de LHRH e a secreção hipofisária de LH e de FSH

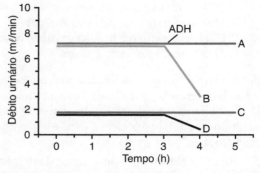

(Esta figura encontra-se reproduzida em cores no Encarte.)

44. Em um experimento, administra-se ADH na hora 3 a quatro indivíduos (A a D). Na figura anterior, quais linhas têm maior probabilidade de refletir a resposta à administração de ADH em um paciente normal e em um paciente com diabetes insípido central?

	Normal	Diabetes insípido central
A)	B	A
B)	B	D
C)	D	A
D)	D	B

45. Qual das alternativas a seguir diminui a resistência nas artérias que levam aos seios cavernosos do pênis?
    A) Estimulação dos nervos simpáticos que inervam as artérias
    B) NO
    C) Inibição da atividade dos nervos parassimpáticos que levam às artérias
    D) Todas as alternativas anteriores

46. Analise as três afirmativas a seguir e selecione a melhor resposta.
    1. A hidroxiapatita é o principal sal cristalino no osso calcificado
    2. Um ósteon é formado por camadas concêntricas de osso, denominadas lamelas
    3. Os osteócitos são as principais células responsáveis pela formação de um novo tecido ósseo
    A) Apenas a afirmativa 1 está correta
    B) As afirmativas 1 e 2 estão corretas
    C) As afirmativas 1 e 3 estão corretas
    D) Todas as afirmativas estão corretas
    E) Nenhuma das afirmativas está correta

47. Todas as alternativas a seguir sobre o paratormônio são verdadeiras, EXCETO uma. Qual é a EXCEÇÃO?
    A) O PTH ativa diretamente os osteoblastos e os osteócitos
    B) O PTH inibe a produção de hormônios da vitamina D
    C) O PTH promove a reabsorção óssea em resposta à diminuição dos níveis plasmáticos de cálcio

D) O PTH promove o movimento de cálcio do líquido ósseo para o líquido extracelular
E) O PTH promove a reabsorção de cálcio no túbulo distal renal e no ducto coletor

48. Um homem de 46 anos de idade apresenta pele edemaciada e letargia. A concentração plasmática de TSH está baixa e aumenta acentuadamente quando se administra TRH ao paciente. Qual é o diagnóstico mais provável?
    A) Hipertireoidismo devido a tumor da tireoide
    B) Hipertireoidismo devido a uma anormalidade no hipotálamo
    C) Hipotireoidismo devido a uma anormalidade na tireoide
    D) Hipotireoidismo devido a uma anormalidade no hipotálamo
    E) Hipotireoidismo devido a uma anormalidade na hipófise

49. O *feedback* negativo sobre a liberação de FSH pela adeno-hipófise em homens, que resulta em diminuição da produção de estradiol, é devido a qual dos seguintes hormônios?
    A) Progesterona
    B) Estradiol
    C) Testosterona
    D) Inibina

50. Durante os primeiros anos após a menopausa, os níveis de FSH normalmente estão extremamente elevados. Uma mulher de 56 anos de idade completou a menopausa há 3 anos. Entretanto, foi constatado que ela apresenta baixos níveis de FSH no sangue. Qual é a melhor explicação para esse achado?
    A) Ela tem recebido terapia de reposição hormonal com estrogênio e progesterona desde que completou a menopausa
    B) As glândulas adrenais continuam produzindo estrogênio
    C) Os ovários continuam secretando estrogênio
    D) Ela tomou contraceptivos orais durante 20 anos antes da menopausa

51. Qual dos seguintes receptores, quando bloqueado, prolongará a ereção em um homem?
    A) Receptores de estrogênios
    B) Receptores de colesterol
    C) Receptores muscarínicos
    D) Receptores de 5-fosfodiesterase

52. Em qual dos seguintes pares o hormônio e a sua ação correspondente estão incorretos?
    A) Glucagon – aumento da glicogenólise no fígado
    B) Glucagon – aumento da glicogenólise no músculo esquelético
    C) Glucagon – aumento da gliconeogênese
    D) Cortisol – aumento da gliconeogênese
    E) Cortisol – diminuição da captação de glicose no músculo

53. Uma grande dose de insulina é administrada por via intravenosa a um paciente. Qual dos seguintes conjuntos de alterações hormonais tem maior probabilidade de ocorrer no plasma em resposta à injeção de insulina?

	Hormônio de crescimento	Glucagon	Adrenalina
A)	↑	↓	↔
B)	↔	↑	↑
C)	↑	↑	↑
D)	↓	↑	↑
E)	↓	↓	↔

54. Qual é a causa frequente de atraso da respiração ao nascimento?
    A) Hipóxia fetal durante o processo do nascimento
    B) Hipóxia materna durante o processo do nascimento
    C) Hipercapnia fetal
    D) Hipercapnia materna

55. Qual dos seguintes hormônios está ligado, em grande parte, às proteínas plasmáticas?
    A) Cortisol
    B) T_4
    C) ADH
    D) Estradiol
    E) Progesterona

56. Qual é o mecanismo pelo qual a zona pelúcida se torna impermeável após a penetração de um espermatozoide, de modo a evitar a penetração de um segundo espermatozoide?
    A) Redução do estradiol
    B) Proteínas liberadas pelo acrossomo do espermatozoide
    C) Aumento do cálcio intracelular no ovócito
    D) Aumento da testosterona que afeta o espermatozoide

57. Por que o leite é produzido pela mulher apenas depois do parto, e não antes?
    A) Os níveis de LH e de FSH estão muito baixos durante a gestação para manter a produção de leite
    B) Os níveis elevados de progesterona e de estrogênio durante a gestação suprimem a produção de leite
    C) As células alveolares da mama não alcançam a maturidade antes do parto
    D) São necessários níveis elevados de ocitocina para iniciar a produção de leite, e a ocitocina não é secretada até que o lactente estimule o mamilo

58. Qual das alternativas a seguir aumenta a taxa de excreção de íons cálcio pelo rim?

A) Diminuição da concentração plasmática de calcitonina
B) Aumento da concentração plasmática de íons fosfato
C) Aumento do nível plasmático de PTH
D) Alcalose metabólica

59. Um paciente apresenta hipertireoidismo devido a um tumor hipofisário. Qual dos seguintes conjuntos de alterações fisiológicas se espera encontrar nesse paciente?

	Síntese de tireoglobulina	Frequência cardíaca	Exoftalmia
A)	↑	↑	+
B)	↑	↑	−
C)	↑	↓	+
D)	↓	↓	+
E)	↓	↓	−
F)	↓	↑	−

60. Um homem de 25 anos de idade sofreu uma grave lesão após ser atingido por um carro em alta velocidade e perdeu 20% do volume sanguíneo. Qual dos seguintes conjuntos de alterações fisiológicas se espera que ocorra em resposta à hemorragia?

	Atividade do receptor de estiramento atrial	Atividade dos barorreceptores arteriais	Secreção de ADH
A)	↓	↓	↑
B)	↓	↓	↓
C)	↔	↑	↑
D)	↑	↑	↑
E)	↑	↑	↓

61. Se uma mulher tiver um tumor secretor de grandes quantidades de estrogênio da glândula adrenal, qual das seguintes opções deverá ocorrer?
A) Os níveis de progesterona no sangue estarão muito baixos
B) A taxa de secreção de LH ficará totalmente suprimida
C) Ela não apresentará ciclos menstruais normais
D) Os ossos estarão normalmente calcificados
E) Todas as alternativas anteriores

62. Em comparação com o estado pós-absortivo, qual dos seguintes conjuntos de alterações metabólicas tem maior probabilidade de ocorrer durante o estado pós-prandial?

	Captação hepática de glicose	Captação muscular de glicose	Atividade da lipase hormônio-sensível
A)	↑	↑	↑
B)	↑	↓	↑
C)	↓	↑	↓
D)	↑	↑	↓
E)	↓	↑	↑

63. No início do desenvolvimento embrionário, a testosterona é formada no embrião masculino. Qual é a função desse hormônio nesse estágio do desenvolvimento?
A) Estimulação do crescimento ósseo
B) Estimulação do desenvolvimento dos órgãos sexuais masculinos
C) Estimulação do desenvolvimento do músculoesquelético
D) Inibição da secreção de LH

64. Durante a espermatogênese, o estrogênio é produzido pelas:
A) Células de Leydig, em resposta ao FSH
B) Células de Sertoli, em resposta ao FSH
C) Células de Leydig, em resposta ao LH
D) Células de Sertoli, em resposta ao LH

65. Um paciente chega ao serviço de emergência aparentemente em choque cardiogênico, devido a um ataque cardíaco maciço. A amostra de sangue arterial inicial revela as seguintes concentrações de íons e nível de pH:

Sódio	137 mEq/ℓ
Bicarbonato	14 mEq/ℓ
Cálcio livre	2,8 mEq/ℓ
Potássio	4,8 mEq/ℓ
pH	7,16

Para corrigir a acidose, o médico assistente começa a infusão de bicarbonato de sódio e, depois de 1 hora, obtém outra amostra de sangue, que revela os seguintes valores:

Sódio	138 mEq/ℓ
Bicarbonato	22 mEq/ℓ
Cálcio livre	2,3 mEq/ℓ
Potássio	4,5 mEq/ℓ
pH	7,34

Qual é a causa da diminuição da concentração de íons cálcio?

A) O aumento do pH arterial em decorrência da infusão de bicarbonato de sódio inibiu a secreção de PTH
B) O aumento do pH resultou na estimulação dos osteoblastos, o que removeu o cálcio da circulação
C) O aumento do pH resultou em elevação da concentração de HPO_4^-, que deslocou o equilíbrio entre o HPO_4^- e o Ca^{2+} para $CaHPO_4$
D) O aumento do pH arterial estimulou a formação de 1,25-di-hidroxicolecalciferol, que resultou no aumento da taxa de absorção de cálcio pelo trato gastrointestinal

66. O líquido prostático contribui para a maior parte do volume do sêmen, que inclui:

A) Cálcio, citrato, fosfato e pró-fibrinolisina
B) Frutose, ácido cítrico, prostaglandinas e fibrinogênio
C) Hormônios sexuais
D) Muco

67. Uma mulher de 30 anos de idade está amamentando o seu bebê. Durante a sucção, qual das seguintes respostas hormonais é esperada nessa mulher?

A) Aumento da secreção de ADH pelos núcleos supraópticos
B) Aumento da secreção de ADH pelos núcleos paraventriculares
C) Aumento da secreção de ocitocina pelos núcleos paraventriculares
D) Diminuição da secreção de neurofisina
E) Aumento dos níveis plasmáticos de ocitocina e ADH

68. Um homem de 30 anos de idade apresenta síndrome de Conn. Qual dos seguintes conjuntos de alterações fisiológicas tem maior probabilidade de ocorrer nesse paciente, em comparação com uma pessoa saudável?

	Pressão arterial	Volume de líquido extracelular	Excreção de sódio
A)	↔	↔	↔
B)	↑	↔	↔
C)	↑	↑	↔
D)	↔	↑	↓
E)	↑	↑	↓

69. Qual das alternativas a seguir é importante no processo de capacitação dos espermatozoides após a ejaculação?

A) Reorganização dos microtúbulos
B) Aumento da secreção de testosterona pelos espermatozoides
C) Eliminação dos fatores inibitórios
D) Influxo de glicose

70. O sulfato de desidroepiandrosterona (DHEA-S), o precursor dos altos níveis de estradiol que ocorrem na gestação, é produzido em qual tecido?

A) Glândula adrenal fetal
B) Ovário da mãe
C) Placenta
D) Glândula adrenal da mãe

71. Qual é a consequência da amamentação esporádica do recém-nascido pela mãe?

A) Aumento no hormônio liberador de prolactina
B) Aumento da ocitocina
C) Ausência de contracepção
D) Ausência do pico de prolactina

72. Qual das alternativas a seguir pode estar associada a alterações paralelas na secreção de aldosterona e de cortisol?

A) Doença de Addison
B) Doença de Cushing
C) Síndrome de Cushing causada por neoplasia adrenal
D) Dieta pobre em sódio
E) Administração de um inibidor da enzima conversora

73. O processo da espermatogênese se inicia com as espermatogônias e resulta em:

A) 1 espermátide diploide
B) 4 espermátides diploides
C) 1 espermátide haploide
D) 2 espermátides haploides
E) 4 espermátides haploides

74. O RU486 provoca aborto se for administrado antes ou logo depois da implantação. Qual é o efeito específico do RU486?

A) Liga-se aos receptores de LH, estimulando a secreção de progesterona pelo corpo-lúteo
B) Bloqueia os receptores de progesterona, de modo que esta não tem efeito no corpo
C) Bloqueia a secreção de FSH pela hipófise
D) Bloqueia os efeitos dos receptores de ocitocina no músculo uterino

75. Um homem de 55 anos de idade desenvolveu a síndrome da secreção inapropriada de hormônio antidiurético, devido a um carcinoma de pulmão. Qual é a resposta fisiológica esperada?

A) Aumento da osmolaridade plasmática
B) Osmolaridade da urina inapropriadamente baixa (em relação à osmolaridade plasmática)
C) Aumento da sede
D) Secreção diminuída de ADH pela hipófise

76. Durante a gestação, o músculo liso uterino permanece quiescente. No nono mês de gestação, ele torna-se progressivamente mais excitável. Qual dos seguintes fatores contribui para o aumento da excitabilidade?

A) A síntese de estrogênio pela placenta aumenta e alcança taxas elevadas
B) A síntese de progesterona pela placenta diminui
C) O fluxo sanguíneo uterino alcança a sua maior taxa
D) A síntese de PGE$_2$ pela placenta diminui
E) A atividade do feto cai para níveis baixos

77. Uma mulher de 20 anos de idade não está tendo ciclos menstruais. A concentração plasmática de progesterona é mínima. Qual é a explicação para esse baixo nível de progesterona?
A) A taxa de secreção de LH está elevada
B) A taxa de secreção de LH está suprimida
C) A taxa de secreção de FSH está suprimida
D) Não há corpo-lúteo
E) A alta concentração plasmática de inibina suprimiu a síntese de progesterona

78. Antes do pico pré-ovulatório de LH, as células da granulosa do folículo secretam qual dos seguintes hormônios?
A) Testosterona
B) Progesterona
C) Estrogênio
D) Inibina

Perguntas 79 e 80

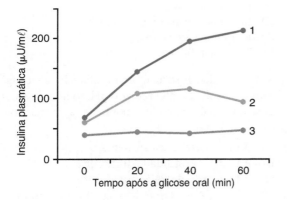

79. Com base na figura anterior, qual conjunto de curvas mais provavelmente reflete a resposta em um indivíduo saudável e em pacientes com diabetes melito tipo 1 ou 2?

	Saudável	Diabetes melito tipo 1	Diabetes melito tipo 2
A)	3	2	1
B)	1	2	3
C)	1	3	2
D)	2	1	3
E)	2	3	1

80. Com base na figura anterior, qual conjunto de curvas mais provavelmente reflete a resposta em uma pessoa saudável e em um paciente nos estágios iniciais da síndrome de Cushing?

	Saudável	Síndrome de Cushing
A)	3	2
B)	1	2
C)	1	3
D)	2	1
E)	2	3

81. Qual dos seguintes hormônios ativa receptores ligados a enzimas?
A) ADH
B) Insulina
C) ACTH
D) PTH
E) Aldosterona

82. Qual dos seguintes hormônios é produzido pelas células trofoblásticas durante as primeiras 3 semanas de gestação?
A) Estrogênio
B) LH
C) Ocitocina
D) hCG
E) Nenhuma das alternativas anteriores

83. Qual das alternativas a seguir é maior em um recém-nascido, em comparação com um feto?
A) Fluxo através do forame oval
B) Pressão atrial direita
C) Fluxo através do canal arterial
D) Pressão aórtica

84. Qual dos seguintes achados tem maior probabilidade de ocorrer em um paciente com mixedema?
A) Sonolência
B) Palpitações
C) Aumento da frequência respiratória
D) Aumento do débito cardíaco
E) Perda de peso

85. Ao nascimento, constata-se que um grande lactente bem nutrido apresenta concentração plasmática de glicose de 17 mg/dℓ (normal: 80 a 100 mg/dℓ) e concentração plasmática de insulina de duas vezes o valor normal. Qual é a explicação para esses achados?
A) O recém-nascido sofreu desnutrição intrauterina
B) A mãe foi mal nutrida durante a gestação
C) A mãe apresenta diabetes melito, com hiperglicemia inadequadamente controlada
D) A mãe é obesa

86. Qual dos seguintes fatores impede a degradação do corpo-lúteo?
A) Aumento da secreção de estrogênio pela placenta em desenvolvimento
B) Liberação de hCG pelos trofoblastos
C) Regulação positiva pelo LH
D) Prolactina derivada da placenta

87. Qual das seguintes alternativas estimula a secreção de PTH?
    A) Aumento da atividade dos íons cálcio extracelulares acima do valor normal
    B) Aumento da concentração de calcitonina
    C) Acidose respiratória
    D) Aumento da secreção do hormônio liberador de PTH pelo hipotálamo
    E) Nenhuma das alternativas anteriores

88. Uma mulher de 40 anos de idade consome uma dieta rica em potássio por várias semanas. Qual das seguintes alterações hormonais tem maior probabilidade de ocorrer?
    A) Secreção aumentada de DHEA
    B) Secreção aumentada de cortisol
    C) Secreção aumentada de aldosterona
    D) Secreção aumentada de ACTH
    E) Secreção diminuída de CRH

89. Após implantação no útero, a nutrição do blastocisto provém de qual das seguintes estruturas?
    A) Placenta
    B) Decídua
    C) Células glomerulosas
    D) Corpo-lúteo

90. Qual dos seguintes hormônios não é armazenado em sua glândula endócrina produtora?
    A) T_4
    B) PTH
    C) Aldosterona
    D) ACTH
    E) Insulina

91. Uma mulher jovem chega ao serviço de emergência com fratura por compressão vertebral. As radiografias da coluna indicam desmineralização generalizada. Ela é vegetariana, não fuma nem consome álcool e apresenta concentração plasmática de potássio normal de 5,4 mEq/ℓ, concentração de sódio de 136 mEq/ℓ e concentração plasmática de cálcio de 7,0 mg/dℓ. O valor da vitamina D_3 está várias vezes acima do normal, embora a concentração de 1,25-di-hidroxicolecalciferol esteja no limite inferior de detectabilidade. A paciente está com insuficiência renal nos últimos 5 anos e é submetida à hemodiálise 3 vezes/semana. Qual é a causa do baixo nível de 1,25-di-hidroxicolecalciferol?
    A) Acidose metabólica
    B) Alcalose metabólica
    C) A paciente é incapaz de formar 1,25-di-hidroxicolecalciferol devido à doença renal extensa
    D) A paciente é submetida à diálise com um líquido de diálise que não contém cálcio
    E) A paciente está tomando suplementos de cálcio

92. A placenta é incapaz de sintetizar qual dos seguintes hormônios?
    A) Estrogênio
    B) Progesterona
    C) Androgênios
    D) Estradiol

93. Qual dos seguintes hormônios está mais estreitamente associado à fase secretora do ciclo endometrial?
    A) Progesterona
    B) Estrogênio
    C) FSH
    D) LH
    E) Inibina

94. Qual dos seguintes achados provavelmente seria relatado em um paciente com deficiência na captação de iodo?
    A) Perda de peso
    B) Nervosismo
    C) Aumento da sudorese
    D) Aumento da síntese de tireoglobulina
    E) Taquicardia

95. Uma mulher de 37 anos de idade procura o médico com aumento da glândula tireoide e níveis plasmáticos elevados de T_4 e T_3. Qual das alternativas a seguir tem maior probabilidade de estar diminuída?
    A) Frequência cardíaca
    B) Débito cardíaco
    C) Resistência vascular periférica
    D) Frequência de ventilação
    E) Taxa metabólica

96. Antes da relação sexual, uma mulher irriga a vagina com uma solução que reduz o pH do líquido vaginal para 4,5. Qual será o efeito sobre os espermatozoides na vagina?
    A) A taxa metabólica aumentará
    B) A taxa de motilidade diminuirá
    C) A formação de PGE_2 aumentará
    D) A taxa de consumo de oxigênio aumentará

97. Quais das seguintes respostas hormonais são esperadas após uma refeição rica em proteína?

	Insulina	Glucagon	Hormônio de crescimento
A)	↑	↑	↓
B)	↑	↑	↑
C)	↑	↓	↓
D)	↓	↓	↑
E)	↓	↑	↑

98. Homens que tomam grandes doses de esteroides androgênicos semelhantes à testosterona por longos períodos são estéreis do ponto de vista reprodutivo. Qual é a explicação para esse achado?

A) Os níveis elevados de androgênios ligam-se aos receptores de testosterona nas células de Sertoli, o que resulta em superestimulação da formação de inibina
B) A superestimulação da produção de espermatozoides resulta na formação de espermatozoides defeituosos
C) Os níveis elevados de compostos androgênicos inibem a secreção de LHRH pelo hipotálamo, o que resulta em inibição da liberação de LH e de FSH pela adeno-hipófise
D) Os níveis elevados de compostos androgênicos produzem disfunção hipertrófica da próstata

99. Administra-se cortisona a uma mulher de 30 anos de idade para o tratamento de uma doença autoimune. Qual das seguintes alterações tem maior probabilidade de ocorrer?
A) Secreção aumentada de ACTH
B) Secreção aumentada de cortisol
C) Secreção aumentada de insulina
D) Aumento da massa muscular
E) Hipoglicemia entre as refeições

100. No eixo hipotálamo-hipófise-gônadas da mulher, qual é o tipo de célula folicular que produz a inibina?
A) Citotrofoblastos
B) Sinciciotrofoblastos
C) Granulosa
D) Teca

101. Qual das alternativas a seguir tem a sua função aumentada devido à concentração elevada de paratormônio?
A) Osteoclastos
B) Formação hepática de 25-hidroxicolecalciferol
C) Vias de reabsorção de fosfato nos túbulos renais
D) Todas as alternativas anteriores

102. Qual das alternativas a seguir sobre hormônios peptídicos ou proteicos é comumente verdadeira?
A) Eles têm meias-vidas mais longas do que os hormônios esteroides
B) Eles têm receptores na membrana celular
C) Eles apresentam início de ação mais lento do que os hormônios esteroides e tireoidianos
D) Eles não são armazenados nas glândulas endócrinas produtoras

103. Qual dos seguintes conjuntos de alterações fisiológicas tem maior probabilidade de ocorrer em um paciente com acromegalia?

	Massa hipofisária	Massa renal	Comprimento do fêmur
A)	↓	↓	↑
B)	↓	↑	↑
C)	↑	↔	↔
D)	↑	↑	↔
E)	↑	↑	↑

104. O cortisol e o GH são mais diferentes em seus efeitos metabólicos em quais das alternativas a seguir?
A) Síntese de proteínas no músculo
B) Captação de glicose nos tecidos periféricos
C) Concentração plasmática de glicose
D) Mobilização dos triglicerídios

105. Por que lactentes de mães que tiveram uma nutrição adequada durante a gestação não necessitam de suplementos de ferro ou de uma dieta rica em ferro até aproximadamente 3 meses de vida?
A) O crescimento do lactente não exige a presença de ferro antes do terceiro mês de vida
B) O fígado fetal armazena ferro em quantidade suficiente para suprir as necessidades do lactente até o terceiro mês de vida
C) A síntese de novas hemácias começa depois de 3 meses de vida
D) As células musculares que se desenvolvem antes do terceiro mês de vida não contêm mioglobina

106. Administra-se cortisona a um paciente para o tratamento de uma doença autoimune. Qual das alternativas a seguir tem menor probabilidade de ocorrer em resposta ao tratamento com cortisona?
A) Hipertrofia das glândulas adrenais
B) Aumento dos níveis plasmáticos de peptídeo C
C) Diminuição da secreção de CRH
D) Aumento da pressão arterial
E) Hiperglicemia

107. Todas as alternativas a seguir descrevem de maneira acurada a regulação do ciclo sexual feminino, EXCETO uma delas. Qual é a EXCEÇÃO?
A) O estradiol inibe a liberação de LHRH na fase pós-ovulatória
B) A progesterona aumenta a liberação de LHRH na fase pós-ovulatória
C) O estradiol aumenta o LH nos dias que precedem imediatamente a ovulação
D) A queda dos níveis de progesterona e de estrogênio no fim da fase lútea possibilita a elevação do LH e do FSH
E) O LH e o FSH aumentam a liberação de estradiol durante a fase folicular

108. Se um indivíduo do sexo masculino nascer sem pênis nem testículos, em qual gene existe a probabilidade de haver defeito no cromossomo Y?
A) *ERE* – elemento de resposta ao estrogênio
B) *ARE* – elemento de resposta ao androgênio
C) *SRY* – afetando as células de Sertoli
D) *ERG* – genes de resposta precoce

109. Normalmente, onde ocorre a fertilização?
A) Útero
B) Colo do útero
C) Ovário
D) Ampola das tubas uterinas

110. Qual dos seguintes achados tem maior probabilidade de ocorrer em um paciente que apresenta diabetes melito tipo 1 descontrolado?

    A) Diminuição da osmolaridade do plasma
    B) Aumento do volume plasmático
    C) Aumento do pH do plasma
    D) Aumento da liberação de glicose pelo fígado
    E) Diminuição da taxa de lipólise

111. Em qual das seguintes condições a secreção de GH estará mais provavelmente suprimida?

    A) Acromegalia
    B) Gigantismo
    C) Sono profundo
    D) Exercício
    E) Hiperglicemia aguda

112. A pregnenolona não está na via de biossíntese de qual das seguintes substâncias?

    A) Cortisol
    B) Estrogênio
    C) Aldosterona
    D) 1,25(OH)$_2$D
    E) DHEA

113. Dois dias antes do início da menstruação, as secreções de FSH e de LH alcançam seus níveis mais baixos. Qual é a causa desse baixo nível de secreção?

    A) A adeno-hipófise torna-se não responsiva ao efeito estimulador do LHRH
    B) O estrogênio dos folículos em desenvolvimento exerce inibição por *feedback* no hipotálamo
    C) A elevação da temperatura corporal inibe a liberação hipotalâmica de LHRH
    D) A secreção de estrogênio, progesterona e inibina pelo corpo-lúteo suprime a secreção hipotalâmica de LHRH e a secreção hipofisária de FSH

114. Qual das seguintes condições contribui para o *escape de sódio* em indivíduos com síndrome de Conn?

    A) Diminuição dos níveis plasmáticos de peptídeo atrial natriurético
    B) Níveis plasmáticos aumentados de angiotensina II
    C) Diminuição da reabsorção de sódio nos túbulos coletores
    D) Aumento da pressão arterial

115. Qual das alternativas a seguir descreve de maneira mais acurada os eventos que ocorrem no ciclo sexual feminino?

    A) O FSH induz o desenvolvimento do corpo-lúteo
    B) O estrogênio e o LH têm uma relação de *feedback* positiva durante a fase folicular tardia
    C) Os estrogênios são principalmente produzidos pelas células da teca no ovário em desenvolvimento
    D) Durante a fase lútea, o estrogênio aumenta em maior grau do que a progesterona
    E) O LH é mais responsável pelo desenvolvimento dos folículos primários

116. Uma mulher de 30 anos de idade procura a clínica médica para efetuar um exame físico de rotina, que revela que ela está grávida. Os níveis plasmáticos de TSH estão elevados, porém a concentração de T$_4$ total (T$_4$ ligada à proteína + T$_4$ livre) está normal. Qual das seguintes condições reflete melhor o estado clínico dessa paciente?

    A) Doença de Graves
    B) Doença de Hashimoto
    C) Tumor hipofisário secretor de TSH
    D) Tumor hipotalâmico secretor de TRH
    E) A paciente está tomando extrato de tireoide

117. Um homem apresenta uma doença que destruiu apenas os neurônios motores da medula espinhal abaixo da região torácica. Qual aspecto da função sexual não seria possível?

    A) Excitação
    B) Ereção
    C) Lubrificação
    D) Ejaculação

118. Qual das alternativas a seguir é responsável pela invasão do útero e pela formação da placenta?

    A) Trofoblastos
    B) Ovócitos
    C) Decídua
    D) Endométrio

119. Um programa sustentado de levantamento de pesos pesados aumentará a massa óssea. Qual é o mecanismo do efeito do levantamento de peso?

    A) A atividade metabólica aumentada estimula a secreção de paratormônio
    B) O estresse mecânico sobre os ossos aumenta a atividade dos osteoblastos
    C) A atividade metabólica elevada resulta em aumento da ingestão dietética de cálcio
    D) A atividade metabólica elevada resulta em estimulação da secreção de calcitonina

120. Qual é o hormônio mais responsável pela manutenção da produção de leite após o parto?

    A) Estrogênio
    B) Progesterona
    C) Ocitocina
    D) Prolactina
    E) Inibina

121. Qual das alternativas a seguir seria esperada em um paciente com deficiência genética da 11-β-hidroxiesteroide desidrogenase tipo II?

    A) Hiperpotassemia
    B) Hipertensão

C) Aumento da atividade da renina plasmática
D) Aumento da aldosterona plasmática
E) Hiperglicemia

122. Qual resposta fisiológica é maior para T_3 do que para T_4?
    A) Taxa de secreção da tireoide
    B) Concentração plasmática
    C) Meia-vida plasmática
    D) Afinidade pelos receptores nucleares nos tecidos-alvo
    E) Período latente para o início da ação nos tecidos-alvo

123. Um composto *contraceptivo* para homens tem sido pesquisado há várias décadas. Qual das seguintes substâncias proporcionaria a esterilidade efetiva?
    A) Uma substância capaz de mimetizar as ações do LH
    B) Uma substância capaz de bloquear as ações da inibina
    C) Uma substância capaz de bloquear as ações do FSH
    D) Uma substância capaz de mimetizar as ações do LHRH

124. Para que o leite possa fluir do mamilo da mãe para a boca do lactente, o que precisa ocorrer?
    A) As células mioepiteliais precisam relaxar
    B) Os níveis de prolactina precisam diminuir
    C) Precisa ocorrer secreção de ocitocina pela neuro-hipófise
    D) A boca do lactente precisa desenvolver uma forte pressão negativa sobre o mamilo
    E) Todas as alternativas anteriores

125. Durante a gestação, ocorrem diversas alterações fisiológicas normais. Qual das alternativas a seguir descreve melhor uma dessas alterações na mãe?
    A) Aumento da resistência periférica total
    B) Aumento do débito cardíaco
    C) Diminuição da taxa metabólica
    D) Diminuição do peso corporal
    E) Diminuição do tamanho do útero

126. Qual dos seguintes conjuntos de alterações fisiológicas se espera em um paciente não diabético com doença de Cushing?

	Aldosterona plasmática	Cortisol plasmático	Insulina plasmática
A)	↑	↑	↑
B)	↑	↑	↔
C)	↑	↔	↔
D)	↔	↔	↑
E)	↔	↑	↔
F)	↔	↑	↑

127. Quando comparados com os valores normalmente observados tarde da noite em indivíduos normais, em que pessoas são esperados níveis plasmáticos de ACTH e de cortisol mais elevados?
    A) Indivíduos normais após despertar pela manhã
    B) Indivíduos normais após tomar dexametasona
    C) Pacientes com síndrome de Cushing devido a adenoma adrenal
    D) Pacientes com doença de Addison
    E) Pacientes com síndrome de Conn

128. Qual das seguintes condições ou hormônios tem maior probabilidade de aumentar a secreção de GH?
    A) Hiperglicemia
    B) Exercício
    C) Somatomedina C (IGF-1)
    D) Somatostatina
    E) Envelhecimento

129. Qual dos seguintes conjuntos de achados seria esperado em um indivíduo que manteve uma dieta com baixo teor de sódio por um longo período?

	[Aldosterona] plasmática	[Peptídeo atrial natriurético] plasmática	[Cortisol] plasmática
A)	↑	↑	↔
B)	↑	↓	↓
C)	↑	↓	↔
D)	↔	↔	↔
E)	↓	↓	↓
F)	↓	↑	↓

130. Qual das alternativas a seguir deve estar associada a alterações paralelas na secreção de aldosterona e de cortisol?
    A) Doença de Addison
    B) Doença de Cushing
    C) Síndrome de Cushing (tumor produtor de ACTH ectópico)
    D) Dieta rica em sódio
    E) Administração de um inibidor da enzima conversora

131. Qual vaso sanguíneo no feto apresenta a maior PO_2?
    A) Ducto arterial
    B) Ducto venoso
    C) Parte ascendente da aorta
    D) Átrio esquerdo

132. Uma mulher de 59 anos de idade apresenta osteoporose, hipertensão, hirsutismo e hiperpigmentação. A ressonância magnética indica que a hipófise não está aumentada. Qual das seguintes condições é mais consistente com esses achados?
    A) Tumor hipofisário secretor de ACTH
    B) Tumor secretor de ACTH ectópico

C) Taxa de secreção de CRH inapropriadamente alta
D) Adenoma adrenal
E) Doença de Addison

133. Qual conjunto de achados constitui uma resposta inapropriada do hormônio hipofisário ao hormônio hipotalâmico listado?

	Secreção de hormônios hipotalâmicos	Hormônio hipofisário
A)	Somatostatina	↓ GH
B)	Dopamina	↑ Prolactina
C)	LHRH	↑ LH
D)	TRH	↑ TSH
E)	CRH	↑ ACTH

134. Administra-se uma quantidade suficiente de T_4 a um paciente para aumentar em várias vezes os níveis plasmáticos do hormônio. Qual dos seguintes conjuntos de alterações tem maior probabilidade de ocorrer nesse paciente após várias semanas da administração de T_4?

	Frequência respiratória	Frequência cardíaca	Concentração plasmática de colesterol
A)	↑	↑	↑
B)	↑	↑	↓
C)	↑	↓	↑
D)	↓	↓	↑
E)	↓	↑	↓

135. Qual dos seguintes hormônios é mais crítico para sustentar uma gestação bem-sucedida, mesmo até 12 semanas de gestação?
A) Estrogênio
B) Progesterona
C) hCG
D) LHRH
E) Inibina

136. O que causa a menopausa?
A) Níveis reduzidos de hormônios gonadotróficos secretados pela adeno-hipófise
B) Responsividade reduzida dos folículos aos efeitos estimuladores dos hormônios gonadotróficos
C) Taxa de secreção reduzida de progesterona pelo corpo-lúteo
D) Número reduzido de folículos disponíveis no ovário para estimulação pelos hormônios gonadotróficos

137. O que não aumenta quando a insulina se liga ao seu receptor?
A) Síntese de gordura no tecido adiposo
B) Síntese de proteína no músculo
C) Síntese de glicogênio
D) Gliconeogênese no fígado
E) Atividade intracelular de tirosinoquinase

138. A liberação de qual dos seguintes hormônios é um exemplo de secreção neuroendócrina?
A) GH
B) Cortisol
C) Ocitocina
D) Prolactina
E) ACTH

139. Qual dos seguintes processos facilita a capacidade de um feto de utilizar, de maneira efetiva, a PO_2 materna relativamente baixa?
A) Diminuição do transporte de glicose nas vilosidades placentárias
B) Aumento da produção de líquido amniótico
C) Aumento da concentração de hemoglobina fetal total
D) Diminuição da permeabilidade da membrana placentária
E) Diminuição da capacidade de ligação da hemoglobina fetal

140. Espera-se que a inibição da bomba de iodeto provoque qual das seguintes alterações?
A) Aumento da síntese de T_4
B) Aumento da síntese de tireoglobulina
C) Aumento da taxa metabólica
D) Diminuição da secreção de TSH
E) Nervosismo extremo

141. Antes da implantação, o blastocisto obtém a sua nutrição a partir das secreções endometriais uterinas. De que maneira o blastocisto obtém a sua nutrição durante a primeira semana após a implantação?
A) Ele continua obtendo a sua nutrição a partir das secreções endometriais
B) As células do blastocisto contêm nutrientes armazenados, que são metabolizados para suporte nutricional
C) A placenta fornece a nutrição derivada do sangue materno
D) As células trofoblásticas digerem as células endometriais ricas em nutrientes e, em seguida, absorvem o seu conteúdo para uso pelo blastocisto

142. Qual hormônio hipofisário tem estrutura semelhante à do ADH?
A) Ocitocina
B) ACTH
C) TSH
D) FSH
E) Prolactina

143. Qual das alternativas a seguir não seria eficaz no tratamento de pacientes com diabetes melito tipo 2?

A) Glicocorticoides
B) Injeções de insulina
C) Tiazolidinedionas
D) Sulfonilureias
E) Perda de peso

144. Qual das alternativas a seguir tem maior probabilidade de ocorrer nos estágios iniciais do diabetes melito tipo 2?

A) Aumento da sensibilidade à insulina
B) Diminuição da produção de glicose hepática
C) Aumento dos níveis plasmáticos de peptídeo C
D) Aumento do ácido β-hidroxibutírico no plasma
E) Hipovolemia

145. Qual é a causa mais comum de síndrome da angústia respiratória em lactentes nascidos com 7 meses de gestação?

A) Edema pulmonar, devido à hipertensão arterial pulmonar
B) Formação de membrana hialina sobre a superfície alveolar
C) Incapacidade do revestimento alveolar de formar quantidades adequadas de surfactante
D) Permeabilidade excessiva da membrana alveolar à água

146. Qual das alternativas a seguir constitui uma alteração circulatória esperada após o nascimento?

A) Abertura do ducto venoso
B) Abertura do forame oval
C) Abertura do canal arterial
D) Fechamento do canal arterial
E) Fechamento da veia cava inferior

147. Uma mulher de 45 anos de idade apresenta massa na sela turca que comprime os vasos portais, comprometendo o acesso da hipófise às secreções hipotalâmicas. A taxa de secreção de qual dos seguintes hormônios tem maior probabilidade de aumentar nessa paciente?

A) ACTH
B) GH
C) Prolactina
D) LH
E) TSH

148. Qual das alternativas a seguir não é produzida pelos osteoblastos?

A) Fosfatase alcalina
B) Ligante RANK
C) Colágeno
D) Pirofosfato
E) Osteoprotegerina

149. Qual dos seguintes conjuntos de achados se espera encontrar em um paciente com hiperparatireoidismo primário?

	[1,25-(OH)$_2$D$_3$] plasmática	[Fosfato] plasmática	Excreção urinária de Ca^{2+}
A)	↑	↑	↑
B)	↑	↓	↑
C)	↑	↓	↓
D)	↓	↓	↑
E)	↓	↑	↓
F)	↓	↑	↑

150. Um homem que foi exposto a níveis elevados de radiação gama está estéril, devido à destruição do epitélio germinativo dos túbulos seminíferos, apesar da presença de níveis normais de testosterona. Qual das alternativas a seguir deve ser encontrada nesse paciente?

A) Padrão secretor normal de LHRH
B) Níveis normais de inibina
C) Níveis suprimidos de FSH
D) Ausência de células de Leydig

Perguntas 151 e 152

Foi conduzido um experimento em que ratos receberam uma injeção de um de dois hormônios ou de solução salina (controle) durante 2 semanas. Em seguida, foram realizadas necropsias e o peso dos órgãos foi medido (em miligramas). Utilize essas informações para responder às Perguntas 151 e 152.

	Controle	Hormônio 1	Hormônio 2
Hipófise	12,9	8,0	14,5
Tireoide	250	500	245
Glândulas adrenais	40	37	85
Peso corporal	300	152	175

151. Qual é o hormônio 1?

A) TRH
B) TSH
C) T$_4$
D) ACTH
E) Cortisol

152. Qual é o hormônio 2?

A) TSH
B) T$_4$
C) CRH
D) ACTH
E) Cortisol

153. Um lactente nasceu com pigmentação amarela na pele e nos olhos. Qual é a causa mais provável?

A) ACTH circulante elevado
B) Depuração renal deficiente de bilirrubina
C) Ausência de fígado totalmente funcional ao nascimento
D) Incapacidade de fechamento do forame oval
E) Início tardio da respiração

RESPOSTAS

1. **A)** O hormônio circulante livre (não ligado) é o hormônio biologicamente ativo. O colecalciferol é um pró-hormônio e, portanto, não é o hormônio de vitamina D biologicamente ativa. Nesta pergunta, o cortisol, a T$_4$ e a aldosterona estão todos ligados a proteínas carreadoras.

2. **D)** As fibras pós-ganglionares parassimpáticas liberam acetilcolina, que ativa os receptores muscarínicos no endotélio para produzir NO, o que aumenta o monofosfato de guanosina cíclico (GMPc), que, por sua vez, ativa uma proteinoquinase, causando a redução do cálcio intracelular (aumentando, também, o NO por *feedback* positivo) e a vasodilatação.

3. **A)** Acredita-se que os compostos de estrogênio tenham um efeito de estimulação sobre os osteoblastos. Quando a quantidade de estrogênio no sangue cai para níveis muito baixos após a menopausa, o equilíbrio entre a atividade formadora de osso dos osteoblastos e a atividade de degradação do osso dos osteoclastos fica inclinado para a degradação óssea. Quando são acrescentados compostos de estrogênio como parte da terapia de reposição hormonal, a atividade de formação de osso dos osteoblastos aumenta, para equilibrar a atividade osteoclástica.

4. **A)** O ADH é produzido nos núcleos supraópticos do hipotálamo. Ele é transportado nas fibras nervosas, juntamente às proteínas carreadoras de neurofisina, que seguem o seu trajeto pela haste hipofisária e terminam na neuro-hipófise.

5. **C)** O GH promove várias mudanças metabólicas. Essas mudanças incluem aumento efetivo da captação de aminoácidos no músculo e no fígado, diminuição da utilização e do armazenamento da glicose e aumento da lipólise. O efeito final do GH consiste em diminuir o armazenamento de glicose e de lipídios nas células adiposas.

6. **A)** A noradrenalina é liberada pelos terminais nervosos, ao passo que a endotelina é liberada pelas células endoteliais na vasculatura, causando vasoconstrição.

7. **C)** O diabetes melito tipo 2 caracteriza-se por uma diminuição da sensibilidade dos tecidos-alvo aos efeitos metabólicos da insulina – isto é, ocorre resistência à insulina. Em consequência, a captação hepática de glicose está comprometida, e ocorre aumento da liberação de glicose. No músculo, a captação de glicose está comprometida.

8. **C)** Na acromegalia, os níveis plasmáticos elevados de GH causam resistência à insulina. Em consequência, a produção de glicose pelo fígado está aumentada, ao passo que a captação de glicose pelos tecidos periféricos está comprometida.

9. **A)** Durante o exercício, a utilização de glicose pelo músculo está aumentada, o que é, em grande parte, independente da insulina.

10. **A)** As células da teca não têm capacidade de produzir estradiol, visto que elas carecem da aromatase.

11. **B)** Uma concentração muito alta de testosterona em um embrião feminino levará à formação da genitália masculina. Um tumor adrenal na mãe que sintetiza testosterona em uma taxa elevada e descontrolada poderia produzir o efeito de masculinização.

12. **A)** Os osmorreceptores que se encontram no hipotálamo ou próximo a ele são reguladores importantes do ADH. O líquido extracelular hiperosmótico provoca a retração das células do hipotálamo e estimula a liberação de ADH, que promove a reabsorção renal de H$_2$O para restaurar o líquido extracelular isosmótico.

13. **E)** Um indivíduo com pan-hipopituitarismo apresenta disfunção generalizada da hipófise. Ocorre aumento do GHRH do hipotálamo em uma tentativa de restaurar a função da hipófise. Por motivos semelhantes, a somatostatina está diminuída. Devido ao comprometimento da função hipofisária, a produção de hormônio de crescimento está reduzida, e, como o hormônio de crescimento estimula a produção de somatomedina, a sua produção também está reduzida.

14. **C)** O antagonismo dos efeitos da progesterona, a dilatação do útero e a ocitocina aumentam a excitabilidade do músculo liso uterino e facilitam as contrações e o início do trabalho de parto. O LH não teria nenhum efeito. A prostaglandina E$_2$ estimula fortemente a contração do músculo liso uterino e é formada pela placenta em uma taxa crescente no final da gestação.

15. **B)** A função do AVPR2 está comprometida em pacientes com diabetes insípido nefrogênico, o que torna o ADH ineficaz para aumentar a reabsorção de H$_2$O na parte distal do néfron. Isso provoca o aumento compensatório da liberação de ADH pelos núcleos supraópticos do hipotálamo. Os pacientes

com diabetes insípido correm risco de desenvolver hipernatremia e produzem um grande volume de urina diluída.

16. **E)** A tiroxina (T_4) é o principal hormônio da tireoide, juntamente à tri-iodotironina (T_3). O aumento dos hormônios tireoidianos atenua a produção de hormônio tireoestimulante (TSH) por meio de inibição por *feedback* negativo.

17. **C)** Os hormônios tireoidianos produzem um aumento geral da taxa metabólica basal. Com o aumento do metabolismo, existe uma demanda metabólica aumentada dos tecidos, o que constitui o principal determinante do débito cardíaco.

18. **A)** Em um radioimunoensaio, há muito pouco anticorpo para se ligar completamente ao hormônio marcado radiotivamente e ao hormônio a ser avaliado no líquido (plasma). Por conseguinte, existe uma competição entre o hormônio marcado e o hormônio endógeno pelos sítios de ligação no anticorpo. Em consequência, se a quantidade de hormônio radioativo ligado ao anticorpo for baixa, esse achado indica que os níveis plasmáticos de hormônio endógeno estão elevados.

19. **A)** A exposição ao frio constitui um importante estímulo fisiológico para a produção e a liberação dos hormônios tireoidianos. O frio causa a produção hipotalâmica de hormônio liberador da tireotrofina, que estimula os tireotrofos da adeno-hipófise a liberar o hormônio tireoestimulante (TSH). O aumento do TSH estimula a produção dos hormônios tireoidianos, incluindo a tiroxina, que ajuda a aliviar o estresse fisiológico causado pelo frio.

20. **B)** As células de Sertoli dos túbulos seminíferos secretam inibina em uma taxa proporcional à taxa de produção de espermatozoides. A inibina tem um efeito inibidor direto sobre a secreção de FSH pela adeno-hipófise. O FSH liga-se a receptores específicos nas células de Sertoli, induzindo o crescimento das células que secretam substâncias que estimulam a produção de espermatozoides. Por conseguinte, a secreção de inibina fornece o sinal de controle por *feedback* negativo para a hipófise a partir dos túbulos seminíferos.

21. **B)** Um adenoma produtor de hormônio tireoidiano causa aumento dos hormônios da tireoide. Portanto, deve-se esperar o aumento dos níveis circulantes de T_4 e T_3 produzido pelo adenoma. Os níveis aumentados de T_4 e T_3 exercem um efeito de *feedback* para inibir a produção e a liberação de TRH pelo hipotálamo e de TSH pela adeno-hipófise, de modo a interromper a produção adicional de hormônios tireoidianos. Entretanto, o adenoma não responde à regulação por *feedback* normal; portanto, os níveis de T_3 e de T_4 permanecem elevados.

22. **A)** O corpo-lúteo constitui a única fonte de produção de progesterona, com exceção de quantidades mínimas **secretadas** pelo folículo antes da ovulação. O corpo-lúteo é funcional entre a ovulação e o início da menstruação, período durante o qual a concentração de LH está suprimida abaixo do nível alcançado durante o pico pré-ovulatório de LH.

23. **C)** Os níveis elevados de TSH (fora da faixa normal) indicam hipofunção da tireoide, o que também é observado com os baixos níveis de T4 total. A globulina de ligação da tiroxina permanece na sua faixa normal, de modo que a melhor resposta é a doença de Hashimoto, que constitui a forma mais comum de hipotireoidismo. Ocorre hipotireoidismo secundário em resposta à incapacidade da hipófise de estimular a tireoide. Por conseguinte, a presença de TSH elevado exclui essa possibilidade.

24. **E)** A colesterol desmolase é a enzima-chave responsável pela conversão do colesterol em pregnenolona no processo de síntese de esteroides.

25. **A)** A aldosterona aumenta a Na^+/K^+-ATPase na membrana basolateral das células principais e aumenta os canais de ENaC no lado luminal. Isso cria uma força motriz para a reabsorção de Na^+ e a excreção de K^+, **levando** à hipopotassemia. Quando a aldosterona está baixa, a excreção de K^+ é atenuada, levando à hiperpotassemia.

26. **E)** Os esteroides anabólicos ligam-se aos receptores de testosterona no hipotálamo, fornecendo uma inibição por *feedback* do ciclo ovariano normal e impedindo o ciclo menstrual, bem como a estimulação da atividade osteoblástica nos ossos.

27. **D)** A elevação crônica da aldosterona aumenta a retenção de sódio e de água, levando à expansão do volume de líquido extracelular. O aumento do líquido extracelular causa a elevação da pressão arterial, que promove natriurese por pressão, o que leva ao equilíbrio da excreção urinária de sódio. Por conseguinte, durante a infusão crônica, não ocorre alteração na excreção urinária de sódio.

28. **B)** A pressão atrial direita cai drasticamente após o início da respiração, devido à redução da resistência vascular pulmonar, da pressão arterial pulmonar e da pressão ventricular direita.

29. **B)** Os estímulos fisiológicos para os glicocorticoides, como o estresse, provocam a produção hipotalâmica do hormônio liberador de corticotrofina (CRH). O CRH estimula os corticotrofos da adeno-hipófise a liberar corticotrofina (ou ACTH). A corticotrofina promove a promoção de cortisol pelo córtex adrenal para ajudar a aliviar o estressor fisiológico.

30. **E)** As ações metabólicas do cortisol aumentam a disponibilidade de fontes de combustíveis circulantes em resposta a estressores fisiológicos. O cortisol compromete a captação de glicose e de aminoácidos pelo músculo esquelético (embora promova a captação hepática de aminoácidos) e promove a lipólise dos adipócitos. Isso tem o efeito final de aumentar os níveis plasmáticos de glicose, ácidos graxos livres e aminoácidos.

31. **D)** A glicose é normalmente filtrada no glomérulo e reabsorvida no túbulo proximal. Entretanto, no diabetes melito tipo 1 não tratado, a quantidade de glicose filtrada ultrapassa (180 mg/dℓ) a capacidade reabsortiva do túbulo proximal, aumentando a osmolaridade urinária. Isso provoca o aumento da filtração de água, resultando em micção frequente (poliúria).

32. **C)** A aromatase é responsável pela conversão da testosterona em estradiol.

33. **D)** Devido à perda de fluxo sanguíneo através da placenta, a resistência vascular sistêmica duplica ao nascimento, com aumento da pressão aórtica, bem como da pressão no ventrículo esquerdo e no átrio esquerdo.

34. **C)** O consumo de uma refeição que consiste em carboidratos, proteínas e gordura estimula a produção e a liberação de insulina, que promove o armazenamento de energia. A insulina aumenta a permeabilidade da célula à glicose, o que promove o seu armazenamento na forma de glicogênio (hepático) e gordura por meio da síntese de ácidos graxos, com armazenamento no tecido adiposo. A lipase sensível a hormônio promove a degradação da gordura em ácidos graxos livres e é diminuída em resposta à insulina.

35. **B)** O diabetes melito tipo I está associado a baixos níveis de insulina e, portanto, à capacidade reduzida de armazenar energia. Por conseguinte, na ausência de insulina, os níveis plasmáticos de ácidos graxos livres estão aumentados para fornecer energia. Assim, ocorre a depleção do glicogênio hepático, na tentativa de manter a glicose plasmática, e a massa muscular esquelética diminui à medida que a proteína é metabolizada para fornecer aminoácidos para a energia.

36. **C)** O estado pós-absortivo começa cerca de 2 horas após uma refeição, quando o nível plasmático de glicose geralmente se normaliza. Durante o estado pós-absortivo, os mecanismos contrarreguladores são ativados, o que ajuda a manter uma concentração constante de glicose plasmática. Portanto, a insulina é reduzida para diminuir a captação celular de glicose, ao passo que o glucagon está aumentado para promover a produção hepática e a liberação de glicose. Depois de várias horas, tanto o hormônio de crescimento quanto o cortisol também estão aumentados para reduzir a captação de glicose pelo músculo esquelético e pelo tecido adiposo. O efeito final desses mecanismos consiste na prevenção da hipoglicemia.

37. **B)** A hCG também se liga aos receptores de LH nas células intersticiais dos testículos do feto masculino, o que resulta em produção de testosterona até o momento do nascimento. Essa pequena secreção de testosterona é responsável pelo desenvolvimento dos órgãos sexuais masculinos no feto, em vez de órgãos sexuais femininos.

38. **D)** A insulina é um hormônio peptídico derivado da proinsulina. Ela liga-se a um receptor ligado à enzima, composto por duas subunidades alfa e duas subunidades beta, levando ao aumento da atividade da tirosinoquinase.

39. **E)** A troca de cálcio entre o compartimento líquido do osso e o líquido extracelular serve como mecanismo de ação rápida para o tamponamento de alterações na concentração de cálcio do líquido extracelular.

40. **B)** Na mulher não grávida, os folículos ovarianos ou os corpos-lúteos constituem a única fonte significativa de estrogênio. A menstruação começa quando o corpo-lúteo se degenera. A menstruação termina quando os folículos em desenvolvimento secretam estrogênio suficiente para elevar a concentração circulante a um nível que estimule o recrescimento do endométrio.

41. **B)** Como resultado do *feedback* negativo, os níveis plasmáticos de TSH constituem um índice sensível dos níveis circulantes de hormônios tireoidianos não ligados (livres). Os níveis plasmáticos elevados de TSH indicam níveis inapropriadamente baixos de hormônios tireoidianos livres na circulação, como os que estão presentes na destruição autoimune da glândula tireoide em indivíduos com doença de Hashimoto. Todavia, como os níveis plasmáticos elevados de estrogênio durante a gravidez aumentam a produção hepática de TBG, a quantidade total (fração ligada + livre) de hormônios tireoidianos na circulação está elevada. Os níveis plasmáticos de hormônios tireoidianos estão elevados em indivíduos com doença de Graves e em pacientes com tumor hipofisário secretor de TSH, bem como em pacientes tratados com extrato de tireoide.

42. **F)** Os rins são essenciais para a conversão dos pró-hormônios de vitamina D inativos no hormônio de vitamina D biologicamente ativo (1,25-di-hidroxicolecalciferol). Essa conversão é mediada pelo paratormônio, que atua nas células epiteliais do túbulo proximal. Por conseguinte, na presença de comprometimento da função renal, deve-se esperar uma redução da [1,25-(OH)$_2$D] plasmática, juntamente ao aumento compensatório do PTH. O aumento do PTH plasmático provoca a reabsorção óssea de cálcio.

43. D) As células da adeno-hipófise que secretam LH e FSH, juntamente às células do hipotálamo que secretam o LHRH (também chamado de GnRH), são inibidas pelo estrogênio e pela testosterona. Os esteroides tomados pela mulher causaram inibição suficiente para resultar na interrupção do ciclo menstrual mensal.

44. D) Os pacientes com diabetes insípido central apresentam taxa de secreção de ADH inapropriadamente baixa em resposta a alterações da osmolaridade plasmática, porém a sua resposta renal ao ADH não está comprometida. Como os níveis plasmáticos de ADH estão deprimidos, a capacidade de concentração da urina está prejudicada, de modo que ocorre excreção de um grande volume de urina diluída. A perda de água tende a aumentar a osmolaridade plasmática, o que estimula o centro da sede e leva a uma taxa muito elevada de renovação da água.

45. B) O óxido nítrico (NO) é o vasodilatador que normalmente é liberado, causando vasodilatação nessas artérias.

46. B) A hidroxiapatita é o principal sal encontrado no osso calcificado, e o ósteon[1] é composto por camadas concêntricas de osso calcificado. Todavia, um osteócito é uma célula quiescente que reside em lacunas (espaços). Os osteoblastos são as células que formam ativamente o novo osso.

47. B) Um dos principais papéis fisiológicos do PTH consiste em promover a conversão do 25-hidroxicolecalciferol em 1,25-di-hidroxicolecalciferol ativo no epitélio tubular proximal. As outras alternativas representam ações fisiológicas normais do PTH.

48. D) A letargia e o mixedema são sinais de hipotireoidismo. Os baixos níveis plasmáticos de TSH indicam que a anormalidade se encontra no hipotálamo ou na hipófise. A responsividade da hipófise à administração de TRH sugere que a função hipofisária está normal e que o hipotálamo está produzindo quantidades insuficientes de TRH.

49. D) A inibina impede a liberação de FSH pela adeno-hipófise, evitando que as células de Sertoli causem aromatização para produzir estradiol.

50. A) Após a menopausa, a ausência de inibição por *feedback* pelo estrogênio e pela progesterona resulta em taxas extremamente altas de secreção de FSH. As mulheres que tomam estrogênio como parte da terapia de reposição hormonal para os sintomas associados às condições da pós-menopausa apresentam níveis suprimidos de FSH como resultado do efeito inibidor do estrogênio.

51. D) Os receptores de fosfodiesterase-5 impedem a hidrólise do monofosfato de guanosina cíclico, mantendo, assim, altos níveis e a vasodilatação.

52. B) O glucagon estimula a glicogenólise no fígado, porém não tem efeitos fisiológicos no músculo. Tanto o glucagon quanto o cortisol aumentam a gliconeogênese, e o cortisol afeta a captação de glicose pelo músculo.

53. C) A injeção de insulina leva à diminuição da glicemia. A hipoglicemia estimula a secreção de GH, glucagon e adrenalina, que exercem efeitos contrarreguladores para aumentar os níveis de glicemia.

54. A) A hipóxia fetal prolongada durante o parto pode causar uma grave depressão do centro respiratório. Pode ocorrer hipóxia durante o parto, devido a compressão do cordão umbilical, separação prematura da placenta, contração excessiva do útero ou anestesia excessiva da mãe.

55. C) Em geral, os hormônios peptídicos são hidrossolúveis e não estão altamente ligados às proteínas plasmáticas. O ADH, um hormônio peptídico neuro-hipofisário, praticamente não está ligado às proteínas plasmáticas. Em contrapartida, os hormônios esteroides e tireoidianos estão altamente ligados às proteínas plasmáticas.

56. C) O aumento do cálcio intracelular no ovócito desencadeia a reação cortical, em que os grânulos que anteriormente estavam na base da membrana plasmática sofrem exocitose. Esse processo leva à liberação de enzimas que enrijecem a zona pelúcida, impermeabilizando-a e, portanto, impedindo a penetração de outros espermatozoides.

57. B) Embora o estrogênio e a progesterona sejam essenciais para o desenvolvimento físico das mamas durante a gestação, um efeito específico de ambos os hormônios consiste em inibir a secreção efetiva de leite. Ainda que os níveis de prolactina estejam aumentados 10 a 20 vezes no fim da gestação, os efeitos supressores do estrogênio e da progesterona impedem a produção de leite até o nascimento do lactente. Imediatamente após o parto, a súbita perda da secreção de estrogênio e de progesterona pela placenta permite que o efeito lactogênico da prolactina promova a produção de leite.

58. C) A concentração de PTH regula fortemente a absorção de íons cálcio a partir do líquido tubular renal. A redução da concentração do hormônio diminui a reabsorção de cálcio e aumenta a taxa de sua excreção na urina. As outras alternativas têm pouco efeito sobre a excreção de cálcio ou a diminuem.

---

[1] N.R.C.: Ósteon é sinônimo de sistema de Havers, a unidade morfológica dos ossos compactos.

59. **B)** Um tumor hipofisário secretor de quantidades aumentadas de TSH poderia estimular a glândula tireoide a secretar quantidades aumentadas de hormônios tireoidianos. O TSH estimula várias etapas na síntese de hormônios tireoidianos, incluindo a síntese de tireoglobulina. O aumento da frequência cardíaca está entre as muitas respostas fisiológicas observadas a níveis plasmáticos elevados de hormônios tireoidianos. Entretanto, os níveis plasmáticos elevados de hormônios tireoidianos não provocam exoftalmia. As imunoglobulinas causam exoftalmia na doença de Graves, que constitui a forma mais comum de hipertireoidismo.

60. **A)** A hemorragia diminui a ativação dos receptores de estiramento nos átrios e dos barorreceptores arteriais. A ativação diminuída desses receptores aumenta a secreção de ADH.

61. **E)** As alternativas A a D são verdadeiras: a secreção de LH é suprimida (B) pelo efeito de *feedback* negativo do estrogênio proveniente do tumor; em consequência, a paciente não terá ciclos menstruais (C), e, como ela carece de ciclos normais, não ocorrerá desenvolvimento de corpo-lúteo, de modo que não haverá formação de progesterona (A). Os altos níveis de estrogênio produzidos pelo tumor representam uma estimulação da atividade osteoblástica para manter a atividade óssea normal (D).

62. **D)** Após ingerir uma refeição, ocorre o aumento da secreção de insulina. Em consequência, ocorre o aumento da taxa de captação de glicose pelo fígado e pelo músculo. A insulina também inibe a lipase sensível ao hormônio, diminuindo a hidrólise dos triglicerídios nas células adiposas.

63. **B)** A principal função da testosterona no desenvolvimento embrionário de fetos do sexo masculino consiste em estimular a formação dos órgãos sexuais masculinos.

64. **B)** O FSH estimula a produção de estrogênios pelas células de Sertoli nos testículos. Essas células recebem testosterona das células de Leydig (estimuladas pelo LH) e utilizam a testosterona para a formação de estrogênio.

65. **C)** A redução nos íons hidrogênio, indicada pela elevação do pH, aumenta a concentração de íons fosfato de carga negativa disponíveis para combinação iônica com íons cálcio. Como consequência, há a redução da concentração de íons cálcio livres.

66. **A)** O líquido prostático contém cálcio, citrato, fosfato e fibrinolisina. A função do líquido prostático consiste em ajudar a neutralizar o ambiente ácido associado a outros líquidos seminais e, portanto, a melhorar a motilidade dos espermatozoides.

67. **C)** Durante a amamentação, a estimulação dos receptores nos mamilos aumenta o estímulo neural para os núcleos supraópticos e paraventriculares. A ativação desses núcleos leva à liberação de ocitocina e de neurofisina dos grânulos de secreção na neuro-hipófise. A sucção não estimula a secreção de quantidades apreciáveis de ADH.

68. **C)** Na síndrome de Conn, são secretadas grandes quantidades de aldosterona. Como a aldosterona provoca a retenção de sódio, a hipertensão constitui um achado comum em pacientes com essa condição. Todavia, o grau de retenção de sódio é modesto, assim como o aumento resultante no volume de líquido extracelular. Isso ocorre porque a elevação da pressão arterial compensa os efeitos de retenção de sódio da aldosterona, o que limita a retenção de sódio e permite a obtenção de um equilíbrio diário do sódio.

69. **C)** A atividade dos espermatozoides armazenados é atenuada em consequência do ambiente ácido. Após a ejaculação, os líquidos do útero e das tubas uterinas eliminam os fatores inibitórios, o que possibilita a ativação completa dos espermatozoides.

70. **D)** O DHEA-S (sulfato de DHEA) produzido pela glândula adrenal fetal difunde-se para a placenta e é convertido em DHEA e, a seguir, em estradiol, fornecendo-o para a mãe.

71. **D)** A amamentação esporádica pela mãe resulta em ausência do pico de prolactina, visto que os mecanoceptores no mamilo causam a liberação de prolactina. Sem a liberação de prolactina, há uma falta de produção de leite, e a mãe acaba sendo incapaz de fornecer leite ao lactente.

72. **A)** Os indivíduos com doença de Addison apresentam secreção diminuída de glicocorticoides (cortisol) e de mineralocorticoides (aldosterona). Nos indivíduos com doença de Cushing ou com síndrome de Cushing, a secreção de cortisol está elevada, porém a secreção de aldosterona está normal. Uma dieta com baixo teor de sódio está associada a uma alta taxa de secreção de aldosterona, porém a uma taxa de secreção de cortisol normal. Ao inibir a síntese de angiotensina II e, portanto, os efeitos estimuladores da angiotensina II sobre a zona glomerular, a administração de um inibidor da enzima conversora deverá diminuir a secreção de aldosterona sem alterar a taxa de secreção de cortisol.

73. **E)** As espermatogônias passam por dois ciclos de divisão meiótica, levando à produção de quatro espermátides haploides. Por fim, as espermátides diferenciam-se em espermatozoides maduros.

74. **B)** A progesterona é necessária para manter as células decíduas do endométrio. Se os níveis de

progesterona caírem, como o fazem durante os últimos dias de um ciclo menstrual sem gravidez, ocorrerá menstruação em poucos dias, com perda da gestação. A administração de um composto que bloqueie o receptor de progesterona durante os primeiros dias após a concepção interromperá a gestação.

75. **D)** Uma taxa de secreção de ADH inapropriadamente elevada pelo pulmão promove a reabsorção excessiva de água, que tende a produzir uma urina concentrada e a diminuir a osmolaridade. A baixa osmolaridade do plasma suprime tanto a sede quanto a secreção de ADH pela hipófise.

76. **B)** Uma concentração plasmática muito elevada de progesterona mantém o músculo uterino em um estado quiescente durante a gestação. No último mês de gestação, a concentração de progesterona começa a declinar, com consequente aumento da excitabilidade do músculo.

77. **D)** O corpo-lúteo constitui a única fonte de progesterona. Se a mulher não está apresentando ciclo menstrual, não haverá formação de corpo-lúteo.

78. **C)** O FSH estimula as células da granulosa do folículo a secretarem estrogênio.

79. **E)** Em resposta aos níveis aumentados de glicemia, a concentração plasmática de insulina normalmente aumenta durante o período de 60 minutos após a ingestão de glicose oral. No diabetes melito tipo 1, a secreção de insulina está deprimida. Em contrapartida, no diabetes melito tipo 2, a resistência à insulina constitui um achado comum, e, pelo menos nos estágios iniciais da doença, há uma taxa de secreção de insulina anormalmente elevada.

80. **D)** Na síndrome de Cushing, os níveis plasmáticos elevados de cortisol comprometem a captação de glicose nos tecidos periféricos, o que tende a aumentar os níveis plasmáticos de glicose. Em consequência, a resposta da insulina à ingestão de glicose oral aumenta.

81. **B)** Em geral, os hormônios proteicos produzem efeitos fisiológicos por meio de sua ligação a receptores na membrana celular. Entretanto, dos quatro hormônios proteicos indicados, apenas a insulina ativa um receptor ligado à enzima. A aldosterona é um hormônio esteroide que entra no citoplasma da célula antes de sua ligação ao seu receptor.

82. **D)** A hCG é secretada pelas células trofoblásticas pouco após a implantação do blastocisto no endométrio.

83. **B)** A pressão aórtica aumenta devido à elevação da pressão ventricular esquerda. O aumento da pressão atrial esquerda provoca o fechamento do forame oval. O canal arterial também se fecha pouco após o nascimento.

84. **A)** A sonolência é uma característica comum do hipotireoidismo. As palpitações, o aumento da frequência respiratória, o aumento do débito cardíaco e a perda de peso estão todos associados ao hipertireoidismo.

85. **C)** Um lactente nascido de mãe com diabetes melito não tratado apresenta considerável hipertrofia e hiperfunção das ilhotas de Langerhans no plasma. Em consequência, o nível de glicemia do lactente pode cair para menos de 20 mg/dℓ pouco após o nascimento.

86. **B)** Se houver fertilização bem-sucedida, seguida de implantação na parede uterina, os trofoblastos produzem e secretam a gonadotrofina coriônica humana, que mantém o corpo-lúteo e a sua produção de estrogênio e de progesterona. Por fim, os níveis de hCG declinam, em associação à produção aumentada de progesterona e de estrogênio pela placenta.

87. **E)** As alternativas A a D não estimulariam a secreção de PTH. O aumento da concentração de cálcio (A) suprime a secreção de PTH; a calcitonina exerce pouco ou nenhum efeito sobre a secreção de PTH (B); a acidose aumentaria o cálcio livre no líquido extracelular, inibindo, assim, a secreção de PTH (C); e não existe hormônio liberador de PTH (D).

88. **C)** O potássio representa um potente estímulo para a secreção de aldosterona, assim como a angiotensina II. Portanto, um paciente que consome uma dieta rica em potássio deverá exibir níveis circulantes elevados de aldosterona.

89. **B)** A decídua e os trofoblastos fornecem os nutrientes necessários para a nutrição do blastocisto.

90. **C)** Os hormônios esteroides não são armazenados em qualquer grau apreciável em suas glândulas endócrinas produtoras. Isso é válido para a aldosterona, que é produzida no córtex adrenal. Em contrapartida, existem reservas apreciáveis de hormônios tireoidianos e de hormônios peptídicos em suas glândulas endócrinas produtoras.

91. **C)** O 1,25-di-hidroxicolecalciferol é formado apenas no córtex renal. A presença de doença renal extensa diminui a quantidade de tecido cortical, eliminando, assim, a fonte desse hormônio ativo regulador de cálcio.

92. **C)** A placenta não pode produzir androgênios, porém pode produzir apenas DHEA pela remoção do sulfato do DHEA-S produzido nas glândulas adrenais do feto.

93. A) A fase secretora do ciclo endometrial está alinhada com a fase lútea do ciclo ovariano. Durante essa fase, ocorre o pico dos níveis de progesterona, o que promove a vascularização e o espessamento do revestimento endometrial. Se não houver fertilização e implantação subsequente, o corpo-lúteo sofre involução, causando a queda dos níveis de progesterona e o desprendimento do revestimento endometrial durante a menstruação.

94. D) Devido à necessidade de iodo para a síntese dos hormônios tireoidianos, a produção desses hormônios é prejudicada se houver deficiência de iodo. Como resultado do *feedback*, os níveis plasmáticos de TSH aumentam e estimulam as células foliculares a aumentarem a síntese de tireoglobulina, o que resulta em desenvolvimento de bócio. O aumento da taxa metabólica, a sudorese, o nervosismo e a taquicardia constituem características comuns do hipertireoidismo, e não do hipotireoidismo, devido à deficiência de iodo.

95. C) Devido aos efeitos dos hormônios tireoidianos no aumento do metabolismo dos tecidos, estes sofrem vasodilatação, aumentando, assim, o fluxo sanguíneo e o débito cardíaco. Todas as outras alternativas aumentam em resposta a níveis plasmáticos elevados de hormônios tireoidianos.

96. B) A motilidade dos espermatozoides diminui à medida que o pH é reduzido abaixo de 6,8. Em um pH de 4,5, ocorre a redução significativa da motilidade dos espermatozoides. Entretanto, o efeito tampão do bicarbonato de sódio no líquido prostático eleva ligeiramente o pH, o que permite que os espermatozoides recuperem alguma motilidade.

97. B) Uma refeição proteica estimula todos os três hormônios indicados.

98. C) A testosterona secretada pelos testículos em resposta ao LH inibe a secreção hipotalâmica de LHRH, com consequente inibição da secreção de LH e de FSH pela adeno-hipófise. A administração de grandes doses de esteroides semelhantes à testosterona também suprime a secreção de LHRH e dos hormônios gonadotróficos hipofisários, o que resulta em esterilidade.

99. C) Os esteroides com potente atividade glicocorticoide tendem a aumentar a concentração plasmática de glicose. Em consequência, a secreção de insulina é estimulada. O aumento da atividade dos glicocorticoides também diminui a proteína muscular. Devido ao mecanismo de *feedback*, a administração de cortisona leva à diminuição da secreção de hormônio adrenocorticotrófico e, portanto, à diminuição da concentração plasmática de cortisol.

100. C) A inibina é o hormônio que tem efeito de *feedback* negativo sobre a adeno-hipófise para impedir a liberação de FSH. Ela é produzida pelas células da granulosa no ovário.

101. A) O aumento da concentração de PTH resulta na estimulação dos osteoclastos existentes e, no decorrer de um período mais longo, no aumento do número de osteoclastos presentes no osso.

102. B) Em geral, os hormônios peptídicos produzem efeitos biológicos por meio de sua ligação a receptores existentes na membrana celular. Os hormônios peptídicos são armazenados em grânulos de secreção nas suas células endócrinas produtoras e apresentam meia-vida relativamente curta, visto que eles não estão altamente ligados às proteínas plasmáticas. Como frequência, os hormônios proteicos apresentam rápido início de ação, visto que, diferentemente dos hormônios esteroides e tireoidianos, a síntese de proteínas geralmente não é um pré-requisito para a produção dos efeitos biológicos.

103. D) É provável que um tumor hipofisário secretor de GH se manifeste como aumento do tamanho da hipófise. Os efeitos anabólicos da secreção de GH em excesso levam ao aumento dos órgãos internos, incluindo os rins. Como a acromegalia é um estado de secreção excessiva de GH que ocorre após o fechamento das epífises, não há aumento do comprimento do fêmur.

104. A) O GH e o cortisol têm efeitos opostos sobre a síntese de proteína no músculo. O GH é anabólico e promove a síntese de proteínas na maioria das células do corpo, ao passo que o cortisol diminui a síntese de proteínas nas células extra-hepáticas, incluindo o músculo. Ambos os hormônios comprometem a captação de glicose nos tecidos periféricos e, portanto, tendem a aumentar a concentração plasmática de glicose. Eles também mobilizam os triglicerídios das reservas de gordura.

105. B) Se a mãe tiver consumido quantidades adequadas de ferro na dieta, o fígado do lactente geralmente apresentará uma reserva suficiente de ferro para a produção de células sanguíneas por 4 a 6 meses após o nascimento. Entretanto, se a mãe apresentou níveis insuficientes de ferro, pode haver desenvolvimento de anemia grave no lactente após cerca de 3 meses de vida.

106. A) Os níveis plasmáticos elevados de esteroides com atividade glicocorticoide suprimem o CRH e, como consequência, a secreção de ACTH. Por conseguinte, as glândulas adrenais sofrem efetivamente atrofia com o tratamento crônico com cortisona. O aumento dos níveis plasmáticos de glicocorticoides tende a causar retenção de sódio e aumento da pressão arterial. Além disso, tende a aumentar os níveis plasmáticos de glicose e, como consequência, a estimular a secreção de insulina e peptídeo C, que constitui parte do pró-hormônio da insulina.

107. **B)** Durante a fase pós-ovulatória do ciclo, existe uma relação de *feedback* negativo entre a progesterona e o estrogênio e o eixo hipotálamo-hipófise. Portanto, a progesterona suprime a liberação de LHRH.

108. **C)** O *SRY* é a região no cromossomo Y que codifica um fator de transcrição que induz a diferenciação das células de Sertoli a partir de precursores nos testículos. Na ausência de *SRY*, ocorre produção de células da granulosa no ovário.

109. **D)** A fertilização do óvulo normalmente ocorre na ampola de uma das tubas uterinas.

110. **D)** Como a secreção de insulina está deficiente em indivíduos com diabetes melito tipo 1, ocorre o aumento (e não diminuição) da liberação de glicose do fígado. Os baixos níveis plasmáticos de insulina também levam a uma taxa elevada de lipólise; a osmolaridade aumentada do plasma, a hipovolemia e a acidose são sintomas de diabetes melito tipo 1 não controlado.

111. **E)** Em condições agudas, o aumento do nível de glicemia diminuirá a secreção de GH. A secreção de GH está caracteristicamente elevada nos estados fisiopatológicos crônicos da acromegalia e do gigantismo. O sono profundo e o exercício são estímulos que aumentam a secreção de GH.

112. **D)** Todos os esteroides listados incluem a pregnenolona no início de sua via de biossíntese. A 1,25(OH)$_2$D é derivada da vitamina D e não inclui a pregnenolona na sua via de biossíntese.

113. **D)** O estrogênio e, em menor grau, a progesterona secretada pelo corpo-lúteo durante a fase lútea têm forte efeito de *feedback* sobre a adeno-hipófise, a fim de manter baixas taxas de secreção de FSH e de LH. Além disso, o corpo-lúteo secreta a inibina, cuja ação consiste em inibir a secreção de FSH.

114. **D)** Em condições crônicas, os efeitos dos níveis plasmáticos elevados de aldosterona para promover a reabsorção de sódio nos túbulos coletores são sustentados. Entretanto, não ocorre retenção persistente de sódio, devido a alterações concomitantes que promovem a excreção de sódio. Essas alterações incluem aumento da pressão arterial, aumento dos níveis plasmáticos de peptídeo atrial natriurético e concentração plasmática diminuída de angiotensina II.

115. **B)** Por motivos que ainda não estão totalmente esclarecidas, a regulação por *feedback* negativo entre estrogênio e LH, que ocorre durante todo o ciclo ovariano, modifica-se brevemente para um mecanismo de *feedback* positivo. Isso ocorre no final da fase folicular, imediatamente antes da ovulação, quando o LH promove a produção de estrogênio, e o estrogênio exerce um efeito de *feedback* para estimular a liberação adicional de LH. Essa é a base do pico de LH, que ocorre imediatamente antes da ovulação.

116. **B)** Os níveis circulantes de T_4 livre exercem efeitos biológicos e são regulados pela inibição por *feedback* da secreção de TSH pela adeno-hipófise. A T_4 ligada à proteína é biologicamente inativa. A T_4 circulante está altamente ligada às proteínas plasmáticas, particularmente à TBG, que aumenta durante a gestação. O aumento da TBG tende a diminuir a T_4 livre, o que leva ao aumento da secreção de TSH, induzindo o aumento da secreção de hormônio tireoidiano pela tireoide. A secreção aumentada de hormônios tireoidianos persiste até que a T_4 livre retorne a seus níveis normais, momento em que não há mais estímulo para a secreção aumentada de TSH. Por conseguinte, em uma condição estável crônica associada a níveis elevados de TBG, deve-se esperar a ocorrência de níveis plasmáticos elevados de T_4 total (ligada e livre) e níveis plasmáticos normais de TSH. Nessa gestante, os níveis normais de T_4 total, juntamente aos níveis plasmáticos elevados de TSH, indicam nível plasmático inapropriadamente baixo de T_4 livre. Nesse caso, a secreção deficiente de hormônio tireoidiano seria consistente com a doença de Hashimoto, que constitui a forma mais comum de hipotireoidismo.

117. **D)** Os neurônios motores da medula espinhal das regiões torácica e lombar constituem as fontes de inervação dos músculos esqueléticos do períneo envolvidos na ejaculação.

118. **A)** Os trofoblastos invadem o revestimento endotelial do útero e fornecem nutrientes ao blastocisto em crescimento até a formação da placenta.

119. **B)** O osso é depositado proporcionalmente à carga de compressão que esse osso precisa sustentar. O estresse mecânico contínuo estimula a deposição osteoblástica e a calcificação do osso.

120. **D)** A prolactina é produzida pelas células lactotróficas da adeno-hipófise e é responsável por promover a produção e a secreção de leite.

121. **B)** Na ausência da 11β-hidroxiesteroide desidrogenase, as células epiteliais renais são incapazes de converter o cortisol em cortisona; portanto, o cortisol irá se ligar ao receptor de mineralocorticoide, minimizando as ações da aldosterona em excesso.

Em consequência, isso resultará em hipertensão associada à supressão do sistema renina-angiotensina-aldosterona, juntamente à hipopotassemia.

122. **D)** Nos tecidos-alvo, os receptores nucleares para os hormônios tireoidianos têm maior afinidade por T_3 do que por T_4. A taxa de secreção, a concentração plasmática, a meia-vida e o início de ação são todos maiores para T_4 do que para T_3.

123. **C)** O bloqueio da ação do FSH sobre as células de Sertoli dos túbulos seminíferos interrompe a produção de espermatozoides. A alternativa C é a única opção que certamente proporciona esterilidade.

124. **C)** A ocitocina é secretada pela neuro-hipófise e transportada no sangue até a mama, onde induz a contração das células que circundam as paredes externas dos alvéolos e do sistema de ductos. A contração dessas células eleva a pressão hidrostática do leite nos ductos para 10 a 20 mmHg. Em consequência, o leite flui do mamilo para a boca do lactente.

125. **B)** Como resultado da unidade feto-placentária em crescimento, há um grande aumento da demanda metabólica durante a gestação normal. Tendo-se em vista que a demanda metabólica constitui o principal determinante do débito cardíaco, o aumento da demanda metabólica durante a gravidez provoca o aumento do débito cardíaco.

126. **F)** Os indivíduos com doença de Cushing apresentam uma elevada taxa de secreção de cortisol, porém a secreção de aldosterona está normal. Os níveis plasmáticos elevados de cortisol tendem a aumentar a concentração plasmática de glicose, ao impedirem a captação de glicose nos tecidos periféricos e ao promoverem a gliconeogênese. Todavia, pelo menos nos estágios iniciais da doença de Cushing, a tendência da concentração de glicose a aumentar de maneira apreciável é neutralizada pela secreção aumentada de insulina.

127. **A)** Em pacientes saudáveis, as taxas de secreção de ACTH e de cortisol estão baixas tarde da noite, porém elevadas nas primeiras horas da manhã. Em pacientes com síndrome de Cushing (adenoma adrenal) ou em pacientes que estão tomando dexametasona, os níveis plasmáticos de ACTH estão muito baixos, e certamente não são maiores do que os valores normais nas primeiras horas da manhã. Em pacientes com doença de Addison, os níveis plasmáticos de ACTH estão elevados, em consequência da secreção adrenal deficiente de cortisol. Espera-se que a secreção de ACTH e de cortisol esteja normal na síndrome de Conn.

128. **B)** O exercício estimula a secreção de GH. Já a hiperglicemia, a somatomedina (IGF-1) e o hormônio hipotalâmico somatostatina inibem a secreção de GH. A secreção de GH também diminui à medida que o indivíduo envelhece.

129. **C)** Uma dieta com baixo teor de sódio estimularia a secreção de aldosterona, mas não a de cortisol. O aumento do estiramento atrial associado à expansão de volume estimularia a secreção do peptídeo atrial natriurético, porém isso não seria esperado durante uma dieta com baixo teor de sódio.

130. **A)** A hipofunção da glândula adrenal com a doença de Addison está associada à redução da secreção de aldosterona e de cortisol. Na doença de Cushing e na síndrome de Cushing associada a um tumor ectópico, a hipertensão mineralocorticoide induzida por níveis plasmáticos elevados de cortisol deve suprimir a secreção de aldosterona. Nem uma dieta com alto teor de sódio nem a administração de um inibidor da enzima conversora afetariam a secreção de cortisol.

131. **B)** O sangue que retorna da placenta através da veia umbilical passa pelo ducto venoso. O sangue proveniente da placenta apresenta a maior concentração de oxigênio encontrada no feto.

132. **B)** A osteoporose, a hipertensão, o hirsutismo e a hiperpigmentação constituem sintomas da síndrome de Cushing associada a níveis plasmáticos elevados de ACTH. Se os níveis plasmáticos elevados de ACTH fossem resultado de um adenoma hipofisário ou de uma taxa anormalmente alta de secreção do hormônio liberador de corticotrofina pelo hipotálamo, essa paciente provavelmente teria uma hipófise aumentada. Por outro lado, não haveria aumento da hipófise se um tumor ectópico estivesse secretando altos níveis de ACTH.

133. **B)** A secreção de prolactina é inibida, mas não estimulada, pela liberação hipotalâmica de dopamina na eminência mediana. O GH é inibido pela somatostatina, um hormônio inibidor hipotalâmico. A secreção de LH, de TSH e de ACTH encontra-se sob o controle dos hormônios liberadores indicados.

134. **B)** O aumento da frequência cardíaca, o aumento da frequência respiratória e a diminuição da concentração de colesterol são respostas ao excesso de hormônio tireoidiano.

135. **C)** A hCG é produzida pelos trofoblastos sinciciais do blastocisto em crescimento. A hCG é responsável pela manutenção do corpo-lúteo, que produz estrogênios e progesterona até aproximadamente 12 semanas de gestação. Após esse período, a placenta produz estrogênio e progesterona em quantidades suficientes para manter a gestação.

Parte 14 Endocrinologia e Reprodução

136. **D)** Aos 45 anos de idade, apenas alguns folículos primordiais permanecem nos ovários para serem estimulados pelos hormônios gonadotróficos, e a produção de estrogênio diminui à medida que o número de folículos se aproxima de zero. Quando a produção de estrogênio cai abaixo de um valor crítico, ele não é mais capaz de inibir a produção de hormônios gonadotróficos pela adeno-hipófise. O FSH e o LH são produzidos em grandes quantidades; todavia, como os folículos remanescentes tornam-se atrésicos, a produção pelos ovários cai para zero.

137. **D)** A ligação da insulina ao seu receptor ativa a tirosinoquinase, o que resulta em eventos metabólicos que levam à síntese aumentada de gorduras, proteínas e glicogênio. Em contrapartida, a gliconeogênese é inibida.

138. **C)** A secreção de mensageiros químicos (neuro-hormônios) pelos neurônios no sangue é designada como secreção neuroendócrina. Portanto, diferentemente das ações locais dos neurotransmissores nas terminações nervosas, os neuro-hormônios circulam no sangue antes de produzir efeitos biológicos nos tecidos-alvo. A ocitocina é sintetizada pelos neurônios magnocelulares, cujos corpos celulares estão localizados nos núcleos paraventriculares e supraópticos e cujos terminais nervosos terminam na neuro-hipófise. Os tecidos-alvo da ocitocina circulante são a mama e o útero, onde esse hormônio desempenha um papel na lactação e no parto, respectivamente.

139. **C)** A placenta é hipóxica em condições fisiológicas normais. A difusão de oxigênio da circulação materna para a circulação fetal é aumentada pelo fato de que a hemoglobina fetal transporta maior quantidade de oxigênio em determinada PO_2 do sangue, em comparação com a hemoglobina materna. Além disso, a concentração de hemoglobina é maior na circulação fetal do que na circulação materna.

140. **B)** A inibição da bomba de iodeto diminui a síntese dos hormônios tireoidianos, porém não compromete a produção de tireoglobulina pelas células foliculares. A diminuição dos níveis plasmáticos dos hormônios tireoidianos resulta em baixa taxa metabólica e leva ao aumento da secreção de TSH. Os níveis plasmáticos aumentados de TSH estimulam as células foliculares a sintetizarem mais tireoglobulina. O nervosismo é um sintoma do hipertireoidismo e não é causado pela deficiência de hormônio tireoidiano.

141. **D)** Com a implantação do blastocisto, as células trofoblásticas invadem a decídua, digerindo-a e absorvendo-a. Os nutrientes armazenados nas células da decídua são utilizados pelo embrião para o seu crescimento e desenvolvimento. Durante a primeira semana após a implantação, essa é a única maneira pela qual o embrião pode obter nutrientes. O embrião continua obtendo pelo menos parte de sua nutrição dessa maneira por até 8 semanas, embora a placenta comece a fornecer nutrição cerca de 16 dias após a fertilização (um pouco mais de 1 semana após a implantação).

142. **A)** Tanto o ADH quanto a ocitocina são peptídeos que contêm nove aminoácidos. A sua estrutura química difere em apenas dois aminoácidos.

143. **A)** Como os glicocorticoides diminuem a sensibilidade dos tecidos aos efeitos metabólicos da insulina, eles exacerbariam o diabetes melito. As tiazolidinedionas e a perda de peso aumentam a sensibilidade à insulina. As sulfonilureias aumentam a secreção de insulina. Se a perda de peso e os fármacos anteriormente mencionados forem ineficazes, pode-se utilizar insulina exógena para regular o nível de glicemia.

144. **C)** Nos estágios iniciais do diabetes melito tipo 2, os tecidos apresentam sensibilidade diminuída à insulina. Como resultado, a glicose plasmática tende a aumentar, em parte pelo fato de que a diminuição da sensibilidade hepática à insulina leva ao aumento da produção hepática de glicose. Devido à tendência da glicose plasmática a aumentar, ocorre o aumento compensatório da secreção de insulina, incluindo peptídeo C, que constitui parte do pró-hormônio da insulina. A hipovolemia e a produção aumentada de corpos cetônicos, embora estejam comumente associadas ao diabetes melito tipo 1 não controlado, normalmente não estão presentes nos estágios iniciais do diabetes melito tipo 2.

145. **C)** Um dos achados mais característicos na síndrome da angústia respiratória é a incapacidade do epitélio respiratório de secretar quantidades adequadas de surfactante nos alvéolos. O surfactante diminui a tensão superficial do líquido alveolar, permitindo que os alvéolos possam se abrir facilmente durante a inspiração. Na ausência de surfactante suficiente, os alvéolos tendem a sofrer colapso, e há uma tendência ao desenvolvimento de edema pulmonar.

146. **D)** Ocorrem várias alterações circulatórias na circulação fetal após o nascimento, incluindo o fechamento de derivações (*shunts*) fisiológicas. O canal arterial é uma derivação que conduz o sangue da artéria pulmonar fetal para a parte descendente da aorta, o que o desvia da circulação pulmonar. Ao nascimento, ocorre o fechamento dessa derivação devido ao aumento da resistência sistêmica, causando o fluxo de sangue através da derivação para dentro da circulação pulmonar. Nas primeiras horas após o nascimento, as paredes do canal arterial se fecham; por fim, o fechamento torna-se fibroso, para ser permanente.

147. C) Os principais controladores da secreção de ACTH, GH, LH e TSH pela hipófise são os hormônios liberadores do hipotálamo. Eles são secretados na eminência mediana e, subsequentemente, seguem o seu fluxo pelos vasos porta hipotalâmico-hipofisários antes de irrigarem as células da adeno-hipófise. Em contrapartida, a secreção de prolactina pela hipófise é influenciada principalmente pelo hormônio inibidor do hipotálamo, a dopamina. Em consequência, a obstrução do fluxo sanguíneo através dos vasos porta reduz a secreção de ACTH, GH, LH e TSH, porém aumenta a secreção de prolactina.

148. D) Os osteoblastos secretam todas as substâncias listadas, com exceção do pirofosfato. As secreções (fosfatase alcalina) dos osteoblastos neutralizam o pirofosfato, um inibidor da cristalização da hidroxiapatita. A neutralização do pirofosfato possibilita a precipitação de sais de cálcio nas fibras colágenas.

149. B) No hiperparatireoidismo primário, os níveis plasmáticos elevados de PTH aumentam a formação de 1,25-$(OH)_2D_3$, que aumenta a absorção intestinal de cálcio. Essa ação do PTH, juntamente aos seus efeitos no aumento da reabsorção óssea e da reabsorção renal de cálcio, leva à hipercalcemia. Entretanto, devido à alta carga filtrada de cálcio, este é excretado na urina. Os níveis plasmáticos elevados de PTH também diminuem a reabsorção de fosfato e aumentam a excreção urinária, causando a queda da concentração plasmática de fosfato.

150. A) A radiação gama provoca a destruição das células que apresentam as taxas mais rápidas de mitose e meiose, o epitélio germinativo dos testículos. O homem descrito apresenta níveis normais de testosterona, o que sugere que os padrões de secreção de LHRH e de LH estão normais e que as células intersticiais estão funcionais. Como ele não está produzindo espermatozoides, os níveis de inibina secretada pelas células de Sertoli devem estar suprimidos ao máximo, e os níveis de FSH devem estar acentuadamente elevados.

151. B) Nesse experimento, o tamanho da glândula tireoide aumentou, visto que o TSH provoca hipertrofia e hiperplasia de sua glândula-alvo e secreção aumentada de hormônios tireoidianos. Os níveis plasmáticos elevados de hormônios tireoidianos inibem a secreção de TRH, o que diminui a estimulação dos tireotrofos hipofisários, resultando em diminuição do tamanho da hipófise. Os níveis plasmáticos elevados de hormônios tireoidianos também aumentam a taxa metabólica e diminuem o peso corporal.

152. C) Nesse experimento, o tamanho da hipófise e das glândulas adrenais aumentou, visto que o CRH estimula os corticotrofos hipofisários a secretarem ACTH, que, por sua vez, estimula a secreção de corticosterona e de cortisol pelas adrenais. Os níveis plasmáticos mais altos de cortisol aumentam a degradação de proteínas e a lipólise; portanto, diminuem o peso corporal.

153. C) Ao nascimento, o fígado neonatal não está totalmente funcional. Portanto, ele não excreta adequadamente a bilirrubina nos primeiros dias de vida. A concentração aumentada de bilirrubina circulante produz uma pigmentação amarelada na pele e nos olhos (icterícia) dos lactentes.

PARTE 15

FISIOLOGIA DO EXERCÍCIO

1. Um ciclista do *Tour de France* apresenta os seguintes valores em condições de repouso:

   Consumo de oxigênio = 250 mℓ O$_2$/min
   Concentração de hemoglobina = 15 g Hg/dℓ
   Pressão arterial parcial de oxigênio (PO$_2$) = 100 mmHg
   Saturação venosa mista = 75%

   Quando pratica exercício, ele apresenta os seguintes valores:
   Consumo de oxigênio = 3.000 mℓ O$_2$/min
   Concentração de hemoglobina = 15 g/dℓ
   PO$_2$ arterial = 100 mmHg
   Saturação venosa mista = 15%

   Qual é o aumento absoluto do débito cardíaco com o exercício?
   A) 5 ℓ/min
   B) 15 ℓ/min
   C) 25 ℓ/min
   D) 30 ℓ/min

2. Uma estudante universitária está participando confortavelmente de uma corrida de 10 km. Com 8 km de corrida, qual dos seguintes conjuntos de valores descreve melhor a composição do sangue dessa estudante?

	PO$_2$ arterial	PCO$_2$ arterial	PO$_2$ venosa mista
A)	↑	↑	↓
B)	↑	↑	↔
C)	↑	↓	↔
D)	↑	↔	↓
E)	↑	↔	↑
F)	↔	↔	↔
G)	↓	↑	↓
H)	↓	↓	↓
I)	↓	↑	↔

3. Qual das afirmativas a seguir sobre a respiração durante o exercício é mais precisa?
   A) O consumo máximo de oxigênio de um corredor de maratona do sexo masculino é menor do que o de um homem médio sem treinamento
   B) O consumo máximo de oxigênio pode ser aumentado em cerca de 100% pelo treinamento
   C) A capacidade máxima de difusão do oxigênio de um corredor de maratona do sexo masculino é muito maior do que a de um homem médio sem treinamento
   D) Os níveis sanguíneos de oxigênio e de dióxido de carbono são anormais durante o exercício

4. Atletas olímpicos que correm maratonas ou que praticam esqui *cross-country* apresentam débitos cardíacos máximos muito mais elevados do que os não atletas. Qual das afirmativas a seguir sobre os corações desses atletas, quando comparados com os de não atletas, está correta?
   A) O volume sistólico dos atletas olímpicos é cerca de 5% maior em repouso
   B) O aumento percentual da frequência cardíaca durante o exercício máximo é muito maior em atletas olímpicos
   C) O débito cardíaco máximo é apenas 3 a 4% maior nos atletas olímpicos
   D) A frequência cardíaca em repouso em atletas olímpicos é significativamente mais alta

5. Nos atletas que utilizam androgênios para aumentar o seu desempenho, qual das alternativas a seguir tem maior probabilidade de ocorrer?
   A) Diminuição das lipoproteínas de alta densidade no sangue
   B) Diminuição das lipoproteínas de baixa densidade no sangue
   C) Aumento da função testicular
   D) Incidência diminuída de hipertensão

6. Uma pessoa treina regularmente para corridas de 10 km, porém, com frequência, não consegue avançar além do meio do percurso. Qual é a limitação fisiológica que impede essa pessoa de melhorar?
   A) Capacidade limitada de aumentar a ventilação pulmonar
   B) Capacidade limitada de utilizar o oxigênio fornecido ao tecido
   C) Capacidade limitada de aumentar o débito cardíaco
   D) Capacidade limitada de dissipar o calor gerado com o exercício
   E) Capacidade limitada de converter a glicose em trifosfato de adenosina (ATP)

7. Se a força muscular é aumentada com treinamento de resistência, qual das seguintes condições tem maior probabilidade de ocorrer?
    A) Diminuição do número de miofibrilas
    B) Aumento das enzimas mitocondriais
    C) Diminuição dos componentes do sistema dos fosfagênios
    D) Diminuição dos triglicerídios armazenados

8. Qual das seguintes mudanças normalmente ocorre durante o exercício em níveis aeróbicos?
    A) Aumento da PCO_2 arterial
    B) Aumento da PO_2 alveolar
    C) Aumento do gradiente alveoloarterial de PO_2
    D) Diminuição do gradiente alveoloarterial de PO_2

9. Um homem de 40 anos de idade está realizando um teste de consumo máximo de oxigênio. Ele está há 4 min realizando esse teste de 15 min. Quais dos seguintes resultados descrevem melhor a composição sanguínea desse homem?

	PO_2 arterial	PCO_2 arterial	PO_2 venosa mista
A)	↓	↔	↓
B)	↓	↑	↓
C)	↑	↑	↑
D)	↑	↓	↑
E)	↑	↑	↔
F)	↑	↓	↓
G)	↑	↔	↑
H)	↓	↓	↓

10. Qual das seguintes respostas fisiológicas ao exercício agudo não ocorre normalmente?
    A) Diminuição do fluxo sanguíneo para o osso e o trato gastrointestinal
    B) Aumento do débito cardíaco
    C) Aumento da ventilação minuto
    D) Diminuição da estimulação simpática

RESPOSTAS

1. B) Em repouso:

Conteúdo arterial (Ca) = 15 × 1,34 = 20 mℓ O_2/100 mℓ de sangue com 100% de saturação

Conteúdo venoso (Cv) = 20 × 0,75 = 15 mℓ O_2/100 mℓ de sangue

Diferença arteriovenosa de O_2 = 5 mℓ O_2/100 mℓ de sangue

Resposta:

VO_2 = Q (mℓ/min) (Ca − Cv) 250 mℓ O_2/min = Q (5 mℓ O_2/100 mℓ de sangue)
Q = 250 mℓ O_2/min ÷ 5 mℓ O_2/100 mℓ de sangue
Q = 5,0 ℓ/min

Durante o exercício:

Conteúdo arterial (Ca) = 15 × 1,34 = 20 mℓ O_2/100 mℓ de sangue

Conteúdo venoso (Cv) = 20 × 0,25 = 5 mℓ O_2/100 mℓ de sangue

Diferença arteriovenosa de O_2 = 15 mℓ O_2/100 mℓ de sangue

Resposta:

VO_2 = Q (mℓ/min) (Ca − Cv) 3.000 mℓ O_2/min = Q (15 mℓ O_2/100 mℓ de sangue)
Q = 3.000 mℓ O_2/min ÷ 15 mℓ O_2/100 mℓ de sangue
Q = 20 ℓ/min

O aumento em VO_2 é de 20 ℓ/min − 5 ℓ/min = 15 ℓ/min.

2. D) Com o exercício, ocorre o aumento da PO_2 arterial devido à melhor ventilação/perfusão. A PCO_2 arterial pode estar normal ou levemente diminuída. Com o aumento da taxa metabólica, a PO_2 venosa diminuirá.

3. C) Durante o exercício, o consumo máximo de oxigênio de um corredor de maratona do sexo masculino é muito maior que o de um homem médio não treinado. Entretanto, o treinamento atlético aumenta o consumo máximo de oxigênio em apenas cerca de 10%. Portanto, o consumo máximo de oxigênio em maratonistas provavelmente é, em parte, geneticamente determinado. Esses corredores também apresentam um grande aumento na capacidade máxima de difusão do oxigênio, e seus níveis sanguíneos de oxigênio e de dióxido de carbono permanecem relativamente normais durante o exercício.

4. B) Ao comparar atletas olímpicos e indivíduos não atletas, existem várias diferenças nas respostas cardíacas. O volume sistólico é muito mais alto em repouso no atleta olímpico, ao passo que a frequência cardíaca é muito mais baixa. A frequência cardíaca pode aumentar cerca de 270% em um atleta olímpico durante o exercício máximo, o que constitui uma porcentagem muito maior do que a que ocorre no indivíduo não atleta. Além disso, o aumento máximo no débito cardíaco é aproximadamente 30% maior no atleta olímpico.

5. A) O uso de hormônios sexuais masculinos (androgênios) ou de esteroides anabolizantes sintéticos para aumentar a força muscular pode aumentar o desempenho atlético em algumas condições, porém pode ter efeitos adversos sobre o corpo. Os esteroides anabolizantes aumentam o risco de dano cardiovascular, visto que eles aumentam a prevalência da hipertensão, diminuem as lipoproteínas de alta densidade do sangue e aumentam as lipoproteínas de baixa densidade. Todos esses fatores promovem infarto agudo do miocárdio e acidente vascular encefálico. Essas substâncias androgênicas também diminuem a função testicular, o que reduz a formação de espermatozoides e a própria produção de testosterona natural pelo corpo.

6. C) A ventilação pulmonar não representa uma limitação, visto que as pessoas normalmente hiperventilam durante o exercício, e ocorrem alterações mínimas na gasometria arterial. Os músculos utilizam o oxigênio fornecido. A limitação consiste no fornecimento de oxigênio e nutrientes ao músculo, causada pela limitação do aumento no débito cardíaco. O aumento do débito cardíaco aumenta o desempenho do exercício aeróbico. Em condições de calor, a dissipação de calor pode limitar o desempenho no exercício. Os músculos têm uma limitação mínima ou nenhuma limitação na conversão da glicose em ATP.

7. B) Durante o treinamento de resistência, os músculos que se contraem com pelo menos 50% da força máxima, durante pelo menos 3 vezes/semana, apresentam um aumento ótimo da força muscular. Esse aumento provoca hipertrofia muscular, e ocorrem várias alterações, como aumento do número de miofibrilas e aumento de até 120% das enzimas mitocondriais. Pode ocorrer um aumento de até 60 a 80% nos componentes do sistema metabólico dos fosfagênios e de até 50% no glicogênio armazenado. Além disso, pode ocorrer um aumento de até 75 a 100% dos triglicerídios armazenados.

8. **C)** Durante o exercício em níveis aeróbicos, ocorre o aumento da respiração para manter a PO_2 alveolar normal, talvez um discreto aumento. Não há aumento da PCO_2 arterial. Com uma ventilação normal, não deve haver redução no gradiente alveoloarterial de PO_2, o que realmente diminuiria a difusão de oxigênio dos alvéolos para o sangue. Na presença de PO_2 venosa diminuída, haverá aumento do gradiente alveoloarterial de PO_2.

9. **F)** A PO_2 arterial aumentará, devido ao melhor equilíbrio V/Q. A PCO_2 arterial estará normal ou diminuída. A PO_2 venosa mista diminuirá.

10. **D)** Durante o exercício, há o aumento do fluxo sanguíneo para os músculos e a diminuição do fluxo sanguíneo para os tecidos não essenciais. Isso é obtido por meio do aumento da estimulação simpática. Também ocorre aumento do débito cardíaco, da ventilação e da contratilidade cardíaca.